# 主编简介

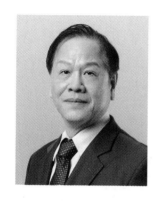

**邱亨嘉**

美国弗吉尼亚州立大学医务管理学博士、密西西比大学医疗管理硕士。现任清华大学医院管理研究院教授,美国约翰斯·霍普金斯大学公共卫生学院特聘教授。高雄医学大学医务管理暨医疗资讯学系创系主任。具有丰富医疗服务研究和医院管理实务经验。曾任高雄医学大学附设医院行政副院长及病历室主任等,长年担任医院评鉴委员。《中国卫生经济》编辑委员、《医务管理期刊》主编。专长医疗大数据和医院病案数据研究,亦擅长健康相关量表开发设计,发表 130 余篇英文学术论文于 SCI/SSCI 期刊和 30 余篇中文核心期刊,主题涵盖疗效评估、给付制度、成本效果、老人健康及医疗需求等主题。

# 清华大学医疗管理系列教材编委会

**学术指导** 黄天荫　黄洁夫

**主　　任** 张宗久

**副 主 任** 董家鸿　饶克勤　杨燕绥

**编　　委**（按姓氏汉语拼音排序）

陈　怡　姜　楠　李少冬　刘庭芳　马　晶　马伟杭　钱庆文
邱　月　邱亨嘉　魏　来　吴　悠　薛　镭　于　淼　张　丹

# 出版说明

党的十八大以来，以习近平总书记为核心的党中央把健康中国建设上升为国家战略，他指出："我们将迎难而上，进一步深化医药卫生体制改革，探索医改这一世界性难题的中国式解决办法，着力解决人民群众看病难、看病贵，基本医疗卫生资源均衡配置等问题"。医疗管理学科建设和硕士专业学位教育，是为了探索我国医学和管理跨学科交叉复合型人才的培养路径，形成一套循证的医管人才培养模式，培养一大批满足我国医疗卫生、医疗保障事业发展与改革需要的高水平医疗、医保、医工管理人才，走出一条符合我国医疗卫生、医疗保障、医工科技发展规律的专业化管理人才道路。

清华大学医院管理研究院在成功举办十年医院管理方向的公共管理学术型硕士项目基础上，将开设覆盖医疗、医药、医保、医工的医疗管理课程，招收全日制和在职两类学生，以及国际学生。医疗管理硕士项目的课程体系将紧扣我国全生命周期维护健康的新医科建设、医疗体系建设、就医模式改善、医疗保障改革、公立医院绩效考核、公立医院高质量发展的人才队伍要求，参考世界一流大学医疗管理教育办学模式及胜任力模型，制定与国际接轨并服务于本土医疗管理实践的课程体系及培养方案；并以授课教师团队为主，邀请国内相关领域专家参与，本着厚德载物的宗旨，共同编写和陆续出版系列教材。

# 清华大学医疗管理系列教材目录（第一辑）

# 前　言

健康科学研究是改善人民生命质量非常重要的领域。健康服务研究（health services research，HSR）是一门以实证研究为主、涵盖多领域的跨学科研究，是卫生健康政策或管理措施制定的基础性研究和重要参考依据。

**本教材章节安排**：第一章和第二章系统性介绍健康服务研究领域总论及方法；第三章到第十章依序介绍定性研究和定量研究相关内容；第十一章到第十四章为近几年健康领域特色的研究方法，包含案例研究、荟萃分析、卫生技术评估方法及计量经济方法与应用；第十五章介绍研究伦理及成果发表。

**本教材有三大特色**：①以医疗卫生服务相关议题为切入点，以研究问题为导向，激发读者深入思考，提升学习效果。"好问题也将创造大影响"（asking better questions，making greater impact）。旨在引导读者面对特定医疗卫生问题时，提出好的科学问题并导出合适的研究设计。②教材分别从宏观、中观、微观三个层面呈现医疗服务体系，让读者掌握多方面健康服务研究的主题和方法，拓展并增长其知识领域以及应用能力。③本书较多篇幅着笔于医疗服务管理实践，希望提升教材的专业贴合度。本教材适合高等院校医院及医疗服务管理、卫生事业管理、卫生政策研究、公共事业管理和公共卫生相关领域的本科及硕博士研究生使用，亦可作为医疗及卫生机构实务工作者的工具书。

本教材编者阵容强大，13 位编者来自国内知名高校及医院，具备多样且全方位的专业知识与丰富实务经验。每位老师在其所撰写的章节中，运用大量研究和教学经验，深入浅出说明核心知识重点与内容。力求在有限篇幅内，传递领域知识给予读者。

本教材在 15 章的篇幅中为避免重复并提高连贯性，通过定期编辑会议讨论内容安排。为严格把关教材质量，本教材内容由编者群内交叉互审，每章内容至少由三位编者审阅并提出详细修改建议。具有与发表学术文章同等的严格要求，希冀读者能够在前人肩膀上进入研究科学领域，并应用知识和学习技巧，掌握完整论文学习路径优质且正确的知识内容。

最后，由衷地感谢每一位编者及研究团队在繁忙的研究教学工作中参与教材编写，大家对于教材的倾心付出和无私专业知识分享丰富了本书内容。同时，我要特别感谢清华大学医院管理研究院对于本教材策划和编写给予的所有支持。

邱亨嘉

2023 年 3 月

# 目　录

# 第一章
# 健康服务研究方法总论

**教学要点**

　　了解健康的概念以及影响健康的因素；综观健康服务研究的发展历程以及投入的机构；介绍健康服务系统的评价及主题；掌握国内医疗卫生机构的特征和服务范围。

## 第一节 概 述

### 一、教材特点

　　学术界通常将研究（research）定义为：采用严谨、系统的方法收集、分析数据并总结得出结论。研究的目的在于描述现况、验证理论或假设。研究类似提炼过程，当研究者掌握高质量的研究素材时，通过缜密的研究过程，最终淬炼研究成果形成知识。研究的首要目标是促进人类过上美好生活。健康科学研究是改善人民生命质量非常重要的领域。健康服务研究（health service research，HSR）是一门以实证为导向、涵盖多领域的跨学科研究，是健康卫生领域的知识基础。在人口老龄化加剧和社会整体环境快速变化情形下，如何提供具有公平、高效及优质的医疗服务成为全球各个国家和地区卫生服务体系面临的难题及挑战。为解决现有及未来的问题，卫生决策人员、医疗临床专业人员、医疗机构管理者以及学术相关领域学者等孜孜不倦，共同探索适合当地的医疗卫生服务模式，支撑卫生政策进一步转化运用于医疗服务，从而形成一个持续提升的循环。

　　相较欧美发达国家，中国健康服务研究起步时间较晚。新中国成立以来，随着整体经济快速发展，国家影响力大幅提升，初步建立富有中国特色的医疗卫生政策以及高质量医疗服务模式，前者如实现了全民医保覆盖，后者如增强公立医院基础建设等。在此基础上，建立完整的研究体系及相关人才的培养则面临紧迫形势。与其他领域的研究一样，健康服务研究需要大量的基础投入：比如研究人员训练、认识研究理论与模型、熟悉并运用研究方法与技术以及重视领域发展。

　　（1）人才培养：健康服务相关专业学生在本科阶段接触的多为概念性知识，硕博士阶段培养要求扎实研究能力。毕业后经过工作经验或学术成果累积，成为卫生政府部门、医疗机构或是高校研究机构的中坚分子。

　　（2）研究理论和模型：健康服务研究领域随着时代脉络发展，专家学者提出具代表性的健康服务理论模型，用于解释医疗卫生产业现况和行为，且推广应用于实际。国内学者用国内资料验证成熟的理论或模型理论，也逐渐积累健康服务研究知识。

　　（3）研究方法与技术：研究方法随着知识的积累以及医疗科技的进步发展更加的多元

1

化,加上不同领域专家投入,促使学科融合更加紧密。每种研究方法都有其优点与局限性,如何选择合适方法成为研究学者的挑战。不过度依赖单一方法,而是采用跨领域多种研究方法成为健康研究的共识。

(4)重视领域发展:当国家经济发展至一定水平后,人民对医疗卫生服务水平需求将超越基本物质的需求;相应地,健康服务研究重要性也随之攀升,投入更多资源在医疗卫生服务研究成为共识。如高校设立专业学系,政府卫生部门设立研究单位,学会及协会建立渠道促进政府及学术与产业等单位交流使研究成果能快速传递,并转化使用。

好的问题是做好研究的开端,"好问题也将创造大影响(asking better questions, making greater impact)"。本教材在撰写上尝试以问题为导向(question-based)的架构,引导读者面对特定医疗卫生问题时,提出好问题并导出合适的研究设计。以急诊医疗服务的效果与效率研究为例,如果临床医师想知道病患急诊等候时间长短和死亡率的关系,那么其提出的问题可能包含:在急诊等候入住病床超过多长时间以上(如:24小时以上)的病患,会有较高的死亡率?较多的并发症?在效率研究方面,患者急诊等候入院时间越久,是否会增加平均住院天数?产生较高的医疗费用?另外,从医院管理者角度思考,有什么管理方法可以有效降低急诊壅塞或患者等候时长?如果能有效改善拥堵,对于医院总体运营的好处是什么?提高服务病床容量的效益?或是财务收入提高?提高病患满意度?进而提高医院整体知名度?

## 二、健康及其影响因素

### (一)健康定义

世界卫生组织(World Health Organization,WHO)于1948年将健康定义为个人在生理、心理和社会多层次的健康状态(health status)。生理层面健康主要涉及疾病状态,包含人群和个体两个层面。人群的生理健康主要从流行病学(epidemiology)角度来看社会的总体健康水平,常见的指标包含疾病流行率(prevalence rate)、发病率(incidence rate)、婴儿死亡率(infant mortality rate)、平均寿命(life expectancy)等。个体生理健康主要是指个人罹患某种疾病的状态,如癌症、慢性肾衰竭、心脏病、哮喘或糖尿病等。由于部分疾病会留后遗症,并对躯体的活动能力造成限制,如脑卒中会影响患者的日常活动能力,需要学会与疾病长期共存。因此,在衡量生理健康时,除考虑是否罹患某种疾病外,更需考虑疾病对个体活动能力的限制。常见的评估生理状态量表有日常生活活动(activity of daily living,ADL)量表、工具性日常生活活动(instrumental activities of daily living,IADL)量表、巴塞尔指数(Barthel index)等。

心理健康问题是21世纪重要健康议题。广义而言,心理层面健康包括精神疾病及心理健康状态两个方面。其中,常见精神疾病有精神分裂症(schizophrenia)、妄想性障碍(delusional disorder)、双相情感障碍(bipolar affective disorder)、抑郁症(depressive disorder)和强迫症(obsessive-compulsive disorder)等。精神疾病与生理疾病相同,也会经历急性症状期转到慢性治疗的病程,如慢性的精神分裂症会伴随患者很长的时间。另一方面,除精神疾病的诊断外,心理状态测量也是心理健康常见的辅助性评估方法,常见量表如老年抑郁量表(geriatric depression scale,GDS)和简易精神状态检查(mini-mental state examination,MMSE)量表等。

社会层面健康主要指居民的社会参与及其程度。测量维度包括社会疏离感、社会孤独感、社会认同、社会参与不均等和社会关系等。社会层面健康会影响身体健康、心理健康和生命质量等，例如，丧偶事件会影响到相关人的生理和心理的健康状况。测量社会层面健康常见工具有中文版多元功能评估问卷（Chinese-version multidimensional functional assessment questionnaire，CMFAQ），评估包含：社会资源、经济资源、心理健康状态与身体健康状态等。其中，社会资源包含与家人和友人接触频率、有无信赖的人、需要帮忙时是否能得到恰当帮助等。新型冠状病毒流行期间，亲属无法探视在长期照护机构的患者，该类人群的健康状况受到较大程度影响。疫情所造成的社会孤独和疏离感也成为当下重要的研究议题。

随着国家社会环境及医疗水平改善，居民不仅追求寿命的延长，同时也在乎生命质量。不仅要活得久，更要活得好。因此，生命质量被视为是最终追求的健康目标。目前，医学界普遍接受的测量生命质量的工具有美国兰德公司开发的 36 题健康调查问卷（36-item short form survey，SF-36）、欧洲五维生存质量量表（EuroQol five dimensions questionnaire，EQ-5D）、世界卫生组织生命质量 -100 量表（WHOQOL-100）等。这些功能量表将生命质量转化为效用值（utility），以进行国际间的比较。

三种健康状态互相影响以及对生命质量的效应也是学者关注的研究议题。逻辑上，身体健康影响到心理健康，负面的心理健康进一步减少社会参与，这种恶性循环影响个人健康生命质量。三个健康维度间呈现中到高度关系性的结论也在不同人口族群获得验证。部分学者进一步探讨影响的程度，如患有抑郁症对于生理、日常生活和社会参与的影响程度；不同癌症分期（AJCC）患者在治疗期间对心理健康及社交活动的影响。

### （二）健康愿景和目标

改善健康是全球医疗体系共同追求的目标，各国依据自身的制度、文化、环境以及收入制定本国的健康愿景和目标。以下简述联合国以及中美两国有关 2030 年健康战略规划的愿景和目标。

联合国经济和社会事务部（United Nations Department of Economic and Social Affairs）提出 2030 年的健康目标为提升全人口健康生活并促进健康福祉。具体目标内容包括：①降低全球孕产妇死亡率；②终结新生儿和儿童可预防的死亡事件；③终止艾滋病、肺结核、疟疾等传染病的流行；④降低非传染性疾病的死亡率；⑤加强和预防药物滥用的情况；⑥大幅降低交通事故造成的伤亡人数；⑦确保生殖保健服务的可获得性；⑧实现全民健康覆盖；⑨减少因危险化学品和污染造成的患病和死亡。从以上 9 个目标可以了解到联合国关注重点在基本健康。2019 年 12 月开始快速传播的新型冠状病毒感染（coronavirus disease 2019，COVID-19）所带来的健康冲击，无论是对发达国家或是发展中国家都相当巨大。面对新兴传染病所带来的挑战，各国仍需要携手合作达到 2030 年健康目标。

中共中央、国务院于 2016 年发布《"健康中国 2030"规划纲要》，作为推进健康中国建设的总行动指南。以共建共享、全民健康作为建设健康中国的战略主题，核心是以人民健康为中心，坚持以基层为重点，以改革创新为动力，预防为主，中西医并重，把健康融入所有政策，人民共建共享的卫生与健康工作方针。健康中国包括五方面的建设目标：①普及健康生活（健康教育）；②优化健康服务（公共卫生、医疗服务）；③完善健康保障（医疗、药品保障）；④建设健康环境（卫生运动）；⑤发展健康产业（多元办医）等。

美国健康与人类服务部（United States Department of Health and Human Services）于 2018年提出 Healthy People 2030 愿景，重点实现全人口的健康福祉。健康政策包括五方面的重

点内容：①改善健康状况；②普及健康行为；③关注重点人群健康；④优化卫生体系和设施；⑤营造健康的社会环境。主要目标：①避免可预防的疾病、失能、伤害与死亡；②消除健康不均等，促进对于健康知识的认识；③建立健全的社会、生理和经济环境以提升全民健康福祉；④提升各阶段年龄人群的健康发展和健康行为；⑤透过政府和民间力量订定整体性的医疗卫生政策。整体来说，世界各国长期致力于提升医疗卫生水平，从国内健康投入转向加强国际组织医疗服务协助与合作，提高居民健康水平并降低健康不均等。

### 三、健康影响因素

自 1970 年代，多位学者开始探讨影响健康的相关因素，代表性人物如学者 Henrik L. Blum。学者 Blum 提出环境、遗传、医疗服务及生活方式四大因素影响个人健康水平（Blum's model of health determinants，健康因素模型）。学者 Ten Asbroek 套用平衡计分卡（balanced scorecard，BSC）评估荷兰医疗体系表现指标的架构，并联合学者 Marc Lalonde 于 1974 年指出影响健康的因素，包含：①医疗体系、②遗传、③环境、④生活方式，和学者 Blum 提出的健康因素模型有相同研究结果。随着经济发展，个体收入差距加大，贫富差距影响取得资源的能力。因此，社会经济地位也被单独纳入影响健康重要因素的研究。英国的一项研究结果指出社会经济地位对健康的影响性逐渐增加，特别影响到就医公平性和健康不均等。美国威斯康星大学麦迪逊分校（University of Wisconsin-Madison）将社会经济地位纳入影响健康的重要因子，研究对象包含美国 3 143 个县（county），研究发现社会经济地位对居民的健康水平的影响高达 40%，是所有因素中影响最大的；其他影响健康的因素还包含健康行为（30%）、医疗服务（20%）和环境（10%）。美国疾病控制与预防中心（Centers for Disease Control and Prevention，CDC）指出，中老年人居住在配有康复设施的房屋中，有 62% 人群可以维持较佳的健康状态；另外，当家庭收入增加 10%，婴儿死亡率降低 23 人／每十万人口。因此，基于近年研究发现社会经济地位的重要影响性，本书将学者 Henrik L. Blum 发表的四个健康因素模型修正为五大因素，也就是将原归属于环境因素中的社会经济地位因素单列为影响因素，请见图 1-1-1。下文将就环境、社会经济地位、生活方式、医疗服务与遗传分别陈述其内在关联。

环境因素（environment）主要探讨空气污染、饮水质量、食品安全等影响。全球气候变化（climate change）和长期暴露在风险环境等因素，导致健康的危害和医疗资源使用增加，如环境卫生学者研究证明了暴露在化学风险地区的居民和发生肺部细胞病变的关系。2021 年 8 月，美国卫生部设立了气候变迁和健康均等办公室（Office of Climate Change and Health Equity，OCCHE），主要负责气候变迁对于美国民众健康的影响。我国在 2013 年就开展空气污染（雾霾）人群健康影响监测和农村环境卫生监测工作，国家卫生计生委办公厅印发的《2013 年空气污染（雾霾）人群健康影响监测工作方案》和《2013 年农村环境卫生监测工作方案》。2019 年，国家卫生健康委贯彻落实《中共中央国务院关于全面加强生态环境保护坚决打好污染防治攻坚战的意见》要求，制定《坚决打好污染防治攻坚战全面加强环境与健康工作三年行动方案》，加大环境与健康工作力度。设立大气污染的暴露测量及健康风险来源解析技术、我国大气污染的急性健康风险研究等多个项目，目前已经取得阶段性进展。

社会经济地位（socio-economic status，SES）包括家庭收入、教育、职业及医疗保险等。家庭收入较高的人群，享有高水平的经济生活及较好居住环境等。许多国家将教育程度作

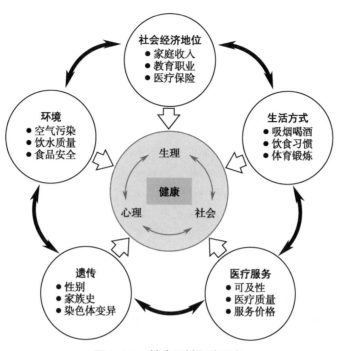

图 1-1-1 健康及其影响因素

为重要发展指标；低教育程度与高教育程度民众相比，对于健康知识的了解比例与程度较低。英国采用职业分类作为高低社会地位的指标，长期追踪调查研究发现社会地位高低影响健康的不均等。有无医疗保险以及医疗保险覆盖的范围和项目也影响医疗资源使用及居民健康。全民医保覆盖的医疗体系能降低居民就医的财务障碍，通常也会取得较佳的健康表现，如更长平均寿命等。

生活方式（lifestyle）概括而言包含生活中食、衣、住、行等行为。不良嗜好会给健康带来负面影响；相反，维持好的饮食和运动习惯，则可以避免或减缓疾病发生，甚至延长寿命。经济合作与发展组织（Organization for Economic Cooperation and Development, OECD）通过实证研究发现，烟酒及特定食物（高脂肪、高糖分、高热量等）对于群众健康有负面影响。

医疗服务（medical care service）包括健康维护、疾病筛查、急性治疗以及急性后期的康复或者护理等内容。医疗服务与一般服务或商品不同之处在于：①疾病需求及治疗结果的不确定性；②医疗信息不对称；③医疗正或负的外部性；④非完全竞争市场。基于这些特点，各国政府都采取不同方式对医疗服务进行干预措施，避免医疗市场失能，提高社会民众就医可及性及公平性，提升全民健康水平。医疗服务提供方式也因不同的医疗体系各有特色，如加拿大所有医院都属于公立医院，但护理之家全部属于私人经营。有关国内医疗卫生机构与服务将在本章第四节陈述。

遗传因素（heredity）对健康的影响相对而言是比较难以预防的。近年来，在医疗科技高水平发展下，许多医疗技术或检测可以早期或预测潜在的疾病，如产前基因检测诊断胎儿罹患遗传性重大疾病的概率，可以让父母提前做好准备。癌症是目前全球排名靠前的致死疾病，借助癌症标志（cancer biomarker）的识别可对肿瘤发生、发病过程以及治疗预后选择合适用药（靶向药）和剂量等，做为临床决策治疗的辅助。

### 四、健康服务研究领域发展

20 世纪 60 年代,健康服务研究领域逐渐发展成为一门科学学科,不同时期所关心的健康研究主题有所差异。随着医疗科技快速发展,健康服务研究领域从治疗效果和医疗可及性发展至大数据与智慧医疗,研究者团队从单一专业逐步发展到跨领域学者专家合作。以下依照领域主题或研究材料将健康服务研究发展分四个时期介绍,各时期并非冲突或排斥,而是彼此间交叉连贯。

#### (一) 以学术及临床学者主导研究期

传统健康研究方法领域主要由学术机构主导,研究者或团队独立完成全部的研究流程,如研究问题形成、寻找研究基金来源、收集资料、统计分析和发表结果等。此阶段研究单一性高,执行过程相对独立,尚未形成学术社群的规模。研究主题围绕健康相关因素、可及性、费用及质量等。以健康相关因素为例,经典研究为美国国家老龄研究所自 1958 年在美国巴尔的摩开展的纵向老化健康研究(Baltimore longitudinal study of aging, BLSA),对象为 20 岁以上健康成人,长期追踪不同年龄层或性别的研究样本老化过程及健康的关系。

#### (二) 跨学科合作及参与式研究时期

此阶段提倡跨学科的共同研究,指研究团队成员包含不同领域,尤其倡导把终端使用者(end-user)纳入共同合作团队。比如医保政策研究通常将临床医师纳入研究团队;再如医院推动住院患者临床路径可将医护人员纳入核心团队中。若研究能将关键人物纳入(终端使用者、决策者),同时参与到研究过程中,则产出结果则能更贴近现实需求。换句话说,研究结果若能被终端使用者(医生、政策决策者等)采用执行,可大幅度提升科研转换率,提高学术知识使用价值,推进研究结果与临床实务结合。此种利益相关方参与的研究,核心重点强调研究过程中共同参与设计和实施,也就是所谓的参与式研究(participatory research)。然而,在跨学科合作的挑战,可能会因研究结果与研究利益相关方的预期不同而产生冲突。比如说,评估医疗科技成本效果时,若新医疗科技临床效果不符合参与临床医师的预期,但研究的主导者是卫生经济学者,这种情况导致学术成果难以发表。

此阶段,核心主题是患者安全与临床效果,分析方法使用较为熟知的比较研究法(comparative study)等。比较研究法的主要目的在对比两个或两个以上人群健康或是医疗资源使用差异,如城市和乡村的医疗服务资源多寡以及健康水平差异、不同年龄层的健康状态比较等。比较研究法进一步演变为医疗效果比较,聚焦关注医疗服务的效果,也就是疗效比较研究(comparative effectiveness research, CER)。疗效比较研究在评价不同治疗方案或医疗产品的治疗疗效差异;通过安全性和效果的比较,找出较好的治疗方案或方法。卫生经济学家依此为基础将成本纳入评价,发展经济技术评价,如成本 - 效果分析(cost-effectiveness analysis, CEA)、预算冲击分析(budget impact analysis, BIA)等,为医保及卫生医疗者决策参考。

#### (三) 跨产业知识以及技术的应用

在此阶段,临床医疗研究发展日益成熟,且随医疗服务者和患者对安全以及质量有更高的要求及期待,卫生医疗领域思考并引进其他产业使用的管理知识或方法。本阶段主要启动者为医疗机构管理或学术研究人员。借鉴制造业、航空业、工业工程等领域常用的管理工具,如:精益管理(lean management)、平衡计分卡(balanced scorecard)、六西格玛(six sigma)及仿真(simulation)等管理技术和方法。利用不同产业运营管理工具提升医疗体系的效益及效果，并对组织文化的塑造产生一定程度影响。典型成功案例，如美国 George Mansion 医院采用丰田汽车精益管理的方式，改变整个医疗的作业流程，系统性提升效率且提高医疗质量，进一步促进组织文化的改变。近年来陆续有案例发表于学术期刊，证实此管理工具在健康领域运用的合适及有效性。

### （四）大数据与 AI 时代

电子病历开启另一崭新的纪元。采用电子化存储患者的就医记录实现了医疗记录无纸化，更是建立了跨院间交换机制。由此，形成个别医院云端，到跨医院集团，进一步整合医疗体系的大型数据库，数字化革命将为所有研究者及决策者提供非常宝贵的数据库。从临床角度来看，完整的病历数据可避免病患重复就医和检查；通过系统实时的信息反馈也可减少重复处方以及避免不必要的错误，大幅提升医疗的安全性，减少医疗资源浪费。此外，以全人口的健康治疗为研究群体的大型临床数据库，克服了传统个别医院或少数医院样本不足或偏差的问题。近年来，许多学者以及医疗机构使用大型数据库比较医疗质量和经济成本，以此作为卫生政策与医疗服务的参考。随着计算器运算能力的提高，智能医疗如人工智能（artificial intelligence，AI）开始进入医疗服务的新平台。比如，医学影像的识别以及远程就医和会诊等，成为传统医疗服务外的选择。未来，智慧医疗可能广泛运用于慢性病管理、疾病诊断、诊断分流、临床决策支持与照护服务等领域。2019 年全球暴发新型冠状病毒感染疫情，也迫使远程医疗、零接触医疗提前变成日常。可预见，大数据相关的健康医疗服务将持续是重要研究议题。

## 第二节　健康服务研究发展及贡献

### 一、健康服务研究组成及范围

#### （一）健康服务研究概念

健康服务研究（health service research，HSR）会因组织定位及目标不同而有所差异，但基本上是围绕着健康服务研究目标和主题内容等展开。以下是三个具有广泛影响力的学术机构对 HSR 的定义。

美国国家医学院（Institute of Medicine，IOM）1979 年将健康服务研究定义为通过结构、过程维度建立个人健康效果的框架，探究健康服务有关的知识。研究聚焦在人群和个人的健康状态，采用论述或分析的方法来了解健康策略或干预措施对健康状态的影响。研究目标包含医疗照护技术、执业方式、医疗项目等较为广泛内容。

美国卫生服务研究与卫生政策研究院（Academy for Health Services Research and Health Policy）在 2000 年提出健康服务研究是跨领域多专业的学科，主要目的是了解社会因素、财政系统、组织结构和过程、健康医疗科技和个人行为等因素如何影响医疗可及性、质量、费用以及最终的健康状况。研究对象包含个人、家庭、医疗机构、社区和整体人群。

美国医疗保健研究与质量局（Agency for Healthcare Research and Quality）在 2002 年定义健康服务研究为了解人民如何获得健康服务，医疗费用多少，以及后续的医疗效果。研究目标旨在促使医疗机构能够使用有效管理方法，减少医疗错误或疏忽，增进患者安全及提供高质量的医疗服务。

### （二）健康服务研究范围

本书将健康服务研究归纳为宏观、中观、微观三个层面。宏观（macro）层面关注在卫生政策研究；中观层面（meso）探讨医疗服务体系研究；微观层面（micro）则关注医疗机构运营和临床服务研究，如图 1-2-1 所示。

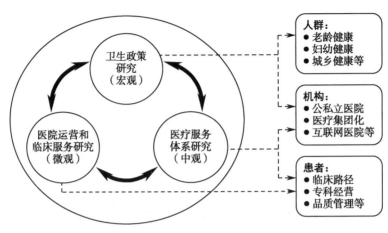

图 1-2-1　健康服务研究层面及对象

宏观层面着重在卫生政策制定及影响评估，政策层面同时关注健康服务需求和供给两个层面，影响广泛，政策主体包括卫生政策管理的国家及省市卫健委、主管医疗保险的国家及省市医保局等政府部门。卫生政策关注整体社会人群健康以及医疗服务机构的管理运营，如着重在三甲医院评审制度对整体医疗质量的影响、国家绩效考核制度对二三级医院行为的影响等。医保政策关注的主题涉及新医改政策对农村人口健康带来的影响、国家药品与耗材带量采购政策的实施对于医疗机构行为的影响，以及医保按**疾病诊断相关分组**（diagnosis related groups，DRG）住院支付如何影响医院单病种的管理制度与行为改变及对医疗质量的影响等。

中观层面重在探讨创新或不同医疗体系模式的运营效益、医疗效果及其与患者健康之间的关系。高效优质的医疗服务是政府及医疗体系关注的重点。中观层面医疗服务研究典型案例是 20 世纪 80 年代，健康维护组织（health maintenance organizations，HMO）及优选提供者组织（preferred provider organizations，PPO）整合型医疗服务的评价研究。代表组织有美国加州凯撒医疗集团（Kaiser Permanente），其发展的管理式医疗（managed care organizations）属于服务体系创新。国内在供给侧改革方面大力推进的医共体或医联体等集团式的经营也属于创新医疗服务模式，例如福建三明、广东深圳罗湖等。此外，互联网医院（或医院下设互联网门诊）在新型冠状病毒感染疫情期间发挥相当程度效果，该服务模式是否能常态化运营？线上就诊与线下就诊的效果是否相同？其替代性效果如何？医生及居民对此模式的接受程度？以上都是中观层面重要的研究方向与主题。研究者包含医疗体系决策人员和学术机构专家等，各自从不同角度找到共同认可最佳的模式。

微观层面分为医院运营管理模式和临床照护管理模式两个次层面，主要探讨个别医院运营模式与医院经营效率之间，或者临床模式与医疗效果之间的关系。每家医院特性不尽相同，模式不能够广泛的复制，医院需依照组织特质和制度进行个别性的效益探讨。以临床照护管理模式为例，推动品管圈（quality control circle，QCC）对医院建构患者安全和照护质量文化的影响？实施急性心肌梗死临床路径是否降低病患死亡率及减少不必要的医疗资源使用？此临床管理方式应用在所有临床科是否会产生一样的效果？此外，除了医院评价指标外，病患自我认知的医疗效果及就医体验也是近年来微观层面研究重点。主要研究者为医院临床人员和医院管理决策者，并与学术单位共同研究。

整体来说，健康服务研究的三层面是动态性且相互影响的，宏观层面的研究对于中微观层面研究的开展具有重要指导意义；而中观层面的研究不仅能为宏观层面研究提供反馈信息，还能为微观层面的研究提供参考和启示。此外，不同层面间的研究对象存在交叉或重叠，因此对不同领域主题下的研究边界动态调整是必然的。

## 二、跨领域科学和健康服务科学

健康服务研究是一个跨领域且高度应用的综合性研究科学。其学科领域跨越社会学与心理学、临床医学、卫生政策及医院管理、管理学与经济学等四大学科领域。此外，其他学科如信息科学、工业工程学、公共管理专业等领域学者也开始关注健康领域研究，贡献日益凸显。本书以四大学科领域内贡献较早并且影响力较大的学者与研究主题为例，简述健康服务科学的发展情况。

社会与心理学者相对较早投入医疗领域的研究，学者 Lu A. Aday 探讨人口学因素对医疗可及性和对健康的影响；学者 Ronald M. Andersen 从公平性角度切入探讨医疗需求及使用的行为模式；学者 Ray Fitzpatrick 关注病患自我健康的评价和医疗服务，开启以病患自我健康报告的研究方向。心理学者发展量表工具从社会支持等方面了解压力对人员及机构的影响，如压力适应模式量表等；学者 Ann Bowling 验证社会支持和网络对老人健康的正面影响；学者 Martin E. P. Seligman 发展积极心理学（positive psychology）领域，该理论也被应用在探讨医疗人员投入与医疗质量的关系。

临床医学领域在健康服务研究中关注医疗质量以及影响因素，主要是由临床医师或科学家牵头。学者 Avedis Donabedian 提出三维质量模型（Donabedian S-P-O model），也叫结构 - 过程 - 效果的模型（structure-process-outcome model），在学界和医疗界广为熟知。他提出并验证"好的结构质量"带来"好过程质量"，进而带来"优质医疗效果质量"，并获得"医疗质量之父"的美誉。学者 John Wennberg 长年投入在医疗资源分配和健康关系，他首先采用小区域分析（small area analysis）评估资源分配和健康关系，发现区域医疗资源分配多寡和资源使用与健康质量有正向关系，是开启医疗服务资源使用以及效果变异分析的研究先驱。

卫生政策及医院管理学者向来是医疗服务系统评价研究的主要力量。因章节篇幅限制，本书仅列举其中较为熟知的两位学者。学者 Stephen Shortell 是第一位提出组织的创新变革对医疗质量产生重要的影响。在学术文章中探讨了医院采用全面质量管理（total quality management，TQM）对医院效率和合法性的影响，结果发现较早采用 TQM 的医院效率更佳。在一系列研究中，学者 Shortell 持续验证全面质量管理方法和持续品质改进（continuous quality improvement，CQI）对医疗质量的影响。另一位学者 Harold S. Luft 验证医疗服务量与医疗效果（volume-outcome association）的正向关系，也开启了服务经验和医疗效果的研究方向。

管理学与经济学对健康服务研究领域发展大有作为，发展出一系列与健康服务相关的交叉学科。医院管理学是一门专注于中观或微观的医院运营相关学科,如流程管理和精益管理等。发展过程中引进许多管理学的成熟知识,其中学者 W. Edwards Deming 提出的戴明循环(Plan-Do-Study-Act, PDCA)首先于日本推广,后被广泛运用于医疗质量管理领域。卫生经济学则重点关注卫生资源投入、分配及有效利用等议题。诺贝尔经济学奖得主学者 Kenneth Arrow 以医疗需求及效果不确定的特性建立福利与经济学均衡理论,并被誉为卫生经济学之父。此外,学者 Joseph P. Newhouse 以线性回归分析国家人均所得和人均医疗费用的正向关系,验证财富成长和医疗支出成长的关系性,进一步提出医疗科技是整体费用上升的主要驱动因素。以上列举的著名学者来自管理学和经济学领域,但都以医疗管理和卫生政策方向为中心发展研究和教学,持续耕耘并发挥影响力。

### 三、健康服务研究的机构和贡献

#### (一)投入或资助研究的机构

美英等西方国家在健康服务领域起步较早,相关学术研究机构也长期致力于卫生领域服务研究。近年来,中国逐渐加大力度设立相关研究机构。从机构属性上看,健康服务研究机构可分为政府部门、基金会及智库、学术单位、学会协会等。以美国政府部门为例,从1930 年代初期开始,美国成立医疗照护成本中心(Costs Center of Medical Care, CCMC),率先开展医疗资源使用及成本研究。1940 年代,美国公共卫生部(United States Public Health Service)开始实施全民健康以及医院调查,收集民众健康需求和医院服务数据等,作为政策发展的参考。1980 年后,美国政府在健康服务研究领域投入更大的资源,创立相关健康医疗研究机构并补助经费,学术界较熟悉机构有美国国家医学院(National Academy of Medicine, NAM)、美国国立卫生研究院(National Institute of Health, NIH)、医疗保健研究与质量局(Agency for Healthcare Research and Quality, AHRQ)。以下简单描述三个学术机构功能。

**美国国家医学院**(National Academy of Medicine, NAM)前身为 Institute of Medicine (IOM),是美国国家学院(National Academies)下属单位,愿景为全民拥有更健康的未来,通过研发提供全球权威的健康研究结果,提高医疗质量。最熟悉的案例就是 *To Err is Human*,此书籍唤起全球各医疗体系对患者安全的重视。**美国国立卫生研究院**(National Institute of Health, NIH)为国家级研究中心,其宗旨是积极将研究发现及成果转换至医疗临床运用,从而在人类健康医疗领域做出贡献。美国国立卫生研究院的研究领域集中于生物医学,下设有 27 个研究中心和办公室。其中,国立老年医学研究中心(National Institute on Aging, NIA)长期追踪健康老人,重点探讨老龄化对于健康的冲击。国立少数民族健康与健康水平差别研究中心(National Institute on Minority Health and Health Disparities, NIMHD)主要目的是评估种族、乡村、社会经济地位对健康不均等的影响程度。此外,研究学者常用的文献搜索引擎 PubMed,即国家医学图书馆(National Library of Medicine, NLM)也是国立卫生研究院单位之一。国立卫生研究院除内部研究以外,也长期资助学校或学术单位外的研究。**医疗保健研究与质量局**(Agency for Healthcare Research and Quality, AHRQ)前身为 Agency for Health Care Policy and Research(AHCPR),其研究方向以患者安全、临床执业过程及病患医疗效果为主。除研究任务外,该中心是医疗质量相关工具发展、人员训练与研究数据收集等研究的平台。国内学术医疗熟悉的问卷,如患者安全调查问卷(hospital survey on patient safety culture questionnaire，HSOPSC）是该单位免费授权使用的工具。

基金会或社会智库除内部执行研究以外，也是医疗卫生研究经费的重要资助单位，以下就三个重要机构重点描述。**美国联邦基金**（Commonwealth Fund）于1918年创立，使命在于促进医疗可及性、提升服务的质量及效率，近年也持续奖助高校学术单位探讨医疗服务创新模式对效率和效果的影响，如管理式医疗组织（managed care organization，MCO）。美国**兰德公司**（RAND Corporation）成立于1948年，除进行医疗卫生研究外，还包含能源、教育等方面研究。在健康研究板块其核心价值在医疗质量，并以研究结果协助决策制定。学术常用于评估患者生命质量的SF-36量表，亦免费授权使用。**罗伯特·伍德·约翰逊基金会**（Robert Wood Johnson Foundation，RWJF）设立于1972年，宗旨在于促进美国健康和社会福祉。此基金会由强生公司（Johnson & Johnson）家族设立，设立至今仍持续资助研究学者进行广泛健康医疗主题的研究，涵盖医疗保险、医疗费用与医疗质量等。

学会及协会是分享研究成果的重要平台和渠道，在医疗服务研究知识的传递中发挥着重要的作用，以三个单位为例。**AcademyHealth** 是美国重要学会，该机构于2000年合并 Association for Health Services Research（AHSR）后，每年在美国不同城市举办年会，一直是研究人员、卫生政策及临床工作者相当重要的学术交流平台。研讨会主题包括患者安全与质量、医疗人力资源管理、支付方式等议题。**国际药物经济学和结果研究协会**（International Society for Pharmacoeconomics and Outcomes Research，ISPOR），是卫生经济与结果比较研究具领导地位的全球性组织。该组织早期主要关注药物经济学和结果，近期范围扩大至整体医疗卫生经济评价研究。此学会任务经由实证知识分享，将卫生经济和结果经验传递到相关国家协助医疗决策。

除学术知识平台外，研究数据的提供是支撑健康服务研究的重要推动力及关键合作伙伴。常用的公开数据中以**经济合作与发展组织**（Organization for Economic Co-operation and Development，OECD）的资料最完整且实时，中国目前以 key partner 身份参与，定期提供健康医疗相关的数据。其他如**世界银行**（World Bank）等也提供相关的数据。除了跨国机构外，多国政府也更新数据库并提供学术单位使用，美国是早期少数将政府医保数据库公开给学术单位使用的国家，如**联邦医疗保险和医疗补助服务中心**（Centers for Medicare & Medicaid Services，CMS）提供的老人医疗服务数据库。除政府外，最具有代表性是**美国医院协会**（American Hospital Association，AHA），协会定期提供所有会员医院的病床数及费用报销数据等。美国各大学校医疗管理相关学系多购买以上两大数据库供师生研究使用。大学是健康服务研究重要单位，大学经由产、官和非营利基金会将研究成果转化为可用的知识或技术，是医疗服务创新的重要推手，如美国哈佛大学、美国约翰斯·霍普金斯大学、英国剑桥大学、英国牛津大学等顶尖学校。

中国开展卫生服务相关研究的机构主要包括政府下设科研机构、研究型大学及社会研究机构等。政府下设研究机构多由政府直接管理和资助，以承担政府委托课题，提供卫生政策决策咨询服务为重要职责的专业科研机构，如国家卫生健康委卫生健康发展研究中心、国家卫生健康委医院管理研究所、国家卫生健康委医疗管理服务指导中心，以及各类服务于地方政府卫生决策的研究机构。研究型大学主要是以临床医学、公共卫生与预防医学、经济学和公共管理等学科为方向，如清华大学、北京大学、复旦大学、中山大学、四川大学、山东大学、北京协和医学院、华中科技大学等。部分企业也开始投入相关研究，以捐赠学术单位的形式为主,如万科资助清华大学公共卫生学院、泰禾集团资助清华大学医院管理研究院、融创集团在中山大学建立公共卫生发展基金等。为强化卫生服务研究的基础,做好卫生研究数据收集,国家卫生统计部门历年编制统计年鉴,并从需求方层面累计开展了六次全国卫生服务调查。相关二手研究数据在本教材的第七章有详细介绍。此外,中国不同卫生服务研究机构也在不断交流和融合,逐步组建了具有一定影响力的研究网络,如国家卫健委卫生发展研究中心牵头成立的中国卫生政策与技术评估研究网络等。

### (二)健康服务研究的贡献

健康服务研究目标之一在验证卫生政策、医疗服务模式及医疗运作的质量和效益,研究结果作为卫生决策和医疗服务模式的实证基础和决策支撑。受益对象为全国人民,具体包括宏观卫生和医保政策决策者,中观医疗体系经营,以及微观医疗机构经营管理者与临床专业人员等。对比生命科学和临床医学领域,健康服务研究成果较难有效且及时转换(translation)并推广应用使用,此局限性部分来自客观因素(文化经济等),也不乏主观因素(决策者的经验和偏好)。宏观层面的典型案例,如兰德公司智库开展医保部分负担(copayment)的研究、奥勒冈实验研究和英国按质量付费(pay-for-performance,P4P)等。以兰德公司智库医疗部分负担研究为例,学者 Brook 和 Newhouse 在大规模随机对照试验(randomized control trial,RCT)研究探讨不同医保自付比例对医疗服务使用及费用的影响,研究结论对医保报销方式的设计起了关键的影响。学者 Wennberg 以县级城市为单位,长期研究医疗服务使用及健康关系,研究结果作为医疗资源分配规划的重要基础。

中观层面关注组织形态的医疗服务效益,以美国为例,从早期的健康维护组织(HMO)和优选提供者组织(PPO),到奥巴马医改计划提出以控制费用为目标的管理式医疗(MCO)在不同程度上都属整合型的医疗方式。这种由垂直到平行整合的集团经营方法也渐为其他医疗体系引用。国内推动的医联体相对程度而言也是垂直整合型模式。不管是医联体或是网络医院,未来在国内医疗体系将会扮演相对重要的角色,研究评估其效益是未来研究热点。

微观层面关注在疾病治疗效果或医疗实务研究方向,常见有临床指南(clinical guidelines)、临床路径(critical pathway)、医院运营模式和治疗技术评估等。临床指南为临床医生提供如何有效治疗的信息,且研究证实遵照临床指南会有较佳的医疗结果,最常见疾病如心肌梗死及脑卒中在急诊治疗管理流程。美国心脏病学学院(American College of Cardiology)出版的《American Heart Association Task Force 1999 急性心梗临床诊疗指南》(2007 年和 2013 年修正版),包含急诊用药的类别、就诊至血管开通时间(door to balloon)等。此指南改变全球急诊和心脏内科照护模式,国内医院以此为根据并证明确实能减少死亡率及提高心脏功能。西北大学学者 Shortell 研究指出全面质量管理(TQM)有利于医院提高质量和成本控制,通过学术研究成果证实而被各国医疗体系引进和推广。精益管理是医院管理的创新模式,美国弗吉尼亚梅森医疗系统(Virginia Mason Health System)最早引进日本丰田汽车的精益管理系统,经由内部流程创新减少不必要步骤或浪费,对治疗效果及经济效率产生效益。国内医院除将精益管理运用在职能单位管理,也进一步拓展到疾病治疗,如精益管理有效缩短卒中患者到院后注射 t-PA(组织型纤溶酶原激活物)的时间(door to needle time,DNT),达到较好临床效果。

## 第三节　健康服务系统评价研究

### 一、整合型医疗服务框架

长期以来,单一型、碎片化、以疾病治疗为中心的医疗服务在满足患者需求方面存在明显的不足,仅重点关注急性期住院诊疗照护,未能将患者疾病全周期纳入管理。随着患者共病(comorbidity)数增加和治疗难度提高,以患者为中心的整合型医疗服务体系(integrated delivery system,IDS)成为理想医疗服务提供模式。此模式整合了不同医疗机构和专业,为患者提供了完整性和持续性的照护。图 1-3-1 依照疾病照护需要将完整性医疗照护体系划分为三阶段。

**第一阶段预防保健和基层医疗**(prevention and primary care),预防保健包含健康促进的卫生教育、定期体检等项目,服务单位有基层社区诊所、乡镇/村卫生室和学校医务室等。基层医疗以一级医院、社区卫生服务中心、乡镇卫生院、村卫生室为主要提供医疗服务的单位。**第二阶段急性医疗**(acute care),提供急、重、难症的急诊和住院治疗服务,主要医疗服务单位是二级以上医疗机构等。**第三阶段为慢性医疗**(chronic care),由康复医院、护理院或疗养院等机构提供服务,部分基层医疗机构也有此功能。从患者健康为中心的视角出发,医疗服务应整合不同阶段疾病病程的照护需要,从而达到疾病照护延续性和完整性的医疗特征。为此,研究者在开展特定疾病治疗的效果或费用研究时,尽可能考虑不同病程期间医疗或长期照护服务对健康以及社会的影响。图 1-3-1 描绘医疗服务系统思维图,多条虚线表示疾病在急性及慢性期间治疗的可能路线。

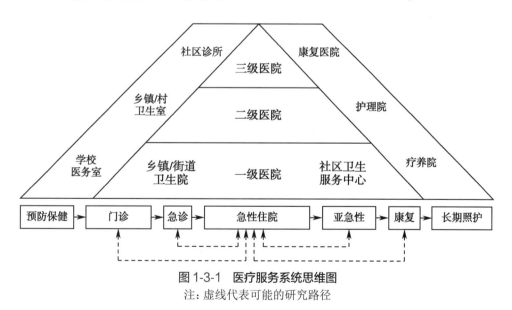

图 1-3-1　医疗服务系统思维图
注:虚线代表可能的研究路径

医疗服务首重医疗效果,疾病病程经由完整性和连续性的照护可有效避免恶化。定期复查能够早期发现病症并及时治疗,对于预后和医疗资源有正面影响。很多国家将完整性和连续性医疗服务,纳入医疗保险报销或额外奖励。以脑卒中患者为例:患者首先经由急诊到入院急性治疗,在出院后须转入长期康复,在亚急性或社区中接受生理功能复健。在此过程中,急性和慢性服务的无缝衔接是脑卒中患者治疗的黄金期,对患者健康以及日常活动能力改善有关键性的影响。为提高急慢性治疗的连接,美国医疗保险最先采用打包计费制(bundled payment),将急性住院期间与亚急性期间医疗服务包裹于同一笔定额支付中,以激励医疗机构以延续性的照护模式取代分段式的医疗照护。随后,该模式推广到髋关节及膝关节置换和呼吸治疗等领域。近年来,我国持续推动医联体或医共体的服务组织建设,目的在于通过整体组织层面来促进医疗服务的整合,优化医疗服务流程,从而提高患者的医疗效果和就医体验。

## 二、健康服务评价研究

因背景和兴趣差异,不同研究主体所关注健康服务评价维度和指标有所差异。国家卫生健康委员会重点关注全民整体的健康水平,包括平均寿命或孕产妇死亡率等卫生指标表现,以及公立医院经营绩效等。国家医疗保障局主要目标之一则是确保医保基金持续稳健运行,并尽可能扩大参保人群以及医保报销覆盖范围;同时,也需评估报销范围扩大对基金预算不足的冲击,或是新药及耗材对患者健康带来的附加效益。中观层面研究方向可能在于不同的医疗照护模式对医疗效率以及效果的影响。微观层面来看,临床医师优先关注不同治疗方式或药物对于病患预后的影响;医院经营者除关注疗效外,也关心不同治疗方式对医院经营效率以及财务收入的影响,如病床使用率、平均住院天数、每位患者成本等方面。

常见医疗卫生服务研究模型是大家熟悉的三维质量模型(Donabedian S-P-O model)。此模式广泛地应用在评估宏观、中观到微观的服务模式。本书以经典的 SPO 模式为例说明健康服务的评价重点或指标,见图 1-3-2。

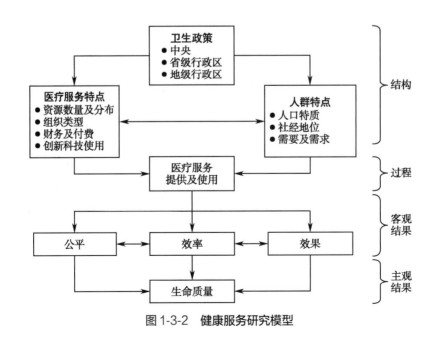

图 1-3-2　健康服务研究模型

## （一）结构维度

结构维度包括卫生政策面、需求侧的人群特色以及供给侧的医疗服务特点。中央/省级/地级的政府单位依照人群特点（疾病风险），制定和推行合适的卫生政策。毋庸置疑，卫生政策对于整体健康服务研究领域极具重要，图1-3-2将政策置于框架顶层。

**需求侧人群特点**（年龄、性别）、社会经济地位（教育水平、家庭收入、医保等），及医疗的需要（need）与需求（demand）。以人口特质为例：政策针对中高风险女性开展乳腺癌及子宫癌筛查，对于潜在癌症风险人群，经由定期筛查，早期阻断癌症转为高危分期，避免扩散其他器官，有助于提高存活率与降低医疗资源使用。再看社会经济地位的例子：城镇职工医疗保险有效提高都市人口的就医保障，降低就医经济压力，并进一步避免因病致贫。**供给侧医疗服务特点**包含医疗机构的资源数量及分布（千人病床数、千人医生数）；组织类型（公立或民办、集团医院）；财务及付费（资金来源、支付方式等）；创新科技使用（检查仪器、治疗仪器、新药）。国家"十三五"政策鼓励社会办医，提供营业税优惠推进非营利企业医院发展，促进民营医院机构成长，增加病患就医选择以及就医可及性，公私立医院未来是互补还是竞争关系？对患者服务影响有何益处？都可能是重要的评估方向。医保政策实施住院多元付费方式，如住院DRG/DIP，会多大程度改变医院运营模式？如何影响临床诊疗效果？也是未来几年健康服务中的重要研究方向。此外，在就医的地点选择上，患者小病选择医院就医，是否主要受到供给侧影响或是自己偏好的选择？也是值得关注的研究方向。

## （二）过程维度

过程维度包含医疗供给端和患者需求端的医疗服务提供及使用地点或方式等。广义角度包括就医地点和治疗方式，狭义上仅包括门诊、急诊或住院等流程。过程和结构维度与效果维度相比是较难测量的，在微观的医院管理层面更是如此。过程维度是医疗服务最核心的部分，加上医疗专业性与医患信息不对称的特性，过程管理是管理的重中之重。基于此，从政府到医院都是利用不同管理手段来提高过程管理质量和效果。如英国推动以按质量付费（P4P）鼓励基层医生做好慢病管理照护流程，奖励指标在于医师定期给回诊患者做必要的检查。糖尿病患者每三个月做一次血糖检查等。医院实施临床路径来督促医生跟医疗团队提供患者合适的服务。持续医疗改善或品管圈活动原则上是医院各部门科室自发性的过程改善，学术成果支持可以有效提高效率和医疗效果。

## （三）客观结果

评价医疗卫生体系整体表现通常包含客观与主观结果。客观结果测量主要包含公平（equity）、效率（efficiency）及效果（effectiveness）三个纬度。在缺乏全民医保的医疗体系中，就医公平通常是三个维度中的优先指标。公平就医是社会公平的核心议题，主要测量医疗资源分配的合理性、就医均等性与个人健康支出的负担性。医疗公平性有以下评价目标：①不因年龄、性别或经济能力受到就医差别对待或歧视；②享有基本的医疗服务；③有治疗需要的人皆可以获得医疗服务；④可负担的医疗照护服务价格。以宏观层面举例：对于弱势人群提供医保覆盖的基本医疗服务；微观层面包含：医疗机构不因为参保人的医保类型，而提供差异性医疗服务项目或药品及耗材等。

医疗效率（efficiency）在于能以高效方法提供医疗卫生服务并满足人民就医需求，包含配置效率（allocative efficiency）和技术效率（technical efficiency）。国家层面而言，配置效率指有限资源下提供最适的投入组合，如三级医院和基层医疗机构组合。在医院层面，资源配置效率主要涉及不同专业医务人员优化组合,如住院病房护理人力的配置。技术效率则以资源投入产出效益来考虑,追求投入资源(人力或病床)不变的情况下服务量的最大化。从宏观来讲,省市之间医疗专业人力及病床的投入其服务效率是否有差别?省市间每张病床的服务患者数的差异如何?每位医师服务总门诊人次差异如何?

医疗效果(effectiveness)即在现有医疗技术水平下,医疗服务达到预期的临床效果。从人口流行病学(epidemiology of health)到临床评估科学(clinical evaluation science)视角研究评估。人口流行病学包含疾病患病率、死亡率、期望寿命、婴儿死亡率等指标。学者Donabedian定义临床评估科学为病患在接受治疗后,达到的预期临床效果或是维持一定程度的日常活动功能。临床效果利益相关方包含:医疗保险、医院、医师和患者,共同关注在核心指标上。随着医疗科技进步以及创新医疗模式引入,效果研究将仍然是健康卫生研究的核心主题。效率与效果因果关系及相互间影响关系是有趣的研究议题(图1-3-2中的双箭头表示关系性)。因为高效率带来好效果吗?还是因为好效果造成高效率呢?或是高效率和好质量皆源于好的过程和结构维度?未来需要更多的本土实证研究结果来支撑此因果关系。

### (四)主观结果

进入21世纪以来,患者自我健康评价日渐成为医疗服务评估指标之一,不同疾病发展专属(disease-specific)的自我评估量表。以癌症量表为例,以欧洲癌症研究与治疗组织(European Organization for Research and Treatment of Cancer, EORTC)的癌症系列生存质量量表具权威性,如肝癌量表为QLQ-HCC18、结直肠量表为QLQ-CR38、乳癌量表为QLQ-BR23、头颈癌量表为QLQ-H&N35等。在罕见疾病方面,以脊髓小脑性共济失调(spinocerebellar ataxias, SCA)为例,临床医师及医疗团队将患者自我报告效果测评(patient-reported outcome measure, PROM),纳入治疗效果的测量指标。除疾病专属量表外,一般健康量表(generic measure)也被纳入整体健康评价,也就是健康相关生命质量(health-related quality of life)。学界熟悉的有EuroQol Group发展的EQ-5D和RAND发展的SF-36等。以上量表经严谨科学方法翻译及信效度验证,发展出不同语言版本,包含简体中文版。此问卷量表可转换为效用分数(utility),除提供国际比较外,也是卫生技术评估重要数据来源。

### 三、健康服务研究主题或方向

健康服务研究主题及方向因学术研究机构设立宗旨,或研究者背景兴趣不同而有差异。确定合适的研究方向通常也是硕博士研究生以及年轻研究者们常遇到的挑战。一些学术渠道主要源于相关学术会议或期刊,提供新手们在确立研究方向时的知识补充。以国际医疗品质协会(International Society for Quality in Health Care, ISQua)年会为例,主要目标是提供医疗质量知识和实证经验分享,主题包含:基层医疗整合性照护、患者安全与质量改进、医疗提供方与需求方的合作、信息化医疗数据与创新、医疗人力政策与管理等。清华大学医院管理研究院每年举办的中国医院品管圈大赛,亦受到国际医疗品质协会重视和支持。学术会议以AcademyHealth年会为例,年会主题涵盖宏观、中观到微观层面,可满足不同健康领域学者需求,表1-3-1列出会议主要方向和议题,主题有卫生政策、医疗人力资源规划、患者安全与质量,医疗信息化建设等。

学术期刊除提供研究知识学习外,也是寻找研究方向的重要的灵感来源之一。在国外

表 1-3-1 AcademyHealth 年会主题

| | 英文主题 | 中文主题 |
|---|---|---|
| 宏观 | public and population health | 公共卫生与人群健康 |
| | medicare & medicaid | 政府医疗保险 |
| | coverage and access | 医保支付内容及可近性 |
| | payment systems innovation | 支付系统创新 |
| | health expenditure | 医疗 / 卫生费用 |
| | disparity and health equity | 不平等和健康均等性 |
| 中观 | healthcare delivery systems innovation | 医疗服务系统创新 |
| | health resources allocation and utilization | 卫生资源配置与利用 |
| | health care workforce | 健康照护人力 |
| 微观 | patient-center outcomes research | 以患者为中心的效果研究 |
| | effectiveness & efficiency | 效果与效率 |
| | measuring safety，quality and value | 安全、质量、价值的测量 |
| | improving safety，quality，and value | 安全、质量、价值的改善 |
| | health information technology | 卫生信息技术 |
| | organization behavior and management | 组织行为和管理 |
| | aging，disability and end-of-life | 老化、失能及死亡末期 |
| | behavior health | 健康行为 |
| | research methods | 研究方法 |

英文期刊，《美国医学会杂志》(*Journal of the American Medical Association，JAMA*)或《柳叶刀》(*Lancet*)等重量级期刊会不定期刊登健康服务研究相关主题，优质的健康服务研究期刊则收录于 SCIE 或 SSCI 的数据库。引文索引数据库(Web of Science Core Collection，WOS)收录多个数据库，其中将期刊分类为：①科学引文索引(Science Citation Index Expanded，SCIE)；②社会科学引文索引(Social Science Citation Index，SSCI)。截至 2022 年 1 月，收录在 SCI 中 health care sciences & services 领域有 108 个期刊；在 SSCI 中 health policy & services 领域有 88 个期刊。同时被 SCI 和 SSCI 收录的医疗卫生管理期刊如 *Medical Care* 和 *Health Services Research* 等。中文期刊主要收录在中文社会科学引文索引(Chinese Social Science Citation Index，CSSCI)、中国科学引文数据库(Chinese Science Citation Database，CSCD)，北京大学图书馆中文核心期刊数据库(Core journal of Peking University，PKUEAS)等，医院管理和卫生政策领域较为人熟悉的期刊，如《中国医院管理》《中华医院管理杂志》《中国卫生政策研究》及《中国卫生经济》等。期刊次要主题虽然存在差异但核心内容都包含医疗管理、医疗保障、卫生人力资源等范畴，可以了解此三个主题是学术和临床专业共同关注的研究方向。以《中华医院管理杂志》为例，次主题有医药卫生体制改革 / 医疗保障制度、医疗管理、信息管理、急诊管理等。

## 第四节　医疗卫生机构与服务

### 一、医疗机构

医疗机构是健康照护主要提供者，了解不同医疗机构分布有助于研究者找寻合适母群体与样本，提出合适研究设计。依据国家卫生健康委员会的统计分类，中国的医疗卫生机构可以分为医院、基层医疗卫生机构、专业公共卫生机构，以及其他医疗卫生机构四类。机构规模、服务量以及医疗支出都是研究者关注的重要研究内容。与西方国家相比，中国的医院系统有两个显著的特色。一是相较于多数西方国家开放的医院系统（opened-system），我国及亚洲日韩多国医院主要为封闭性质（closed-system）；医院的执业医师基本为医院员工，工作场所在医院。另一特色是，我国医院除提供急诊和住院服务，也提供了大量的门诊服务；而开放性医院通常只提供住院和急诊服务。此外，我国医疗服务体系还拥有相当数量具民族特色的医院，如中医医院、中西医结合医院、民族医院等。其中，中医医院以中医学为诊疗特色，逐渐也提供不同程度的西医医疗服务；民族医院主要存在于少数民族地区，比如藏医院、蒙医院。

医院根据规模、功能、设备和技术实力等划分为三级十等，即一级二级和三级，每级医院又分为甲乙丙三等，其中三级特等医院是我国最高等级的医院，事实上我国目前尚无官宣的三级特等医院。一级医院是直接为社区提供医疗、预防、康复、保健综合服务的基层医院，属于基层医疗卫生机构，规定床位数为 20～99 张；二级医院是跨多个社区提供综合医疗卫生服务的地区性医院，床位数为 100～499 张。三级医院是跨地区、省、市以及向全国范围提供医疗卫生服务的医院，是具有全面医疗、教学、科研能力的区域医疗中心，床位数为 500 张以上。政府为提高医院的功能定位，特别针对治疗难症、急症、重症及教研等的能力给予等级评价认证。截至 2018 年年底，我国拥有 2 548 家三级医院，其中三级甲等医院有 1 442 家，三级乙等医院有 431 家，与 2007 年比评审家数增长超过一倍，病床规模普遍增加。

### 二、医疗服务及服务量

以 2019 年为例，全国人均门诊诊疗次数约为 6.23 次，其中 2.74 次在医院，3.24 次在基层医疗卫生机构。从绝对数来看，2019 年门诊总人次数约为 87.2 亿人次，44% 就医分布在医院，52% 在基层，其他则在公共机构，见表 1-4-1。不分类别门诊诊疗人次排名前三名依序为：综合医院（32%）、村卫生室（18%）、乡镇 / 街道卫生院（14%）；住院服务方面，全国住院总人数约为 2.66 亿人，医院住院人数约占 80%，基层医疗卫生机构占 16%，其他 4% 在妇幼保健院。从就诊比来看，每百人中，约有 19 人接受住院诊疗；其中，15 人在医院住院，3 人在基层医疗卫生机构，1 人在专业公共卫生机构。

从全球比较来看，美国学者曾以生态学角度（ecology of medical care）探讨不同的医疗服务类别和次数，就医地点和指标包含基层医师门诊、专科医师门诊、牙科门诊、住院、开刀数等。结果发现，美国每千人每月有 250 位有一次或多次门诊，9 位住院；长者相较青壮年有较多的门诊和住院次数。国内学者以此模型探讨北京成年市民就医情况，结果呈现每千人成年人有 173 人有一次看诊记录，其中 127 位在医院门诊（75%），43 位在基层看病（25%）。

表 1-4-1　2019 年全国医疗卫生机构门诊及住院服务情况

| 机构分类 | 门诊 | | 住院 | |
|---|---|---|---|---|
| | 诊疗人次数/万人次 | 占比 | 入院人数/万人 | 占比 |
| **总计** | **871 987.3** | **100.00%** | **26 597** | **100.00%** |
| **医院** | **384 240.5** | **44.06%** | **21 184** | **79.64%** |
| 综合医院 | 277 879.5 | 31.87% | 15 842 | 59.56% |
| 中医医院 | 58 620.1 | 6.72% | 2 878 | 10.82% |
| 中西医结合医院 | 7 456.6 | 0.86% | 313 | 1.18% |
| 民族医院 | 1 451.5 | 0.17% | 97 | 0.36% |
| 专科医院 | 38 588.4 | 4.43% | 2 024 | 7.61% |
| 护理院 | 244.4 | 0.03% | 30 | 0.11% |
| **基层医疗卫生机构** | **453 086.9** | **51.96%** | **4 295** | **16.15%** |
| 社区卫生服务中心（站） | 85 916.3 | 9.85% | 350 | 1.32% |
| 乡镇、街道卫生院 | 118 644.0 | 13.61% | 3 934 | 14.79% |
| 村卫生室 | 160 461.7 | 18.40% | — | |
| 其他 | 88 064.9 | 10.10% | 11 | 0.04% |
| **专业公共卫生机构** | **34 470.6** | **3.95%** | **1 091** | **4.10%** |
| 专科疾病防治院（所、站） | 2 148.7 | 0.25% | 44 | 0.17% |
| 妇幼保健院（所、站） | 31 511.7 | 3.61% | 1 047 | 3.94% |
| 急救中心 | 810.2 | 0.09% | — | |
| **其他（疗养院）** | **189.2** | **0.02%** | **27** | **0.10%** |

此报告和国内人群在医院和基层就医比例不同，此现象是否呈现城市医疗生态的特色，值得后续研究。

医院依据主办单位，分为政府办医院、社会办医院和个人办医院。政府办医院指的是各级政府或教育、公安等行政部门办的医院。社会办医院指企业、事业单位、社会团体和其他社会组织办的医院。医院依据登记类型，分为公立医院和民营医院。公立医院指经济类型为国有和集体办的医院；民营医院指公立医院以外的其他医院，包括联营、股份合作、私营、台港澳投资和外国投资等医院。其中，民营医院依据经营性质又可以分为民办非营利性医院和民办营利性医院。长期以来，公立医院是中国医院的主体。近些年，在政府出台政策及鼓励下，中国民营医院取得了一定的发展。数据显示，中国民营医院由 2010 年的 7 068 家，上升到 2019 年的 22 424 家，10 年间成长超过三倍；同期公立医院数量减少，从 13 850 下降到 11 930 家。从三类医院数量构成上看，公立医院占 35%，非营利医院 25%，私人营利医院为 40%。与国际对比，德国三类医院约分别占三分之一；加拿大基本上都是公立医院（98%）；美国公立医院 28%，非营利医院高达 60%，私人营利医院 12%。在病床数方面，中国公立医院家数虽仅占 35%，但病床总数占比则高达 72.5%，显示非公立医院的病床数规模相对较小。从医院的诊疗科别分布上看，公立医院科室类别较为齐全，科别数量较多。民营医院通常以专科为服务板块，主要以妇产科、眼科、骨科和口腔科等较高利润的医疗为主要服

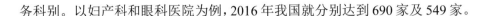

务科别。以妇产科和眼科医院为例,2016年我国就分别达到690家及549家。

## 三、创新医疗服务模式

### (一)医疗联合体

医疗联合体的简称为医联体,是我国政府部门为解决医药卫生体制现有问题而实施的供给侧改革措施之一,整合型机制的设计是医联体建设的前提和关键。医联体的建设目的在于优化医疗资源布局、促进医疗卫生工作重心下移和资源下沉,进而提升基层服务能力,推进分级诊疗政策和提升医疗服务体系整体效能,最终更好地满足人民健康需求。根据地理位置不同和需求的差异,医联体组织模式可分为四类,分别为:①城市主要组建医疗集团;②县域主要组建医疗共同体(医共体);③跨区域组建专科联盟;④边远贫困地区发展远程医疗协作网。以医疗集团为例,主要设在区市级以上城市,由三级公立医院(或者业务能力较强的医院)牵头,联合社区卫生服务机构、护理院、专业康复机构等,形成资源共享、分工协作的管理模式。典型代表,如浙江湖州、广东深圳罗湖等。截至2019年底,全国医疗集团的数目依照类别分别有:医疗集团1 408个,医共体3 346个,跨区域专科联盟3 924个,远程医疗协作网3 542个。

医疗服务系统依照成员之间关系和合作程度(从属关系或市所有权),可分为紧密型及松散型,紧密型医联体即医疗机构以统一管理为纽带,以理事会章程为规范,以人员、流程、信息方面的业务整合作为切入点开展合作医联体作为总单位。牵头医院享有统一调配医联体内部各医疗机构的经营管理权、资产使用权,在业务流程整合与后勤管理方面更加协同高效。在研究上,国外有研究对比整合型和单独医院的效益,也有研究从患者的治疗效果进行探讨。在国内紧密型医联体和松散型医联体的管理模式和运行成效也是研究热点。

### (二)互联网医院和远程医疗

随着现代网络信息技术的发展,互联网与医疗服务领域逐渐融合,互联网医疗成为满足居民健康服务需求的辅助或替代方式。学术界和业界对互联网医疗的范围缺乏一致定义;但总体而言,互联网医院是以医院为主导延伸出的一种新互联网医疗业态,服务包括了以互联网为载体和技术手段的远程会诊、远程治疗和监测、互联网医院门诊等多种医疗服务。互联网医院数量从2016年的17家到2021年增加至近千家。尤其是新型冠状病毒感染疫情暴发以来,国家卫生健康委员会、国家医保局等密集出台了一系列鼓励政策,直接助推公立医院互联网医院建设。根据国家卫健委最新出台的《互联网医院管理办法(试行)》,我国互联网医院可开展业务包括诊疗和非诊疗两大类业务;诊疗业务主要是常见病、慢性病复诊以及"互联网+"家庭医生签约服务;非诊疗业务主要是健康咨询、健康管理、健康教育、线上挂号和预约转诊等服务。

与传统的线下医疗服务相比,互联网医疗打破了医疗资源分配的空间限制,有所缓解医疗资源分配不均衡问题,在提高医疗资源稀缺地区和偏远地区服务可及性、提升资源利用效率等方面有一定优势。然而,互联网开放、互动、虚拟、透明的特征也给远程医疗带来更大的风险和不确定性。相较于传统线下医疗服务,互联网医疗所面临的医疗损害、医患矛盾以及医疗信息泄露的风险相对更大。随着互联网医疗数量以及预期服务患者数增加,互联网医疗服务的效果和供给侧及患者端的偏好将成为未来医院管理研究领域的重要主题之一。

(邱亨嘉)

## 思考与练习题

1. 请说明 WHO 对健康的定义包含哪些维度？之间的关系性如何？

2. 你觉得影响个人健康最重要的前两大影响因素是哪些？原因是什么？

3. 请说明不同学术机构对健康服务研究定义的异同处。

4. 请说明宏观、中观和微观的主要差别，并尝试举例相关的研究主题。

5. 请说明整合型健康服务涵盖的范围与提供服务的机构。

6. 以健康服务研究模型提出可能的研究题目和维度。

7. 如何评价互联网医疗服务的效果？

## 参 考 文 献

1. Aday L A，Andersen R. A framework for the study of access to medical care[J]. Health services research，1974（93）：208.

2. Andersen R M. Revisiting the behavioral model and access to medical care: does it matter?[J]. Journal of health and social behavior，1995：1-10.

3. Fitzpatrick R，Davey C，Buxton M J，et al. Evaluating patient-based outcome measures for use in clinical trials[J]. Health Technol Assess，1998，2（14）：i-iv，1-74.

4. Bowling A. Social support and social networks: their relationship to the successful and unsuccessful survival of elderly people in the community. An analysis of concepts and a review of the evidence[J]. Family practice，1991，8（1）：68-83.

5. Seligman M E P，Csikszentmihalyi M. Positive psychology: An introduction[M]//Flow and the foundations of positive psychology. Dordrecht: Springer，2014：279-298.

6. Donabedian A. The quality of care: how can it be assessed?[J]. Jama，1988，260（12）：1743-1748.

7. Wennberg J，Gittelsohn A. Small area variations in health care delivery: a population-based health information system can guide planning and regulatory decision-making[J]. Science，1973，182（4117）：1102-1108.

8. Shortell S M，O'Brien J L，Carman J M，et al. Assessing the impact of continuous quality improvement/total quality management: concept versus implementation[J]. Health services research，1995，30（2）：377.

9. Luft H S，Bunker J P，Enthoven A C. Should operations be regionalized? The empirical relation between surgical volume and mortality[J]. New England Journal of Medicine，1979，301（25）：1364-1369.

10. Deming W E. Out of the Crisis，reissue[M]. Cambridge: MIT press，2018.

11. Arrow K J. Uncertainty and the welfare economics of medical care[J]. World Health Organization. Bulletin of the World Health Organization，2004，82（2）：141.

12. Newhouse J P. Medical-care expenditure: a cross-national survey[J]. The journal of human resources，1977，12（1）：115-125.

13. 梁涛，廖春丽，韦师. 松散型与紧密型医联体管理模式的应用对比与分析 [J]. 中国卫生信息管理杂志，2019，16（3）：5.

14. 周奕男，葛慧欣，白鸽，等. 松散型医联体运作成效评价和内部博弈分析 [J]. 中国卫生资源，2020，23（1）：4.

15. 梁思园，何莉，宋宿杭，等. 我国医疗联合体发展和实践典型分析 [J]. 中国卫生政策研究，2016，9（5）：42-48.

# 第二章
# 健康服务研究框架和设计

了解健康服务研究的方向主题及研究步骤；介绍健康服务研究领域常见的六个理论和模型；掌握研究框架的概念与假说建立；学习不同类型的研究设计以及应用。

## 第一节　研究启动和研究过程

### 一、研究方向与主题确定

#### （一）研究动机

研究动机（research motivation）是启动研究的首要一步。医疗健康领域的研究者来自医疗机构、高校及研究机构，其研究动机各有异同。医疗机构研究人员的动机主要源于其对临床观察的好奇或为解决实际问题，通常情况下，研究启动与临床实践工作紧密连接。医疗机构研究者包括临床医疗人员、行政管理人员或者兼有双重身份。两者的区别在于，前者的动机主要来自临床工作的观察及思考，希望了解疾病治疗的差异和对患者的效益及效果。如感染科医师想探讨罹患同一疾病且严重度相同的患者，给予不同抗生素剂量及其对医疗质量的影响，或者是不同医师之间给药的差异性？再如，外科医师想了解相同癌症患者接受不同手术方式，在医疗效果与效率上的差异？后者动机则通常源自探讨不同管理战略的效果，如流程管理、临床路径对医疗资源使用的影响等，以作为医务管理的实证参考。再如，医保采用住院 DRG 支付对各临床科室治疗方式的冲击和效益？或药品和医疗耗材集采对医院或医师行为的影响？不论是临床研究者或管理研究人员，都旨在以研究结果支撑医疗或管理实践，提高服务质量及效率。

高校及研究机构的研究人员包括青年学者和资深教授，以及刚步入研究领域的硕博士研究生。对学生研究者而言，除个人兴趣外，完成科研任务以取得学位证书是其从事研究工作的重要理由。但由于缺乏临床或管理经验，学生研究群体在主动发掘研究问题方面往往面临一些挑战。为此，在保持好奇心之外，还需要大量阅读领域相关书籍和文章，以弥补不足。当然，除了向指导老师学习外，多与有实践经验的专家交流请教也能为发掘研究动机并进一步创作优质研究成果助力。年轻研究学者及资深教授是推动整体学术研究的核心动力，开展研究通常是为了加深对领域的了解、树立学术权威；更重要的使命是要能将学术转化为实际应用。

整体而言，健康服务研究动机是希望研究结果能够提升临床服务质量、验证医院管理模式并支撑医疗卫生决策的合理性。

### （二）研究目的和主题选择

确定研究目的是启动研究必不可少的步骤。无论研究者的动机是基于现实（毕业压力、发表文章）还是理想（发现问题改善服务），均需在此基础上进一步提出研究目的（research purposes/aims）。研究目的是研究者所要达到目标的直接呈现，需要多分点予以陈述。例如，医保改革出台心脏支架集中采购政策，此主题可细化拓展的研究目的包括：①了解集采对医保基金的缓解压力程度；②明确集采对支架厂商及供货商的行为改变；③探讨集采对医院心内科的临床业务及未来发展的影响；④分析集采缓解患者医疗费用负担的效果；⑤探究集采对患者短中长期临床结局的影响等。

健康服务研究主题常会受宏观政策环境的影响，研究热点也会随着国家卫生和医保政策调整而不断变化。以美国为例，20 世纪 90 年代时，国际卫生政策和医院管理领域主流期刊倾向接受以优选提供者组织（preferred provider organizations，PPO）和健康维护组织（health maintenance organizations，HMO）为主题的学术文章。但前些年，随着奥巴马总统医疗改革方案的提出，大量研究集中于探讨责任制医疗组织（accountable care organization，ACO）对患者就医可及性和医疗效果的研究。近些年，中国医疗保险制度也在进行持续改革中，可以预见，DRG 支付以及医疗耗材集中采购等政策将成为研究的热门领域。另外，随着信息科技在医疗领域的快速渗透，互联网医疗及人工智能在医疗领域的应用也蓬勃发展，引发的关注度越来越高。2020 年，新型冠状病毒感染疫情（COVID-19 pandemic）以来，防疫策略和治疗方案效果等主题也成为学术探讨的焦点；其中，国外研究者在预测新型冠状病毒感染疫情重症患者数和重症病床需求方面做了大量的研究，与此同时国内也有单位做出很大的贡献，如兰州大学研究团队开发的新型冠状病毒感染疫情全球预测系统较为准确地预测全球和国内的疫情进展，在国内外引起较大反响。近年来，部分研究尝试以问题为导向（problem-based）的方式切入研究主题核心，利用真实问题引起读者兴趣，广受研究学术社群欢迎。一些常见主题的研究问题如下：

- 不同档次的参保人报销范围是否会对健康不均等产生影响？
- 医保采用 DRG 报销的政策对治疗患者会产生正向还是负向影响？
- 紧密型比松散型医疗集团能带来更好的医疗效率和效果吗？
- 新型冠状病毒感染疫情能提升慢病患者接受互联网医院或远程医疗模式的程度吗？
- 门诊化疗模式比住院化疗模式更具有医疗资源使用效率吗？
- 临床路径可以有效提高治疗效果并降低资源使用的变异吗？
- 精益管理模式可以达到医院文化改变吗？
- 推动品管圈活动能够促进跨团队合作和学习效果吗？
- 患者对医疗服务提供的期待和实际体验是否一致？

## 二、研究可行性评估

在确定好研究主题和目的之后，研究能否顺利实施常受到数据获取以及完成时限等多种因素的影响。因此，在项目开始前，研究者需要客观评估研究整体可行性，包含：数据获取、能力和团队资源、时间和预算压力等。

## （一）数据获取

研究进行过程中，研究工作面临的最大挑战或问题是关于足够且有效数据的获得。一些初入行研究者如研究生，由于经验欠缺，常对数据获取过于乐观，对数据获取的难度认知不足，甚至有少数人因无法及时取得数据而影响按期毕业的情况。因此，找准研究对象和获取研究数据等，是需要研究者在研究开始前充分考虑的事情。从数据获取渠道上看，研究数据可以分为一手数据和二手数据。在健康服务研究领域，医疗机构是一手数据的重要来源渠道；依据研究对象不同，数据获取渠道也会有一定的差异。若研究者以患特定疾病的人为研究对象，需重点考虑以何种方式来接触到这类疾病的患者。常见方式是直接通过医疗机构的门急诊或住院来寻找；例如，研究者想要获得某罕见疾病的一手数据，可以通过病友支持团体、罕见疾病基金会或和治疗特定疾病的医师联系，由他们协助对相关罕见疾病患者开展调查。若研究对象是医务人员，需重点考虑以何种方式来接触到医务人员，这时需要与医院管理层或者相关的卫生行政管理部门建立联系，由他们来协助对相关的医务人员进行调查。以二手数据为主的研究，通常包含医院病案数据和学术研究机构定期调查数据。出于对患者隐私的保护，获取医院病案数据的条件通常较为严格，需要履行必要的管理程序，有一定的获取难度。一般来说，医院数据质量会受到医院信息化水平的影响。在信息化落后的医院，数据往往分散在不同科室和部门，不同科室和部门之间数据缺乏有效的联通。因此，极可能发生由于来源不同而无法取得关键变量的情况。如研究主题重点关注癌症治疗效益，但数据未包含关键癌症期别（TNM 分期）变量，从而对研究准确性造成严重影响。此外，医院数据库的另一大限制则是该数据只能呈现患者在本院的治疗情况，缺乏患者全过程的治疗数据，当患者后续医疗转至其他医院就医或死亡，则无法取得重要结局变量。公共学术数据库也是重要二手数据来源，如中国健康与养老追踪调查（CHARLS）、中国健康与营养调查（CHNS）与中国家庭追踪调查（CFPS）等。其他统计数据也是重要研究数据来源，如国家及各省卫生统计年鉴，但大部分非原始数据结构、格式存在局限性。

## （二）能力和团队资源

研究能力的培养除持续理论知识学习外，还可以通过积极参与研究项目，不断积累科研经验。然而，多数情况下，学生研究者由于缺乏临床与研究经验，对研究方法或数据分析也不熟悉，在科研工作中会经常出现一些错误。据本章作者长期指导经验，学生论文撰写时经常会出现以下错误：①文献搜索及阅读不够全面，漏失关键文章或是重要理论知识，研究框架有所缺失；②研究框架和思路不够完整，研究目的及研究假说之间逻辑联系不佳；③问卷开发过程未进行完整的效度和信度分析，或是分析步骤不扎实；④数据库清理不够规范或者发生错误，纳入及排除条件不明确，进而影响样本代表性及研究结论；⑤统计分析未按数据特征选择正确的方法，或错误解读分析结果等；⑥研究讨论重复赘述研究结果的内容，未能就文献和自己研究结果深入比较等。当面临以上问题时，若有研究团队为其提供必要的学习资源，供其持续学习，则可以克服以上的局限。

## （三）时间压力

好的研究计划必须充分考虑项目执行中可能遇到的难点，并统筹纳入项目时间进度安排。尤其是针对项目结题或硕博士学位论文答辩等环节，研究者可以依照该环节的时间节点，倒推预估所需科研时间。以清华大学医院管理全日制学术硕士生毕业论文撰写为例：在三年六个学期的培养计划中，第四个学期的五月份为开题环节、第六个学期三月份为预答辩环节、五月为正式答辩环节。对照该培养计划，学生在第一至四个学期时，除完成课程任务和实习任务外，需同步考虑个人的毕业论文研究主题；学生可结合个人兴趣，充分利用实习阶段的经历，与指导老师讨论可行的研究题目，并提前收集必要的研究数据，防止开题后因无法获得科研数据而影响如期毕业。图2-1-2甘特图呈现第四至六学期的研究任务及时间点。建立甘特图的好处在于可帮助研究者及时掌握任务进度，提高工作效率。

### （四）预算压力

在计划执行研究项目过程中，研究人员也需将经费预算考虑在内。一般来说，不像临床实验需要设备仪器和实验材料等，卫生管理和医院管理领域研究所需要的经费相对较少，其项目支付主要用于两个方面。一是用于人员经费，如专家咨询费用、调查劳务费用等。二是用于数据收集，如以问卷方式进行，需考虑受访者礼品及纸质印刷费等。另外，其他的一些费用支出可能还包括购买专用统计软件、论文投稿费用及发表版面费等。

整体而言，研究初期谨慎评估除确保整体可行性外，更重要的是要及早修改或更换题目。在学术生涯中，因为可行性因素而更换题目或是更改研究设计相当常见。即使像资深研究学者Harold Luft也会因数据问题，被迫改变研究设计和样本。对于有毕业时间压力的研究生，尽早开始进行研究并预留缓冲时间是相当重要的。

## 三、研究步骤

本节第一点提到研究动机、目的和主题选择，第二点介绍研究可行性评估，本部分则重点陈述研究步骤。合理划分研究步骤可以帮助研究者明确论文或研究项目实施的具体任务和日期，并及时做必要修正。此部分将重点介绍研究规划期与执行期，并在此基础上介绍两种掌控研究进度的工具。

### （一）规划期

规划期工作立足于大量文献阅读及头脑风暴成果上。首先是在研究动机的驱使下探讨研究问题，依照主题发展研究目的；其次是依照目的建立研究假说（并非每个目都适合发展假说）；最后是在此基础上，根据研究框架描述自变量和因变量假说的关系性（本章第三节），选择适当的研究设计（本章第四节），描绘出研究计划蓝图。

### （二）执行期

执行期是一个具有系统性、从下到上金字塔型的淬炼过程。进行数据清洗和筛选，去粗取精，包括处理离群值和缺失值等步骤。根据变量和数据分布形态选择合适的统计分析方法，解读分析结果，再与其他学术结果进行讨论。根据本章作者研究经验体会，规划期与执行期有时也会相互影响，并需要往返多次修正，因此，研究人员需要对研究的过程保持弹性及耐心。

### （三）研究进度掌控工具

学生研究者缺乏研究经验，无法很好掌握研究流程与进度，可借助学术工具协助系统性思考。本书建议研究者，特别是硕士及博士研究生，使用技术路线图和甘特图，作为研究步骤的引导和管理。

**1. 研究内容和技术路线图** 技术路线图（technology roadmap）源于美国工业管理界，针对商品开发流程及管理方法等内容绘制来进行整体规划和管理。在健康服务研究领域，硕博士论文建议绘制研究内容和技术路线图，以技术路线图串联整体过程，必要时针对分析方法细化描述,清晰整体论文结构。此图并没有标准画法,基本上以直式呈现,重点涵盖研究步骤流程,相关步骤和论文的"章"可契合以达到可视化和自我管理的作用。图 2-1-1 以论文五部分结构贯穿整个研究流程以及相对应核心任务。在实际研究过程中,所有步骤和对应任务可能需要来回修正。

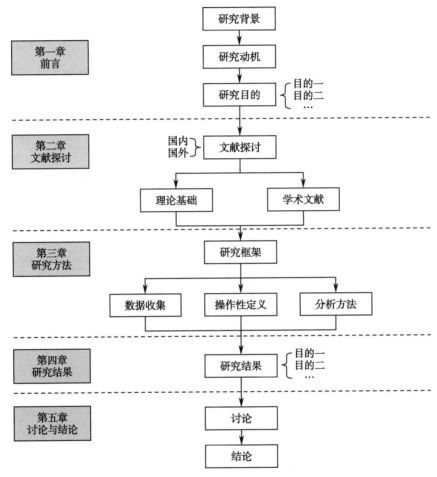

图 2-1-1　研究内容和技术路线图

**2. 甘特图**　甘特图(Gantt chart)特色在于呈现工作项目和对应日期(timeline)。纵轴列出须完成工作项目,横轴以时间为单位,多以周或月为单位。格中以颜色深浅或虚实线表示预期和实际完成工作的时间。本节第二点研究可行性评估中所述研究时间压力,甘特图是相当实用的工具。除撰写学位论文外,研究者在进行项目管理时也会以甘特图掌握执行进度。图 2-1-2 以清华大学医院管理硕士学生撰写论文的重要时间点为例,第四个学期五月为开题环节,第五个学期一月交前三章初稿,第六个学期三月为预答辩环节、五月为正式答辩。

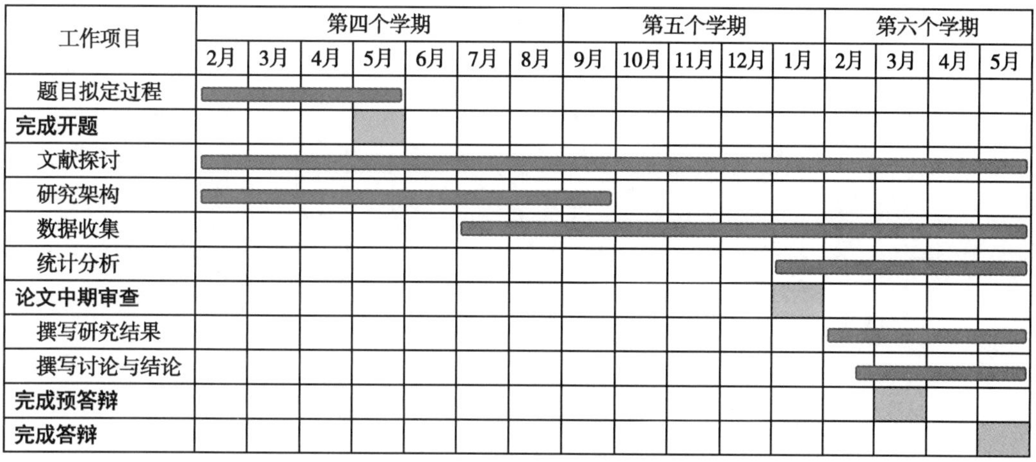

| 工作项目 | 第四个学期 | | | | | | | 第五个学期 | | | | | 第六个学期 | | | |
|---|---|---|---|---|---|---|---|---|---|---|---|---|---|---|---|---|
| | 2月 | 3月 | 4月 | 5月 | 6月 | 7月 | 8月 | 9月 | 10月 | 11月 | 12月 | 1月 | 2月 | 3月 | 4月 | 5月 |
| 题目拟定过程 | ▓ | ▓ | ▓ | ▓ | | | | | | | | | | | | |
| 完成开题 | | | | ▓ | | | | | | | | | | | | |
| 文献探讨 | ▓ | ▓ | ▓ | ▓ | ▓ | ▓ | ▓ | ▓ | ▓ | ▓ | ▓ | ▓ | ▓ | ▓ | ▓ | ▓ |
| 研究架构 | ▓ | ▓ | ▓ | ▓ | ▓ | ▓ | ▓ | | | | | | | | | |
| 数据收集 | | | | | | | ▓ | ▓ | ▓ | ▓ | ▓ | ▓ | ▓ | ▓ | ▓ | ▓ |
| 统计分析 | | | | | | | | | | | | ▓ | ▓ | ▓ | ▓ | ▓ |
| 论文中期审查 | | | | | | | | | | | | ▓ | | | | |
| 撰写研究结果 | | | | | | | | | | | | ▓ | ▓ | ▓ | | |
| 撰写讨论与结论 | | | | | | | | | | | | ▓ | ▓ | ▓ | ▓ | |
| 完成预答辩 | | | | | | | | | | | | | ▓ | | | |
| 完成答辩 | | | | | | | | | | | | | | | | ▓ |

图 2-1-2　论文进度甘特图

# 第二节　研究理论和模型

健康服务研究具有跨学科领域特色,本节将重点围绕着健康服务研究领域常见的六个理论和模型展开,包括安德森卫生服务利用模型、马斯洛需要层次理论、三维质量模型、服务量与结果的关系理论、服务质量模型、科技接受模型。内容安排上首先介绍主要理论的概念和发展历程,再列出相关文献作为应用范例。

## 一、安德森卫生服务利用模型

安德森卫生服务利用模型(Andersen healthcare utilization model)是医院管理领域经典并广为使用的模型,也称为安德森卫生服务利用行为模型(Andersen's behavioral model)。美国医学社会学家 Ronald M. Andersen 于 1968 年发表,又称为 Andersen-Newman model。模型以倾向特征(predisposing factors)、能力资源(enabling factors)和需要因素(need factors)三个因素探讨医疗服务需求及其影响因素。此模型可用于分析家庭会倾向选择哪些医疗机构就医,并定义和测量公平就医和医疗可及性等。学者 Anderson 于 1960 至 1990 年间提出三个修正版本,其中 1995 年的第四个版本除原来三个核心因素外,重点突出医疗系统和环境因素对个人医疗服务和健康的影响;此修正模型强调因素间相互动态影响,经重复验证形成一个循环。最新版本为 2013 年修订完成,图 2-2-1 为安德森卫生服务利用模型第四修正版的框架图。

安德森卫生服务利用模型早年广泛运用在健康服务研究领域,近几年学者仍持续应用于验证不同的医疗服务。学者 Afilalo 等人利用加拿大五家医院数据库,以安德森卫生服务利用模型三大因素分析探讨非紧急情况的患者为什么优先选择医院急诊而不是基层医疗机构,进一步探讨紧急和次要紧急患者的急诊使用差异。学者 Volkert 等人以欧洲六个国家老年人为研究对象,以倾向因素、促成因素和需要因素探讨精神医疗服务运用。结果发现精神方面的医疗服务在欧洲老年人中需求相当普遍。国内学者以安德森卫生服务利用模型为基础,探讨北京市非本地户籍的流动人口的医疗资源使用情况。研究结果指出现行医疗资源和服务较难满足非本地户籍人群的就医需要。

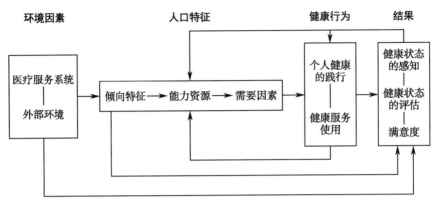

图 2-2-1　安德森卫生服务利用模型：第四版

## 二、马斯洛需要层次理论

美国心理学家 Abraham Maslow 在 1943 年提出需要层次理论（hierarchy of needs theory）。马斯洛需要层次理论发展契机是想研究让人感到快乐的主要因素。马斯洛相信自我实现需要（self-actualization needs）是人类与生俱来渴望追求的终极目标，而在达成此目标前，必须先满足生理需要（physiological needs）、安全需要（safety needs）、情感需要（love needs）和自尊需要（esteem needs）等的需求。马斯洛需要层次理论（Maslow's hierarchy of needs）以金字塔方式呈现，当基本需要被满足后，就会逐步追求更高层次的需要，实践中发现各个需要层次之间并非排斥而是兼容关系。

学者 Stewart 等人以马斯洛需要层次理论探讨社区卫生机构为什么无法以循证实践（evidence-based practice，EBP）方式改善精神及药物滥用问题。研究指出原因可能是无法满足机构财务需求，适当财务诱导是重要策略。学者 Groff-Paris 等人使用定性与定量数据，采用马斯洛需要层次理论探讨影响护理人员工作满意度的因素，并发现良好的工作环境对于护士工作满意度至关重要。医师人力跨边境外流或城市间流动是医疗人力研究的重要议题，而学者 Dohlman 等人使用马斯洛需要层次理论分析发现，部分医师完成培训后选择跨境到其他国家执业主要是受到基础需要的影响。由此引起思考，中国是否也面临相同情况？医师是否会由资源稀缺地区流动至资源密集地区，如从内陆地区转移至沿海的富裕地区？

## 三、三维质量模型

在健康研究领域中，三维质量模型（Donabedian S-P-O model）也叫结构 - 过程 - 效果的模型（structure-process-outcome model，SPO model），广泛用于评量健康照护的效果和医疗质量。该模型最早由学者 Avedis Donabedian 于 1966 年在卫生管理领域的重要期刊 *Milbank Quarterly* 发表。模型核心观点是好的结构质量（structure）可以提高过程质量（process），进而带来优质的医疗效果（outcome）。换句话说，差的医疗结果可能源于不良的结构或过程质量，三者之间是正或负循环的依互关系。图 2-2-2 在结构质量维度包含数量（quantity）、质量（quality）和有效性（efficacy）三项指标，如医院医师和护理人力，并接受过良好的临床专科及护理技巧。过程维度主要反映医疗资源使用（variations in use）程度，如住院天数、药物处方用量等。效果维度主要包含临床效果（effectiveness），常用指标是死亡和并发症等。1980 年代学者 Donabedian 等人陆续出版相关书籍，对三维质量模型做深入介绍。

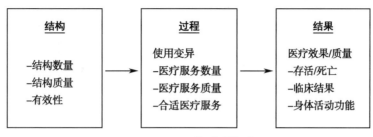

图 2-2-2　三维质量模型

学者 Maurer 等人以三维质量模型对医疗照护相关院内感染进行了系统综述，研究发现，在纳入分析的 96 篇文献中，大部分研究关注在结构和结果关系，部分研究关注过程和结果关系，还有部分同时研究结构和过程与结果之间的关系。毋庸置疑，结果维度是医疗健康服务最关心的指标。学者 Needleman 等人以美国 11 个州医院数据为样本，探讨医院护理人力与医院照护质量的关系。结果发现，有较多护理人力或照顾时长的医院，其住院患者医疗照护指标也较好。学者 Sloane 等人聚焦在结构质量和结果关系，研究验证优质护理人力资源与医疗照护及患者安全的正向关系。医院提升护理人员的工作环境、人力和教育程度，能够显著提升患者安全和照护质量。学者 Moore 等人以加拿大省级创伤系统数据库评估重大损伤整合性照护模式和医疗质量表现，结果发现整合型照护创伤中心（好的结构面），对结果维度有正面影响。以患者为中心的医疗照护模式结合结构和过程维度的照护模式，是医疗体系共同追求的方向。学者 Santana 等人通过三维质量模型的框架建立研究方法，引导医疗组织达到此目标。

### 四、服务量与结果的关系

知名医疗管理学者 Harold S. Luft 在 1979 年发表的 *Should operations be regionalization?* 文章中，首次提出服务量与结果的关系（volume-outcome relationship）。此文章以 1 498 家医院中常见 12 种手术为样本，校正患者人口学和疾病复杂程度后发现，高服务量的医院（年度开刀数超过 200 台）相较于服务量低的医院，手术后死亡率降低 25%～41%。

此后不断有学者发表文献验证服务量和结果的关系性，新英格兰期刊以专题分析美国年长心血管和癌症治疗患者（Medicare），探讨医院执行手术量及手术死亡率的关系，结果发现在高服务量的医院接受治疗患者显著降低死亡风险。学者 Sosa 等人以良性和恶性甲状腺疾病的手术为研究群体，验证疾病严重度和医院服务量之间的关系，发现高服务量医师提供的手术有更低的并发症及更短的住院天数。本章作者以中国台湾健保数据库探讨不同医院接受膝关节置换术的效果，结果发现服务量高的医院及医师有较好的医疗结果和较少的医疗资源消耗，又以医师服务量的影响最大。

### 五、服务质量模型

三位学者 Parasuraman、Zeithaml 和 Berry 以学者 Gronroos 等人的服务质量理论为基础，建立服务质量模型（SERVQUAL model）。三位学者在 1985 年发表的文章 *A conceptual model of service quality and its implications for future research* 中提出服务质量的无形性（intangibility）、异质性（heterogeneity）和不可分割性（inseparability）三大特点。参与服务评价相关主体主要包括消费者、管理者、员工及外部媒体；而根据不同对象之间的交叉评价，可以发展出五个服务质量缺口。基于此，三位学者进一步细化服务质量为五个维度：有形性、可靠性、反应性、保证性及关怀性，并发展出 SERVQUAL 量表，共包括 22 个题项。图 2-2-3 说明五个缺口的关联图；其中，缺口五是学者们最为关注的内容，也就是消费者预期质量和实际体验的一致性，或说整体而言服务质量是否符合消费者期待。

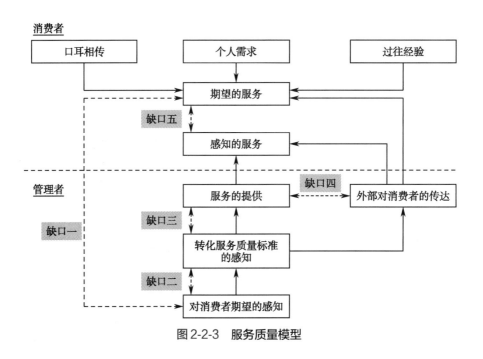

图 2-2-3　服务质量模型

服务质量模型最初用于商业营销领域。随后，部分学者将其引入医疗领域中，用于探讨患者的期待和实际的体验。英国学者以此模式分析孕妇对产前门诊服务的体验，分别于孕妇第一次和第二次就诊时开展调查。结果发现，孕妇对于门诊人员的礼貌、对患者的尊重度与隐私保护较满意。学者 Dopeykar 等人以军方牙科门诊患者为研究样本。结果发现，患者就医体验在五个质量维度上均显著低于期待值，表明服务水平仍有较大的改善空间。学者 Qolipour 等人以服务质量模型评价公私立医院所提供的旅游医疗质量，主要的研究对象为骨科、耳鼻喉科及妇产科的患者，而结果指出所有质量维度都表现出负面结果，表明服务并未符合患者的期待。

## 六、技术接受模型

学者 Fred D. Davis 基于其博士论文的成果精炼出两篇著作，并以此提出技术接受模型（technology acceptance model，TAM）。技术接受模型用以解释用户面对新技术的行为和接受与否的决定因素。技术接受模型提出用户是否使用新技术受到两个关键因素的影响：感知有用性（perceived usefulness），即新技术对于提升工作或是生活益处的程度；和感知易用性（perceived ease of use），即新科技操作的难易程度。感知有用性和易用性会共同影响使用态度（attitude toward using），进一步影响使用倾向（behavioral intention to use），到实际使用（actual system use）。技术接受模型见图 2-2-4。

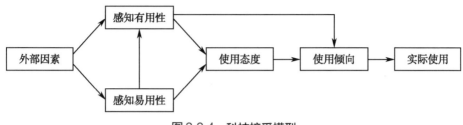

图 2-2-4 科技接受模型

近年研究以技术接受模型为基础，发展出不同的修改模型及相对应量表。研究领域涵盖远程医疗（telemedicine）、电子病历（electronic medical record）、医院信息系统（hospital information system）等主题，最近也用以评估新型冠状病毒感染疫情下对远程医疗的影响。芬兰学者以技术接受模型分析全科医师对于电子开药系统的使用经验，结果改善全科患者的处方药品管理，医师认知有用性对系统使用推广有正向影响。中国学者研究使用技术接受模型评估年长者使用互联网医疗服务意愿，结果发现感知有用性与感知易用性会显著影响使用意愿。

此节重点介绍医学、社会学、心理学和经济学等领域的研究理论或模型，并以相关学术文献作延伸说明，使研究者能吸取前人研究经验，为更深入的研究提供借鉴。随着健康服务研究理论的发展日趋成熟，研究者也会在现有理论基础上做出修正，使其更符合当下社会和政策环境，如安德森学者由最初的简易模型逐步发展为较复杂的第 5 版。因此学生研究者在引用前人理论的研究框架时，应该系统性地深入了解相关文献，以提高知识的时效性。

## 第三节 研究框架和假说

本节主要关注研究框架和假说的建立，此关键步骤是学生研究者经常难以把握的难点内容。总的来说，基于研究目的，好的研究框架是提出假说的先决条件。

### 一、建立研究框架

#### （一）概念和理论

研究人员在研究的过程中常见容易混淆的三个专有名词：概念（concept）、模型（model）、理论（theory）。健康服务研究，相关概念界定如下：

**概念**（concept）是基于经验或是观察形成，用以形容特定现象，是一种抽象且无逻辑性的想法，通常无可供直接测量的指标，如：过程质量、运营效率、医疗效果或员工忠诚度等。

**模型**（model）是多个概念具有合理性的连接，有一定的逻辑关系。模型包含着不同概念的关系，可能是正向或负向，具有可推导和可验证性。

**理论**（theory）是系统性表达不同概念的关系，具有相对稳健且经定量的统计学验证过的相关性，且在国际学术界或不同领域中获得大致相同结果。

模型与理论均是在大量科学证据的基础上形成，是可用于推导、解释或是预测的研究框架（conceptual framework）。

研究理论形成方式分为归纳推理法（inductive reasoning/logic）和演绎推论法（deductive reasoning/logic）。**归纳推理法**从研究结果推导形成新理论，如糖尿病治疗准则、医疗质量指标、医师合理门诊量等。定性研究方法常运用归纳推理法发展，扎根理论（grounded theory）则是典型方法之一。**演绎推论法**强调由理论作为研究指南，研究假说基于理论基础。以数据验证假说，健康服务研究大多数属于**演绎推论法**。此外，不同领域理论也可延伸应用于探讨医疗管理中的问题，如：经济学发展的交易成本经济学（transaction cost economics，TCE）理论用于解释医院组织行为与效率；管理学发展的代理理论（agency theory）用于解释医疗保险人与被保险人的博弈。

### （二）研究框架

建立研究框架（conceptual framework）是执行研究思考的逻辑地图，为选择研究方法与分析思路提供重要指引。学生研究者常会将研究框架和研究技术路线（本章第一节）混淆。研究框架重点在于描述研究变量间的关系，典型的研究框架包含维度及维度内变量，通过图形表达测量变量间的关系。从分析角度来看，研究框架的左半部分通常为自变量（independent variable）或是控制变量（control variable）；中间为重要自变量，也叫预测变量（predictor variable），是研究重点探讨的主题；右半部分则为因变量（dependent variable），也就是研究结果变量。串联维度和变量间的双箭头代表变量的相关性，单箭头则是描绘自变量对因变量有一定解释或因果关系。好的研究框架可清楚传递研究目的和逻辑，展示各维度中的变量关系，并作为提出假说及分析的基础。目前，学术期刊的文章多数不会报告研究框架，而资深研究者可以通过文章的描述来勾勒研究思路和框架逻辑性。研究生在阅读文献时可尝试描绘研究框架，提高阅读效果及思考逻辑性。下面，以两个例子说明建构研究框架过程。

示例一：临床路径是治疗过程中重要的质量管理方法，可以减少患者治疗过程差异度，提高治疗质量，并对医疗资源管理有正向影响。本案例研究目的是评价临床路径对腹腔镜胆囊切除手术患者医疗资源使用的管理效果，验证医院实施临床路径的经济效益。主要研究问题是了解实施临床路径与非路径组患者的资源使用有何差异？研究材料为某市公立医院病案首页数据，研究对象为主要诊断胆囊结石伴慢性胆囊炎且接受腹腔镜胆囊切除手术患者。由文章主题和内容勾勒出研究者构思和逻辑性并画出研究框架（图2-3-1）。自变量是临床路径，控制变量包含患者人口学及经济特征维度（年龄、性别、婚姻状况、患者来源、医保情况）及疾病严重度（入院途径、合并手术、共病情况）。因变量分别为住院天数与住院总

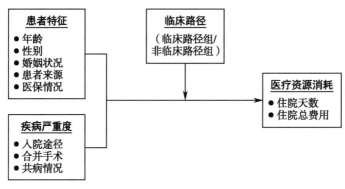

图 2-3-1　临床路径研究框架

费用。在控制相关自变量,分析实施临床路径对住院天数与住院总费用的影响。结果发现,临床路径可有效提高资源使用效率。

示例二:按质量付费(pay-for-performance,P4P)或称为依价值购买决策行为(value-based purchasing,VBP),主要以服务过程完整性及医疗结果指标为支付标准或给予额外支付,是将经济因素与医疗服务质量挂钩的医保支付制度。按质量付费通过改善流程提高医疗质量,是三维质量模型(Donabedian S-P-O model)的延伸,广泛应用在许多医疗体系。文章研究目的为评估台湾医保实行按质量付费(过程质量及结果质量)对患者照护质量的影响。研究对象为2型糖尿病患者,研究控制变量包含患者特征、患者疾病特征、医师特征、医院特征;自变量为按质量付费。过程质量指标包含糖尿病患者定期生化检查完成程度:糖化血红蛋白($HbA_{1c}$)、低密度脂蛋白(LDL)、血压(blood pressure);结果质量指标包含中期临床医疗效果,也就是上述三种指标常规值。结果发现,在实施过程与结果质量挂钩的支付方法下,按质量付费的糖尿病患者中期临床效果较佳(图2-3-2)。

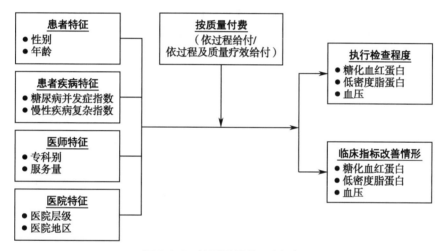

图 2-3-2　按质量付费研究框架

## 二、提出假说及确定变量

Wikipedia(维基百科)定义假说是"对于科学现象提出解释";剑桥字典将假说定义为"已知但尚未被验证的事实";Science buddies 则认为是"能够验证并回答科学问题的答案"。从本章作者经验来看,假说是沟通理论与数据之间的重要桥梁,使得研究变量的关系更清楚。虽然并非所有研究问题都需发展研究假说,但在一些解释性研究中,建立假说通常是必不可少的。

### (一)假说提出及检验

形成假说的过程可从理论模型出发来构建(演绎推论法),也可以从文献或观察(归纳推理法)建立。合适的文字描述相当重要,采用 if-then 关系性是常用的逻辑撰写法。以**描述性研究为例**,随着年纪增长,门诊次数越多(X 变量改变,Y 变量也会改变);男性比女性使用的急诊次数较多。**解释性研究**的假说写法是,和没有实施临床路径治疗的患者相比,临床路径治疗的患者住院天数变异度较低;(在 X 变量中的 A 组与 B 组相比,Y 变量是否改变)。从统计分析角度来看,下面假说是基本常见的写法。

- 虚无假说，又称为无效假设（$H_0$, null hypothesis）：和没有实施临床路径治疗的患者相比，临床路径治疗的患者住院天数无显著性差异。
- 对立假说，又称为备择假设（$H_1$, alternative hypothesis）：和没有实施临床路径治疗的患者相比，临床路径治疗的患者住院天数有显著差异。

除上面写法外，研究假设也会明确变量之间的方向性。以上述相同例子为例：相对没有实施临床路径治疗的患者，临床路径治疗的患者住院天数显著性降低。如果再进一步以统计分析的角度来描述则为：在控制多个变量下，相对没有实施临床路径治疗的患者，临床路径治疗的患者住院天数较低。此描述能将清楚阐明研究者期待的方向。

假说检验的四个步骤：①确立假设；②设定 alpha-level（通常为 0.05）；③计算统计值；④结论。检验的三种方法：① $P$ 值（P-value）；②临界值（critical value）；③置信区间（confidence interval, CI）。详细内容请见本书第十章统计分析方法应用。

### （二）研究变量

研究自变量（independent variable）又称做 $X$ 变量或预测变量。好的自变量必须具有信度，且对因变量的改变具有相当的敏感度。在数据取得没有问题的情况下，可考虑将尽可能多的自变量纳入分析和讨论，更全面地了解因变量的影响因素。界定变量分组时，须留意数值分布范围，避免"低地板"及"高天花板"情况。地板效应（floor effects）指入组条件过高，导致分组失真。以家庭年收入和医疗资源使用关系性为例：如果将家庭年收入最低级距设为每年一万美金以下，而实际上大多数农村家庭远低于年收一万美金，则此变量分组可能高估此组实际家户年收入。天花板效应（ceiling effects）则是指入组条件过松，没有鉴别度。以相同例子说明：将家庭年收入最高级距设为每年二万美金以上，而实际上多数都市家庭远高于年收二万美金，则低估此组实际家户年收入。为此，研究者在制订变量分组间距时，需特别留意此情况发生。研究因变量（dependent variable）又叫做 $Y$ 变量或称结果变量（outcome variable），会随着自变量的不同而有所变化。

为降低非主要观察变量对研究结果的干扰，在统计过程通常把无法改变的变量视为控制变量（control variable），并纳入统计分析，如性别和年龄等。以临床路径研究为例，临床路径是研究者主要关注的变量，但性别和年龄可能同时对于住院天数有一定程度影响，这些变量作为控制变量一起放入回归模型。另外，追踪研究设计中，想了解按质量付费对糖尿病患者的临床效果指标（如血红素）的影响，基线点血糖异常值或罹病时间会干扰到结果，则为混杂变量（confounding variable），放在回归统计中进行校正，避免干扰重要自变量对因变量的影响。

### （三）变量操作性定义

当研究设计进行至分析阶段，研究者们的主要任务是定义所有的研究变量。换句话说就是将概念化的想法，转变为统计上具体分析的变量，称为操作性定义（operational definition）。表 2-3-1 延续临床路径研究框架（图 2-3-1）为操作性定义范例。在维度内说明包含变量名称、定义、组别 / 范围和数据类型。患者特征维度有 5 个变量：年龄、性别、婚姻状况、患者来源及医保情况。依照定义赋予组别以及范围，如年龄分四组、性别分两组等。再依照变量数据类型分为分类型数据（categorical data）或连续型数值型数据（continuous data）。学生研究者常见困扰在无法确定变量分类合理性和科学性，如年龄分为几组、组间内范围如何决定（cut-off point）。建议研究者多参考相关主题文献并结合数据分布，降低个人主观性的分组。

表2-3-1　操作性定义涵盖范围

| | 维度 | 变项 | 组别/范围 | 类型 |
|---|---|---|---|---|
| 自变量 | 患者特征 | 年龄 | 34岁及以下、35～50岁、51～64岁、65岁及以上 | 分类 |
| | | 性别 | 男、女 | 分类 |
| | | 婚姻状况 | 未婚、已婚、离婚或丧偶 | 分类 |
| | | 患者来源 | 医院所在区、医院所在市的外省、其他 | 分类 |
| | | 医保情况 | 城镇职工、城镇居民、自费 | 分类 |
| | 疾病严重度 | 入院途径 | 门诊、急诊（转院） | 分类 |
| | | 合并手术 | 有、无 | 分类 |
| | | 共病情况 | 有（指数>0）、无（指数=0） | 分类 |
| | 临床路径 | 临床路径 | 有、无 | 分类 |
| 因变项 | 医疗资源消耗 | 住院天数 | 均数、方差、最小值、最大值 | 数值 |
| | | 住院总费用 | 均数、方差、最小值、最大值 | 数值 |

　　合理的操作性定义攸关研究可行性及后续统计进行方式。研究生应在论文的研究方法章节中详细描述，投稿学术期刊也须针对重要变量进行说明。国内大型数据库研究出版编码本（codebook）说明各变量分组及定义等信息。

# 第四节　研究设计以及类型

　　科学的研究设计与类型是研究取得成功的关键，研究者需在论文或文章中清楚交代研究的设计类型及其合理性。本节将从研究目的、数据取得方式等多个方面对不同类型研究设计的特征进行说明，并以文献举例。

## 一、基于研究目的的类型

　　依照研究目的分可探索性研究、描述性研究、解释性研究和评估性研究四类。学生研究者通常以描述性研究为基础，由浅入深，逐渐跨入解释性研究，进而达到更广泛深入的研究。近年来，随着健康服务科学发展，医疗资源有限性和有效配置逐渐受重视，评估性研究也成为热门主题。由于评估性研究在方法上有其特殊性，故本书将此方法列入第四种研究类型。表2-4-1重点罗列四种研究类型的目的、方法以及框架作用。

表2-4-1　研究类型汇整表

| 研究类型 | 研究目的 | 研究方法 | 概念框架作用 |
|---|---|---|---|
| 探索性研究 | 厘清初期问题 | 多采用定性方法包含参与观察、深入访谈、焦点团体等 | 建立假说 |
| 描述性研究 | 描述现况 | 多采用定量问卷调查方法等 | 描述变量 |
| 解释性研究 | 了解问题原因 | 多采用定量回归分析方法等 | 探讨$X$变量和$Y$变量关系 |
| 评估性研究 | 探寻最佳决策 | 卫生技术评估包含预算影响分析、成本-效果分析等 | 评估多种决策的成本及效果 |

### （一）探索性研究

探索性研究（exploratory research）主要用于初期探索及厘清问题，目的在形成研究问题或假说。探索性研究的显著特点在于操作弹性大、应用范围广，主要采用非结构化研究方法，资料收集以定性为主，强调"发现"，而非"检验"，研究结果常作为定量研究的基础。具体而言，其研究方法包含参与观察法（participant observation）、深入访谈法（in-depth interview）、焦点团体法（focus group）、德尔菲法（Delphi method）、个案研究法（case study）和试点研究（pilot study）。以德尔菲法为例，应用在医疗质量指标建立，收集领域专家对特定议题的意见并归纳共识，是典型的探索性研究方法。如法国医疗体系将已经实施十年的急性医院质量指标（acute care hospital quality indicators），运用德尔菲法邀请专家重新评估并修改质量指标。

### （二）描述性研究

描述性研究（descriptive research）用于探讨问题（what）或描述现状，属性介于探索性与解释性研究的中间。在健康服务研究领域，描述性研究主要用于描绘某段期间内特定族群、医院、社区或患者分布的现象，如全国糖尿病患者某一年度发生率、流行率等以及慢性人群医疗资源使用情况（医疗费用、住院天数等）；以问卷调查了解北京市公立三甲医院患者和员工的满意度的现况；探讨居住在三种类型的养老机构的长者健康状况。

### （三）解释性研究

解释性研究（explanatory research）又称分析性研究、因果关系性研究，主要找寻原因（why），用于检定研究假说，常以演绎推论性研究验证理论或模式。具体研究设计包含实验研究、病例对照研究等。数据和分析采用定量方法。依照实验设计严谨程度，解释性研究又可以分为观察性研究（observational study）、准实验研究（quasi-experimental study）、实验研究（experimental study）三种类型。举例来说，验证新的医疗技术对医院/医师行为改变程度及对患者健康效果的关系、探讨医保药品和医疗耗材集中采购政策对医院（医师）行为的改变和医疗费用的影响、分析医院某病种实施临床路径对照护准则改变及对患者住院天数和医疗费用的影响等均属于解释性研究。理论和案例在本教材第六章"观察及实验研究"有深入的介绍。

### （四）评估性研究

评估性研究（evaluation research）也称为决策性研究、卫生技术评估，目的在评估不同医疗方案的效益，提供优化健康资源分配的实证基础。在资源有限和人口老龄化的情况下，评估性研究近年成为健康服务研究的重要领域。评估性研究同时纳入效果和经济成本两个方面，评估方法包含预算影响分析、成本-效果分析、成本最小化分析等。宏观层面如药品或医疗器械纳入医保的准入和支付评估，或是医保按质量付费对医疗效果及效率的成效比较；微观层面如在医院引进新的医疗技术对患者临床医疗效果及成本的效益比较。例如，研究聚焦在新的医疗技术检查和传统方法对不同程度乳腺钙化患者的效益比较，通过病案回顾及医院报销数据计算成本，结果指出接受立体定位真空辅助切片（新技术）比传统手术切片更具有成本效益。

## 二、定性和定量研究

依照研究数据取得方式将研究分为定性（qualitative methods）、定量（quantitative methods）及混合性方法（mixed methods）。

### （一）定性研究

定性研究聚焦在了解特定的现象或事件，描述个人在某特定议题或情境下的体验或认知。定性研究用于探讨复杂的现象、发展概念和研究问题，以增加研究者对议题的了解程度，并提出研究假说。从研究目的和所收集的数据类型上看，定性研究属于探索性研究（exploratory research）的范畴。在定性研究实施的过程中，研究者对研究对象通常有深度的访谈及观察，以及其对结果的分析均具有较大的弹性。也就是说，定性研究的结果会因研究者的能力或观点而有所差异。在数据分析上，定性分析着重在观念陈述，数据量化分析相对较少。例如，在以定性研究探讨医院创新如何有效应用在医院日常医疗活动中，研究将出院患者分为再住院率下降和上升两组，通过深度访谈医院员工了解他们如何看待医院创新做法，并将结果归纳为困难点和改善机制。此外，半结构性访谈大纲也是定性研究中常用的工具之一，如研究者为了评估医院等级评审所发挥的功能，使用半结构式访谈调查 170 位医院及学术单位人员，结果发现建立医疗质量管理体系及患者安全文化是等级评审的关键。定性研究理论和应用会于本书第四章中呈现。

### （二）定量研究

定量研究以演绎推论逻辑为主，依据理论模型及研究假说下验证解释因变量和预测变量间的关系性，以统计分析来回答研究问题。定量研究的数据有着较好的结构性，通常也有最低样本要求。好的定量研究应具有外部效度及外推性。卫生政策与医院管理研究领域中常用的数据包含二手数据库、临床病案数据、医院员工与患者调查等。定量研究依照是否有对照组、干预和随机分组等分为描述性研究、观察性研究、准实验研究和实验研究四组，下列以图 2-4-1 辅助说明。研究样本没有对照组属于**描述性研究**（descriptive research），描述研究主题的现况或情形，在本节"一、基于研究目的的类型"中说明其特色。研究样本存在对照组但未有干预措施属于**观察性研究**（observational study），其类别包含队列研究（cohort study）和病例对照研究（case-control study）。若研究样本不严格遵从随机分组，则属于**准实验研究**（quasi-experimental study）；若随机分组则属于**实验研究**（experimental study）。实验研究依据性质分为随机对照试验（randomized controlled trial，RCT）和交叉实验设计（crossover study）。观察性研究、准实验研究以及实验研究将在本书第六章中有系统性的介绍。

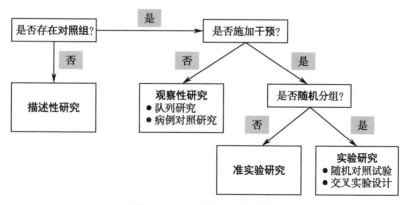

图 2-4-1 定量研究设计类别

以**描述性研究**举例：以中国综合社会调查（Chinese General Social Survey，CGSS）中 60 岁以上老年人为研究样本，分析我国老年人社会经济地位与身心健康的关系。若研究样本有对比则通常称**描述性对比研究**（comparative study）。案例如比较城市及乡村民众的健康，研究样本为中国台湾地区南部老年人群，使用老年忧郁量表中文版和日常生活活动量表测量城乡老人在抑郁症、慢性疾病和功能障碍间的差异。以**观察性研究**举例，收集深圳市 7 家公立医院两年度的住院病案首页，评价医院实施临床路径对腹腔镜胆囊切除手术患者医疗资源使用的管理效果。以**准实验研究**举例：以台湾医保数据库为数据分析，探讨中国台湾地区医保创新付费方式对糖尿病患者群体的长期健康影响。以**实验研究**举例：将医院随机分为干预组和对照组，干预组的医院由资深医师按照最新的急性心肌梗死的临床给药指南，对照组则为常规用药，由此观察两组样本医院患者的用药情形。

### （三）混合性方法

定性和定量分别在研究方法光谱上的两端，定性研究是艺术性的科学（science of art），而定量属于科学（science）。美国研究方法学者伯克·约翰逊（R. Burke Johnson）提出混合性研究（mixed methods）同时具有定量与定性的特性，增加研究广度和深度，并强调两者的连结性。混合性方法属于实用主义（pragmatism）的范畴，以结果为导向，实务操作性强，常见如案例研究。目前，健康服务研究以定量方式为主，使用混合性方法的研究仍然较少。案例如学者 Shaw 等人为提供康复治疗患者良好的照护过程，同时使用定性访谈、定量评估疗效方法，提出照护过程中常见问题。有些研究结果显示相较于使用单一研究方法，同时使用定性及定量研究更有价值。

## 三、横断面和纵向研究设计

研究设计依照研究调查次数分为横断面研究及纵向研究，图 2-4-2 整理横断面研究及纵向研究的类别，依次简述内容及案例。

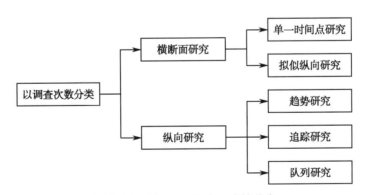

图 2-4-2 横断面及纵向研究的分类

1. **横断面研究**（cross-sectional study） 主要指某单一时间点或是一次性时间点的研究，部分学者也将其称为横剖研究或截面研究。横断性研究可以预估某一时间点的疾病流行病，如 2021 年 40～50 岁女性乳腺癌流行率（prevalence rate）、全人口 2 型糖尿病患病率等；也可以用于探讨医疗质量主题，如描述患者出院时的健康状态或出院后 30 天非预期再入院率等。横断面研究也常常会建立假说，并进行数据分析和关系验证，如探讨北京市三甲医院不同病种的平均住院天数、医疗费用与死亡率等。不足的是，横断面研究中采用的数据仅包含单一时间点，对因果关系解释力较弱，需有其他数据来支撑其因果关系。另外，对于在不同时间段进行多次横断性的调查，且受访者不是相同对象的研究，我们称之为拟似纵贯性研究（pseudo-longitudinal study design）。以两位学者 Fong 和 Quaddus 研究为例，该研究旨在了解医院领导对互联网系统使用的看法，虽然两次调查对象皆为医院高层领导，但因研究期间跨年度，第一和第二阶段受访者不完全相同，故称为拟似纵贯性研究。

2. **纵向研究（longitudinal study）**　又称纵贯性研究、贯时型研究，对研究样本进行多个时间点的追踪调查，间隔时间可能是三个月、六个月或一年以上。与横断面研究相比，纵向研究更能完整观察研究个案健康变化或医疗资源使用的趋势，更能够解释变量之间的因果关系，如自然老化或自然病史等。纵向研究的实施难度较高，一个重要的原因是研究成本高昂，包含时间成本、样本流失以及研究人员更换等。纵向研究通常在自然观察研究中使用，追踪特定对象并长期观察其健康情况，探讨造成不同健康状况的可能因素。经典案例如：美国国家老年研究所（National Institute on Aging，NIA）开展的巴尔的摩老化纵向研究（Baltimore longitudinal study of aging，BLSA）。自 1958 年开始，已持续追踪超过 60 年时间，目前仍持续进行中。在医疗质量方面，纵向研究也常用于观察特定患者的就医模式和中长期疗效。如追踪接受全髋关节置换术的患者出院后五年的医疗效果及健康相关生活质量。

纵向研究包含趋势研究（trend study）、追踪研究（panel study）和队列研究（cohort study）三种类型。**趋势研究**又称时间序列研究（time-series research），是指针对相同主题，以同一研究工具重复多次调查收集数据，但调查样本不完全相同。例如，英国学者以英国医院 1997—1998 年和 2014—2015 年的数据探讨急诊、住院及病床天数，比较不同时期医疗资源使用差别和影响因素。

**追踪研究**也称为同组研究、定组研究（closed-cohort study）。针对相同样本及主题，在不同时间点追踪调查收集数据。相较于趋势研究，追踪研究的困难度高，耗费更多成本。追踪研究的一个重要挑战是，随着追踪时间越长，越多研究对象失去追踪、拒绝继续参加或死亡，整体研究样本会逐渐变少。例如，本章作者曾以中国台湾地区 65 岁以上居住社区的老年人口为对象进行六次调查，以相同调查工具中文版多元功能评估问卷（CMFAQ）分别在 1994 年进行基线调查后，分别在 1996 年、1998 年、2000 年、2002 年及 2004 年进行五次调查。十年追踪期间发生迁移或拒绝继续参与调查等因素都会导致样本流失。

**队列研究**又称为世代研究，着重在研究样本中共性的特质，如同一年出生人群（出生于 1980 年）、某一特定时间有相同经历的人群（2010 年秋季班入学）。队列研究和追踪研究最大差异点在于，队列研究的观察样本不需要相同。例如，国内研究者曾参考使用美国国家健康与营养调查（National Health and Nutrition Examination Survey，NHANES）和英国生物样本库（UK Biobank）大型数据库模板，采用队列研究设计调查生活环境和社会经济地位与死亡率和心血管疾病发生率的相关性。

## 四、前瞻性或回顾性研究

以数据收集时间分为前瞻性研究（prospective study）或回顾性研究（retrospective study）两大类。

1. **前瞻性研究**　前瞻性研究通常在研究设计完成后才开始数据收集，因此，收集的数据多以一手数据为主。前瞻性研究的优点在于，研究者可依研究目的"量身打造"研究工具，信息完整性高且可包含研究所需变量。局限性在于，收集数据较费时，且整体研究成本较高。如住院患者对医疗质量的期待及院内员工对工作满意度等，此类型题目需在调查之前对工具和样本做出规划。以髋部骨折患者术后疗效为例，想要了解患者基线衰弱程度对整体健康影响，研究定义的衰弱程度无法从回顾性数据取得，唯有前瞻性研究能回答这一研究问题。

**2. 回顾性研究** 回顾性研究是指在研究开始之前，数据已完成收集，多数来源为二手数据库。回顾性研究的优点是研究费用低、数据取得时间短。局限性是数据完整性可能不如研究者预期，如重要变量缺失或样本代表性较弱等。回顾性研究中常用数据有医院病案数据库、政府或学术机构定期调查数据库或统计年报等。例如，临床研究人员常用医院病案和医疗资源分析不同病种的医疗效果和资源使用。研究生常使用公开大型数据库当为论文材料来源，如中国健康与养老追踪调查（CHARLS）、中国健康与营养调查（CHNS）与中国家庭追踪调查（CFPS）等。此部分在本书第七章会有系统性介绍。相对前瞻性研究来说，回顾性研究对有毕业时间压力的研究生是可行的选择之一。如傅虹桥等学者采用中国家庭追踪调查（CFPS）评估不同年度城乡居民医疗资源使用及满意度的改变趋势。

本节依研究目的、调查次数及数据收集时间等，分别说明不同类型的研究设计特点并举例说明。在实际研究经验中，多种研究设计会交叉搭配使用。表 2-4-2 描述四种组合的研究类型并以一个主题举例。前瞻性纵向研究最能符合个人化的研究目的，长时间追踪可取得较完整的数据，但需要较长研究时间以及较高研究成本。对研究生而言，前瞻性纵向研究是最完整的研究历程。

表2-4-2　研究设计比较表

| | 横向研究<br>cross-sectional study | 纵向研究<br>longitudinal study |
|---|---|---|
| 前瞻性研究<br>prospective study | **前瞻性横向研究**<br>"调查院内员工对患者安全的态度" | **前瞻性纵向研究**<br>"追踪癌症术后病患中短期的治疗效果" |
| 回顾性研究<br>retrospective study | **回顾性横向研究**<br>"大型数据库某一个时间点的分析研究" | **回顾性纵向研究**<br>"大型数据库多个时间点的分析研究" |

（邱亨嘉）

## 思考与练习题

1. 如何评估研究论文的可行性？
2. 如何规划自己硕博士论文的任务及时间安排？
3. 举例说明三维质量模型的内涵，如何应用在医院管理领域中？
4. 哪个模式适合用来评估病患就医的期待与满意度？
5. 请说明研究框架与技术路线图的差别。
6. 请说明研究假说及研究变量的关系性。
7. 依照研究目的可分为几种研究类型？
8. 请说明在健康服务研究领域中常见的定量研究类型。

# 参 考 文 献

1. Andersen R M. Revisiting the behavioral model and access to medical care: does it matter?[J]. Journal of health and social behavior, 1995: 1-10.

2. Maslow A H. A theory of human motivation[J]. Psychological review, 1943, 50（4）: 370.

3. Donabedian A. Evaluating the quality of medical care[J]. The Milbank memorial fund quarterly, 1966, 44（3）: 166-206.

4. Luft H S, Bunker J P, Enthoven A C. Should operations be regionalized? The empirical relation between surgical volume and mortality[J]. New England Journal of Medicine, 1979, 301（25）: 1364-1369.

5. Parasuraman A, Zeithaml V A, Berry L L. A conceptual model of service quality and its implications for future research[J]. Journal of marketing, 1985, 49（4）: 41-50.

6. Davis F D. Perceived usefulness, perceived ease of use, and user acceptance of information technology[J]. MIS quarterly, 1989: 319-340.

7. 郭昱君, 关翎, 邱亨嘉, 等. 临床路径对医疗资源使用的效益: 以腹腔镜胆囊切除手术患者为例 [J]. 中国卫生政策研究, 2018, 11（8）: 50-55.

8. Hsieh H M, Shin S J, Tsai S L, et al. Effectiveness of pay-for-performance incentive designs on diabetes care[J]. Medical Care, 2016, 54（12）: 1063-1069.

# 第三章
# 系 统 综 述

**教学要点**

介绍系统综述从问题提出、文献检索、文献筛选、数据提取、原始研究质量评价到原始研究整合所有步骤及其方法，并涵盖了定量研究和定性研究的整合；通过本章学习，了解系统综述的步骤和方法，以及在健康服务研究领域如何使用系统综述的方法指导研究和为实践提供证据。

## 第一节　系统综述简介

健康服务由医院等服务提供机构递送，并以人群健康状况的改进为最终目的。健康服务相关研究的研究对象和研究主题类型多，研究问题牵扯到微观、中观和宏观不同层面。在遇到一个健康服务及其提供中需要回答的问题时，科学研究的第一步往往是先寻找该问题相关的已发表研究，对现有研究进行综述，再判断现有研究能否、以及在多大程度上回答了起初的问题，最后再对是否收集其他数据进行新的研究做出决定。本章将对科研工作起初的关键步骤——对现有研究进行高质量综述的方法进行介绍。

### 一、系统综述的概念

一般的或者传统的文献综述可以从不同角度进行界定。从做文献综述的目的角度：文献综述是基于一个领域已经发表的研究，客观地总结和报告该领域已知的知识。从文献综述内容的角度：文献综述是学术型文章，其内容是特定领域当前的知识，包括研究发现、支持理论和已用研究方法。从步骤方法的角度界定，文献综述是在阅读文献的基础上，对文献中的研究问题和内容及其进展情况进行归纳、总结、对比、分析和评价。

传统文献综述主要服务于已有研究内容的总结和研究空白的识别，并且缺乏方法学规范，因而容易出现文献选择主观性、研究内容总结有偏性等问题。为了能更全面、更客观透明、更无偏地整合现有研究的特点和结论，并能用整合的结论指导实践和政策制定，系统文献综述的方法逐步形成和发展，其应用领域也从临床决策逐步扩展到了医院管理、宏观卫生政策和更广领域的公共政策。

系统综述是一种具有明确问题的综述，它使用系统的、明确的方法来识别、选择、批判性地评价相关研究，并从入选的原始研究中搜集数据，然后分析整合之。

### 二、系统综述的特点

相较于传统文献综述，系统综述的核心特点包括：

**1. 系统综述产生结论的过程是透明的**　系统综述中清晰呈现每个步骤的操作过程，并采取减少研究偏倚的措施。例如，如何处理不同质量的研究结果；如何避免遗漏潜在相关的研究？用清单展示现有知识、并用明确的办法分析现有知识以避免误解是系统综述的一个基本原则。

2. **在综述开始之前制订方案（protocol）** 跟任何高质量研究一样，系统综述的方法需要在研究开始之前确定方案。这利于减少实施过程中的偏倚，确保综述的工作不会过多地受到其所得到结果的影响。若在评价进程中需改动方案，则需要在最后报告中加以指出、并说明改动的理由。在系统综述中，如果某个步骤的方法需要反复确定、难以在综述开始前就完全确定下来，也需要在最后报告中详细列出。

3. **全面检索以获得尽可能全面的相关研究** 系统综述需要努力搜寻尽可能全面的有关研究。若希望综述的结论不会因研究可获得性的难易程度而受影响（通常那些显示干预措施有益的、已发表的研究最易得到），全面检索就很重要。系统综述也要求使用明确的纳入标准来确保每一个被用于整合的研究确实都是针对研究问题的。若某些系统综述并不以全面研究作为目标、而是鉴别遴选部分时期、部分区域的研究作为证据，也需要在方法上做到合理、透明、严谨和连贯。

4. **清楚明确的综述过程** 系统综述会清楚地展示其研究方法以便让读者更易于评估综述方法的质量和综述结论的可信性。例如，详细地报告查找研究的方法（数据库检索，参考文献和未发表研究的追踪），提供充分信息让读者判断综述者是否足够谨慎地做了充分的检索。同样的，系统综述的报告中需严格、详细地描述所有方法、步骤和结果。

5. **系统综述结果使用者的参与** 不同于传统文献综述只是为了提供现有知识总结，系统综述更需要为实践和决策提供证据支持，为更好满足证据使用者的需要，在证据整合过程中鼓励他们参与综述问题的形成和具体操作过程。证据使用者参与的综述工作小组可以帮助界定目的更接近实践问题、整合分析的角度和深度所提供的信息对实践更有指导作用。

6. **合成可靠研究、得出指导实践的结论** 系统综述的一个重要特征是根据以前研究结果合成证据、得出高于纳入研究加总的结论。评价所获文献的研究质量是合成过程中的重要步骤。通过评估可以赋予不同质量研究以不同权重，低质量的研究会被赋予相对低的权重或被直接排除，以确保只有可靠的研究才能影响最终结论。证据合成通常以一览表、结构式叙述、框架式整合、生成理论或统计学合并（Meta 分析）的形式表达。

## 三、系统综述的基本步骤

Cochrane 协作网旨在通过制作、传播和更新系统综述以支持遵循证据的医疗决策，Cochrane 方法学手册中对系统综述操作方法的界定被国际广泛认可，它的步骤和框架可以作为系统综述规范的流程，包括以下九个方面：

1. 明确选题和确立纳入标准
2. 检索研究文献
3. 筛选研究文献和提取数据
4. 评价纳入研究的偏倚风险和方法学质量
5. 对纳入研究提取的数据进行 Meta 分析或其他的整合方法
6. 报告偏倚或原始研究质量
7. 报告纳入研究信息清单和整合分析结果

8. 解释结果并得出结论

9. 更新综述

本章以下各节将结合医院管理的案例介绍上述步骤的操作方法：第二节介绍步骤1到3；第三节介绍步骤4，并分别介绍定量和定性两类研究的质量评价方法；第四节介绍步骤5，同样分别介绍定量数据和定性文本的整合方法。步骤6到9为方法1到5的结果汇报和展示，将在介绍方法时通过案例形式进行展示。

## 第二节 系统综述中问题的界定和文献的收集

健康服务相关研究问题的主题众多，研究问题涵盖微观、中观和宏观不同层面。问题类型不同，在对其进行系统综述过程中关键步骤（包括文献纳入标准、质量评价标准、整合方法）的方法也不同。因此开展系统综述的第一步，需要明确要解决问题的类型、并对要解决问题进行清晰界定。

### 一、系统综述问题的类型

系统综述核心特点之一是用整合证据支持实践行动和决策，因此借鉴实践决策制订的阶段和步骤，参考世界卫生组织卫生体系与政策研究证据整合方法学指南中对系统综述问题的类型划分，本章将健康服务研究分为四大类：健康及其影响因素问题现况的测量和分析、健康及其影响因素问题的识别和分析、健康及其影响因素问题解决方案的比较和选择、健康及其影响因素问题解决方案的实施和评价。

#### （一）健康与健康影响因素分析

健康问题的严重程度、健康问题影响因素的现状，这些现状的测量能够帮助识别健康服务提供或者医院管理中需要优先解决的问题，在这个阶段研究者需要分析的具体问题包括：了解患者某个健康问题的现况、该健康问题中某类影响因素的总体水平；该健康问题在不同人群中分布状况；与过去相比，或与其他国家或地区相比，以及与原本发展计划相比时，该健康问题的进展程度。这些信息是决策者或医院管理者选择优先干预领域和制定针对性干预措施的基础。例如，糖尿病患者血糖控制水平的一个重要影响因素是医生用药的规范性和质量，管理者要判断这是否是需要优先干预的领域，需要回答的问题包括：某区域或某个医院医生的处方内容和质量，不同职称的医生处方质量差别，近两年处方质量是否有改进或退步的变化趋势。

#### （二）健康或及其影响因素现况的溯根源分析

健康现状、健康的某类决定因素的现况存在问题，需要分析现况的决定因素、找到问题的根源，以为解决问题寻找干预点提供信息，在这个阶段研究者需要分析的具体问题包括：理论上分析该问题的影响因素，收集数据、分析各因素的影响是否存在以及影响的大小。例如，剖析影响医生处方行为的因素包括医保的支付方式、医院的绩效考核方法、医生学历和职称、患者保险类型等；收集相关数据或资料，分析这些因素与处方行为的关系是否存在，以及相关性的大小。

#### （三）健康问题解决方案的比较和选择

问题解决方案的制订阶段是针对需要优先解决的问题和影响最大的因素制订最优的干

预方案。在此阶段研究者需要解决的具体问题包括：全面收集信息，了解已实施的解决此类问题所有可选的干预措施，评价和比较目前相关干预措施的正面效果和负面影响，评估各种可选干预措施的成本，分析可选方案在本国、本地或本机构的可行性。例如，在分析医保支付方式是影响医生处方行为的重要影响因素后，通过改革支付方式以引导合理用药是提高处方质量、改善糖尿病患者健康结局的可能解决方案；接下来需要研究的问题是已经有哪些支付方式改革的做法？这些做法的效果和成本如何？在本国、本地或本机构实施这些做法可行性如何？又存在哪些阻碍？

### （四）解决方案的实施和评价

解决方案实施中决策或管理者最关心和研究需要解决的问题是方案执行中可能的阻力和动力，评价方案落实的程度，并根据执行中的阻力和落实程度调整解决方案的设计，以便更好地推动解决方案的落实。例如，当在不同的解决方案中选择"将支付方式由按服务项目付费改为按绩效支付"之后，研究者需要追踪这个解决方案的实施过程，分析医保部门落实的程度、医生对绩效考核办法的接纳程度，并基于此提出调整解决方案和实施策略的政策建议。

解决方案的评价是检验方案干预的效果，以确定干预的延续、修正或终止。此阶段需要回答的问题是：解决方案的执行是否达到了期望的正面效果（患者健康状况或者医生行为的改善）、方案推行的成本、方案实施后的负面影响。例如，"将支付方式由按服务项目付费改为按绩效支付"实施之后，是否真正促进医生处方行为的改进，研究者需要追踪实施前后医生开药种类、开药数量的变化，也需要分析医院成本和患者费用的变化以判断干预的成本效果，为解决方案进一步落实或调整提供依据。

## 二、系统综述问题的概念分解和检索策略构建

### （一）概念分解模式

确定综述问题的类型之后，接下来需要对研究问题进行剖析和界定。如同建造房屋是由基石、砖块、连接件等构件组合而成的，一个系统综述问题也是由很多基本要素构成的，把每个要素及其概念界定后可以使综述可检索、可筛选和可操作。以"支付方式改革对改变基层医疗机构服务提供行为的效果"这个问题的系统综述为例，在明确该问题属于"解决方案的评价"这个类别问题之后，下一步是将其中的概念进行分解，包括"支付方式""基层医疗机构"和"服务提供行为"。分解为不同概念之后，再需要界定每个概念的内涵外延，这是之后选择和组合检索词、设计纳入排除标准的基础。

对于常见的综述问题类型，已经有成熟的概念分解模式，其中最经典是针对解决方案效果评价的系统综述问题，其问题可分解为五个概念、即 PICOS 模式：研究对象（participants）、研究评价的刺激或干预（intervention）、对比刺激或者干预（comparison）、刺激或干预的效果（outcome）和纳入的研究设计（study design）。但是 PICOS 的分解模式对于很多系统综述问题并不适用，例如，暴露因素（exposure）对健康影响的问题，就需要用暴露因素代替干预（intervention）。同样的，对于现况分析、干预执行障碍因素分析等问题，PICOS 模式同样不适用，目前系统综述方法指南中还提供了几种针对各类问题的概念分解模式。表 3-2-1 将对这几类模式用案例形式进行展示。

表 3-2-1　系统综述问题的概念分解模式及案例

| 问题类型 | 概念分解模式 | 例子 |
|---|---|---|
| 健康及健康影响因素的现况分析 | PO: Population，Outcomes | 基层卫生服务机构医生（P）在糖尿病管理上质量（O）水平如何？ |
| | PCC: Population，Concept，Context | 关于基层卫生服务机构（C）医生（P）的糖尿病管理质量（C），目前已经开展了哪些研究？ |
| 健康或其影响因素现况的根源分析 | PECO: Population，Exposure，Comparison，Outcome | 在基层卫生服务机构（P），已经开展家庭医生签约服务（E）的医生相对于未开展家庭医生签约（O）的医生，其糖尿病管理的质量（O）水平有何不同？ |
| 解决方案的实施和评价 | SPICE: Sample（Population），Phenomenon of Interest（Intervention），Design（Comparator），Evaluation（Unobservable and subjective Outcomes），Research type | 在基层卫生服务机构（S）开展按绩效支付（I）以后，医生（P）对于新的支付和考核方式，相对于过去的支付和考核方式（C），有什么感受和评价（E）？ |
| 解决方案的实施和评价 | SPIDER: Setting（Where），Perspective（For whom），Intervention（What），Comparison（Compared with what），Evaluation（With what result） | 在基层卫生服务机构（S）开展按绩效支付（PI）以后，医生（S）对于新的支付和考核方式，相对于过去的支付和考核方式（D），基于定性研究（R）发现了什么感受和评价（E）？ |

### （二）检索策略构建

上述概念分解模式也是检索策略的基础，检索策略构建的基本思路和步骤包括：第一，确定问题的概念分解模式后，选择每个概念的检索词，包括数据库主题词和自由词，同一概念的检索词用逻辑符"OR"连接；第二，不同概念的检索结果用逻辑符"AND"进行连接；第三，界定系统综述需要纳入的研究设计，选择研究方法检索的过滤器，用逻辑符"AND"与第二步研究结果进行连接；第四，根据系统综述的目的，进行发表时间、发表语言、发表类型上的检索限定。以"基层卫生服务机构支付方式对改变服务提供行为的效果评价"在 PubMed 数据库检索为例，检索策略构建思路为：第一，确定问题的核心概念"基层卫生服务机构"和"支付方式"，寻找两个概念检索的主题词和自由词，"基层卫生服务机构"的检索词包括 PubMed 主题词"community mental health centers"、自由词"outpatient clinics"等，"支付方式"的检索词包括 PubMed 主题词"capitation fee"、自由词"fee for service"等；第二，不同概念的检索词进行连接；第三，使用随机对照试验研究和准实验研究的检索过滤器，并将其与前面检索结果进行连接；第四，排除本综述将不会考虑的发表类型。

需要说明的是，在每个数据库，可以选择快速检索、高级检索或者专业检索方式。检索词的检索字段需要进行界定以提高检索的精确性。数据库检索的逻辑和思路是统一的，但是检索语言每个数据库有所不同，深入学习请参考专业文献检索的课程，操作性学习建议学习每个数据库的"帮助"链接。

### （三）常用的文献检索源

在一个系统综述中必须检索的三类来源是电子数据库、相关网站和相关文献的参考文献。

1. **电子数据库** 健康服务相关研究涉及多个学科的交叉，相关研究的检索需要检索综合学科的数据库、医学文献数据库、社会学和经济学等多领域的数据库：

综合性各学科文献数据库主要包括：Scopus，ISI Web of Knowledge，ScienceDirect。

综合性医学文献数据库主要包括：PubMed，Embase，Cochrane library。

社会科学、经济学、政策研究类的数据库，建议需要检索：

EconLit 收录经济学领域的期刊论文、书籍、研究报告和会议论文，覆盖多个经济学研究领域，包括卫生经济学和卫生政策研究的文献。

IDEAS（Research Papers in Economics） 经济学、管理学数据库，收录多个国家的经济学类期刊和研究报告。

Social Science Research Network（SSRN） 致力于全球快速传播社会科学研究成果，覆盖多个社会科学学科，包括卫生政策和卫生体系研究。不仅包括杂志出版物，还包括研究机构未发表的最新工作报告。

Public Affairs Information Service（PAIS）International 主要收录公共政策和公共事务有关的资源，不仅包括期刊，还包含政府、联合国、世界卫生组织等的出版物。

International Bibliography in Social Science 收录社会科学和交叉学科的资源，包括杂志文章、书籍和评论等出版类型。

2. **机构网站** 除了上述电子数据库，为了发现更多未发表的项目研究报告和灰色文献，还需要检索健康和社会政策相关的机构的网站，包括：

United Nations（联合国） 其出版物和数据库资源可找到经济和社会发展有关的出版物和研究报告。

World Health Organization（WHO，世界卫生组织） 其网站可通过研究主题找到每个主题相关的出版物和研究报告，包括卫生体系、卫生政策和卫生经济等明确相关的研究内容。

World Bank（世界银行） 其出版物和文献中可找到世界银行和其他相关组织资助的卫生政策类研究的研究报告。

3. **参考文献检索** 系统综述的重要特征之一是全面检索相关研究，检索词尽量选择全面和检索策略构建科学是全面检索的基础，为了避免遗漏相关研究，还需要对相关研究的参考文献也纳入检索结果。操作方式是使用有引文检索功能的数据库，如 ISI Web of Knowledge；或者使用数据库检索结果中相似研究清单，例如 PubMed 检索结果中有每篇研究的 similar studies。

## 三、纳入排除标准的设计和检索结果的筛选

### （一）纳入和排除标准的确定

基于概念分解构建检索策略、收集到潜在相关原始研究后，就需要确定纳入和排除标准以对检索结果进行筛选。一篇研究是否被系统综述纳入需要研究主题符合系统综述的主题，同时研究设计使用了适合回答问题类型的方法。研究主题的筛选标准的确定基于问题中每个概念的内涵和外延进行界定，以"基层卫生服务机构支付方式对改变服务提供行为的效果评价"为例，需要对"基层卫生服务机构"的概念和具体包括哪些机构进行明确；也需要对"支付方式"的概念和具体包括哪些支付方式进行界定，"支付方式"的实施方、支付对象、支付单元、单元支付标准等均需要根据综述目标进行界定，清晰的界定才能让筛选过程更易

操作、更好控制筛选者个人偏移。若一篇研究的研究对象在纳入机构的清单中、同时该研究评价的支付方式也符合综述设计者的界定，那么这篇研究在研究主题上即符合纳入要求。

研究主题符合的基础上，原始研究的研究方法也需要符合系统综述问题的要求，在研究方法的选择上，根据系统综述题目类型，遵循以下原则（表 3-2-2）：

**1. 对"现况分析"和"现况的影响因素分析"** 定量描述性研究、定量观察性研究或定性研究可以满足分析此类问题的需要。相应地，综述可以通过纳入、评价和综合这些类别已经发表的原始研究，以基于现有证据得到整合结论。例如通过基层卫生机构糖尿病管理服务的横断面调查了解特定区域糖尿病管理服务质量的指标情况；利用糖尿病患者小组座谈了解影响他们所接收的饮食管理、运动干预、服药建议等服务的情况。

**2. 对于"解决方案的比较和选择"这类问题** 需要纳入观察研究、实验研究这些类别。例如有些研究观察和追踪已经试点"按绩效支付"地区糖尿病管理服务提供的发展趋势、并与未实施试点地区进行比较，评价该方案的效果；有些实验性评价，通过研究区域的随机分组进行"按绩效支付"和过往支付方式的对照、以评价方案的效果。

**3. 针对"解决方案的实施"** 可以纳入、评价和整合观察性研究、定性研究来定量或定性地分析、全面总结方案执行的推动和障碍因素，为完善方案的执行过程提供建议。例如，通过访谈地方财政部门、卫生行政部门的管理人员可以了解"按绩效支付"在购买基层医疗机构糖尿病管理服务时操作中遇到的困难。

**4. 对于"解决方案的评价"问题** 可以纳入、评价和整合实验性研究、观察评价研究（时间序列研究、前后对比研究、甚至干预后的描述性研究）来分析方案的效果。例如，在全面推行"按绩效支付"方案以后，研究者追踪覆盖地区糖尿病管理服务提供的趋势、并与方案实施前的趋势进行对比，分析方案实施对服务提供数量和质量的效果。

表 3-2-2 不同类型系统综述问题需要纳入的原始研究设计

| 问题类型 | 具体分析问题 | 系统综述需要的研究设计类型 |
| --- | --- | --- |
| **确定健康问题或影响因素的现状及原因** | 问题的覆盖范围和严重程度 | 调查研究、纵向数据趋势分析等描述性研究 |
| | 问题在不同人群中分布状况 | 描述性研究和定性研究 |
| | 问题产生的根源 | 队列研究、前后对照研究等观察性研究及定性研究 |
| **可选方案的比较和选择** | 总结目前解决此类问题的干预措施 | 描述性、观察性和实验性研究、政策文件 |
| | 评价 / 比较目前相关干预措施的正面效果 | 效果评价研究，如实验研究、有对照组的前后对比研究及有间断的时间序列研究 |
| | 评价 / 比较目前相关干预措施的负面效果 | 实验研究、观察性研究 |
| | 评价各种可选干预措施的成本效果 | 成本效果、成本效益和成本效用分析 |
| | 可选方案可行性分析 | 观察性研究、定性研究 |
| **方案的实施** | 方案的动力和阻力分析 | 观察性研究、定性研究 |
| **方案的评价** | 评价方案的正面效果 | 效果评价研究，如实验研究、有对照组的前后对比研究及有间断的时间序列研究 |
| | 评价方案的负面效果 | 实验研究、观察性研究 |
| | 方案的成本 - 效果分析 | 成本效果、成本效益和成本效用分析 |

### （二）纳入排除标准的实施和文献筛选

按照上述筛选标准，筛选步骤分为以下阶段。第一个阶段是筛选检索结果的题目和摘要，通过题目和摘要提供的信息，判断文章是否符合预先制定的纳入标准，只要有足够信息判断文章不符合任何一条纳入标准，这篇文章就应被排除；否则应予以保留并寻找其全文。第二个阶段阅读全文进行筛选，这个阶段需要记录排除文章是因为不符合哪一条概念的纳入标准。为了保证筛选过程的客观、可重复，以上两轮的筛选过程，需要由至少两人同时承担，每篇文章应由两人同时独立筛选，对比筛选结果，并对不一致的结果进行讨论。如果两人同时讨论仍不能达成一致意见，应与第三人讨论做出最终判断。参与筛选人的选择也应注意：对主题有研究经验的人可能会有预先形成的观点，导致其在筛选文章时有个人误差；不熟悉主题的人筛选不带预设观点但可能更耗时、耗力；所以筛选中不同研究背景的人组合是较好的方式。另外，在经费和时间有限，无法做到至少两人背对背筛选的情况下，至少需要在筛选开始时随机抽取一定比例的检索结果由两人背对背筛选，对比筛选结果、发现容易引起不同判断的纳入标准并进行修改或统一具体标准。

许多文献管理工具都能用于系统综述文章的管理和筛选，如 Endnote、Noteexpress、Reference Manager、ProCite、EPPI Reviewer。首先，所有数据库的检索结果可导入管理工具进行查重，剔除重复的文章可减少筛选的工作量。其次，在管理工具中，可找到空白字段，记录每篇文章的筛选状态，如排除的原因。

系统综述中需要对筛选过程和筛选结果进行汇报，包括：报告初筛的文献数，评价符合纳入标准的文献数以及最终纳入综述的文献数，同时给出每一步排除文献的原因，并提供流程图。图 3-2-1 为"基层卫生服务机构支付方式对改变服务提供行为的效果评价"的筛选流程图。

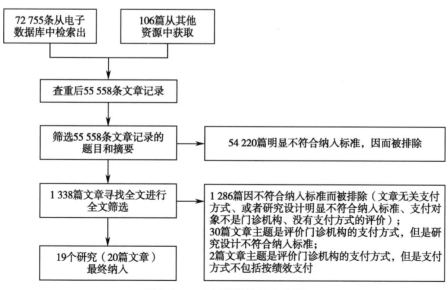

图 3-2-1 文献筛选流程示意图

# 第三节 系统综述中原始文献方法学质量评价

系统综述不只是纳入与研究主题相关、研究设计符合的原始研究文献,还需要基于综述目的考虑原始研究的方法学质量,以使得综述的结论更加客观和可信。不同目的的系统综述需要纳入的研究设计不同,其质量评价的标准也不同。本章分别介绍实验研究、准实验性研究、调查研究、定性研究和观点论述型研究的评价方法。对实验性研究,主要介绍循证医学组织 Cochrane 推荐的方法;对准实验和调查研究及定性研究的评价,介绍目前探索中较为成熟和普遍使用的方法;对观点论述型文章主要介绍乔安娜•布里格斯研究所(The Joanna Briggs Institute,JBI)推荐的方法。

## 一、实验研究的质量评价方法

循证医学组织 Cochrane 协作网推荐了四类评价微观和宏观干预的研究设计,包括随机对照试验研究、非随机对照试验研究、有对照组的前后对比研究、有间断的时间序列研究;并不断完善和发展评价 4 类研究偏移的标准,其最新的偏移评价标准见表 3-3-1 和表 3-3-2。

表 3-3-1　实验和准实验研究的偏移风险评价标准

| 随机对照试验(randomized controlled trial, RCT)、非随机对照试验(non-randomisedcontolled trial, NRCT)和有对照组的前后对比研究[ controlled before-after(CBA)studies ] |
|---|

a. 分配序列产生是否适当?
- "低风险":清晰描述了随机序列产生的过程(如使用随机数字表)
- "高风险":使用了非随机方法(如用患者就诊日期作为分配标准); NRCT 和 CBA 的分配方法可直接归为"高风险"
- "不清晰":分配序列方法描述不清晰

b. 分组过程是否充分隐蔽?
- "低风险":分组单位是机构、团队或卫生人员,且自研究开始对所有单位进行分组;若分组单位是个人,则使用中央随机化、现场计算机系统或不透明封闭信封法
- "高风险":CBA 设计直接归为"高风险"
- "不清晰":相关信息不明确

c. 基线结果指标是否可比?
- "低风险":干预前,患者结果指标或医生行为指标被测量和比较,各组间无显著差别。对 RCT 设计,如有不均衡的地方但做了调整分析,可直接归为"低风险"
- "高风险":两组基线结果指标有明显差别,且分析中未做调整
- "不清晰":如 RCT 设计未做干预前结果指标测量比较,则归类为"不清晰"。

d. 各组研究对象干预前的特征是否可比?
- "低风险":研究测量和汇报了干预组和对照组在干预前的主要特征,且无显著差异
- "高风险":研究未报告干预组和对照组在干预前的主要特征,或报告了特征但两组间差异明显
- "不清晰":研究中干预组和对照组在干预前的主要特征不清楚(如只提到某些特征,但未展示具体数据)

e. 未追踪到结果指标的问题是否被适当地处理?
- "低风险":失访结果指标不可能使结果产生偏移(如干预组和对照组的失访率相似;或失访比例小于效应值)
- "高风险":失访数据很有可能使研究结果产生偏移
- "不清晰":研究未报告失访率(若未报告失访率,不能将其假设为 100% 随访率)

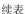

续表

| 随机对照试验（randomized controlled trial，RCT）、非随机对照试验（non-randomisedcontolled trial，NRCT）和有对照组的前后对比研究[ controlled before-after（CBA）studies ] |
| --- |

f. 有没有充分地防止研究对象和结果指标测量人员获知分组状况？
- "低风险"：作者明确报告主要研究结果的测量人员不了解分组情况，或结果指标是客观指标（如住院天数）
- "高风险"：有信息提示未采用盲法
- "不清晰"：相关信息不明确

g. 有没有方法充分防止对照组研究对象受到干预措施的影响？
- "低风险"：分组单位为社区、机构，对照组不可能接触到干预措施
- "高风险"：对照组很有可能受到干预措施影响（如分组单位为患者而不是医生）
- "不清晰"：若研究是一个医疗机构内医生的随机分组，则对照组医生有可能接触到干预措施

h. 有无选择性报告研究结果的可能？
- "低风险"：没有线索标明作者选择性报告了结果（如方法部分提到的所有结果指标都在结果部分进行了报告）
- "高风险"：有重要结果指标没有报告
- "不清晰"：相关信息不明确

i. 有没有其他可能的偏移风险？
- "低风险"：没有可怀疑的其他风险
- "高风险"：作者认为引起高风险的原因
- "不清晰"：作者认为引起风险不确定的原因

Cochrane Effective Practice and Organisation of Care（EPOC）. EPOC Resources for review authors，2017. [2022-06-16] https://epoc.cochrane.org/resources/epoc-resources-review-authors.

表 3-3-2　有间断的时间序列研究的偏移风险评价标准

| 有间断的时间序列研究（interrupted time series）的质量评价标准 |
| --- |

a. 干预措施的效果有没有受到其他改变的影响？
- "低风险"：充分的理由相信在整个时间序列中，干预措施与其他改变相互独立，不会受其他混杂因素或历史时间的影响
- "高风险"：在时间序列中有其他重要改变发生，并与干预措施有密切关系

b. 是否预先明确干预措施效果的分析点？
- "低风险"：分析点和干预发生点是一个时间点；若分析点和干预点不是同一时间点，要充分合理地解释这样分析的原因
- "高风险"：分析点和干预点不是同一时间点，又无任何解释

c. 干预措施是否影响数据收集？
- "低风险"：文中明确提到干预本身没有影响收据收集（如数据来源和收集措施在干预前后没有变化）
- "高风险"：干预的实施可能影响了数据收集（如干预后数据来源和收集手段发生了变化）

d. 有没有充分地防止结果指标测量人员获知干预状况？
- "低风险"：作者明确报告主要研究结果的测量人员不了解干预实施情况，或结果指标是客观指标（如住院天数）
- "高风险"：有信息提示未采用盲法
- "不清晰"：相关信息不明确

e. 没有追踪到结果指标的问题是否被适当地处理？
- "低风险"：失访结果指标不可能使结果产生偏移（如干预前后的失访率相似；或失访比例小于效应值）
- "高风险"：失访数据很可能使研究结果产生偏移
- "不清晰"：研究未报告失访率（未报告失访率，不能将其假设为100%随访率）

| 有间断的时间序列研究（interrupted time series）的质量评价标准 |
| --- |

f. 有没有选择性报告研究结果的可能？
- "低风险"：没有线索标明作者选择性报告了结果（如方法部分提到的所有结果指标都在结果部分进行了报告）
- "高风险"：有重要的结果指标未报告
- "不清晰"：相关信息不明确

g. 有没有其他可能的偏移风险？
- "低风险"：没有可怀疑的其他风险（如是否考虑了季节因素的影响，如果1到6月份是干预前，7到12月份是干预后，季节有没有可能对研究结果产生影响）
- "高风险"：作者认为引起高风险的原因
- "不清晰"：作者认为引起风险不确定的原因

Cochrane Effective Practice and Organisation of Care（EPOC）. EPOC Resources for review authors，2017. [2022-06-16] https://epoc.cochrane.org/resources/epoc-resources-review-authors .

## 二、其他准实验研究和调查研究的质量评价方法

大多数健康服务或医院管理研究还是运用观察或调查研究方法。随着系统综述研究主题的扩大，其纳入的研究设计类型增多，即使是干预效果的系统综述也会将其纳入标准扩大到准实验研究，因此不少综述作者和机构探索了这些研究设计的质量评价方法。本章将介绍两种可用于多种研究设计的质量评价标准：①美国汉密尔顿有效公共卫生政策项目开发的质量评价标准（表3-3-3）；②Ekman的文献综述中所设计和使用的质量评价列表（表3-3-4）。标准①主要用于实验性研究和各种准实验研究；标准②则不仅可用于实验性和准实验研究，还适用于调查报告和案例分析等。

**表3-3-3　美国汉密尔顿有效公共卫生政策项目开发的质量评价标准**

a. 选择性偏移
 Q1　研究所选取的研究对象是否能代表整个研究人群？（非常可能、可能、不太可能、不确定）
 Q2　选取的研究对象中有多少同意参与研究？（80%～100%、60%～79%、小于60%、不适用、不确定）
 选择性偏移评级：高质量、中等质量、低质量

b. 研究设计
 Q1　本研究所用研究设计？（随机对照试验、准随机对照试验、队列研究、病例对照研究、时间序列研究、间断时间序列、其他研究设计、不确定）
 本研究宣称使用随机方法了吗？（如没有，直接跳到问题c）
 若本研究宣称使用随机方法，清楚描述随机方法和过程了吗？（是，否）
 若本研究宣称使用随机方法，随机方法运用恰当吗？（是，否）
 研究设计评级：高质量、中等质量、低质量

c. 混杂因素
 Q1　不同研究组的特征（民族、性别、婚姻状况、年龄、社会经济学特征、教育水平、健康状况、研究结果指标）在干预前有重要差别吗？（有，没有，不清楚）
 Q2　若有特征存在明显差异，有多大比例的混杂因素得到控制和分析？（80%～100%、60%～79%、少于60%，不清楚）
 混杂因素评级：高质量、中等质量、低质量

d. 盲法
  Q1  结果指标测量者是否知道研究对象的分组？（知道、不知道、不清楚）
  Q2  研究对象是否了解研究问题？（知道、不知道、不清楚）
  盲法评级：高质量、中等质量、低质量

e. 数据收集方法
  Q1  数据收集工具是有效的吗？（是、否、不清楚）
  Q2  数据收集工具是可靠的吗？（是、否、不清楚）
  数据收集方法评级：高质量、中等质量、低质量

f. 随访和失访
  Q1  随访和失访率及原因是否被报告？（是、否、不清楚、不适用）
  Q2  研究的随访率处在哪个水平？（80%～100%、60%～79%、低于60%、不清楚、不适用）
  随访和失访评级：高质量、中等质量、低质量

g. 干预完整性
  Q1  有多少比例的干预/暴露组研究对象真正接受了干预或暴露因素？（80%～100%、60%～79%、低于60%、不清楚）
  Q2  干预措施是否保持一致？（是、否、不清楚）
  Q3  研究对象是否有可能接受到其他干预，从而影响研究结果？（是、否、不清楚）
  干预完整性评级：高质量、中等质量、低质量

h. 分析方法
  Q1  研究的分组单位？（社区、机构、诊室、个人）
  Q2  研究的分析单位？（社区、机构、诊室、个人）
  Q3  研究使用的分析方法与其研究设计是否相符？（是、否、不清楚）
  Q4  研究分析是基于研究对象最初分组所在组别进行结果分析吗？（是、否、不清楚）
  研究的总体评级：高质量、中等质量、低质量

Thomas H. Quality assessment tool for quantitative studies. Hamilton，Ontario：Effective Public Health Practice Project，2003.
来源于：http://epoc.cochrane.org/sites/epoc.cochrane.org/files/public/uploads/Resources-for-authors2017/suggested_risk_of_bias_criteria_for_epoc_reviews.pdf

### 表3-3-4　适用于观察性和描述性研究的质量评价标准

**研究问题**
- 研究问题是否清晰？总的研究目的和具体研究目的是否明确？

**理论基础**
- 研究动机或理论基础是否清晰？研究的理论基础应包括参考文献中的其他研究，或相关的理论解释。

**方法学**
- 研究是否清晰地描述了回答研究问题的研究方法？
- 研究是否利用横断面或时间序列的统计分析方法？
- 是否利用了统计回归分析？
- 研究是否有对照组？

**数据**
- 对数据来源、样本量、时间范围等研究方法的信息是否有所描述？
- 研究的数据是否是原始数据？
- 研究是否利用了家庭调查或机构水平的数据？

**研究目标的完成**
- 研究是否回答了所有的研究问题？研究问题和研究发现之间应该是很明显的一致。

**研究结果**
- 是否研究结果都是从此研究中使用的方法得出的？所有的结果和发现都应该从本研究的数据和方法中得出。

**讨论和结论**
是否讨论研究的优点、可能的偏移和局限？

## 三、定性研究的质量评价方法

健康服务管理、医院服务或运行管理中不少问题涉及患者、医务人员的感受和看法，其系统综述需要纳入定性研究来整合干预执行者和作用对象的观点看法，如某些健康干预的可行性分析、执行的动力和阻力分析。表3-3-5介绍了一种常用的定性研究质量评价方法。

表3-3-5　定性研究质量评价标准

| 定性研究质量评价方法 |
| --- |
| 研究问题和目标是否清晰？ |
| ● 研究问题和目标是什么？ |
| ● 定性是否适用？ |
| 抽样方法是否清晰合理？ |
| ● 谁是研究对象，为什么？ |
| ● 是否解释研究对象的挑选方法？ |
| ● 是否解释选择研究对象的原因？ |
| ● 是否解释某些研究对象不参加的原因？ |
| 数据如何收集？方法是否解释清楚？ |
| ● 数据收集方法是什么（专题小组访谈或结构访谈）？ |
| ● 研究是否说明选择此方法的原因？ |
| ● 是否描述访谈如何进行？ |
| 数据分析方法是否清晰描述？ |
| ● 分析过程描述是否清晰？ |
| ● 是否清晰描写提炼主题的过程？ |
| ● 是否有足够的数据支持结论？ |
| ● 是否发现了矛盾的数据？ |
| ● 分析是否由多人重复做？ |
| 结果是否清晰？ |
| ● 研究的主要发现是什么？ |
| ● 推论和解释是否基于数据？ |
| ● 引文是否明确标记？ |
| 研究的相关性如何？ |
| ● 研究是否讨论其对当前研究的贡献？ |
| ● 是否发现了新的研究领域？ |
| ● 是否讨论研究在更大范围的适用性？ |

Modified from criteria developed by Critical Appraisal Skills Program（CASP）（http://www.phru.nhs.uk/Doc_Links/Qualitative%20Appraisal%20Tool.pdf）

## 四、观点讨论型文章的质量评价方法

健康服务管理研究领域与公共管理、公共治理、宏观卫生体系相互关联的研究越来越多,有些文献并没有系统的研究设计和研究方法,而是基于理论或逻辑进行论述、阐述作者对某方面问题及其原因和影响的分析。JBI 的系统综述方法学手册中对论述性文章也做了质量评价方法推荐:

1. 文中涉及的观点,是否有清晰的来源? 来源的作者是否可识别?

2. 发表论述和观点性文章的杂志或期刊,在该领域是否是同行认可的杰出或前沿平台? 提出论述和观点性的作者及其单位,在该领域是否处于同行认可的杰出或前沿水平?

3. 文章论述和观点所关注的核心是否某些特殊群体或部门的利益相关? 通过各种线索思考作者论述主要关心的受众,来判断作者写这篇文章、提出观点的主要目的,是客观和中立地关注患者 / 人群健康问题的解决? 还是为了迎合或反对某些特殊相关者的实践和观点?

4. 作者论述和提出的观点是否有逻辑的论证? 具体考虑的点包括:作者结论和推荐里主要关键是否清晰、具体内容是什么? 作者使用了什么论证支持自己的结论? 是否有理论支持? 是否有经验性总结支持? 论证过程是否有不合基本逻辑的地方? 重要概念界定是否清楚? 论证过程是否支持主要观点,是否有矛盾之处?

5. 作者的论证是否有清晰的分析推理链条? 分析推理链条是基于经验还是基于参考文献? 是否有明显的事后分析(现有观点论断,再找支持论据)的线索?

6. 文中分析使用论据是否有参考文献? 是否有和参考文献不一致观点的讨论? 文中使用参考文献的方法是控制个人偏倚、综合的? 还是不加批判地引用支持性文献?

7. 作者提出的观点是否得到了同行观点的支持印证? 作者在文中是否提及还有其他同类文章和论述? 其观点与自己的观点是否一致,不一致的情况下作者如何为自己的观点进行辩护?

## 五、原始文献质量评价的实施和应用

按照题目类型和适宜的质量评价标准,对纳入研究进行方法学评价,这个过程也需要由至少两人同时承担,每篇文章应由两人同时独立评价,对比评价结果,并对不一致的结果进行讨论。如果两人同时讨论仍不能达成一致意见,应与第三人(有经验研究人员)讨论做出最终判断。

针对上述研究设计的偏移风险 / 质量评价标准,有些在其方法学说明中会有对某一篇研究总体方法学质量评级的建议。若没有,系统综述团队中应纳入研究方法学专家,根据特定研究主题使用的方法中有易出现偏移风险或研究结论不真实的地方,对每一条质量评价标准赋予相同或不同的权重、并设计一个研究总体质量水平的方案,并将此方案进行透明汇报。

得到每一篇研究(Cochrane 建议对每一个研究的每一个结果)的方法学质量水平后,需要根据系统综述的目的、纳入研究的数量和异质性、整合方法对方法学水平和异质性的要求等,确定对质量评价结果的应用方法:①排除方法学质量低 / 偏倚风险高的研究,只用到达一定方法学质量水平的研究进行数据提取和结果整合。②无论方法学质量水平均纳入研究结果整合,不同层级质量水平的研究进行分组分别进行结果整合。③无论方法学质量水平均纳入研究结果整合，并均纳入进行结果整合，但给予高质量研究更高的权重。④无论方法学质量水平均纳入研究结果整合，并均纳入进行结果整合、并不区分不同方法学质量的权重，但需要透明汇报整合结果来源研究的方法学质量水平。通过敏感性分析，分析纳入和排除低方法学质量的研究，整合结果是否有差别。

# 第四节　系统综述中原始研究的结果整合

在一个系统综述过程中，完成了上述文献检索、文献筛选、文献方法学质量评价之后，就需要对纳入的文献进行文本和数据提取，并对纳入研究结果进行整合、形成整合的、新的、可以指导实践的结论。通过系统的整合思路和方法将纳入的单个研究结果进行合并、得出高于原始研究结果罗列的结论，是系统综述区别于传统文献综述的一个特点。

整合的方法分为定量整合方法和定性整合方法。定量整合方法有 Meta 分析和结果指标叙述性整合；定性整合方法包括主题综合（thematic analysis）、Meta 人类学综合（Meta-ethnography）等。综述中用哪种综合方法根本上是取决于系统综述的目标、待解决的问题、纳入研究的研究设计类型和研究质量、纳入研究之间的差异性。下文将结合案例，介绍几种典型且和常用的整合方法。

## 一、研究信息的数据提取

综述者确定纳入研究后，首先要设计数据提取表并对每个原始研究信息进行提取。数据提取表在系统综述过程中起到桥梁作用，连接原始研究的信息和结果整合。数据提取表的设计没有统一的规范，原则是结合系统综述的主题和目的设计想获取的信息。数据提取表应包括以下几部分内容：

1. **原始研究的基本信息**　包括文章名称、作者、出版日期等有利于分类和记录文章的其他特点。

2. **原始研究的研究方法**　此部分需要结合不同的研究设计以及上述提及的不同研究设计中的质量评价标准。例如，一个纳入研究为纳入随机对照试验研究，在数据提取表中需加入问题"是否真正使用随机方法？""随机方法的具体内容"等。阅读和剖析原始研究，进行回答问题的同时，也是进行了质量评价。

3. **原始研究的研究对象**　根据综述的主题，研究对象可以是人群、机构、服务等。收集研究对象的信息要具体，并考虑到所有可用于分析的因素。例如，一个综述题目是"患者对遵从医嘱服药的非专业看法"，综述者若考虑到患者的民族、居住地点是影响观点的重要因素，那么在数据提取中，就应记录研究对象的这些信息；再例如"基层卫生服务机构支付方式对改变服务提供行为的效果评价"中，研究对象是"基层卫生服务机构"，则需要记录机构产权性质、床位人员规模、城乡位置等会影响机构服务量和服务质量的重要特征。

4. **原始研究中的干预/政策**　政策的内容和实施过程要详细记录。若是评价政策效果的综述，也要记录对比政策的内容和实施。例如，"基层卫生服务机构支付方式对改变服务提供行为的效果评价"中，重要干预措施是"按绩效支付"，则需要对支付方的特征（政府或者保险经办机构），还需要对绩效指标的选择、绩效目标的设计、支付水平、考核频率、支付频率、是否有额外资源支持等"按绩效支付"的细节设计进行信息提取。

**5. 原始研究的结果** 包括结果指标和结果内容,综述作者应该综合考虑原始研究所用的指标和回答综述问题需要的指标。一般,应首先提取原始研究的研究结果,再考虑进行转化和再分析。

**6. 原始研究的背景** 这部分对于宏观干预和政策类系统综述尤其重要,需要提取与政策相关的宏观环境,如当地经济发展水平、卫生体系各功能的特征。

数据提取过程(包含质量评价过程)同样需要至少两名研究人员同时独立完成,对比每一篇原始研究提取和评价的结果,不一致的意见要讨论决定。数据提取表往往很难在开始即设计完善,因此正式进行数据提取之前,应该对数据提取表进行预试验。通过预试验,可发现数据提取表中的问题,进行补充修改后再对所有文章进行数据提取。

## 二、定量整合方法

定量整合方法最常用为 Meta 分析,可参考本教材第十二章进行学习。系统综述应用的问题种类越来越多,尤其对管理类或政策类的问题,较少用到 Meta 分析,主要原因是管理、体系或社会层面问题或干预措施往往是宏观层面的,并且在不同国家、不同地区的具体内容不尽相同,导致原始研究异质性很大,不符合 Meta 分析的基本条件;若盲目进行 Meta 分析,汇集异质性比较大的现象或结果,得出来的结论往往难以解释。一个常用的整合方法是叙述性综合方法(narrative synthesis)。这种整合方法是将研究结果转化成可比的、消除量纲的指标,然后用结构式的方法列示单个研究结果,用于展示在特定整合指标上纳入研究结果的集中趋势和变异度。这个方法适用于分析不同类型研究设计的原始研究,包括实验和准实验研究及一般调查研究等;是一个整合原始研究并对观察到的差异和规律进行描述的过程而不是统计分析。

叙述性综合的分析内容包括:

首先选择描述结果的指标:叙述性综合首先需要每个研究选择统一的结果指标计算方法,描述所有研究的结果。如 Cochrane 建议描述所有研究结果时用:绝对改变数;相对改变数;与基线相比的绝对改变数;与基线相比的绝对改变数差异。在计算统一结果指标前要纠正研究的分析错误,当研究设计是群组 RCT、交叉实验研究、有间断的时间序列研究时,若原始研究分析中未考虑到分析单位调整等分析问题,就需要在系统评价中用正确的方法进行重新分析。表 3-4-1 显示了对于干预/暴露与对照相比时,两组结果指标的表现形式,对此类原始研究,Cochrane 推荐的描述性结果指标的计算方法如下:

1. 绝对改变数(absolute change)= $S_{post} - C_{post}$
2. 相对改变数(relative percentage change)= $(S_{post} - C_{post})/C_{post} \times 100$
3. 与基线相比的绝对改变数(absolute change from baseline)是 $S_{change}$ 与 $C_{change}$
4. 与基线相比的绝对改变数差异(difference in absolute change from baseline)= $S_{change} - C_{change}$

表 3-4-1 综述中推荐使用描述干预效果的指标

| | 干预组 | 对照组 |
|---|---|---|
| 干预前 | $S_{pre}$ | $C_{pre}$ |
| 干预后 | $S_{post}$ | $C_{post}$ |
| 改变 | $S_{change}$ | $C_{change}$ |

### 三、定性整合方法

定性整合是加工、综合原始研究的文字内容,而不是整合原始研究的定量数据。定性整合方法不仅可分析综述中纳入的定性研究,也能分析定量研究中的文字信息。但定性整合方法仍处于探索发展中,目前较成熟的方法有:Meta 民族志法(Meta-ethnography)、扎根理论(grounded theory)、批判的解释性整合(critical interpretive synthesis)、主题整合(thematic synthesis)、框架整合(framework synthesis)、文本叙述性整合(textual narrative synthesis)。常用、易于操作、适用范围更大的几种整合方法简介如下,深入学习其他定性整合方法请参考相关文献。

#### (一)主题整合(thematic synthesis)

Thoms 和 Harden 在其对健康饮食影响因素的综述中首次使用了主题整合的方法。主题整合方法也是源于 Meta 民族志和扎根理论,整合步骤同样是对原始研究中观点和发现的提取、比较和提炼。在主题整合过程中,首先对原始研究结果进行编码形成"描述性主题";然后对这些主题进行反复比较,做类似 Meta 民族志整合中的"互惠式翻译",然后形成"分析性主题";这些"分析性主题"即整合结果、是对研究问题表面现象的解释。主题整合的结果并不需要形成理论和一个完整论证链条,可以只是一些解释性观点的集合,这些观点能包含和更好地解释所有原始研究的结果。

#### (二)框架整合(framework synthesis)

框架整合是将所有纳入原始研究结果中的观点或理论,借助一个框架进行结构化和系统的整合和展示。

此方法一个核心特征是:不是完全归纳式的、即没有先验假设完全基于研究结果产生分析结论或理论;而框架整合方法需要一个先验框架,这个框架可以是其他相关研究提出的框架、基于背景知识设计的框架或综述团队共同讨论形成的框架,因此这种整合方法是演绎式的。

整合的操作步骤为:阅读原始文献熟悉研究结果;确定一个适用于此类研究的理论框架;借助此框架指导数据提取工具,将原始研究的结论填充到框架相应的部分;若框架中没有适合研究结果的部分,则可以对框架进行调整;将所有研究结果填入框架后,借助理论框架的解释来阐述原始研究之间的关系。

#### (三)Meta 民族志法(Meta-ethnography)

Meta 民族志法由 Noblit 和 Hare 从其教育学领域的研究中首次提出,是目前步骤和方法最清晰和完善的定性研究整合方法。Meta 民族志法被提出时,强调的是:整合是将分散的研究结果糅合成一个整体的过程,这个融合的整体需要有一定程度的创新、而不是原本研究结果的堆砌。

Meta 民族志整合包括七个步骤:

第一步,明确研究问题。

第二步,确定与研究问题相关的内容和研究,即综述过程中检索和筛选的步骤。

第三步,阅读每个研究,反复提取和标注每个研究结果中的关键概念和内涵。

第四步,明确研究之间的相互关联,这其中需要反复地将每个研究每个角度发现的观点、概念、解释或者理论进行列示,并对这些观点和解释进行初步对比分析、对研究之间的关联形成初步的假设。

第五步，将研究之间的结果互相翻译和解释，这个过程即将一个研究结果中发现的观点或内涵及这些观点内涵之间的解释关系，与另外一个研究结果中的观点内涵及其关系放到一起、反复思考、对比和提炼它们之间的关系。

Meta 民族志法中明确了三种互相翻译和解释的方式，分别是互惠式翻译、反驳式翻译和论证式翻译。互惠式翻译即将研究之间的相似结果相互补充和解释；对同一个问题的定性研究，不同作者提出的观点或解释可能看起来不同，但放到一起互相翻译时，会发现他们可能表达的是同样的内涵、一个研究提出的观点反而能更好地解释另一个研究。反驳式翻译，即对研究之间相互冲突结果的互译；对比不同研究结果中的观点内涵时，也会发现对同样的问题，不同研究的观点内涵是矛盾的；对矛盾观点的对比和思考、分析矛盾的原因，往往是整合中能发现高于这些结论的、更普世的规律或解释的契机。论证式翻译，即基于差异性研究结果和相似研究结果的互译、进行关于一个问题完整的阐释。

在互惠式翻译和反驳式翻译过程中，整合者能从中发现关于一个社会问题或现象解释的完整论证链条；在单个研究中可能只发现了链条中的一部分，而完整的论证链条可以解释所有原始研究中的发现；这个发现完整论证链条或者叫做更一般化理论的过程，与原始定性研究中的扎根理论分析过程类似，都涉及不同观点之间异同、不同观点发生背景等多方面信息的反复比较、推敲、提炼和归纳。

第六步，整合互译的研究结果。在所有研究结果互相比较和翻译的过程中，会发现单个研究提炼出来的观点和内涵，可能被另外一个研究的结论所涵盖；也可能和另一个研究的结论能相互补充地表达一个共同的论点。合并中需要根据这些观点和解释之间关系进行相应合并、形成数量少、层级更高、解释范围更广的二级论点；在有些合并中，甚至也会出现进一步合并和提升的三级论点。这个合成过程涉及大量和反复地对原始研究结果进行比较和提炼、直到对研究问题或现象能做到充分理解和解释。

第七步，报告合并结果。Meta 民族志法整合的结果是对一个社会现象解释的完整论证链条，或者一个理论框架。展示合并结果中需要考虑到读者的文化背景、并尽量用易懂的语言。

值得一提的是，无论是 Meta 民族志法还是下面将要介绍的定性研究整合方法，其整合目的均为对研究问题形成比较充分地、丰富的理解和解释、而不是整合技术本身。上述 Meta 民族志整合的几个步骤，并没有严格的界限，而是交叉在一起的，例如步骤四到步骤六。以医院提供健康服务中一个常见问题"患者对按医嘱服药的非专业看法"为例，展示了 Meta 民族志分析过程。首先，分析中要将所有研究结果归类为几个概念，要保证归纳的概念能反映原始研究原本的意思，也要确保归纳出来的概念能包含所有原始研究的观点和信息。从研究结果的论述中，归纳出了六个概念：依从性、自我管理、药品厌恶、药品替代策略、处罚和警告、选择性告知。

然后是二级编码过程（又称轴心编码，axial coding），其主要任务是发现一级编码之间的各种联系，其中的联系可能是相似关系、补充关系、对比关系、包含关系、因果关系或者时间先后关系等；在二级编码之后，一级论点之间的关系会有初步的提炼。最后一个编码过程是三级编码，三级编码（又称选择式编码，selective coding），是继续二级编码产生的二级论点进一步比较性分析，找到一个核心的概念或论证链条（line of argument），并不断地将所有原始信息都集中到这个核心概念和推理链条上。这个核心概念或者推理链条要具有统领性，能够将所有的研究结果囊括在一个比较宽泛的理论范围之内；就像是一个渔网的拉线，可以把所有其他的一级和二级论点串成整体拎起来，有"提纲挈领"的作用。

从表3-4-2中可以看到，"患者对药品的非专业看法"这个研究的整合过程，经过三级编码之后形成的关于患者服药依从性行为和心理的论证链条是：对于服药医嘱患者有两种行为选择：依从或者自我管理；自我管理行为反映了背景文化影响下患者对药品的厌恶和回避，而使用替代治疗策略就是自我管理中的一种形式；而来自医生的警告和强迫会阻止自我管理的出现；另外，患者其实并不认为不遵从医嘱是正确的行为，这就导致不遵从医嘱的患者由于内疚和回避医生警告的心理会对医生隐瞒自己不服药的事实。

表3-4-2 "患者对按医嘱服药的非专业看法"二级和三级编码过程

| 一级论点 | 二级论点 | 三级论点 |
|---|---|---|
| 依从 自我管理 | 患者会对听从医嘱服药和自己选择的治疗方法进行自我认知的成本效益分析，并依此确定最终行为 | "自我管理"中包含使用"药品替代策略" |
| 药品厌恶 药品替代策略 | 服药行为受文化背景和文化资源的影响，包括文化中对药品、传统医药等的观点 | |
| 处罚和警告 | 医生的处罚和警告对患者选择自我管理有控制作用 | 如果"处罚和警告"不严格，患者"自我管理"会发生得更多 |
| 选择性告知 | 患者如果认为自己不依从医嘱是不正确的，他们会选择对医生隐瞒 | 患者自己认为私自使用"药品替代策略"并不是正确的行为；逃避医生的"处罚和警告"以及自责心理会使得患者对医生"选择性告知" |

### （四）定性整合方法的特征

从上述定性分析的编码过程中可以发现，即使结合具体案例，定性研究的编码和整合过程也是非常难以描述成机械的步骤和做法。定性研究的编码和整合过程一定会涉及研究者的创新、解释和个人判断，研究者分析过程中的想法和思路并不能像定量数据的计算一样那么透明化和可表达。研究者对研究主题的熟悉程度、定性资料分析的经验、专业背景、甚至提炼归纳能力难免会对整合过程有所影响。这些定性研究整合的独特性一直以来也备受争议，虽然这是定性研究本身特点所决定的。不过，为了提高整合结果的可信度，不少定性研究整合采纳了一些提高透明化和结果一致性的策略，包括：

1. 将整合的理论或论证链条反馈给原始研究的作者，让原始研究作者确认这个理论是否包含和反映了他们研究真正要表达的观点。

2. 大部分的定性研究整合，在整合阶段由两个研究人员分别独立进行编码过程，然后对提炼出来的理论和解释进行对比、以尽量减少研究者个人思想和判断的影响。

3. 在定性研究整合研究中，尽量在团队中加入多学科背景的研究人员、并对多学科背景研究人员的整合结果之间进行核对，也是减少学科背景对最终理论和论证的影响。

（袁蓓蓓）

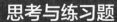

**思考与练习题**

1. 系统综述与传统的文献综述有什么区别？

2. 在健康服务研究领域开展系统综述，必须检索的文献数据库有哪些？

3. 在健康服务研究领域，对于改善健康某个干预措施效果，要使用系统综述方法收集和整合证据，应该用什么模块分解研究问题？

4. 对于实验和准实验性研究，请介绍一种常用的研究偏移评价方法？

5. 定量研究的系统综述方法，可用的整合方法有哪些？

6. 定性研究的系统综述，可用的整合方法有哪些？

## 参 考 文 献

1. 陈向明. 质的研究方法与社会科学研究 [M]. 北京：教育科学出版社，2000.

2. 李幼平. 实用循证医学 [M]. 北京：人民卫生出版社，2018.

3. 王健. 卫生管理科研方法 [M]. 北京：人民卫生出版社，2013.

4. 周玉仙. 护理质性研究：理论与案例 [M]. 杭州：浙江大学出版社，2017.

5. 袁蓓蓓，孟庆跃，贾莉英. 系统综述在卫生政策分析中的应用 [J]. 中国卫生政策研究，2011，4（8）：11-16

6. Barnett-Page E，Thomas J. Methods for the synthesis of qualitative research: a critical review[J]. BMC Med Res Methodol，2009，9：59.

7. Earl Babble. 社会研究方法 [M]. 11 版. 邱泽奇，译. 北京：华夏出版社，2015.

8. Glenton C，Colvin CJ，Carlsen B，et al. Barriers and facilitators to the implementation of lay health worker programmes to improve access to maternal and child health: qualitative evidence synthesis. Cochrane Database Syst Rev，2013，10：CD010414.

9. Thomas J，Harden A. Methods for the thematic synthesis of qualitative research in systematic reviews. BMC Med Res Methodol，2008，8：45.

10. Ekman B. Community-based health insurance in low-income countries: a systematic review of the evidence. Health Policy and Planning，2004，19（5）：249-270.

11. Noblit GW，Hare RD. Meta-ethnography: Synthesizing qualitative studies. Newbury Park（CA）：Sage，1988：88.

# 第四章
# 定 性 研 究

**教学要点**　　了解定性研究方法在健康研究领域中的应用；介绍定性研究设计与常用的定性数据收集、分析方法；了解定性研究撰写与报告规范。

　　2016 年，《英国医学杂志》(*British Medical Journal*, BMJ) 刊登了来自 11 个国家共 76 位资深学者致该杂志编辑部的公开信，质询该杂志以"定性研究证据等级过低，难以得到广泛阅读、下载及引用"为由拒绝了一篇定性研究投稿。公开信中提到，在 2015 年 BMJ 评选出过去 20 年最有影响力的 20 篇文章中，11 篇是评论或社论 (commentaries or editorials)，其他入选的 9 篇文章中 3 篇是定性研究。这些学者们认为，不同的研究设计是互补的，应该提供给研究者从不同角度更全面的回答研究问题的机会，"定量研究与定性研究的对抗已是昨日之战"，呼吁顶级医学杂志支持前瞻性、学术性和多元性研究方法的开发、应用与广泛传播。随着健康服务研究的发展，国际 Cochrane 协作网络 (International Cochrane Collaboration)，英国健康技术评估项目 (UK Health Technology Assessment Programme) 越来越重视定性研究在健康领域的运用，并且积极培训、传播定性研究方法。《世界卫生组织技术指南制定手册》也强调基于全方位的研究证据包括定性研究证据，以支持循证决策。

## 第一节　定性研究概述

### 一、定性研究概念

　　学术界尚没有关于"定性研究"(qualitative research) 的统一定义。Rossman & Rallis 在其介绍定性研究的书 *Learning in the filed: an introduction to qualitative research* 中提到，定性研究者通过看、听、读，在真实世界中寻求研究问题的答案。定性研究以理论视角为基础，提出研究问题，探索人与社会、文化、环境间的关系，"从'他人'的视角出发来理解'他人'的生活世界"。定性研究通常回答"是什么 (What)""为什么 (Why)"会发生，或者"如何 (How)"看待、解决等方面的问题，力求在自然情境中研究最真实的状态。由于方法学上将定量与定性研究进行对比时曾经存在一些误解，定性研究一度被贴上"不能复现""没有代表性""不科学"等标签。事实上，研究者也对量化事件的规模、频次以及发展、变化速度等存在疑惑，渴望了解这些数字背后真实的、丰富的、流动的自然属性及其意义。可见定量研究与定性研究并非对立的关系，而是从不同的角度、不同的维度、使用不同的方法回答研究问题。

　　定性研究涉及一些重要基本概念与原则：①定性研究是一个发现问题的过程，强调在自然情境下深入描述和理解社会现象，探索个人与"生活世界"的交互影响，分析个体看法、经历的共性与差异性。②定性研究者本人就是研究工具，通过观察、对话等形式与研究对象直接接触，而置身于研究情景之中。研究者本人与研究对象的互动，例如提问—仔细倾听—追问的过程，是研究者与研究对象协同探索研究问题答案的过程，同时也反映了研究者对研究问题的认知与视角。③定性研究是一个演化进展的过程，研究进程是动态的，是相对灵活的，根据研究者与被研究者间的互动以及期间获取的新信息，研究者可适当调整研究设计，进而改进数据收集方案与调查工具。通常研究者一面收集数据，同时也开始对资料、信息进行处理和加工。因此，定性研究的数据分析往往在数据收集的过程中就开始了。④定性研究通常使用归纳法进行推理，从被研究者的视角理解其行为意义和对事物的看法。在浩繁的原始数据中，"自下而上"，建立分类，并归纳、总结，从而形成研究的基本结论或推论。结果的呈现形式通常使用被研究者自己的语言以及影像资料等，以支持研究者的结论。

## 二、定性研究在健康领域的应用

健康、疾病和医疗等概念早已置于广阔的社会、文化背景中，全球健康的理念则将其扩展到政治、经济、治理等范畴。对于健康问题的研究，定性研究与定量研究有各自擅长的研究视角，根据需要回答的问题，从而选择恰当的研究方法。20 世纪 90 年代以来，在我国定性研究越来越多地应用于健康服务研究领域，研究范围涉及医学公共行政、临床研究设计、卫生服务提供以及公共卫生问题（如控烟、艾滋病、结核病防控、妇幼健康促进等）。

通常定性研究问题涉及以下几种类型（表 4-1-1）：①与他人行为、体验相关的问题，包括其所见、所闻、所思。②对某事件或问题的态度、看法相关的问题。③情感方面的感受问题，通常是非理性的。④与个人知识相关的问题。例如，在结核病疑似患者就诊行为的研究中，通过定性的研究方法旨在了解患者出现慢性咳嗽、咳痰、咯血等结核病疑似症状后的就诊路径与经历（"行为与体验"类问题），患者具备的或就诊期间获悉的结核病相关知识（"知识"类问题）以及对结核病"免费"治疗政策的了解与看法（"知识"类和"态度、观点"类问题）。

表 4-1-1　定性研究问题类型

| 类型 | 目的 | 例子 |
|------|------|------|
| 行为与体验 | 旨在了解他人的行动、经历，描述事件过程 | 在这所医院助产士的职责主要包括哪些？<br>您是如何与孕妇讨论不同分娩方式的？ |
| 态度与观点 | 旨在理解他人对待某事件或问题的看法与观点。被访者的态度可能反映了做决定的过程，也可能揭示社会规范与价值或者目标与愿望 | 基于现有资源，您认为哪些最重要的卫生服务应该纳入城乡居民基本医疗保险的报销目录？<br>您如何看待结核病免费治疗政策？ |
| 感受 | 旨在探索他人的情感反应，通常是油然而生的，并非是某个决定的结果。可能也会出现在对其他类型问题的反馈中 | 确诊糖尿病后，您有何感受？<br>面对医闹威胁，医生通常有何反应？ |
| 知识性问题 | 旨在探究他人认定的事实或者真相。若被访者回答不正确，访谈者应仔细聆听，但不在访谈过程中予以纠正。可在访谈结束后，向被访者传递相关的正确信息 | 您知道艾滋病是怎样传播的吗？<br>您了解剖宫产的风险吗？ |

### 三、定性研究中的伦理学问题

定性研究重视对研究对象的"保护",基本的伦理准则包括知情同意、匿名和隐私保护。从伦理学角度,研究可能造成的伤害不仅是身体上的,也包括心理、社会、经济等方面的潜在危害。在定性研究中,研究者在真实环境里观察被研究者的行为、反应,希望与被访者开诚布公的交流,甚至是被访者一些不为人知的经历,则需要秉承诚实的态度,解释研究过程中可能造成的不适或者出现伤害的风险,并说明研究组将如何保护被访者的隐私,包括数据收集与管理办法、数据用途和报告形式等,征得被访者同意后方可开展研究。例如,在生殖健康相关的研究中,当问及女性的流产经历和感受时,可能会造成被访者的不愉快、伤心,甚至恐惧。研究者在访谈开始前应告知被访者此项研究的目的,希望讨论的相关问题,他们有权随时终止访谈或者回避不想回答的问题,不会对被访者个人造成任何影响,并恰当地给予安慰或疏导。

"当鼓励别人敞开心扉与你交流时,你亦承担起保护交谈对象的道德责任"。

知情同意中的基本要素包括:研究的背景与目的;潜在的风险和益处;研究对象是如何被选中参加的;申明自愿参与;解释数据收集过程,数据储存与使用;确保个人隐私;提供该研究的联系人信息。征得其同意后,在数据收集过程中,尽量避免伤害,以礼貌、诚恳的态度对待研究对象,相互信任,尊重个人隐私。例如,安排安静、独立的空间进行访谈,没有研究成员以外的人在场;访谈结束后,可提供小礼物或其他形式的报酬以感谢被访者的参与。数据应安全存储,仅研究成员可接触到原始数据。数据应合理地使用,并给予研究对象或者社区以反馈。研究报告或其他任何形式的产出中不能出现能识别研究对象身份的信息资料。

### 四、定性研究的优势与局限性

定性研究置身于自然状态和社会情景中,深入研究对象的内心世界,有利于获得更真实、可靠的信息,从研究对象的视角进行细致的分析,以了解事物的本质。例如,在莫桑比克,当地人谈及私立医院的卫生服务时称其为"hotel services",生动地反映了当地人对私立卫生服务的态度和看法。此外,研究设计较为灵活,尤其有利于在研究者对事物和现象不熟悉的情况下进行探索性研究,可根据研究过程中发现的问题,对研究方案和数据收集方法进行调整和修改。

定性研究也存在自身的局限性。首先,定性研究通常采用非概率、目的性抽样,样本量相对较小,其结果适用于研究人群,推广到其他场景或人群时需谨慎。定性研究的抽样方法详见本章第二节。其次,定性研究重视研究者本人在研究过程中的重要作用,数据收集和分析过程也可能受到研究者个人知识、技能、受训背景等因素的影响而导致信息偏倚。另外,定性研究数据整理与分析耗费较大的时间和人力。定性数据以文字为主,将语音资料转录为文字且不损失数据信息则需耗费较大精力。尽管目前也有不少定性数据分析软件(如Nvivo,Maxqda,Atlas 等),软件的功能主要在于管理数据,并不能代替研究者本人对数据的解读和分析。

## 第二节 定性研究设计与数据收集方法

### 一、定性研究设计

研究设计需要综合权衡各种资源,如研究经费、人力和时间等,确定研究范畴,以保质保量地完成研究项目。无论定量研究或是定性研究的设计均是围绕研究目的,选择恰当的数据收集和分析方法。根据研究的主要目的,例如,旨在制定以证据为依托的干预措施或干预评估,旨在解释某现象以寻求相关解决方案,或是为了设计大型项目做前期准备等,都会具体提出一系列适合使用定性研究方法回答的子问题。定性研究设计时,亦可参考在其研究领域广泛认可的理论框架,或是基于已有的知识提出研究假设、可能的相关因素或关联性等。例如,Piot 模型从患者意识、动机、就医行为、诊断、治疗、依从性和疗效 7 个阶段广泛应用于分析传染病(如疟疾、结核病、性传播疾病等)防控项目的效果。为探究农村到城市流动人口中结核疑似患者结核诊疗服务的可及性和可负担性问题,则可参考 Piot 模型的患者发现与管理各步骤的理论假设,细化研究设计,并以此为基础探索相关因素的关联性(图 4-2-1)。

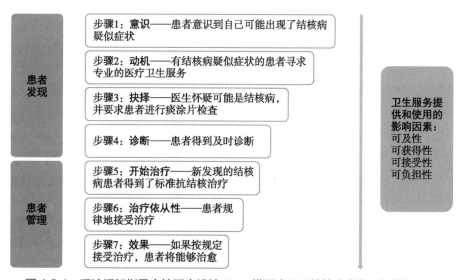

图 4-2-1 理论框架指导定性研究设计:Piot 模型应用于结核患者发现与管理研究

定性研究的抽样方法大多采用非概率、目的性抽样。与定量研究设计不同,定性研究不追求随机抽样以及大样本的统计代表性,而是重点获取丰富的、有深度的且有解释力的数据。对于定性研究样本量的估算并没有统一的规则,通常考虑两个原则:恰当性(appropriateness)和足够性(adequacy),以期达到信息饱和(saturation),充分诠释研究问题。常用的一些抽样技术包括极端(extreme sampling)或典型案例(typical cases),同质性(homogeneous samples)或异质性样本(heterogeneous samples),或通过滚雪球的方式(snowball sampling)招募研究对象。例如,针对流动人口结核疑似患者结核诊疗服务可及性和可负担性的研究,研究组成员在社区医生的协助下梳理近 3 个月内出现咳嗽、咳痰两周以上,或出现咯血症状的流动人口患者名单。在邀请流动人口结核疑似患者参加访谈时,围绕研究主题,需要兼顾不同性别、不同年龄以及是否有医保或医保类型等特点,有目的性地选取研究对象,以获取既有深度又有广度的数据。

定性研究常用的方法包括观察法、个人深入访谈和焦点小组访谈。各种方法有其特点和适用的研究问题及对象。本节接下来将结合案例,分别介绍几种常用定性方法的适用情景和数据收集过程。

## 二、观察法

观察法起源于人类学,多用于小型社会与文化研究。在健康领域相关的研究中,观察法通常用于某些医疗服务相关的场景,例如药店、诊所或医院等,也多用于观察患者的日常生活与疾病管理方式等。观察法既可以获取数量相关的信息,如场景中人员数和事件发生次数等;也可以收集定性的信息,如诊所环境、事件、人物行为的记录。从观察的环境上,可以分为自然条件下的观察和实验情景下的观察。从内容设计上,可以使用结构化的数据收集工具,设计观察条目,观察记录指定内容;也可以在数据收集时去结构化,保持相当的开放度。从观察模式上,包括非参与性观察(non-participant observation),即作为旁观者不与被观察对象互动(non-interactive);也可以是参与性观察(participant observation),常用于深入研究观察对象的个体行为或生活经历等,观察者不同程度的介入研究对象被观察的活动中。观察的记录方式包括笔记、照片或者录像的形式。在研究伦理允许的范围内,可以选择告知被观察对象,或者不告知。然而,观察者的存在通常会被观察对象察觉到,导致观察对象行为的改变,这一现象被称为"观察者效应"。为减轻这一现象的影响,通常观察的时间不宜过短,观察对象需要一定时间适应观察者的存在,以回归到平时的行为习惯和方式。在观察的初始,可通过现场第三方介绍,逐渐消除观察对象对观察者的疑虑,在不影响观察对象正常活动的前提下开展观察研究。

本章前文提及的莫桑比克开展的助产服务研究旨在了解当前助产服务质量(包括服务提供和患者体验等)以及医疗服务组织、提供面临的挑战,进而提出加强助产服务的政策建议。除了利益相关者访谈外,两位定性研究员以见习的机会,分别在提供分娩服务的初级卫生保健机构和二级转诊医院进行了为期两周的非参与式观察。研究组设计了半结构式的观察清单,主要的观察内容包括医疗机构的环境(如体检工具,检查、化验设备,产房设施等),助产士与孕产妇的交流,分娩过程与操作流程,转诊流程,产科记录等。两位定性研究员以见习生的身份,观察助产士参与的分娩,也目的性地选择观察急诊时间的(如凌晨或者半夜)分娩情况。每天观察结束后,她们都及时整理观察记录和现场笔记,观察期结束后汇总了所有的文字信息和医疗机构环境的照片信息。对于观察过程中出现的一些特例的现象,研究人员通过利益相关者访谈进一步讨论和确认,获得更准确地理解和解读。

## 三、个人深入访谈

个人深入访谈通常是以访谈者与被访者一对一深入交流的形式开展,在条件允许的情况下,也可以有一位记录员参与,负责现场的记录和观察,包括去结构化访谈或半结构式(semi-structured interviews)访谈。去结构化访谈即围绕研究主题,提出一至两个较为宽泛的问题,与被访者进行深入探讨。例如,对流动人口结核疑似患者的访谈,访谈者提出"本研究旨在了解流动人口出现结核疑似症状，如咳嗽、咳痰超过两周，咯血等症状，他们是如何寻求医疗服务的。您能谈谈您自己的经历吗？"接下来的交流则是访谈者基于被访者的讲述，挖掘围绕研究主题的信息，以探索性问题或者澄清说明原委为主。半结构式访谈则是有一系列围绕研究主题预设的开放式问题引导访谈过程，并在交流过程中逐步深入，探寻丰富且有深度的信息。在设计半结构式访谈提纲时，每一个问题可包括三个层次：主要问题（main question）——跟进问题（follow-up question）——探索性问题（probes）。例如，在探究流动人口结核疑似患者的就诊经历时，主要问题是"出现咳嗽、咳痰超过两周，咯血等症状后，您是否有就医？"；跟进问题有"如果有就医，请谈谈您的就医经历（包括何地、何时就医，就医诊断、医生建议和结果等）；如果没有就医，为何未就医？"；探索性问题为大多基于患者的回答捕捉与研究主题相关的关键信息，若患者提及"未就医，自己吃了些药"，则可追问"吃了哪些药？为何吃这些药，谁推荐的？"等。

个人深入访谈是一个双方交流、对话的过程，并非按照访谈提纲逐一提问，具有相当的灵活性。为避免干扰，保护被访者隐私，访谈安排在独立的空间为宜。就访谈技巧而言，当被访者到场后，访谈者可与其寒暄，消除被访者的紧张感。访谈开始后，通常以较为容易回答的问题开场，如被访者的日常生活、工作等，再逐步引导至与研究主题相关的问题，并由浅入深，先从知识、现状、行为类问题，逐渐深入到被访者个人意见、态度或感受类问题。访谈者需掌握访谈的节奏与深度，避免访谈偏离研究主题，影响信息的丰富性与完整度。通常个人深入访谈时长可控制在 1 小时左右，若时间过长，被访者容易疲惫，或不愿意充分表达其观点。表 4-2-1 呈现了开展个人深入访谈的步骤。

表 4-2-1　定性访谈实施步骤：个人深入访谈

（一）准备阶段
1. 组织访谈小组成员：主持人，1 位；观察、记录人员，1～2 位。
2. 联系被访者。
3. 准备知情同意书，可由访谈组成员向被访者解释说明，或直接请被访者阅读知情同意书，获取口头或书面形式的访谈许可。
4. 安排访谈时间与地点：双方协调开展访谈的时间，并选择无干扰的独立场所为宜。确认访谈者对访谈时间、地点理解清楚，必要时需确认被访者是否有交通条件抵达访谈地点。
5. 准备用具，通常包括纸、笔和录音设备，访谈前测试录音设备，确保正常工作。

（二）开始访谈
1. 简单介绍研究项目与研究目的。
2. 介绍参加访谈的小组成员。
3. 征询被访者是否有疑问，或者是否愿意继续参加访谈。
4. 征询被访者是否同意对访谈进行录音。

（三）正式访谈
1. 请被访者做简单自我介绍，通常包括年龄、工作年限、工作职务等。
2. 根据访谈提纲展开访谈。

（四）结束访谈
1. 访谈接近尾声时，可总结此次访谈的要点，与被访者确认是否理解有误，并询问被访者是否还有补充。
2. 向被访者致谢。
3. 在有条件的情况下，可承诺将访谈转录与被访者分享，请他/她核对信息否正确。

（五）后处理阶段

1. 访谈结束后，访谈小组成员内部反馈、讨论访谈内容，包括信息是否丰富，是否需要调整或增加访谈问题等。每次会议需做好笔记，以备数据分析、解释使用。
2. 在记忆仍清晰时，借助现场笔记，尽快完成转录。
3. 妥善保存录音、转录等文件，去敏感信息，标签区分各访谈，确保信息安全。

## 四、焦点小组讨论

焦点小组讨论的特点是通过小组成员间的互动，围绕研究主题进行充分讨论，以获取对研究现象更广泛和深入的理解。根据研究目的，一般来说，招募的小组成员是有共性的群体，如相似的经历、行为方式等。在小组中谈论个人经历和观点时，通常可以对其他参与者形成启发，鼓励各小组成员参与分享，甚至是对某些观点提出不同的想法和意见。组建焦点小组时，最好也将共性小组中各成员的多样性纳入考虑之中。例如，在组织孕产期妇女的焦点小组讨论时，孕期妇女与产后妇女经历与体验不尽相同，基于研究目的可分别组建孕期小组与产后妇女小组讨论。在组建孕期妇女的小组时，需兼顾不同孕期，如孕早期、中期和晚期初产妇与经产妇等特点，邀请并鼓励小组成员充分交流与表达。通常一个小组包含6～8位参与者，若人数太多很难确保每位参与者都能够充分参与。讨论的时长一般也控制在1～1.5小时。

开展焦点小组讨论的步骤与个人深入访谈一致（表4-2-1）。访谈组成员可引导参与者做圆桌讨论式安排座位，并在访谈开始前，尽量让参与者熟悉环境，降低紧张感。主持人要掌控全局，鼓励参与者间的讨论，避免仅个别参与者发言。同时，也要把控访谈节奏，不能因参与者间的讨论而偏离研究主题。同样的，需要仔细聆听每个人的谈话，适时深入询问，捕捉更多细节信息。记录员和/或观察员则需对各个参与者进行标记或者编号，以便记录时对应发言人，协助后期的文字转录。

以结核病项目评估为例，根据不同的研究目的，研究团队有目的性的邀请利益相关者参加个人深入访谈（包括政策制定者、政策执行者与医院管理者等）以及与结核病定点医院提供结核诊疗服务的医务人员和患者的焦点组讨论。表4-2-2呈现了节选的定性访谈设计。

表4-2-2　结核病评估项目定性访谈设计案例——个人深入访谈与焦点组讨论

| 个人深入访谈 | | |
| --- | --- | --- |
| 访谈对象 | 主要访谈目的（节选） | 访谈提纲（节选） |
| 省级<br>－卫健委疾控处负责人 | 了解结核病多渠道筹资政策出台的过程，以及制定和出台过程中遇到的困难和挑战 | **主问题**：省卫健委是如何协调社保、民政及财政等部门出台项目要求的多渠道筹资政策的？<br>－（跟进问题）在政策出台过程中遇到了哪些困难和挑战？这些问题是如何解决的？<br>－（探索问题）具体哪些部门协调难度最大？难度大的原因是什么？ |
| 地市级<br>－医保局负责人 | | **主问题**：请您介绍当地新筹资政策是如何出台的？<br>－（跟进问题）在政策出台过程中遇到了哪些困难和挑战？这些问题是如何解决的？<br>－（探索问题）从医保的角度，在新筹资政策制定过程中，主要有哪些考虑？ |

| 焦点小组讨论 | | |
|---|---|---|
| 地市级<br>- 结核病定点医院负责结核诊疗的医务人员（共 6 人，门诊及住院医生） | 了解新筹资政策实施后对结核病患者经济负担的影响 | **主问题**：您了解新的报销政策吗？您觉得新政策怎么样？<br>-（跟进问题）对结核患者，尤其是耐药结核患者诊疗负担的影响，请举例说明<br>-（探索问题）普通结核患者 / 耐药结核患者：如果认为患者经济负担减轻了，主要是什么原因？如果认为患者经济负担仍重，主要是什么原因？ |
| 地市级<br>- 结核病患者（6 人，至少包括 3 名来自农村，没有职工医保的患者） | | **主问题**：您了解新的报销政策吗？您觉得新政策怎么样？<br>-（跟进问题）对结核病诊疗负担的影响，请举例说明<br>-（探索问题）如果认为经济负担减轻了，主要是什么原因？如果仍感觉经济负担重，主要是什么原因？ |

# 第三节　定性数据分析

## 一、定性分析的原则

定性数据以文本信息为主，例如访谈转录、现场调查笔记，包括对图像信息或肢体语言的记录与注释等。在定性数据收集过程中，研究者可较为灵活的完善研究设计，与此同时也开始提炼围绕研究问题的概念或现象本质。事实上，定性数据分析在数据收集时就已经开始了（"Qualitative analysis transforms data into findings. No formula exists for that transformation. Guidance，yes. But no recipe."）。

定性数据分析通常遵循以下 5 个原则：

**1. 从研究对象的视角解析他们对现实世界的看法是定性数据分析的核心原则，也是开展定性研究的理论基础**　研究对象对社会现象的看法或许与研究假设并不一致，而且不同研究对象对研究主题可能也持有不同观点。研究者需要清楚的区分自己与研究对象对研究问题的看法，尤其是研究对象有一些出乎意料的反馈时，在数据收集和数据分析过程中可加以批注，但不要急于附加研究者自身的解释，避免信息偏倚。例如，与结核患者的访谈过程中，有患者质疑"免费"一线抗结核药的疗效，研究者应鼓励被访者充分发表他们对这一问题的看法，并做相关注释，进行综合、系统的数据分析，以对原始数据进行解释。

**2. 对于一个社会现象的理解不能脱离其所处的环境**　一些客观的环境，如城乡、地域的差别会影响人们的行为、态度等，更重要的是历史、政治背景、社会文化和组织机构的特点也与特定社会现象的形成息息相关。因此，在定性数据分析过程中应充分考虑研究对象所处的环境，探索这些环境因素是如何塑造或影响研究对象的行为、想法等。例如，在探索女性选择剖宫产原因的研究中，有孕产妇提到"我只有一次机会（计划生育政策环境下），不想冒任何风险。"而在一些农村地区，也有孕产妇谈及家中老人希望选择孩子出生的黄道吉日而选择剖宫产，甚至（随着社会经济与医疗技术的发展）剖宫产渐渐在这个地区成了一种"时尚"。对于这些数据的解释以及相关干预措施的制定均需要考虑社会、文化、政治与经济发展背景。

3. **现存的理论可为定性研究设计与数据分析提供理论指导，与此同时定性研究也可为价值理论的产生提供证据**　例如，研究人员以 PIOT 模型为理论框架指导定性研究设计，探索结核病患者发现与管理过程中卫生服务的可及性、可获得性、可接受性与可负担性（图 4-2-1）。基于该理论基础，数据分析初始则会引入这些概念，并进一步分析各个主题间的关联性。另一方面，研究者亦可避免已存在的理论框架的影响，而是植根于收集的定性数据中，从而归纳、演绎，形成新的价值理论或指导框架。

4. **个别特殊案例可能引起对问题的洞察或者以此为线索开展进一步调查**　在数据分析中，研究者将归纳不同的研究对象对某一问题相同或类似的观点，注意理解、记录少数人不同的看法也同等重要，例如一些被访者因为各种原因（如话题较敏感、紧张等因素）在访谈中没有充分地表达自己的想法，因此个别谈及的观点更不能被忽略。定性研究的重要贡献之一也在于让少数人的声音在科学舞台上得到重视。

5. **对人类行为、观点的理解不是一蹴而就的**　正如前述，定性数据分析始于并贯穿于数据收集过程，这使得研究者充分暴露于被研究者的生活、社会环境中，综合考虑其研究的环境背景，以便准确地从被研究者的角度解释研究现象。

## 二、定性分析的基本步骤

定性数据分析是将海量文字信息进行"数据切割"的过程，逐步对信息进行提炼，使其概念化，并解析其间的关联。例如，扎根理论（grounded theory）、内容分析法（content analysis）等，通常自下而上，采用归纳法描述或解释社会现象。自 20 世纪 80 年代以来，主题分析法（thematic analysis），如主题框架法（framework approach）则将数据分析建立在主题分析基础上，以矩阵形式进行归类分析，已被广泛应用于卫生政策研究以及健康服务评估分析。

不同的定性分析方法各有特点，大多遵循五个基本的分析步骤：

1. **汇总、重新熟悉数据**　首先，汇总所有的定性数据，如现场观察笔记，访谈转录和研究者笔记或备忘录等，反复阅读，沉浸于数据中。在熟悉数据的过程中，一方面对数据质量进行评估，例如是否采集到研究主题相关的信息，数据是否丰富、生动，交流是否深入或仅流于表面等，这些判断将与结果解释和研究质量密切相关。研究团队成员的培训（包括访谈技巧、访谈地点和相关安排的合理性等）以及在数据收集过程中的及时反馈与调整均是保障数据质量的重要步骤。另一方面则是对内容进行预判，如是否有"出乎意料"的发现，不同类型被访者（如患者，家属，卫生服务提供者等）的行为模式，他们对同一问题的相同或不同看法，塑造他们行为模式、看法的相关因素以及之间的关联性等。一边熟悉数据，一边做备忘录，以便进行数据编码。

2. **数据编码**　编码即赋予数据以"指示物"或"描述符"，既可以是简短的文字或短句，也可以是一个完整的句子，标记研究者的想法，便于后期将海量数据进行整理、归类，使分析过程透明且准确。关于如何制定编码并没有统一的操作指南，有围绕研究问题生成的，如果有理论框架作为指导也有直接借用相关文字的，或者直接使用访谈转录中被访者的话语作为编码。重要的是需要避免先入为主的概念，而忽略了数据传递的信息。开启数据编码初始，一些学者建议使用较为宽泛的标识作为编码，随着数据编码的推进，则需要生成新的编码以更明确所标记文字的意义。数据编码是一个递进、往复的过程，通常对访谈记录进行逐行编码，避免编码中的信息损失。

**3. 数据展示** 数据展示则是编排、盘点其主要信息,包括检验生成各主题数据的丰富性以及数据中显示的共性或异质性等。基于数据编码,认真理解每一个代码的意义,并进行编码排序,在数据编码片段中分析其相似性、关联性或解释性并减少或"剔除"重复信息,逐步进行信息归类,生成分主题、主题或概念化。在生成类别和主题时,需检验支持性数据的丰富性,例如涉及某信息出现的频率、持续时间或被访者使用了某特定的词汇描述该现象等,并仔细思量文字间的细微差别,造就此现象的环境、背景因素以及研究假设中未被提及的内容。

**4. 数据提炼** 数据提炼则是进一步"蒸发"数据的过程,将必要的与非必要的信息分拣提纯,并进行小结,以得到较为完整的数据解析画面。数据提炼的过程可采用一些可视化的方法,例如建立矩阵或以图表的形式呈现不同主题以及同一主题下不同被访者的编码数据,以便比较、总结主要发现。

**5. 结果解释** 结果解释是增加数据分析透明化和可靠性与可信性的一重要步骤。定性结果的展示并不是突出几个吸引眼球的主题,而是根据这些分析步骤,始终忠于被访者的经历、想法,综合分析后得出的结果。为了确保对数据理解的准确性,研究者可与个别被访者讨论分析的结果,或者寻求社区的反馈,求证或反思对数据的解析。另外,在混合方法的研究中,研究者需整合定量与定性的研究结果,通过不同的研究方法获得相似的或相互补充的结果,也可能出现相互矛盾的结论。通常,当定量与定性结果出现矛盾时,研究者需要深究为何出现这样的情况,是否需要在相互矛盾的方面开展进一步研究,并决定如何恰当地呈现总体的研究结果。

如图 4-3-1 所示,基本的分析步骤间相互关联,既是结构化的,实际操作过程中也具有灵活性。例如,研究人员在实地工作时就已开始熟悉现场数据和其他相关的环境、背景信息,实地调研笔记已可开始进行数据编码。数据收集结束后,全面熟悉数据并继续数据编码和提炼。然而,研究者也可能重新回顾前几个步骤的工作,随着信息的积累,进而精练编码,甚至重新阅读原始数据,检验生成的类别与主题等,并与知情者讨论初步的发现寻求其反馈,以确保对数据解释的准确性与可靠性。

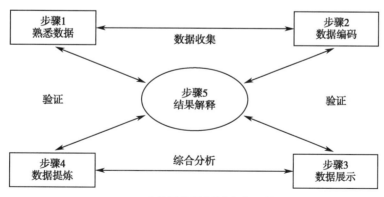

图 4-3-1 定性数据分析基本步骤关系图

## 三、定性数据分析实例——以主题框架法为例

主题框架法是建立在矩阵基础上的演绎分析方法,分析过程严谨、透明,可操作性较强,广泛运用于卫生政策或应用性研究。本节以中国农村地区孕产期保健服务质量研究为例介

绍主题框架法的分析步骤。

**1. 汇总、熟悉定性访谈资料以及现场调查笔记** 中国农村地区孕产期保健服务质量干预研究分别在社会经济发展较落后的中、西部地区共三个项目省开展。基线调查阶段，研究组采用定量与定性结合的方法，了解选点地区孕产期保健服务质量现状，并提供证据完善干预措施设计。定性研究部分的利益相关者访谈包括当地政策决策者，乡镇卫生院、县医院主管领导以及妇产科医生个人深入访谈，和孕期、产期妇女的小组访谈。访谈者具有丰富的定性研究经验，且熟悉当地方言。经被访者同意后，所有访谈都录了音，参与访谈的记录员将录音转录成文字，仅研究组成员可接触到原始录音和去个人信息的转录材料。现场调查结束后，两位主持访谈的定性研究核心成员汇总了所有收集的定性数据，反复阅读，重新熟悉数据。在大型项目中，若在访谈人物类型较多，访谈数量较大的情况下，可根据不同的定性数据收集方法（如个人访谈、焦点小组讨论等），不同类型的受访者（如政策决策者、政策执行者、政策覆盖人群等），兼顾受访者的社会属性（如性别、社会经济状况）等方面，抽取足够量的数据进行仔细、深入阅读，为接下来的分析步骤做准备。

**2. 制定主题分析框架** 围绕研究目的，根据汇总数据中出现的关键问题、理念、经历以及看法等，制定一系列围绕研究问题的分层级的主题分析框架，其目的是引导数据编码，进而归纳与整理数据。主题分析框架的完善也是一个动态、往复的过程。在半结构化访谈提纲的基础上，即可开始构建主题分析框架的雏形。随着现场工作的推进以及对采集数据的熟悉，进而修改、细化分析框架。在进入数据编码后，根据涌现出的更多信息，仍需进一步对分析框架进行调整和完善。表 4-3-1 呈现的是中国农村地区孕产期保健服务质量基线调查时用于定性数据分析的主题分析框架片段。

表 4-3-1　中国农村地区孕产期保健服务质量基线调查（定性研究）：主题分析框架片段

| |
|---|
| 1. 卫生服务质量的界定 |
| 　1.1　卫生服务质量的定义 |
| 　1.2　卫生服务质量的评价方法 |
| 　1.3　卫生服务质量的重要属性 |
| 2. 分娩意愿 |
| 　2.1　分娩方式 |
| 　2.2　疼痛管理办法 |
| 　2.3　分娩地点 |
| 3. 助产服务 |
| 　3.1　助产技能 |
| 　3.2　助产资质 |
| 4. 分娩费用及负担 |
| 　4.1　分娩自付费用 |
| 　4.2　医保报销 |
| 　4.3　减免政策 |
| 　4.4　费用负担 |
| 5. 对于分娩服务的看法 |
| 　5.1　分娩过程中好的体验 |
| 　5.2　分娩过程中不好的体验 |
| 　5.3　不好体验的原因 |
| 　5.4　意见与建议 |

**3. 进行数据编码** 在主题分析框架的引导下,逐行阅读所有转录文本,运用简洁的文字说明,进行数据编码。无数的编码信息将汇总成不同的分主题与主题,如前所述,编码过程也将协同主题分析框架的修改。主题指引下的数据编码是有"目的"性地搜索信息,效率较高,对提取的相关信息也可进行比较,但也容易忽略掉一些不在预设范围内的数据信息。研究者仍需秉持"开放"的眼光、态度,沉浸于数据中,对于编码过程中的发现,尤其是"意外收获",可进行备注,随着数据编码的推进,进一步考虑对不同主题的归纳,或增加新的分主题与主题。例如,在孕产期保健服务质量的访谈中,有被访者提及了循证医学的概念,进而主持人在对决策者与卫生服务提供者的访谈中都问及了这一问题。表4-3-2呈现了乡镇卫生院院长以及乡镇卫生院医生访谈记录的编码片段。

**表4-3-2 中国农村地区孕产期保健服务质量基线调查(定性研究):编码片段**

| | 数据编码 |
|---|---|
| **乡镇卫生院,主管妇幼工作的院长** | |
| T:您听说过循证医学吗?<br>G:是的,听说过。<br>T:这指的是什么?<br>G:我理解所有的临床操作都是以证据为基础的。 | 对循证医学的理解 |
| T:您如何看待循证医学?<br>G:循证医学的概念是好的,但我认为目前执行起来有难度。你看,现在医患关系紧张,一些患者家属也不听解释,特别在农村,解释不清。 | 循证医学执行困难<br>执行困难的原因:医患关系 |
| T:我们已经讨论了不少服务质量相关的问题,您还有其他补充吗?<br>G:我把我想到的都说了,包括(加强)管理,质量(控制),(争取)政府、社区和其他方面的支持等。 | 提高卫生服务质量的措施 |
| **乡镇卫生院,医生** | |
| T:您听说过循证医学吗?<br>S:听说过,但我不会解释,大概和医院管理有关吧。 | 对循证医学的理解 |
| T:您如何看待循证医学?<br>S:在某些方面讲是好的,比如B超检查胎儿性别是禁止的,这样我们可以保护母亲和胎儿。 | 循证医学效果 |
| T:您认为分娩服务质量主要涉及哪些方面?<br>S:主要是(助产)技能,质量,交流和(分娩)环境。不过,我还是说不好那个循证医学。 | 卫生服务质量定义<br>对循证医学的理解 |

**4. 按主题对数据进行分类** 数据编码完成后,将内容相似或相近的数据编码剪接出来,呈现在表格中,进而分析数据间的关联或不同被访者对同一问题相同或不同的看法(主题归类示例见表4-3-3)。首先,根据主题复制、粘贴所有被访者剪接出来的数据编码。然后,对同一类型被访者的编码数据进行信息提炼,例如:大多数这一类被访者是如何看待这个问题的,少数人有什么样的观点?最后,比较不同类型被访者对这一问题的看法、态度等。在将数据进行分类时,数据编码片段脱离了原始数据背景。因此,分析过程中研究者对数据理解的备注对后期数据的综合诠释是非常有帮助的,必要时也可回到原始数据中,结合访谈的语境,准确的理解编码数据的含义。

表4-3-3　中国农村地区孕产期保健服务质量基线调查（定性研究）：主题归类示例

| 循证医学 | 卫生服务提供者<br>（n=12） | 医院管理者<br>（n=6） | 妇幼保健决策者<br>（n=3） |
|---|---|---|---|
| 循证医学的理解 | **常见回答**：从没听说过（n=7）；听说过，但不知道或不清楚具体是什么或了解得不多（n=5）<br>**少数回答**：一位提到证据来自大样本人群；一位谈到"照书操作"（备注：指教科书） | **常见回答**：大多数都没听说过<br>**少数回答**：两位听说过，但了解不多；杂志上看到的 | 所有人都听说过循证医学的概念；了解不多<br>一位提及概念较新 |

注：所有类型的访谈对象对循证医学的理解都很有限。

**5. 数据的总结与诠释**　在主题分类的基础上，围绕研究目的，描述现象属性或本质，分析各主题间的相关性，并对现象进行解释。此阶段，需要综合考虑各种环境因素，例如相关政策的变迁，社会经济发展和当地的习俗、文化等，并与知情者反馈、讨论主要的研究发现，确保结果诠释的可靠性与准确性。例如，农村地区孕产期保健服务质量研究的目的之一，是调查孕产期服务费用负担情况。所有的妇幼保健决策者和卫生服务提供者都提到当地依据国家意见，出台了农村孕产妇住院分娩费用减免政策，很大程度上减轻了农村孕产妇住院分娩费用负担。在对孕妇和产妇的小组访谈中，大部分孕妇和产妇表示近年来"家里日子过好了""政策也好"，加之"生孩子是大事，无论多少钱也是要花的"。少数产妇提到因为孕产期并发症，做了剖宫产，虽然报销了一部分，经济负担还是很重。

# 第四节　定性研究撰写与报告

## 一、定性研究质量

与定量研究重视研究代表性与可推广性不尽相同，根据定性研究的特点（即探索、发现和理解事件发生的缘由或者现象本质），评价定性研究质量的根本原则是可信性（trustworthiness）。基于可信性的原则，学者们通常从以下四个维度评判定性研究质量。

**1. 真实性（credibility）**　前文已述，定性研究立足于现实的社会、生活情景。定性研究的真实性则是反映研究者对研究发现的信心。例如，在回顾总结的定性发现时，是否各发现之间存在逻辑关联，是否一致或者存在矛盾的地方；是否原始数据足够丰富，以支持结果解释，或者需要更多数据以达到足够的深度与广度；被访者是否认为数据的解释准确等。

**2. 可靠性（dependability）**　与定量研究中的信度分析类似，定性研究的"信度"考虑的是研究结果是否可靠，包括定性研究设计是否合理，实施过程是否遵循定性研究方法学的理论和规则。通常在评价结果的可靠性时，可参考以下几方面：①研究问题是否适合采用定性研究设计，提出的定性研究问题是否清楚；②多个参与现场调查的研究人员是否使用统一的或类似的调查工具；③不同来源的数据（如来源于不同利益相关者的数据，或者来自不同方法采集的数据等）是否存在相似性，即数据的三角验证（data triangulation）。尽管定性研究不可能重复生成完全相同的结果，但反映出来的逻辑模式在一定时期内仍会保持相对的稳定。

**3. 可确认性（confirmability）**　定性研究的数据收集通常是研究人员与研究对象互动

的过程,而数据分析在很大程度上也依赖于研究者的归纳与推理。不少学者曾质疑定性研究的客观性。因此,定性研究的可确认性反映在清楚划分研究者与研究对象的个人知识、价值体系,从而客观的解读研究数据与结果。"自省性"(reflexivity)在定性研究中指的是定性研究者需要意识到并记录下自己在研究中的角色,包括个人的研究假设,偏见/偏爱,或互动过程中的回应等均可能影响数据收集和诠释。自省性的运用也是为了更好地实现定性研究的可确认性。

**4. 可外推性(transferability)** 背景因素在诠释定性研究结果方面是举足轻重的,因此不少学者质疑定性研究结论的可外推性。定性研究证据是概念化的,而非统计学的代表性。如果选择的"样本"所表达的观点和经历能反映关键的研究问题,通过定性研究获取的知识、证据也是可以运用到其他环境中的类似人群。当然,在结果外推时仍需综合考虑其环境因素的影响,合理的运用研究证据。

## 二、定性研究撰写规范

基于定性研究质量评价原则,为了使研究证据可转化、有影响力,则需要规范、透明的报告定性研究。定性研究撰写通常遵循四个基本原则:

**1. 定性结果的撰写需充分、准确反映客观事实** 定性研究中,参与者对于事件或现象的诠释可能呈现多面性。报告定性研究结果应尽量兼顾或平衡发现的多样性、丰富性。例如,探究女性在没有医疗指征的情况下选择剖宫产的原因,主要发现包括:大多数孕产妇表示因为"怕痛",或"担心(顺产会有)风险";少数女性提及家庭成员希望挑选孩子出生的"吉日",或当地认为剖宫产是一种"时尚"。此外,个别产妇提到剖宫产后感到"遗憾",不能在第一时间抱宝宝。因此,定性结果的报告并非简单的一一罗列,需结合对政策环境以及社会、文化、信仰、经济发展等因素的综合分析,探索其关联性、真实性以及外推性。

**2. 确保不会对参与者造成损害** 定性研究中很重要的伦理学原则就是尽可能避免对参与者造成任何形式的伤害。在参与者知情同意的情况下,采用匿名或多种方式保护个人隐私。然而,一些知情者访谈,即使匿名也很难保证参与者身份不被识别。一方面可与参与者进行讨论,结果的诠释是否准确。另一方面,采用多种隐私保护方式,如模糊研究选点、佚名等。

**3. 参与者的"声音"反映、支持定性研究发现** 定性研究撰写的特点之一就是用参与者自己的话语来反映他们看问题的视角。通常会引用多位参与者原话或是对话片段,支持定性研究结果的总结,也更生动、细致地反映参与者的观点甚至其中的情绪色彩。在引用原话时,若有需说明的地方,可在括号中添加说明,以帮助读者更好的理解语境。例如,在上述剖宫产研究中,一位新妈妈谈及自己的感受,"想着技术(剖宫产)很成熟的,也安全,听到宝宝的第一声啼哭,(我)都激动地哭了。护士抱来看了一眼,我却没办法抱他(宝宝),感觉挺遗憾的。"——初产妇2(小组讨论,XY市)

**4. 清楚、透明地报告研究者在数据收集与分析过程中的"自省"** 如前所述,为确保定性研究的可信性,研究者需秉持"自省"。因此,在撰写中亦需清楚的报告数据收集过程,包括研究者本人的知识或研究背景,何时、何地、谁参与了数据收集,研究者与参与者间的关系、互动模式以及在此过程中研究者觉察到的可能影响结果解释的现象或事件(如外来的干扰或其他人的介入等)。清楚地报告这些信息,才能让读者判断定性研究的质量。

随着定性研究在健康领域的广泛应用,国际上提出了定性研究学术论文撰写规范,以提高定性研究报告质量。2001 年,《柳叶刀》发表了一篇题为 *Qualitative research*:*standards*,*challenges*,*and guidelines* 的文章,该文作者围绕研究的现实意义、有效性和自省性讨论了评价定性研究的标准,并提出了报告定性研究的一系列准则,供撰稿人与审稿人参考。2007 年,澳大利亚悉尼大学公共卫生学院的 Allison Tong 团队在已发表的定性研究报告质量和规范评价研究的基础上,总结了定性研究报告标准(Consolidates Criteria for Reporting Qualitative Research,COREQ),提出涉及三个方面:①研究组和自省性;②研究设计;③分析和发现,共32 条标准的报告清单,详见表 4-4-1。此外,O'Brien 与同事也基于现存的定性研究相关指南、报告标准等文献,根据论文报告的架构,总结了 21 条定性研究报告标准(the Standards for Reporting Qualitative Research,SRQR)。EQUATOR(Enhancing the Quality and Transparency of Health Research)协作网汇总了常见的健康研究撰写标准和指南,也包括定性研究报告规范,供参考。

表 4-4-1　定性研究报告标准——个人访谈与焦点组讨论(COREQ)

| 编号 | 项目 | 解释性问题/描述 |
|---|---|---|
| **第一部分:研究组和"自省性"** | | |
| 研究者个人特征 | | |
| 1 | 访谈者/主持者 | 谁主持的个人访谈或焦点组讨论? |
| 2 | 资质 | 学位。例如,哲学博士或医学博士 |
| 3 | 职业 | 研究期间,研究者的职业 |
| 4 | 性别 | 男性或女性 |
| 5 | 经验和培训 | 研究经验或受训背景 |
| 研究者与参与者的关系 | | |
| 6 | 联系 | 是否在研究开始之前研究者就与参与者建立了联系? |
| 7 | 参与者对访谈者的了解 | 参与者对访谈者的了解程度如何?例如,个人目标、开展研究的原因或依据 |
| 8 | 访谈者特征 | 在文章中报告了访谈者的哪些特征?例如,信息偏倚、研究假设、对研究主题感兴趣的原因等 |
| **第二部分:研究设计** | | |
| 理论框架 | | |
| 9 | 方法学和理论 | 研究设计基于何种定性研究理论?例如,扎根理论、现象学、民族志等 |
| 研究对象 | | |
| 10 | 抽样 | 抽样方法。例如,目的抽样、方便抽样、滚雪球抽样等 |
| 11 | 邀请参与者 | 如何与参与者取得联系?例如,面对面邀请,或通过电话、信件、电子邮件等形式 |
| 12 | 样本量 | 共有多少参与者? |
| 13 | 拒绝参与或中途退出的人数 | 有多少人拒绝参与或中途推出?拒绝或退出的原因? |
| 场所/地点 | | |
| 14 | 访谈地点 | 在哪里进行的访谈?例如,家中、诊所或工作场所 |
| 15 | 在场的非参与者 | 是否有除研究者和受访者之外的其他人在场? |
| 16 | 样本描述 | 样本的主要特征,例如,人口学信息等 |

续表

| 编号 | 项目 | 解释性问题/描述 |
|---|---|---|
| 数据收集 | | |
| 17 | 访谈提纲 | 是否研究组设计、使用访谈提纲(如半结构式提纲)？是否经过预试验？ |
| 18 | 重复访谈 | 是否有重复开展的访谈？如果有，是多少？ |
| 19 | 录音/影像记录 | 研究者是否通过录音或录像进行记录？ |
| 20 | 现场笔记 | 在进行个人访谈或焦点组讨论过程中或结束后是否做了笔记？ |
| 21 | 时长 | 个人访谈或焦点组讨论开展的时长？ |
| 22 | 信息饱和 | 是否讨论了信息饱和的问题？ |
| 23 | 反馈 | 转录文件是否反馈给参与者审阅并纠正错误？ |
| **第三部分：分析与发现** | | |
| 数据分析 | | |
| 24 | 数据编码的数量 | 分析中使用了多少个数据编码？ |
| 25 | 描述编码树 | 是否对编码树进行了阐述？ |
| 26 | 主题生成 | 生成的主题是预设的，还是从数据中提炼出的？ |
| 27 | 软件 | 如果使用了软件进行数据管理，何种软件及版本？ |
| 28 | 参与者审阅 | 参与者是否对研究结果进行了反馈？ |
| 报告 | | |
| 29 | 引语 | 是否引用了参与者的原话来说明问题/结果？每条引文是否都明确了身份识别？例如，参与者编号 |
| 30 | 数据和发现的一致性 | 报告的数据与总结的发现是否一致？ |
| 31 | 主要主题 | 是否在研究结果中清晰报告了主要主题？ |
| 32 | 次要主题 | 是否对特殊案例或次要主题进行了讨论？ |

### 三、混合方法研究结果报告

混合方法研究(mixed-methods study)即采用两种或更多的研究方法，通常将定量与定性研究相结合，从不同的维度回答研究问题，整合定量与定性的研究结果，较为全面地理解与诠释研究现象，使得研究证据更具说服力。在充分理解定量研究与定性研究各自擅长回答的问题的基础上，设计混合方法研究通常有以下几种方式：

**1. 小规模定性研究引导定量研究设计**　包括提出研究假设，辅助问卷完善或干预性研究设计等。例如，世界卫生组织预在莫桑比克开展促进产前检查质量的干预性研究，则首先进行了定性观察与利益相关者访谈，了解当地医疗机构开展产前检查的现状，存在的问题和挑战，并熟悉当地社会、文化、信仰等影响产前检查使用的因素，进而设计干预措施，定量数据收集方式和干预评估方案等。

**2. 初步或现存的定量调查指导定性研究设计**　在公共卫生领域，定性研究设计通常也基于现有的二手数据分析，如国家人群健康相关的数据、调查，或人口普查数据。在提出定性研究问题时可兼顾更广的人群范围，也可辅助选点以及定性研究抽样设计，以便取得更可靠的定性研究的外推性。例如，根据我国卫生服务调查数据，了解剖宫产的流行情况，发现农村、西部地区剖宫产率持续增长，然而除了年纪，孕产妇的其他人口学与社会学特征与剖宫产使用并无统计学上的显著相关性。基于这些发现，则可运用定性研究方法探索为何农村、西部地区剖宫产率持续增长。

**3. 定性研究作为补充,对定量研究的发现进行解释** 在这一类设计中,定性研究部分主要是以解释定量研究为主要目的。例如,针对新型冠状病毒感染预防知识、态度、行为调查发现大多数人都知晓防护措施却并没有付诸以行动。此时,定性研究则可以深入探究其原因,补充、解释定量研究发现。

**4. 定量研究作为补充,检验定性研究价值与可外推性** 此类研究设计则是以定量研究的优势判断定性研究生成的理论或发现是否可广泛应用与推广。例如,定性研究了解到尽管医疗保险提供一定比例的报销,但低收入耐药结核患者仍面临很重的经济负担,一部分患者向亲戚朋友借钱或贷款或变卖资产以维持治疗,也有一部分患者,尤其是老年患者决定放弃治疗。基于这些发现,后续的定量调查量化了耐药结核患者的灾难性医疗支出比例,尤其是低收入群体的患者经济负担以及放弃治疗的患者比例,进而为相关政策建议提供全面、有力的证据。

在"预备式"研究(formative research)或干预性、项目评价研究中,定量与定性研究通常同等重要,围绕研究总目的和分目的,定量、定性数据收集可同时展开。数据分析也可围绕研究主题同时进行,或从某一种方法得到的分析结果亦可启发来自另一种方法的数据收集、分析或结果阐释。

混合方法研究的特点在于不同研究方法的结合。因此,在报告研究结果时应呈现所有研究方法的发现,并体现这些结果间的相关性。在组织、报告定量与定性研究结果时,一种形式可就研究的每一个主要发现,分别呈现定量和定性的结果,并阐明定量与定性结果间的关联。例如,在调查结核疑似患者对结核病"免费"治疗政策知识与态度时,定量调查发现约一半的调查对象未听说过"免费"治疗政策;定性访谈的结果支持这一定量发现,并进一步报告了受访者看待"免费"治疗政策的态度。另外,也可根据不同的研究方法,分别报告各自的研究发现,然后小结通过不同方法得出结果的相关性或关联性。例如,在斯里兰卡调查产前抑郁的研究中,作者基于定量数据报告了产前抑郁的流行情况,检验了孕妇的人口学特征、健康指标与产前抑郁的相关性;随后,定性研究从孕妇家庭的社会经济状况、文化、社会与家庭支持等方面剖析了产前抑郁的影响因素,结合定量发现讨论了当地产前抑郁流行的卫生体系与健康的社会决定因素。一些混合方法研究中,会出现定量与定性研究在检验同一现象时其结果不一致的情况。研究人员一定要保持客观的研究态度,提供数据支持,如实报告不一致结果,甚至是矛盾的结果,进而讨论可能的原因,或开展进一步调查探索合理解释。

(龙　倩　江蔚曦　贾宇飞)

## 思考与练习题

1. 定性研究方法适用于回答哪些类型的研究问题?
2. 定性研究的特点体现在哪些方面?
3. 请举例说明定性研究抽样原则。
4. 请介绍不同定性数据收集方法的特点与适用情况。
5. 定性数据分析主要包括哪几个步骤?
6. 请说明定性研究撰写规范的基本原则。

# 参 考 文 献

1. Greenhalgh T，Annandale E，Ashcroft R，et al. An open letter to The BMJ editors on qualitative research[J]. BMJ，2016，352：i563.

2. Gretchen B. Rossman，Sharon F. Rallis. Learning in the Field：An Introduction to Qualitative Research[M]. Los Angeles：SAGE，2012.

3. Priscilla R. Ulin，Elizabeth T. Robinson，Elizabeth E. Tolley. Qualitative methods in public health：a field guide for applied research[M]. Hoboken，New Jersey：John Wiley & Sons，2016.

4. Pope Catherine，Nicholas Mays. Qualitative research in health care[M]. Oxford：Blackwell Publishing；BMJ Books，2006.

5. Long Q，Li Y，Wang Y，et al. Barriers to accessing TB diagnosis for rural-to-urban migrants with chronic cough in Chongqing，China：a mixed methods study[J]. BMC Health Serv Res，2008，8：202.

6. Unger JP，d'Alessandro U，De Paepe P，Green A. Can malaria be controlled where basic health services are not used?[J]. Trop Med Int Health，2006，11：314-322.

7. Hudson CP. Community-based trials of sexually transmitted disease treatment repercussions for epidemiology and HIV prevention[J]. Bull World Health Organ，2001，79：48-58.

8. Patton. MQ. Qualitative research and evaluation methods[M]. 3rd ed. Thousand Oaks，CA：Sage Publications，2002.

9. Rubin HJ，Rubin IS. Qualitative interviewing：the art of hearing data[M]. Thousand Oaks，CA：Sage，1995.

10. Wyatt，S.，Ostbye，T.，De Silva，V. et al. Predictors and occurrence of antenatal depressive symptoms in Galle，Sri Lanka：a mixed-methods cross-sectional study[J]. BMC Pregnancy Childbirth，2021，21，758.

11. O'Brien BC，Harris IB，Beckman TJ，et al. Standards for reporting qualitative research：a synthesis of recommendations[J]. Acad Med，2014，89（9）：1245-1251.

12. Tong A，Sainsbury P，Craig J. Consolidated criteria for reporting qualitative research（COREQ）：a 32-item checklist for interviews and focus groups[J]. Int J Qual Health Care，2007，19（6）：349-357.

13. Tong A，Sainsbury P，Craig J. Consolidated criteria for reporting qualitative research（COREQ）：a 32-item checklist for interviews and focus groups[J]. Int J Qual Health Care，2007，19（6）：349-57.

# 第五章
# 调 查 研 究

**教学要点**

　　熟悉调查研究的主要类型和优缺点；掌握调查问卷设计的原则、关键点，理解问卷的信效度；熟悉不同类型的调查研究的实施方式及应用。

## 第一节　调查研究概述

### 一、调查研究的定义

　　调查研究（survey research）是指使用问卷调查的方法，系统、直接地从研究对象中收集研究者感兴趣的相关资料，包括事实、态度、信念、意见、行为等，并对这些资料进行统计分析，从而认识社会现象及其规律的一种研究方式。在社会科学学术界，调查研究是一种常用方法。自二十世纪二三十年代以来，调查研究从早期的人口调查统计延伸到民意调查、市场调查、消费者调查等众多领域之中。目前，调查研究在探索人群健康问题及其社会影响因素、评价卫生政策实施效果等方面发挥着重要作用。

　　在一个典型的调查研究中，研究者首先要选择调查对象作为样本，然后利用标准化的问卷进行调查。调查研究通常具有三个特征：一是选择有代表性的样本，这是调查研究成功的关键。研究者在研究人群中进行抽样，通过对样本人群的研究进而概括总体人群的某些特征情况。二是运用系统性的测量工具。基于抽样调查技术的支撑，调查研究应用标准化、规范化的问卷获得准确、真实、有用的信息。三是定量的统计分析。研究者应用统计软件对问卷收集的资料进行数据分析，从而得出研究结论。

### 二、调查研究的主要类型

　　调查研究可以根据调查方式、目标人群、收集信息的种类等从多角度进行分类。本节主要根据调查的时间维度，将调查研究分为横断面研究和纵向研究两种类型。

　　**（一）横断面研究**

　　**1. 定义与特征**　横断面研究是指在某一特定的时点或时期对特定范围的人群进行调查，目的是在短时期内了解相关人群中的某些现象，用于描述人群的特征、社会文化背景、行为事件、健康状况等。横断面研究通常具备以下几大特征：①属于观察性、描述性研究，没有对研究对象采取任何干预措施；②无事先设立的对照组，研究者根据调查目的直接调查每一研究对象的特征；③只能反映某一特定时点或时期的人群情况；④在探讨不同变量间的因果联系时受到限制。

　　**2. 分类**　横断面研究根据研究对象的范围可分为普查和抽样调查。

（1）普查：普查是指为了某一特定的目的专门组织一次性全面调查，往往在特定的时间和范围内进行。其主要目的是调查某一时点状态上范围较广的社会现象，收集真实反映社会状况的原始资料，为政府和相关部门制定长期计划、重大决策提供全面、详细的依据。普查一般用于宏观层面，如一个国家、一个地区或一个行业等，实例包括人口普查、农业普查、经济普查、污染源普查、肿瘤普查等。

普查的优势在于调查对象是全体的目标人群，不存在抽样误差。普查能收集到全面、系统的资料反映总体的实际情况。为使结果具有可比性，普查要求所有调查单位和人员统一时间、方法、标准和行动。因而，普查很具有挑战性，往往工作量大、成本高、相对费时、费力，对调查对象的参与度和配合度有较高的要求；调查中质量控制有难度，容易产生重复和遗漏的问题，难以保证其精确性。

（2）抽样调查：抽样调查是指在特定的时点、特定的范围内，通过随机抽样的方法，对有代表性的样本进行调查，用这部分样本的统计量来估计总体参数的所在范围，即一种"以小测大"，用局部推断总体的研究方法。

与普查相比，抽样调查快速、高效、花费少，可获得的内容丰富、信息充分，并且调查工作容易做得细致，较为精确。结构良好的抽样调查会产生标准化的数据，也易于量化和统计分析。然而，抽样调查的设计和实施较为复杂，存在抽样误差和偏倚。抽样调查的基本要求和目的是将从样本人群获得的结果推广到总体人群，因此抽样应遵循随机化的原则，样本量需要充足。

### （二）纵向研究

**1. 定义与特征**　纵向研究是指在多个时间点收集相同或类似的研究对象在一个或多个变量上的信息，研究其随时间的变化情况或跟踪一些变量的影响的研究方法。纵向研究主要有以下特征：①研究有时间跨度；②研究可以是前瞻性的也可以是回顾性的；③针对每个变量收集数据；④数据收集重复至少两次；⑤研究对象是相同的或者是可比的；⑥数据分析需要对比各个时期的数据。

**2. 分类**　纵向研究主要分为专门小组研究（panel study）和趋势研究（trend study）两种类型。前者是对相同人群进行追踪调查，侧重于个体及其随时间的变化；后者是收集不同样本在多个时间点的数据信息，侧重于变量及其随时间的变化。

（1）专门小组研究：专门小组研究是指对特定人群的样本进行多个时间点的跟踪，每隔一段时间重复进行问卷调查并记录变化。这里所说的人群可以是个人、家庭、组织或任何其他社会单位。例如，中国健康与养老追踪调查（China Health and Retirement Longitudinal Study，CHARLS）旨在持续追踪收集全国 45 岁及以上中老年人样本的家庭和个人的微观面板数据，反映中国个人及家庭信息、健康状态及功能、服务利用与医疗保险、工作及退休、养老、资产及居所的变迁，用以分析我国人口老龄化问题及跨学科研究。基线调查于 2011 年开展，通过分层多阶段抽样覆盖 28 个省市、150 个县级单位、450 个村级单位，抽取约 1 万户家庭中的 1.7 万人作为样本。截至 2021 年底，已有 2013 年、2015 年和 2018 年共三次样本人群跟踪调查的数据库公开可用。

（2）趋势研究：趋势研究是指进行一系列的横断面调查，在同一人群中随机抽样，以收集相同项目或变量的数据。趋势研究不仅着眼于研究开始时抽样得到的有代表性的样本，而且考虑到了更广泛人群随时间的变化，因而会在未来的每个测量点抽取一个新样本。无论样本是否相同,它们都能代表相同的研究者感兴趣的群体。例如,美国从2011年开始开展国家健康和老龄化趋势研究(National Hearth and Aging Trend Study,NHATS),对65岁及以上的医疗保险受益人的全国代表性样本收集信息,并每年进行面对面访谈,样本会定期更新,以便研究人员可以从国家层面上对晚年残疾趋势和轨迹进行科学研究。

### 三、调查研究的一般程序

调查研究的顺利实施需要遵循科学的研究程序,对研究中的各个环节都要进行严格、周密的设计,并以系统的方式实施。调查研究通常分为计划、实施和分析三个阶段,每个阶段有多个环节。需要注意的是,尽管本节将各个阶段作为不同的步骤呈现,但在实施调查研究时会存在不同步骤重叠或反复的过程。

#### (一)计划

**1. 选题并确定研究问题**　调查研究的第一步与其他类型的研究相同,研究者决定感兴趣的主题,在确定的主题内选择一个问题进行研究,并提出研究问题或一般假设。研究者需要依靠自身掌握的理论知识和社会经验,筛选出一个兼具重要性、创新性和可行性的科学研究问题。

**2. 回顾文献**　早在提出研究问题的阶段,研究者就已经对该主题已有的研究进展和有待创新的工作有了初步的认识。在确定研究主题和问题之后,需要再次查阅相关文献资料,目的是细化研究问题,明确研究目标,并在操作上具体说明研究假设或问题。此外,通过回顾文献,研究者可以进一步搜索和评估可能纳入或适用于研究调查的现有方案、量表或工具。

**3. 选择分析单元**　分析单元是调查研究的基本单位,即研究者所要调查、描述、分析的对象。研究者需要选择合适的分析单元,这是由研究问题、研究目标和特定假设决定的。分析单元可以是任何能够进行计算的单位,如个人、群体、组织、社区和社会产物。社会产物既包括社会关系如医患关系,也包括社会制度如医疗保险制度等。在一项研究中可以采用一个或多个分析单元,需要注意把握工作量和避免选择错误。

**4. 设计和验证调查工具**　根据调查研究的目的,研究者需要将待研究的问题进一步转化成一系列可测量的研究变量。研究者通常会自行设计或改编其他人使用过的测量工具或问卷,根据研究目标设计一系列公正的、结构良好的问题,以系统地获取研究者感兴趣的信息。

问卷初稿设计完成后,需要在实际调查条件下对某一小部分选定的人群进行预测试以验证调查工具,即预调查。研究者会通过预调查的数据收集情况及相关访谈评估调查工具的整体质量,基于预调查的反馈对问卷进行调整,以便在正式调查过程中使用。

**5. 选定调查方式**　问卷调查的实施方式主要有自填式问卷调查和访谈调查两种。自填式问卷调查通常要求受访者自行阅读问题并填写自己的答案来完成问卷,通常包括个别发送法、网络问卷、邮寄填答法等方式。访谈调查通常有面访调查和电话访谈调查两种方式。

**6. 抽样设计**　抽样调查应首先确定样本量。通常,较大样本量的准确度更高,但研究者必须权衡样本量增加会导致调查的时间和经济成本随之增加。一旦确定了样本量,应考虑所采取的抽样方法,通常分为两种:非随机抽样和随机抽样。非随机抽样方法包括方便抽样、判断抽样、定额抽样和滚雪球抽样等。随机抽样方法包括单纯随机抽样、系统抽样、分层抽样、整群抽样和多阶段抽样等。具体抽样方法详见本书第八章。

## （二）实施

**1. 遴选和培训调查员**　调查研究由调查员具体完成,应选择态度端正、具有高度责任感、善于沟通的工作人员。尤其是在访谈调查过程中,访谈员应该接受全面培训,熟悉调查工具并能够很好地激发并维持受访者对调查的兴趣。同时,调查员也要有处理不配合受访者的能力。在正式开展调查之前,调查员应进行多次模拟调查练习。

**2. 开展调查**　实施调查是研究过程的关键阶段。调查可以通过邮件、面对面访谈、电话或互联网进行。调查员联系受访者并在调查过程中做好质量监控,必须注意遵守既定的随机抽样程序并严格遵守时间表,应确保受访者隐私并尽量减少受访者潜在的不便。

**3. 跟进未答复者**　实施的最后一步是跟进未答复者,鼓励他们参与并提高应答率。应答率是衡量样本代表性的重要指标之一,调查者应根据不同的调研方式选择合适的提高应答率的方式。

## （三）分析

研究者通过对研究中收集到的大量数据资料进行清洗,纠正数据输入错误、处理缺失值、分配权重以及将变量重新编码等,为后续的数据分析工作奠定基础。数据分析将适当的统计方法应用于调查数据,以检验研究假设或回答研究问题。最后,撰写调查报告,这是调查研究成果的一种书面报告,主要通过文字、图表的形式展现研究的过程、方法和结果。具体统计分析方法详见本书第十章。

## 四、调查研究的优势和不足

### （一）优势

第一,调查研究是一种使用频率很高的研究方法,当研究者感兴趣的人群数量过于庞大时,调查研究可能是了解人群特征的最佳方式。它可以兼顾描述和解释两种功能,既描述研究对象的特征、态度、意见,又解释不同变量之间的关系。

第二,调查研究具有高度的透明度和问责性,使用的方法、程序、实施以及整体研究设计可以由专业同行、项目资助方或研究报告的公共受众进行评估,有利于调查方法和技术的系统改进和理论工作的发展。

第三,调查研究涵盖广泛的主题,尤其是在社会科学研究中,当实验研究由于伦理和实践的因素变得较难实施时,调查研究就成为一种替代选择。

第四,调查研究是一种有效的数据收集技术,单个问卷工具可以包含许多研究问题,可以在短时间内基于研究问题有针对性地收集有关人群的丰富资料和详细信息,这可能有助于研究者确立新的研究假设。

### （二）不足

第一,调查研究会受到样本代表性的影响,特别是研究者感兴趣的群体较小或较分散时,确定合适的抽样框会存在困难。

第二,有些问题无法通过问卷进行测量,且标准化的问卷往往只能反映较为浅显的研究问题或情况。由于问卷的提纲和内容一般是在调查实施前预先设定的,在某些方面缺乏弹性。

第三,调查研究无法衡量调查对象的实际行为,调查对象可能会对问题产生误解、故意歪曲事实或存在回忆偏倚。

第四,调查研究对研究背景的信息收集不充分,调查者为了调查目的与调查对象进行短暂的接触，无法充分了解调查对象做出如此思考和行动的背景信息。

最后，调查研究在探讨和分析变量之间的因果关系方面存在局限性，从调查研究中得出的因果推论通常不及实验研究有说服力和可信度。

# 第二节　调查问卷设计

## 一、问卷的概念、类型及结构

### （一）问卷的概念及类型

**1. 问卷的概念**　问卷（questionnaire），又称调查表，是指按顺序预先设计的反映研究目的和研究内容的一系列问题表格。问卷是收集数据的重要方式，也是调查研究的重要工具。

**2. 问卷的类型**

（1）根据调查对象的填答方式分类：问卷可分为自填式问卷和访谈式问卷。自填式问卷是指调查者将调查问卷发给被调查者，由被调查者自己阅读和填答，然后由调查者回收的方法。访谈式问卷调查法是指由一组经过挑选和培训的访谈员，就调查问卷上的问题对被抽中的调查对象进行访问，并按照问卷的格式和要求记录调查对象的答案。

（2）根据问卷的结构化程度分类：问卷可分为结构化问卷、半结构化问卷和非结构化问卷。结构化问卷是使用固定标准化的格式规则来收集资料的方法，主要采用预先编码的答案选项。半结构化问卷主要包括一些固定的问题，没有或很少有回答代码，可以灵活使用，使调查者能够深入探究并提出其他相关的问题。非结构化问卷是由一个主题清单组成的，没有固定的问题和预编码。从提问方式、措辞、表达形式到提问顺序都无硬性规定或预先的逻辑设定，只是根据调研课题的需要对调查的方向、内容设计大致的调查问题来收集资料。

### （二）问卷的结构内容

**1. 标题、编号**　问卷的标题应简明扼要且一目了然，表明研究主题或研究目的，使被调查者对所要回答的问题心中有数，增加调查对象的回答兴趣与责任感。问卷编号能够方便调查者统计问卷数量，在回收、复核等阶段对问卷进行进一步梳理。

**2. 封面信**　也叫卷首语，一般位于问卷第一页的上方，或者单独作为一封信放在问卷之前。封面信一般短小精悍，长度不超过一页，但是对提高问卷应答率具有重要作用。它需要向调查对象说明以下内容：①本调查的一般目的和意义；②调查者身份和资助单位；③主要调查对象；④此次调查对调查对象的重要性；⑤调查对象参与调查可能获得的激励（如小礼品）；⑥确保调查是完全保密的；⑦估计完成调查所需的时间；⑧调查者的联系方式；⑨问卷回收日期与回收方式；⑩在结尾处感谢被调查者的配合与帮助。访谈员往往需要在开始访谈调查时向调查对象朗读封面信。

**3. 指导语**　指导语是用来指导被调查者如何正确填答问题的简明易懂的解释或说明，可置于问卷的卷头或居中部分。卷头指导语出现在封面信之后、调查问题之前，其作用是对填表的要求、方法、注意事项等作出说明。居中指导语出现在调查问题中，一般针对某些特殊或较复杂的问题含义所做出的特定解释说明。指导语的形式及长度与问卷自身的复杂程度、被调查者的文化程度等情况相关。

4. **问题项目**　问题项目是问卷的主体与核心部分，问题内容围绕研究主题和所需数据展开。从回答方式来看，问题可以分为开放式问题（open-ended questions）和封闭式问题（closed-ended questions）两类。

开放式问题要求被调查者针对问题作出自己的回答。开放式问题的回答是未知的，由于太多或太复杂而无法预先编码。开放式问题必不可少，它可以提供非常丰富的信息，但同时也存在一定难度和缺点：收集的信息受被调查者提供信息的意愿的限制，对被调查者要求较高，需要其更多的思考；开放式问题的回答在分析编码过程中可能被曲解，部分信息可能会被丢失，分析可能很耗时并且难度较大。

封闭式问题是"预先编码"的答案选项，要求被调查者在研究者所提供的答案中选择一个答案。封闭式问题更适合已知的主题，因此可以开发合适的答案选项，对选项的分析相较于开放式问题而言更方便和快捷。然而，预先设定答案选项也存在一定风险，例如调查对象的回答可能被强制归入某个不恰当的选项类别。

5. **编码**　编码是将调查问卷中的调查项目以及备选答案转化为能被计算机所识别的统一设计的代码（如 1、2 等），子问题必须清楚标记（例如 1a、1b 等）。为避免混淆，一个问题和它的备选答案不应该分开在两页。通常是在每一个调查项目的最左边按顺序给该调查项目编号。在调查项目的最右边，填上相应的阿拉伯数字或英文字母代号。在实际调查中，既有提前设计好的封闭式问题答案的预编码，也有调查结束后的开放式问题答案的后编码。

6. **结尾**　在问卷的最后，可以简短地向被调查者表示感谢，或征求被调查者对问卷设计与问卷调查的感受与建议。记录调查的实施情况和复查情况，如发放日期、回收日期、审核日期、调查员和审核员签名等信息。

## 二、问卷设计的原则

### （一）提问顺序原则

1. **由浅入深**　首先提问一些简单而基本的问题，增强被调查者的自信与兴趣，敏感性的问题放在后面，以免一开始引起被调查者的排斥，从而产生放弃回答的心理。封闭式问题在前，开放式问题在后。由于开放式问题需要花费被调查者更多的时间与精力，所以更适宜放在问卷的后面。

2. **逻辑顺序**　问卷要按照一定的逻辑顺序排列。时间上，问题的排列有连续性，从前往后或从后往前提问，切忌时间交叉、前后跳跃。在空间上，调查表的每个部分应该围绕一个主题形成一个模块，将内涵和性质相同或相近的问题集中放在一起，问完这个模块再问下一个模块的问题，避免思维跳跃。

3. **结构顺序**　在询问有关态度的问题之前，建议先问有关行为的问题。例如，应该先问"您是否吸烟？"，再问"您认为在室内公共场所是否应该禁止吸烟？"。原因是一旦人们事先表达了对吸烟的否定态度，那么他们就不太可能承认自己吸烟这个行为。

另外，在同一主题的特定问题之前宜先问一般性问题，因为具体问题的回答会影响对一般性问题的回答。例如，先问"您的家庭上一年生活消费性支出共多少元？"，再问"您的家庭上一年食品支出为多少元？"是较为稳妥的做法。

4. **重要性优先**　除上述各项原则外，在问题排列上应先问最重要的问题，以确保受访者由于厌倦等原因提前终止回答时，重要的数据不会完全丢失。

### （二）文字表述原则

**1. 简短清晰** 问题的表述最好是能让被调查者迅速阅读、理解其内容，并可以毫不困难地选择或者提供答案。应使用简明扼要的词或短语，避免重复，避免过多的调查内容和过长的调查时间。尽量用最少的文字准确表达问题的内涵，用最少的问题数量获得必要和完整的信息资料，提问尽量使用短句。

**2. 易读易懂** 文字要通俗易懂，避免使用抽象概念、行话、技术用语或专业术语，要让被调查者都能理解问题内涵，避免产生畏难、不愿思考等负面情绪，使问卷具有可读性。

**3. 精准明确** 避免模棱两可，要让几乎所有受访者都能对问题有相同和概念化的理解，不产生歧义。对于非母语问卷，要确保所有翻译后的问卷都经过专家小组和外行人的全面评估和测试，以确定其意义、语境和文化对等。

**4. 客观中立** 文字要客观理性，保持中立的态度，避免带有任何倾向性和研究者个人的主观感情色彩的问题和词语。

### （三）不同主题问卷的设计原则

**1. 敏感性问题** 当问题涉及个人私生活、身份地位或有争议的态度或行为时，被调查者可能会感到尴尬或受到威胁，这使得他们难以回答问题，或者对自身态度、行为进行撒谎隐瞒。敏感性问题最好放在问卷的最后部分再提问，另一种技巧是假设这种行为具有普遍性，从而使被调查者放下防备与警惕心。例如，想了解医务人员对于目前绩效考核制度的看法，为使医务人员放下防备心、表达真实想法，可以提问"有人认为目前的绩效考核制度无法充分反映医务人员在服务数量和服务质量上的差异，您是否认同这一观点？"，选项可分为"非常不认同""比较不认同""中立""比较认同"和"非常认同"。

**2. 态度性问题** 态度性问题是指被调查者对某一行为或现象的看法、认识或主观感受。因为有些人习惯性说"是"，所以要避免那些措辞都是积极的态度问题。使用一组问题或态度量表，能更真实反映被调查者的意愿，也是处理态度性问题前后回复不一致性和提高答案有效性的常见方法。

**3. 知识性问题** 为了衡量被调查者对某一主题知识的掌握情况，应该选择那些可能了解信息并能够给出有意义回答的调查对象。如果受访者不知道答案，可能会伤害他们的自尊心，让他们产生猜测和威胁感。为降低威胁程度，可以使用"你或许知道……吗？"等问法，或使用意见问题的措辞来掩盖知识问题："你认为……吗？"。同时应提供"不知道"的选项，让被调查者了解不知道答案是可以接受的。

**4. 事实性问题** 事实性问题是指涉及调查对象个人基本特征或背景信息的问题，如性别、年龄、婚姻状况、受教育水平、身高和体重等信息。由于记忆偏差或主观态度，回答不一定准确客观。为此，可以进行一些检查，例如比较自填年龄和实际出生日期，让受访者翻看就诊记录等。

**5. 行为问题** 测量研究对象的某些行为或事件时，往往需要测量精确的数字。饮酒量测量时既要注意饮酒的次数，又要关注每次的饮酒量，否则可能会忽视不太频繁的重度饮酒。另一个难以有效测量的领域是食物摄入量和特定食物（如油炸食品、糖、全谷物、蔬菜和水果）的消费频率，因为调查对象在实际生活中很可能会估算而不是按要求称量食物重量，并且在研究期间可能会更注意自己的饮食控制。

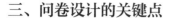

### 三、问卷设计的关键点

#### (一)问卷的题型设计

**1. 关联性问题** 关联问题是那些相关性取决于对前一个问题的回答的问题。在问卷中通常会存在某些与部分被调查者相关而与另一部分被调查者不相关的问题。它使得一些被调查者可以跳过不适用于他们的问题。应特别注意跳转问题的设计,并对跳转提供明确的说明。以下示例中第 2 题为关联性问题,当被调查对象第 1 题答案为"否"时,将跳过第 2 题直接回答第 3 题。

---

**关联性问题示例**

1. 您是否被医生确诊患有高血压病?

    (1)是     (2)否(跳转至问题3)

2. 您目前服用降血压药物的频率为:

    (1)按医嘱每天服用     (2)偶尔或必要时服用     (3)从不服用

---

**2. 二项选择题** 二项式的备选答案通常设置为两项,例如是与否、同意与不同意、支持与反对、正确与错误等。有时为了让选择更符合现实,还会加入第三种选择,如"不知道"或"没有意见"。

**3. 多项选择题** 多项选择题设置 3 个及以上的备选答案。在多项选择的单项回答问题中,受访者在答案列表中选择一个最适合他们的情况;在多项选择的多项回答问题中,受访者在答案列表中选择尽可能多的相关或适用于他们的选项。

**4. 排名量表** 排名量表让受访者对多个项目之间的关系进行排名。排名量表通常提供比多项选择题提供更多的信息,因为它不仅允许多项选择,而且还可以根据对受访者的重要性或相关性获得排名的顺序。受访者必须评估所有项目之间的相互关系,因此,排名的项目的数量不应过多。

---

**排名量表问题示例**

　　以下所列的各项因素对您选择就诊医疗机构的影响程度如何?请您按照影响程度大小依次进行排序。请在括号中填写 1～6,1 为影响最大,6 为影响最小,可以并列。

(　)医疗成本

(　)就医距离

(　)医疗水平

(　)医疗服务

(　)医疗类型

(　)医保报销

---

**5. 定额量表题** 定额量表题要求被调查者描述在每一个列出的项目中所投入的资源(如时间、金钱、努力、活动等)的比例。在设计定额量表题时,研究者需要明确说明最终的总额是多少。

**定额量表问题示例**

作为一名家庭医生,下列工作内容耗费的工作时间占您总工作时间的比例为(请确保总数等于 100%):

基本医疗_____%

健康档案建立、更新_____%

居民健康方案制定_____%

重点人群随访_____%

开展健康教育_____%

参与课题_____%

参加培训、会议_____%

其他_____%

**6. 李克特类型量表** 李克特量表,以其创建者 Rensis Likert 命名,它要求被调查者表明他们的同意或不同意的程度。李克特量表的等级尺度常见为五级,也有七级、九级或者四级等,其范围从一个极端到另一个极端。例如,"非常同意""同意""一般同意""不同意""非常不同意"。李克特类型的格式不仅可以用于一致性问题,还可以应用于其他类型的问题,并且中立回答可以根据研究实际情况选择是否纳入。例如,满意度量表的回答类别可以是"非常满意""较满意""一般""较不满意""非常不满意";倾向性量表的回答类别可以是"非常符合""符合""不符合""非常不符合";评价量表的回答类别是"优秀""良好""中等""较差""差"。

**李克特量表问题示例**

与 5 年前相比,您和家人在看病就医的年总花费方面有什么变化:

(1)大幅下降 (2)略有下降 (3)没有变化 (4)略有增加 (5)大幅增加

**7. 语义差异量表** 语义差异量表的问题通常与测量人们对某些事件、组织、行为等的态度、观点、印象、信念或感觉有关。它使用一系列的形容词和反义词列在选项的两侧,并要求受访者使用提供的形容词表明他们对一个陈述的立场。

**语义差异量表问题示例**

以下是描述人们在医院可能经历的与医护人员互动的形容词。请从 1 到 7 中选择一个数字最适当地反映你作为一个患者感受到的医护人员的态度。

| 热情 | 1 | 2 | 3 | 4 | 5 | 6 | 7 | 冷漠 |
| 耐心 | 1 | 2 | 3 | 4 | 5 | 6 | 7 | 不耐烦 |
| 清晰 | 1 | 2 | 3 | 4 | 5 | 6 | 7 | 含糊 |
| 及时 | 1 | 2 | 3 | 4 | 5 | 6 | 7 | 缓慢 |

**8. 形容词清单表** 形容词清单表要求受访者勾选与他们的情况相关的形容词。与语义差异量表不同的是,清单中的形容词不一定是反义词。这些问题可以为研究者感兴趣的主题提供更多的描述性信息。

**形容词清单表问题示例**

以下是描述人们在医院可能经历的互动的形容词。请勾选那些最适当地反映你作为一个患者的体验。

| | 医生 | 护士 | 其他（具体指_____） |
|---|---|---|---|
| 关心的 | （ ） | （ ） | （ ） |
| 有效的 | （ ） | （ ） | （ ） |
| 冷漠的 | （ ） | （ ） | （ ） |
| 及时的 | （ ） | （ ） | （ ） |

### （二）问卷的提问设计

**1. 避免倾向性提问** 提问应该避免隐含某种假设或期望的结果。典型的诱导性问题有："你在某方面的活动没有困难，是吗？"，"你对医务人员的服务没有意见吧？"，"你没有疼痛，是吗？"有些调查对象对他们的回答并不确定，只是简单地根据提问做出回应，诱导性问题会使他们的回答产生偏倚。

**2. 避免双重问题，一次只问一个问题** 如果要以结构化的形式提出复杂的问题，那么这些问题应该被拆分成一系列更短、更简单、更容易理解的问题。

**3. 具体明确** 询问一般性问题获得的信息相对较少，问题容易不聚焦，为收集到更加具体的信息应细化、明确问题。例如，希望了解患者对医疗服务的满意度，一般性的问题为"您对所接受的医疗服务满意吗？"。若希望收集患者具体对服务的哪些方面满意，则应该进一步聚焦到对医疗服务质量、医疗服务中受尊重程度、医务人员对患者需求的响应程度、医疗服务的设施环境等具体方面询问满意度。

### （三）问卷答案的设计

1. 根据不同问题设定合适的回答方式。例如，在询问有关知识性的问题时，开放式的问题比提供回答选择更可取，因为可以减少调查对象成功猜测的概率。面对复杂的、综合的或前沿的问题，提供封闭式的答案选项较为困难，采用开放式的问题更为合适。

2. 在制定封闭式问题的回答选项时，要确保所有合理的备选答案在逻辑上是独立互斥的，在内容上是全面的，要穷尽所有可能性，避免存在重叠或包含关系，对于未知的回答，需要加上一个"其他"选项。预先编码的数字（如财务收支分段、年龄段等）必须是互斥的、全面的和明确的。

3. 在整个调查问卷中，不应过于频繁地使用相同形式的回答量表，因为这可能导致调查对象倾向于选择最左边、最右边或固定选项，而不管其内容。选项的措辞和格式应有所不同，以避免出现这种情况。

## 四、问卷的信度和效度

### （一）信度

**1. 信度的含义** 信度（reliability），即可信程度，是指重复研究和重复测量时结果的一致程度，它强调测量的同质性和不受随机误差影响的程度。当一次可靠的测量被重新应用于相同的对象或具有相同特征的对象，将产生相同或非常相似的结果。

### 2. 信度的类型

（1）重测信度（test-retest reliability）：重测信度是指在两个不同的时间使用同一测量方法对同一个测量对象进行测量。重测信度能够提供有关测量结果是否随时间而变异的资料，但是容易受时间因素的影响，因此两次测量的时间间隔不宜过长或过短。

（2）复本信度（parallel forms reliability）：为了避免与复测信度相关的潜在测试影响，可以创建一个平行（或替代）形式的测试，用于第二次测试。两份问卷在测量内容、测量维度、应答形式等方面高度类似，对研究对象同时测试，评价两份问卷测量结果的相关性。

（3）克龙巴赫信度（Cronbach's alpha）：克龙巴赫信度是最常用的测量内部一致性信度的方法。克龙巴赫 α 系数是由量表中问题之间的相关程度以及问题的数量决定的，用以估计一组量表的总体方差及每个项目贡献的方差。如果 α 值过高，则意味着有较高的项目冗余。如果 α 值过低，则意味着问题的相关度不够。当单个项目 α 高于最终规模 α 时，该项目应该被删除。

（4）折半信度（split half reliability）：折半信度是指将问卷分成两部分，计算这两部分的关联系数。有许多方法可以将测试分成两部分，合适的方法是对一半的测试项目进行随机抽样，并将它们与其余的项目进行比较。

（5）评分者信度（interrater reliability）：评分者信度是指不同的评分者同时用相同的量表对同一对象进行测量，计算不同评分者之间测量结果的一致性。

## （二）效度

**1. 效度的含义**　效度（validity），即有效程度，是对测量工具能否真实准确反映测量对象的评估。一个有效的测量能够真实地反映测量对象的相关重要方面，例如，包含结构、过程、结果和满意度等多维的医疗质量测量比只包含其中一个维度的测量更有效。

**2. 效度的类型**

（1）表面效度（face validity）：表面效度是指从表面上（如问卷、语言等）直观地看测量项目是否能反映研究目的。它相较于内容效度而言较为"浅显"，仅仅是指调查者对问卷的呈现和相关性的主观评价，测量的有效程度不同。

（2）内容效度（content validity）：内容效度是指从内容上看，测量条目是否能充分反映所测的概念或包含所需维度。通常是对问卷测量内容合乎逻辑的程度以及是否以平衡的方式全面包含测量主体的特征或领域的全部范围进行判断。

（3）结构效度（construct validity）：结构效度是指量表的基本结构能否测量出研究者设计问卷时假设的某种结构。结构效度主要包含两个要素：收敛效度和区别效度。收敛效度要求量表结构应与有关变量高度相关。区别效度要求量表结构与无关变量低度相关。结构效度常用的评价方法是因子分析，即那些潜在的公共因子是否概括了所要调查的主要内容。

（4）共时效度（concurrent validity）：共时效度是将测量的结果与在同一时间对同一人群实施的类似测量的结果进行比较，如果两个测量结果相似，那么共时效度就高。共时效度也可以用包含在同一量表中的项目进行测试。

（5）效标效度（criterion-related validity）：效标效度用于考察某测量与外在标准相一致的程度。效标效度有时也称为预测效度（predictive validity），通过将测量得到的结果与一些实际的、后来发生的、或旨在预测的测量数据进行比较，当预测和实际发生事件之间有高度的对应时，就建立了预测效度。

### （三）信度与效度的关系

**1. 效度高,信度一定高** 如果调查结果能有效反映研究目的,那么它一定也是可信的。

**2. 信度高,效度不一定高** 虽然调查结果能可靠反映调查对象的实际情况,但是它不一定能有效说明问题。

**3. 信度不高,效度一定不高** 如果调查结果的可信度低,结果波动性大,那么它一定不能有效反映研究目的。

**4. 效度不高,信度不一定低** 虽然调查结果不能有效说明研究问题,但是不代表问卷的可信程度就低。

研究的信度和效度是评价整个研究设计和研究结果的科学性水平的标准,因此在调查研究各阶段、各环节都需要严谨科学,从而保证调查结果可靠有效。

# 第三节 调查研究的实施

## 一、调查研究的实施方式

### （一）访谈调查

访谈（interview）调查是通过有目的谈话来收集资料的过程。它是由调查者根据事先设计的调查表或问卷对调查对象逐一进行询问来收集资料的过程。访谈调查根据访谈时的具体场所或介质不同,又可以分为面访调查和电话调查。

**1. 面访调查** 面访调查是由访谈员到调查现场找到调查对象,按照问卷条目逐项询问调查对象,根据其回答填写调查问卷,完成调查。其基本特征是有详细的调查表和进行面对面的访问。

面访调查优点是能获得相对真实有效的信息,因为可以控制访谈的周围环境,有效防止第三人对访谈的干扰,并且可以当场解释调查对象存在的疑问。访谈员还可以根据调查对象的非文字信息来判断其回答的真实性。同时,一般访谈调查的问卷回收率相对较高,因为访谈员可以督促受访者回答,并且不需要受访者自己填写问卷,问卷填答之后可以立即收回,对不合作的调查对象还可以进行说服。

面访调查也有一些局限性:它需要大量、复杂的组织工作,访谈耗费时间和人力、物力较多;并且在访谈过程中调查对象可能大量篇幅叙述自己工作中的问题,而这些问题与此次研究内容并不相关,如果访谈员的素质不高或培训不完善,就可能出现访谈偏离主题,效率低下的情况。面访调查一般不容易做到匿名保证,有时被调查者可能因利益相关或隐私拒答或不真实地回答,这会影响收集资料的质量。同时,面访调查由于涉及交通和调研现场的组织,并且需要相当的人力物力,所以其调查范围在地理上不宜太分散。

**2. 电话调查** 随着电话和手机的广泛普及,电话调查越来越普遍。电话调查对调查者和调查对象都更方便,且比面访调查更节约人力和物力。然而,电话调查获得的样本代表性较差。一方面,许多家庭和个人可能有多部电话,从而造成了多次计数的问题;另一方面,某些群体并不使用电话,如农村地区老年人。电话调查的另一个缺点是其问卷完成率可能会相对较低,因为如果调查对象不愿接受调查,可以不给调查员解释的机会而直接挂断电话。当调查时间过长时,被调查者也有可能自主挂断电话结束调查,使问卷变成废卷。因此，电话调查一般适用于调查目的单一、问题简单、短时间内即可完成的调查。例如，为了解患者对住院服务的满意度，通常在患者出院后通过电话进行满意度问卷调查。

### （二）自填式问卷调查

自填式问卷调查（self-administered questionnaire surveys）是由调查员将设计好的问卷通过某种途径发送给调查对象，调查对象通过自己阅读问题并填写答案来完成问卷。一般包括现场自填调查、信函调查和网络调查。

**1. 现场自填调查** 现场自填调查是由调查者把问卷面对面发给调查对象由其自行填写，调查者一直待在填表现场，直到调查对象填写完毕、问卷被收回为止。通常包括集中填答法和个别发送法。集中填答法是将调查对象集中到某一地点，调查员统一讲解填写要求，调查对象填写完毕后统一回收。个别发送法不需要集中调查对象，由调查员逐个发放问卷进行填写。集中填答法由于调查对象相对集中，可以在短时间内完成较大量的调查，由于有调查员在场，及时回收问卷，所以其既有节省人力、财力和时间的优点，又具有灵活性和问卷回收率较高的优点。但此方法的缺点是一般只适用于调查对象易于集中且有一定文化程度、能自己填答问卷的调查。

**2. 信函调查** 信函调查是由调查者将问卷邮寄给调查对象，同时附有一封解释研究目的的封面信和一封印有邮票的信封，调查对象按要求填写问卷再寄回给调查者的资料收集方法。这是一种较为传统的调查方法，在西方国家使用较多，目前在我国较少采用这种方法来收集资料。

信函调查通常需要注意以下几点：第一，由于没有调查员在场，调查问卷的封面信要尽可能详细。调查目的、调查组织者、调查对象是什么人、调查的重要性、承诺对问卷内容进行保密和问卷寄回的截止时间等内容要进行详细说明。第二，邮寄的调查问卷要明白易懂，语言要清楚简洁。第三，封面信应该提供一个电话号码，以便调查对象存在问题时向研究者询问。

信函调查的优势在于：不直接接触调查对象，不需要安排交通和组织现场工作，也不需要培训调查员，因而比较节省时间和经费。调查对象可以根据自己在时间和地点上的方便来回答问题，可以避免现场自填时间紧张、时间冲突和周围环境的影响。信函调查有较高的匿名保证，信访调查的范围可以很广，适用于调查对象居住较为分散的调查。然而，信函调查也存在一些明显的局限性：一是它需要有调查对象的地址、姓名等方面的信息，然而对于许多调查研究来说，并不存在一份包括所有调查对象的姓名、地址、电话的名单，因此，信函调查的样本往往难以抽取。二是有很多的主客观因素导致调查对象放弃填写问卷，使问卷的回收率难以保证，从而影响研究样本人群的代表性。

**3. 网络调查** 网络调查是随着电脑、手机及互联网的普及而发展起来的一种自填式调查方法。由调查者提前将调查问卷制作成网络问卷，向调查对象发送问卷链接，调查对象在线填写问卷并提交。

实施网络调查时，为了方便作答和提高回收率，问卷需要设计得吸引人并且容易回答。发送问卷可以通过社交软件发送给调查对象，也可以在流量大或符合特定条件的网站上设置弹出式邀请通知，并附上调查网址；还可以在研究机构的数据库中随机抽样，然后通过 E-mail 或其他方式将邀请通知和问卷发送给选中的调查对象，解释该调查的目的并邀请他们填写问卷。

在信息时代，网络调查这种新型的调查方式具有自身的优势：与信函调查类似，网络调查不直接接触调查对象，无须安排组织现场调查工作，较为节省人力和物力；网络问卷填写完成后直接上传，省去了传统调查方法中问卷整理和数据录入的工作，较为方便快捷；整个调研过程在互联网上进行，调查范围不受空间地域的限制，调查范围可以较广。网络调查也有其局限性：只能调查到上网人群，而非上网人群则没有机会被调查到，难以做到随机抽样，导致样本人群的代表性存在挑战；由于网络的虚拟性，调查对象填写网络问卷可能有随意性，收集资料的真实性、可靠性难以保证。

需要说明的是，上述每一种调查方法都有其优点和不足。研究者应综合权衡，根据自己的研究需要和所拥有的资源情况，选择最合适的调查方法。

## 二、问卷调查的质量控制

### （一）调查前开展调查员培训

调查员是调查研究的具体实施者，他们对调查目的和意义的认识程度以及调查方案的掌握程度将对收集资料的质量产生直接影响。尤其是对于访谈调查和现场自填式调查而言，调查员需要与调查对象进行沟通交流，开展调查员培训对于规范调查员的调查行为、提升调查技巧、确保调查工作的顺利实施十分必要。

调查员培训应使调查员明确此次调查研究的总目的、具体目标、研究意义、抽样方法、调研问卷要点、调研进度安排和质量控制等。一般需要将上述重点内容编制为调查员手册，方便调查员随时查阅。

对于访谈调查而言，应通过培训规范访谈员的访谈行为，提高访谈员的访谈技能。对访谈员的行为要求包括：①注意外观与举止，访谈员应衣着得体，保持轻松友善的态度。②熟悉调查问卷，谨遵问卷中的遣词造句。在实施访谈按照问卷上的问题逐字逐句提问，不能更改问题的次序。③准确记录答案，全体访谈员要用统一的记录工具逐字逐句记录开放性问题的答案，不要缩写和略记答案，字迹要工整清楚，封闭性问题在问题的代码上划圈，不可随便涂改；对每一问题都要有记录，实在未能得到回答的，要注明"不详"或"无回答"。④深入追问受访者。当访谈员未能听清楚调查对象的回答时，应毫不犹豫地请受访者复述他们所说的话；当受访者给出一些不适合问卷问题的回答时，需要进行追问，要求受访者给出更为详细的回答。⑤及时核对，在结束前应把访问的重要内容和容易出错的数字性答案重新核实一遍，填好访问记录表。

培训时，可先展示访谈范例，并由研究者就访谈员存在的疑问或关注的问题进行解答；再把访谈员分为两人一组，相互进行访谈练习；最后，可以在封闭监督的场景下为访谈员提供模拟访谈的机会。访谈员通过培训表现合格，则可以开展实际的访谈工作。

### （二）调查过程的控制

对于访谈调查，在实施过程中访谈员与受访者有较多互动，应注意控制访问过程以确保顺利、高效地完成问卷调查的全部内容。第一，在开始访谈之前要排除干扰。在访谈现场除访谈员和调查对象之外的第三方（如配偶）的存在可能会影响调查对象并导致有偏误的回答。访谈员应尽可能选择不受打扰的访谈环境，减少其他人的影响。第二，调查员应注意询问的方式方法。不做诱导性的提问，对待问题和回答要保持中立；不仅言语上不能否定或赞同调查对象的回答，并且在面部表情上也要进行控制，防止出现不屑、嘲笑的表情或赞许的目光等带有态度性的表情；访谈过程中如果调查对象在回答某个问题时延伸到与调研内容不相关的方面,访谈者应适时引导调查对象,将话题转回到问卷关注的内容上。

对于自填式问卷调查,由于整个问卷填写的过程由调查对象独立完成,所以问卷设计的好坏直接影响问卷填写的质量。在问卷设计时要遵循问卷设计的原则,如由浅入深,注意问题之间的逻辑顺序等。同时,自填问卷调查不适合太过复杂的问题,尽量避免使用较多难懂的专业术语,否则会增加调查对象在问卷填写的过程中的阻力,导致其放弃问卷填写或随意勾选,影响问卷的回收率和数据质量。对于在现场开展的自填问卷调查,调查员应做好解释说明工作,鼓励调查对象完成问卷填写。

研究者应对完整的调查过程进行监督并且及时解决调研中的问题。

### (三)调查资料的核查

无论采取何种问卷调查方式,都应建立严格的资料核查制度,对回收的问卷资料及时进行检查核对,以确保问卷资料的真实性、完整性、有效性。一般应设立质量核查小组,由熟悉问卷内容和调研实施的课题组成员作为质量核查员,负责审核每一份回收的问卷。

第一,要审校每份问卷填写的准确性和完整性。如发现不符合要求、不完整的调查表,可通过人工检查、统计检查等手段对每份问卷逐项进行全面、认真、仔细的核对,检查填写是否规范,字迹是否清楚,有无缺失数据,相关问题答案之间的逻辑关系是否成立等。第二,对于核查中发现的存在问题的问卷,要及时采取补救措施。研究人员应及时联系调查对象,对错填、漏填的项目解释说明后,由调查对象进行修改和补填。第三,质量核查员应抽查一定数量的问卷进行电话回访,询问调查对象是否接受过问卷调查,并选取问卷中的部分问题进行重复调查,以判断问卷填写的质量。经质量核查小组审核通过的问卷,才能纳入后续数据清理和分析步骤。

# 第四节　调查研究典型示例

## 一、医疗服务质量问卷及调查示例

### (一)调查问卷简介

1988年,美国市场营销学家 A.Parasuraman、Zeithaml 和 Berry 最先提出"服务质量差距模型"(service quality,SERVQUAL),并于1991年提出改进。SERVQUAL 模型认为服务质量取决于接受服务后用户所感知的服务水平与其接受前所期望的服务水平之间的差距,即感知与期望的差距。当期望大于感知时,就会存在服务质量差距。许多服务质量研究领域的专家学者认为 SERVQUAL 量表具有较好的信度和效度,因此被广泛应用于世界上各种服务行业以测评其服务质量,包括医疗服务的质量。

SERVQUAL 量表从五个维度测量服务质量,分别是有形性、可靠性、响应性、保障性和移情性。其中,有形性指医疗设施、设备及服务人员的外表;可靠性指服务提供方可靠、准确地履行服务承诺的能力;响应性指服务提供方帮助顾客并迅速地提高服务水平的意愿;保证性指员工所具有的知识、礼节及表达出的自信与可信能力;移情性指服务提供方和员工关心并为顾客提供个性化的服务。量表针对每一个维度会细分出若干个问题,一共由44个问题组成,前22个问题与用户的期望有关,后22个问题与用户的感知有关。

SERVQUAL 量表通常由调查对象自填完成,要求调查对象对每个问题的回答以7分制表示,以表明他们的同意或不同意的程度,1 分表示完全不同意,7 分表示完全同意。由于问卷涉及的都是态度性问题,因此研究者会同时设置正向和负向的问题,以避免受访者习惯性地从积极的角度回答。例如,设置可靠性问题"患者遇到困难时,能表现出关心并提出帮助"和移情性问题"医院不会给予患者个别的关怀"等,通过对回收问卷中上述两题答案的一致性情况,从而判断回收问卷的有效性。此外,由于调查对象对决定服务质量的每个属性的重要性看法不同,量表要求调查对象根据他们认为的每个维度的重要性,为五个维度分别进行打分,总分是 100 分,以此确定每个维度的权重。

### (二)调查研究实施示例

清华大学邱亨嘉教授团队应用 SERVQUAL 量表对中国台湾地区某医院的医疗服务质量差距进行调查,探讨医院管理者、医务人员及患者对服务质量认知的差距,从而为医院管理者改善服务质量提供方向。

研究设计根据 SERVQUAL 量表的五个维度定义,设计针对医院管理者、医务人员及患者的多套问卷。研究架构如图 5-4-1 所示。

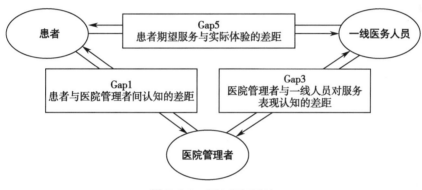

图 5-4-1 研究框架设计

调研问卷以 1988 年 Parasuraman 等学者研发的 SERVQUAL 量表为基础,在参考多位专家学者的研究结果后,根据研究目的和研究对象对原有的问卷题项进行修改,形成一个"五维度、24 个题项"的测量工具。邀请 4 位相关领域的专家学者对问卷题项内容依照重要性与合适性进行评分并加以修订,形成正式问卷。经测算,问卷五个维度的克龙巴赫 α 系数值均高于 0.8,说明问卷题目内部一致性良好,具有一定信度。

该研究为横断且前瞻性研究,调查者于 2020 年 6 月至 2020 年 7 月选取中国台湾地区高雄市某二甲医院院内的医院管理者(担任主管职务者)、一线服务人员(全院医师、护理师、医技人员与行政人员)及门诊和住院患者(20 岁以上)为研究对象,向他们发放纸质问卷以收集资料。其中,对医院管理者和基层服务人员的调查采取全员调查的方式,病患部分采用方便抽样的方式。在受访者自填问卷时,如对问卷题目有疑问,调查员会立即给予协助。研究中针对医院管理者、一线服务人员、门诊患者和住院患者共计分别发放 60、250、300 和 100 份问卷,最终经调查员的回收、复核等阶段后,回收有效问卷分别为 50、188、266 和 89 份。

## 二、生命质量调查问卷及调查示例

### (一)调查问卷简介

欧洲五维生存质量量表(EuroQol Five Dimensions Questionnaire,EQ-5D)由欧洲生命质

量学会开发，可以提供一个简单、通用的生命质量测量方法，在国际上应用较为广泛。EQ-5D由调查问卷和效用积分体系两部分组成，其中调查问卷分为健康描述体系（descriptive system）和视觉模拟标尺（EQ visual analogue scale，EQ-VAS）两部分。

EQ-5D 健康描述体系包括五个维度：行动、自我照顾、日常活动、疼痛或不舒服、焦虑或抑郁。EQ-5D 量表有 EQ-5D-3L 和 EQ-5D-5L 两个版本，EQ-5D-3L 于 1990 年发布，后研究者为了提高灵敏度和降低天花板效应，于 2005 年研发了 EQ-5D-5L 版本。两个版本的维度相同，区别在于每个维度下分别有 3 个和 5 个水平。EQ-5D-5L 量表分为 5 个水平：没有任何困难、轻微困难、中度困难、严重困难、极其严重困难或不能。其中数字越大表示在某一方面越有困难。每个健康状态均由 5 个数字表示，11111 表示完全健康，55555 是量表所能描述的最差的健康状态，一共可以描述 3 125 种健康状态。视觉模拟标尺（EQ-VAS）是一种语义差异量表，以一个长 20cm 的垂直刻度尺的形式呈现，用于测量和评估受访者对受访当天的自身健康状况的态度和感觉。刻度尺的顶端为 100 分，代表"心目中最好的健康状况"，底端为 0 分，代表"心目中最差的健康状况"。

通过 EQ-5D 量表的健康描述体系生成的一个用五位数表示的健康状态，可以根据某一国家/地区一般人群的健康偏好，将每个健康状态通过效用积分体系转换为健康效用值，是计算质量调整生命年的关键参数。

**（二）调查研究实施示例**

复旦大学张璐莹团队于 2021 年基于 EQ-5D-5L 量表测量血友病患者的生命质量并开展信效度评价。该疾病为罕见病，常规抽样方式难以选取目标人群，研究采用网络问卷调查方式，通过患者组织开发的《血友之家》应用软件向该组织登记管理的患者线上推送问卷，最终回收有效问卷 950 份。受访者从五个维度自主判断自身的健康水平，并在 EQ-VAS 上标注出能够体现受访时健康状态的数值。基于调查结果，分析 EQ-5D-5L 量表的信度和效度。

内部一致性信度方面，此案例中总体克龙巴赫 α 系数为 0.893，说明该量表在测量血友病患者生命质量时的内部总体一致性信度高。结构效度方面，采用因子分析和相关分析进行效度检验，结果显示 KMO 检验的统计量等于 0.772，Bartlett 球形检验中，$P < 0.001$，表明调查样本的效度分析适合应用因子分析。通过因子分析提取出 1 个公因子，其累计贡献率为 60.35%，表明量表的结构效度较好。校标效度方面，使用 EQ-VAS 作为对比，分析 EQ-5D-5L 每一维度与 EQ-VAS 的 Pearson（皮尔逊）相关系数，结果显示具有较强的相关性，表明效标效度较好（表 5-4-1～表 5-4-3）。

表 5-4-1　EQ-5D-5L 量表各维度旋转后的因素矩阵

| 条目 | 成分 1 |
| --- | --- |
| 行动能力 | 0.883 |
| 自我照顾能力 | 0.580 |
| 日常活动能力 | 0.903 |
| 疼痛或不舒服 | 0.803 |
| 焦虑或抑郁 | 0.665 |

表 5-4-2  EQ-5D-5L 量表各因子特征根及解释变异量

| 因子 | 特征根 | 解释方差 /% | 累计解释方差 /% |
|---|---|---|---|
| 1 | 3.02 | 60.35 | 60.35 |
| 2 | 0.87 | 17.38 | 77.72 |
| 3 | 0.55 | 10.91 | 88.63 |
| 4 | 0.41 | 8.23 | 96.86 |
| 5 | 0.16 | 3.14 | 100.00 |

表 5-4-3  EQ-5D-5L 量表内部间的相关程度

| 项目 | 行动能力 | 自我照顾能力 | 日常活动能力 | 疼痛或不舒服 | 焦虑或抑郁 | EQ-VAS |
|---|---|---|---|---|---|---|
| 行动能力 | 1.000 0 | | | | | |
| 自我照顾能力 | 0.394 0* | 1.000 0 | | | | |
| 日常活动能力 | 0.832 0* | 0.506 6* | 1.000 0 | | | |
| 疼痛或不舒服 | 0.612 5* | 0.304 5* | 0.615 5* | 1.000 0 | | |
| 焦虑或抑郁 | 0.467 9* | 0.179 3* | 0.448 2* | 0.521 8* | 1.000 0 | |
| EQ-VAS | −0.504 3* | −0.287 8* | −0.500 3* | −0.527 2* | −0.426 2* | 1.000 0 |

注: * 为在 5% 水平显著。

（张璐莹）

## 思考与练习题

1. 请举出身边普查和抽样调查的例子, 理解两种调查方式的特点。

2. 请学习全国卫生服务调查的问卷, 举例说明本章中列出的问卷设计的原则和关键点。

3. 如果期末时授课老师想了解同学们对这门课程的评价, 请你开展一项问卷调查, 你打算如何设计问卷并实施调查? 如何进行质量控制?

4. 同本书介绍的其他研究方法相比较, 请分析调查研究的优势和应用条件。

## 参 考 文 献

1. Bowling A. Research Methods in Health: Investigating Health and Health Services. Milton Keynes: Open University Press, 2014.

2. Shi LY. Health Services Research Methods. 2nd ed. Boston, Cengage Learning, 2007.

3. 巴比. 社会研究方法: 第 11 版. 邱泽奇, 译. 北京: 华夏出版社, 2018.

4. 叶冬青. 医学社会科学研究方法. 北京: 人民卫生出版社, 2011.

5. 方鹏骞, 仇小强, 王长青, 等. 医学社会科学研究方法. 北京: 人民卫生出版社, 2010.

# 第六章
# 观察及实验研究

教学要点

> 理解不同类型的观察性研究和实验研究的基本设计原理和类型；掌握队列研究、病例对照研究的关联强度计算方法及实验研究的分析策略；了解队列研究、病例对照研究和实验研究的优缺点；熟悉健康服务研究中常用的类实验设计。

在本书第二章的第四节"研究设计以及类型"中，提到了解释性研究。本章中介绍的队列研究、病例对照研究和实验（或类实验）研究均属于解释性研究范畴。前两者也属于定量研究中的观察性研究（未施加干预），后者属于定量研究中的实验研究。

# 第一节　队　列　研　究

## 案例：吸烟能预防老年痴呆吗？

阿尔茨海默病（Alzheimer's disease，AD），俗称老年痴呆症，困扰着很多家庭。长久以来，在广大烟民中流传着一句话，"饭后一支烟，快活似神仙"，在很多吸烟者看来，吸烟可以提神醒脑。近年甚至出现了一种说法：吸烟能预防老年痴呆！真是如此吗？究竟吸烟能"导致"还是"治疗"阿尔茨海默病？吸烟有害健康，从伦理角度，不可能通过要求一部分人吸烟，一部分不吸烟的干预手段，去研究吸烟对 AD 的影响，只能通过观察法去研究两者之间的关系。1990 年，荷兰伊拉斯姆斯医学中心建立了一项基于人群的前瞻性队列研究，即著名的鹿特丹研究（Rotterdam study），对吸烟与 AD 的关系进行了研究。

## 一、基本原理及类型

### （一）基本原理

队列研究（cohort study）又称定群研究，基本原理是在一个特定的目标人群中，选择所需的研究对象，根据既往或现在是否暴露于某个待研究的危险因素分为暴露组和非暴露组，或根据不同暴露水平将研究对象分为不同剂量暴露组，如高、中和低剂量暴露组等，随访观察研究对象一段时间，观察暴露组与非暴露组研究结局的发生情况，比较各组结局事件的发生率，检验暴露因素与结局关联，从而推断暴露与结局是否存在因果关联。如暴露组结局事件的发生率显著高于非暴露组，则可推测暴露是结局的危险因素（图6-1-1）。

在队列研究中，所有研究对象必须是在进入队列之时没有待研究的结局，但在随访期间有可能发生该结局（如某种疾病、并发症或再次入院）的人群。在队列研究中，暴露组和非暴露组必须具有可比性，非暴露组除了未暴露于某因素外，其余各方面应尽可能与暴露组相同。

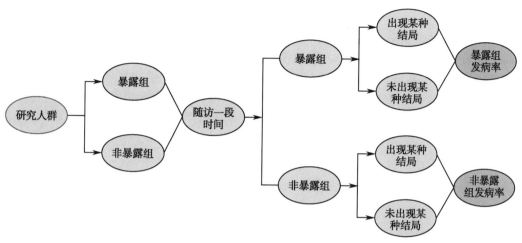

图 6-1-1 队列研究原理示意图

结合本案例，应用队列研究方法研究吸烟是否是痴呆症的危险因素，可以根据研究人群是否吸烟分为吸烟组（即暴露组）和非吸烟组（非暴露组），前瞻性的随访观察两组研究对象一段时间，观察两组痴呆症的发生情况，比较吸烟组痴呆症的发生率和非吸烟组的痴呆症的发生率。

### （二）队列研究的常见类型

队列研究根据研究的时间方向可分为三类，前瞻性（prospective）队列研究、回顾性（retrospective）队列研究和双向性（ambispective）队列研究（图6-1-2）。

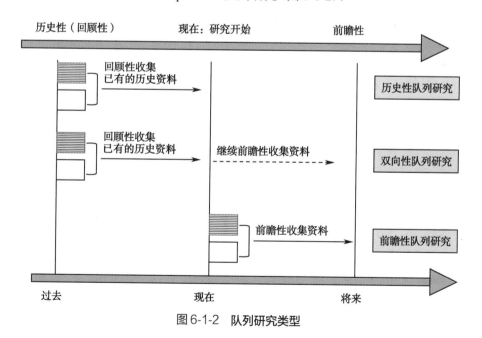

图 6-1-2 队列研究类型

**1. 前瞻性队列研究** 前瞻性队列研究也叫随访研究（follow-up study）。该类研究的方向是由现在至将来某个时点，研究对象是在研究启动后开始招募的，暴露状态是在研究开始后，对象正式纳入时或者纳入后才确定的，研究的结局需随访观察一段时间才能得到，是队列研究的最基本形式。

前瞻性队列研究的最大优点就是研究者可以直接获取关于暴露与结局的第一手资料,因而资料的偏倚较小,结果可信。在观察指标的测量上,可不依赖于回忆来获得,减少了回忆偏倚的发生。暴露与结局之间的时间关系符合因果关系的推断的原则。其缺点是随访观察的时间往往很长,所需观察的人群样本很大,需要花费很大,因而影响其现场可行性。

**2. 回顾性队列研究** 回顾性队列研究又称为历史性队列研究(historical cohort study),研究工作从现在开始,但观察或随访的起点是过去某个时间,研究对象的确定与分组是根据过去某时点的暴露情况。所有研究的结局在研究开始时已经发生,即研究者在研究开始时已知道研究结局发生情况。但资料收集是从暴露到结局的方向进行的,符合暴露在前,结局在后的时间顺序。

在历史性队列研究中,研究对象的分组以及研究结局的获得都来源于研究者研究开始时所掌握的有关历史资料,不需要进行随访观察,可以在较短时期内完成,具有省时、省力、出结果快的特点。但是这种研究常常缺乏影响暴露与疾病关系的混杂因素资料,影响暴露组和对照组的可比性。因此,历史性队列研究的质量,取决于是否有暴露与结局的资料的详细记录。

**3. 双向性队列研究** 双向性队列研究是在历史性队列研究之后继续前瞻性观察一段时间,以便达到暴露产生预期结局所需的时间,获得足够的结局事件。双向性队列研究继承了回顾性队列研究的缺陷与优点,在后期的前瞻性观察中,改善了对结局事件测量的准确性,甚至也可以增加混杂因素的评估,减少混杂干扰,具有回顾性和前瞻性研究的优缺点。

## 二、研究设计与实施

### (一)确定研究因素(即暴露因素)

首先,需明确定义暴露因素。如本案例中,研究吸烟与痴呆症的关系,首先必须明确什么是吸烟?常用的定义就是平均每天吸烟量达到一支以上、时间持续一年以上者。要尽可能的定义暴露因素,如吸烟包括过去吸烟和现在吸烟。无论是过去吸烟还是现在吸烟,都存在吸烟开始年龄、每日吸烟量(吸烟的强度)、吸烟时长、累积吸烟量等维度。戒烟者还需考虑其戒烟时长等。研究实施后,暴露因素定义不可更改。虽然一般队列研究一次只着重研究一个暴露因素与一个或多个结局的关系,但在实际的研究中,对于常见的暴露因素通常都是研究多种暴露因素与一种或多种结局的关联,以提高研究的效率。

**本案例的暴露因素:** 吸烟状态(从不吸烟、目前吸烟、过去吸烟)。目前吸烟的人收集开始吸烟的年龄,平均每日吸烟量。过去吸烟者询问开始吸烟的年龄,戒烟年龄、戒烟时长、过去每日吸烟量。

### (二)确定研究结局

与暴露因素相对应的是研究结局,也称结局变量(outcome variable),是研究者所追踪观察的事件(如发病或死亡等)。结局变量应有明确统一的判定标准,并在研究的全过程中严格遵守。结局不仅限于出现某种疾病甚至死亡,也可以是健康状况和生命质量的变化;既可是发病或死亡,也可是中间结局(如生物标志物的变化)。队列研究的优点之一是一次可以同时收集到多种结局资料。研究一因多果的关系,故在队列研究中除确定主要研究结局外,还可同时收集多种可能与暴露有关的结局,提高一次研究的效率。

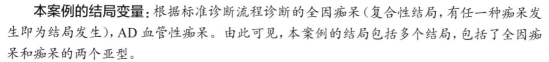

**本案例的结局变量**：根据标准诊断流程诊断的全因痴呆（复合性结局，有任一种痴呆发生即为结局发生），AD 血管性痴呆。由此可见，本案例的结局包括多个结局，包括了全因痴呆和痴呆的两个亚型。

### （三）确定研究现场与研究人群

**1. 确定研究现场** 回顾性队列研究依赖现有资料，现场的选择主要是考虑资料的完整性、真实性与人群的代表性。前瞻性队列研究通常样本量较大、随访时间长，需要考虑现场的代表性、合格人群的数量、现场单位的配合、拟抽样人群的依从性，以及研究者是否能坚持完成随访等。

**本案例研究现场**：鹿特丹市郊的 Ommoord 地区。1990 年即在此地建立队列，参与者依从性好。

**2. 确定研究人群** 队列研究人群包括暴露组和非暴露组人群。暴露组还可以有不同暴露水平的亚组。基于不同的研究目的、研究条件和现场特点可以有不同的选择。

（1）暴露人群的选择：

1）普通人群：即某地理区域的全体人群或其代表性人群。通过筛查来选择具有暴露特征的人群，或者在选择研究对象时不管暴露状态，在分析阶段再根据基线或（发病前）观察期间的暴露状态来区分暴露组。荷兰鹿特丹研究 Rotterdam study、美国 Framingham 心脏研究、英国 UK Biobank（UKB）和中国前瞻性队列研究（China Biobank，CKB），即是普通人群队列研究的例子。

2）职业人群：职业人群的暴露史一般比较明确，有关暴露与疾病的历史记录较为全面、真实和可靠，发病率也比较高，故在进行历史性队列研究时首选，通常用于研究某种可疑的职业暴露因素与疾病或健康的关系。如研究联苯胺的致癌作用，可选择染料厂工人；研究石棉接触与癌症的发病风险的关系，可选择石棉作业工人等。

3）特殊暴露人群，是研究某些罕见的特殊暴露的唯一选择。如选择曾患 COVID-19 后又痊愈的人群，研究 COVID-19 对健康的长期影响。

（2）非暴露人群（对照）的选择：对照人群应该是除暴露因素外，其他对结局指标有潜在影响的因素应尽可能与暴露组相同。常见对照选择包括内对照和外对照。

1）内对照（internal control）：即先选择一组研究人群，将其中暴露于所研究因素的对象作为暴露组，其余非暴露者（或暴露水平较低者）即为非暴露组。

2）外对照（external control）：当暴露人群为职业人群或特殊暴露人群时，通常不能再从这些人群中选择对照，需要在暴露人群之外的其他人群选取基本情况与暴露人群类似者作为对照。

本研究案例为人群队列研究，暴露的选择为 Ommoord 区普通人群。根据 1990—1993 年的基线调查结果对研究人群进行分组，其中吸烟者作为暴露组，非吸烟者则作为对照组，属于内对照。

**3. 队列研究样本量的估计** 请参阅王建华主编《流行病学》第一卷第 3 版第九章第二节。

### （四）队列研究资料的收集

包括基线资料收集和随访资料的收集两部分。

**1. 收集基线资料** 基线资料一般包括待研究的暴露因素的暴露状况，疾病与健康状况，年龄、性别、职业、文化、婚姻等个人状况，家庭环境、个人生活习惯及家族疾病史等。获取基线资料的方式一般有下列四种：①查阅记录或档案（如病例、就诊记录）；②以问卷调查的方式访问对象或其他能够提供信息的人；③对研究对象进行体格检查和实验室检查；④收集研究对象有关的环境暴露资料。

**2. 收集随访资料**　一般与获取的基线资料内容一致，但收集的重点是结局变量。对暴露组和对照组应采取相同的随访方法，且在整个随访过程中随访方法应保持不变。观察终点（end-point）就是指研究对象出现了预期的结局。发生了观察终点，该研究对象随访结束。

### 三、资料整理与分析

队列研究的资料一般整理成表 6-1-1 模式。

表 6-1-1　队列研究资料归纳整理表

| | 发病 | 未发病 | 合计 | 发病率 |
|---|---|---|---|---|
| 暴露组 | $a$ | $b$ | $a+b=n_1$ | $a/n_1$ |
| 非暴露组 | $c$ | $d$ | $c+d=n_0$ | $c/n_0$ |
| 合计 | $a+c=m_1$ | $b+d=m_0$ | $a+b+c+d=t$ | |

注：式中 $a/n_1$ 和 $c/n_0$ 分别为暴露组的发病率和非暴露组的发病率，是统计分析的重要指标。

#### （一）率的计算

队列研究首先需计算终点事件发生率，主要包括以下两种指标。

**1. 累积发病率（cumulative incidence，CI）**　当研究人群的数量比较多，人口比较稳定，资料比较整齐的时候，可计算某病的累积发病率（或累积死亡率）。

$$累积发病（死亡）率 = \frac{观察期内新发病例（死亡）人数}{暴露人数} \times 10^n$$

**2. 发病密度（incidence density，ID）**　当观察人口不稳定，观察对象进入研究的时间先后不一，以及各种原因造成失访，均可造成每个对象被观察的时间不一样。此时以总人数为单位计算发病（死亡）率是不合理的，需以观察人时（person time）即观察人数与观察时间的乘积为分母计算发病率。这种用人时计算的发病率带有瞬时频率性质，称为发病密度。最常用的人时单位是人年（person year）。

$$发病（死亡）密度 = \frac{观察期内新发病例（死亡）人数}{观察的总人时数}$$

#### （二）关联强度的计算

**1. 相对危险度（relative risk，RR）**　为暴露组与非暴露组的结局事件发生率之比，是反映暴露与结局关联强度的指标。设暴露组的发病率为 $P_1$，非暴露组为 $P_0$，则相对危险度计算公式为：

$$RR = \frac{P_1}{P_0}$$

由样本资料计算出的相对危险度是 $RR$ 的一个点估计值，若要估计数值的总体范围，应考虑到抽样误差的存在，需计算其可信区间，通常用 95% 可信区间。具体计算方法可用 Woolf 法计算，该方法是建立在 $RR$ 方差基础上简单易行的方法。

$$\text{VAR}(\ln RR) = \frac{1}{a} + \frac{1}{b} + \frac{1}{c} + \frac{1}{d}$$

$$\ln RR \text{ 的 95\% 置信区间} = \ln RR \pm 1.96\sqrt{\text{VAR}(\ln RR)}$$

相对危险度表示暴露于某研究因素的人群其结局事件发生的风险是非暴露人群的多少倍，反映的是暴露因素对结局事件发生的作用强度，具有流行病学的病因学意义。相对危险度等于 1，表示暴露与结局无关；大于 1，表示暴露因素增加结局事件的发生风险，为危险因素；小于 1，则说明暴露因素降低结局事件的发生率，是保护因素。

**2. 归因危险度（attributable risk，AR）** 又称为特异危险度（specific risk）或超额危险度（excess risk），为暴露组与非暴露组的结局事件发生率之差。

$$AR = P_1 - P_0 = P_0 \cdot (RR - 1)$$

归因危险度反映在暴露人群中，暴露因素造成的发病风险增加的绝对量，或者说暴露人群中发病率在多大程度上可以归因于暴露因素，反映暴露因素绝对的危害程度，具有疾病预防和公共卫生上的意义。

归因危险度也可以表示为相对数的形式，称之为归因危险度百分比（attributable risk percent，AR%），计算公式如下：

$$AR\% = \frac{P_1 - P_0}{P_1} \times 100\%$$

**3. 人群归因危险度** 在普通人群队列研究中，还可以计算人群归因危险度（population attributable risk，PAR），指在整个人群中，暴露因素造成的人群发病风险增加的绝对量，即人群发病率（$P_C$）与非暴露组发病率（$P_0$）之差，计算公式为：

$$PAR = P_C - P_0$$

人群归因危险度的大小受暴露因素产生的相对危险度的大小与人群中暴露人群所占的比例的影响。同样，该指标也可以用相对数来表示，称之为人群归因危险度百分比（population attributable risk percent，PARP），计算公式为：

$$PARP = \frac{P_C - P_0}{P_C} \times 100\%$$

本案例中，将不吸烟组和吸烟组经随访后的痴呆发生情况整理成表 6-1-2，各指标的计算如下。

表 6-1-2 案例队列资料整理表

|  | 痴呆 | 无痴呆 | 合计 |
|---|---|---|---|
| 从不吸烟者 | 317 | 2 128 | 2 445 |
| 目前吸烟者 | 127 | 1 441 | 1 568 |
| 合计 | 444 | 3 569 |  |

不吸烟组发病率 =（317/2 445）×100% = 13.0%

吸烟组发病率 =（127/1 568）×100% = 8.10%

相对危险度 RR = 吸烟组发病率 / 不吸烟组发病率 = 8.10%/13.0% = 0.62

相对危险度 RR 95% 置信区间为 0.50～0.77。

要特别注意的是目前计算的 RR 值是在未考虑随访时间长短、未校正其他混杂因素下得出的,似乎吸烟者有更低的痴呆发生风险。在考虑随访时间和校正其他混杂因素后,目前吸烟者的痴呆风险是不吸烟者的痴呆风险的 1.42 倍,置信区间为 1.07～1.89。

### 四、优缺点及常见偏倚控制

#### (一)优点

1. 适用于常见病。

2. 由"因"至"果"观察,资料偏倚少,论证因果关系能力强,不存在回忆偏倚。

3. 可以直接获得暴露组和对照组人群的发病或死亡率,可计算出 RR 和 AR 等反映疾病危险关联的指标,分析暴露的病因作用。

4. 检验病因假说的能力较强。

5. 一次调查可观察多种结局。

#### (二)缺点

1. 不适于发病率很低的疾病的病因研究。

2. 长期随访,研究对象不易保持依从性,容易产生失访偏倚。

3. 耗费较多的人力、物力、财力及时间,组织起来较复杂。

4. 在随访过程中,未知变量引入人群,或人群中已知变量的变化等,都可使结局受到影响,因此分析时可能需要考虑随时间变化的因素(即时间依存变量)的影响,使分析复杂化。

# 第二节　病例对照研究

**案例:年轻女性为什么会得罕见的阴道腺癌?**

1966—1969 年,美国波士顿文森特纪念医院(Vincent Memorial Hospital)的妇产科医生 Herbst 连续收治了 7 位女性阴道腺癌患者,年龄均为 15～22 岁的女青年。通常阴道癌占女性生殖系统癌的 2%,而阴道腺癌仅占阴道癌的 5%～10%,非常罕见,大多出现在 50 岁以上女性中。而这 7 例患者全是腺癌,在 4 年内出现了明显的聚集性,且年龄均在 25 岁以下,这让 Herbst 医生觉得很奇怪。医生刚开始怀疑她们可能都使用了某种阴道刺激物(如冲洗器或卫生棉条)或服用了避孕药,但经询问后情况并非如此。于是 Herbst 医生决定开展一项病例对照研究,以发现是哪些可能的致病因素导致这些年轻女性患上阴道腺癌。

### 一、基本原理及类型

#### (一)基本原理

病例对照研究(case-control study)是按照疾病状态(如一组患者和一组非患者)将研究对象分为病例组和对照组,分别追溯(即回顾性收集)其既往(结局发生之前,如发病前)的暴露情况,通过比较两组暴露的差异来判断暴露和疾病是否存在关联以及关联的大小。属于观察性研究,是一种回顾性的、由结果探索原因的研究方法,是在结局发生之后去追溯可能原因的方法。采用统计学检验,比较病例组与对照组的某可疑因素的暴露比例是否存在统计学差异,如果病例组的某暴露比例高于对照组,说明该暴露可能会增加疾病的发生危险,反之,病例组的某暴露比例低于对照组,则该暴露可能会降低疾病的发生风险(图 6-2-1)。

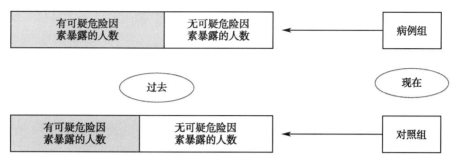

图 6-2-1　病例对照研究原理示意图

结合本案例，应用病例对照研究方法研究 25 岁以下阴道腺癌患者的可能致病因素，可以选择一组阴道腺癌患者作病例，再选择一组健康人或患其他疾病的人作对照，分别调查她们某些可疑暴露因素（常根据病因假设来定）的暴露情况，如果阴道腺癌病例组过去该暴露的比例显著高于对照组，则提示该暴露与阴道腺癌的发生有关。但病例对照研究得到的暴露与疾病之间的联系并不一定是因果联系，即使能排除随机误差和已知的系统误差，还可能有尚未认识的因素会影响这种联系。

### （二）病例-对照研究的常见衍生类型

**1. 病例-队列研究**（case-cohort study）　又称病例参比式研究（case-base reference study），也是一种队列研究与病例对照研究结合的设计形式。队列研究开始时，在队列中按一定比例随机抽样选出一个有代表性的样本作为对照组（即子队列），观察结束时，将队列中出现的所研究疾病的全部病例（不论是否在子队列内）作为病例组，与上述选出的子队列进行比较。

**2. 巢式病例-对照研究**（nested case-control studies）　是将传统的病例对照研究和队列研究相结合而形成的一种研究方法，是在一个事先确定好的队列进行随访观察的基础上，利用新发现的病例和队列中的非病例所进行的病例对照研究（主要采用配对病例对照研究）。

**3. 病例-交叉研究**（case crossover studies）　选择发生某种急性事件的病例，分别调查事件发生时及事件发生前的暴露情况及程度，以判断暴露危险因子与某事件有无关联及关联程度大小的一种观察性研究方法。它是一种用于研究短暂暴露对罕见急性病的瞬间影响的流行病学方法。目前已被广泛应用于心脏病、伤害、车祸等方面的研究。

更多衍生类型及详细介绍参阅王建华主编《流行病学》第一卷第 3 版第十章第五节。

## 二、研究设计与实施

### （一）提出研究假设

根据所研究结局事件（如疾病）的分布特点和已知的相关因素，广泛查阅文献，可开展现况调查、预调查或定性访谈，提出研究假设。

**本案例假设的提出**：医生与这些年轻女患者的家属进行了交谈，有患者的母亲提到了在怀孕时曾经接受过己烯雌酚（Diethylstilbestrol，简称 DES，一种人工合成的非甾体雌激素）的治疗。这引起了医生们的注意。这 7 例患者都出生在 20 世纪 40 年代末到 50 年代初期，这个时期己烯雌酚广泛用于有流产或早产风险的妊娠期妇女中作为雌激素补充剂。会不会是这些年轻患者的母亲在妊娠期的暴露因素（如接受雌激素治疗）影响了产儿成年后的健康状况？

### （二）研究设计与实施

#### 1. 病例的选择

（1）病例的确定：病例是指患有所研究疾病且符合研究入选标准的人。入选病例时，应明确所研究疾病的诊断标准，所有病例都严格符合此诊断标准。对于无明确诊断标准的疾病，可根据研究的需要制订明确的在本研究中的定义。

（2）病例的来源：可来自医院，如在一个诊所就医的患者可以组成病例组，即以医院为基础（hospital-based），也可来自社区，即以社区为基础（community-based）。对于罕见病来说，在医院中选择病例有时是唯一可行的方法（本案例的病例来源即是如此）。理想条件下，病例组应为源人群中的全部患者，也可以是从全部患者中随机抽取的一个样本。从医院中选择病例可以是门诊患者或住院患者，也可以是已经出院的患者。从社区人群中可以利用疾病监测资料或居民健康档案选择病例。社区中往往有处于疾病自然史不同阶段的患者和各种类型的患者，代表性较好，但工作量比在医院中选择病例要大。

**本案例病例的选择**：明确诊断为阴道腺癌的年轻女性（年龄在 50 岁以下）。病例来自文森特纪念医院（因病例罕见，后有 1 例来自布莱根妇女医院）。

#### 2. 对照选择的原则

（1）代表性，即对照应选自发生病例的源人群。前面提到的病例队列研究设计和巢式病例 - 对照研究设计能很好地保障对照的来源与产生病例的人群一致。

（2）对照应当独立于其暴露状态来选择，即源人群中的暴露者与非暴露者被抽作对照的概率相同。

**本案例对照的选择**：对照组女性的选择为在同一医院，出生时与病例在同等级病房，出生时间与病例出生时间前后不超过 5 天的女性，优先选择与病例出生时间最接近者为对照。

#### 3. 匹配（matching）

按照是否匹配可将病例对照研究分为非匹配病例对照研究和匹配病例对照研究两大类。匹配不是必须的。

（1）非匹配病例对照研究：病例和对照之间的关系不作限制和规定。一般对照组的人数应等于或多于病例组的人数。

（2）匹配病例对照研究：匹配又称配比，是为了对照在某些因素或特征上与病例保持一致，其目的是在两组进行比较时，去除匹配因素对研究结果的干扰，提高研究的效率。用于匹配的因素为可能的混杂因素，常包括年龄、性别、居住地等。根据匹配的方式不同，可分为成组匹配和个体匹配两种形式。

1）成组匹配（category matching）：又称频数匹配（frequency matching），是指病例组与对照组在某些因素和特征的分布上（即所占比例上）一致或接近。如病例组男女各半，那么对照组的性别构成比也应接近 1:1。

2）个体匹配（individual matching）：指以个体为单位使病例和对照在某因素或特征方面相同。1 个病例可以匹配 1 个对照，这种情况叫配对（pair matching），如果对照较多而病例罕见时，也可以匹配多个对照，如 1:2，1:3，……，1:R。例如根据年龄进行 1:1 匹配，如某病例为 22 岁，在为其选择 1 个对照时，可要求对照在 1 岁以内、2 岁以内或 3 岁以内匹配等。假定要求对照与病例的年龄之差在 ±3 岁之内，一个 22 岁的病例，其对照的年龄应当在 19～25 岁之间。

匹配的特征或变量必须是已知的混杂因子，或有充分的理由怀疑为混杂因子，否则不应匹配。把不必要的因素进行匹配（如暴露与疾病结局变量因果链上的中间变量），会造成匹配过度（over-matching），应当避免。

**本案例采用的匹配**：以1:4的比例选取对照，即每1例病例，匹配4个对照。

4. **病例对照研究样本量的估计**　请参阅王建华主编《流行病学》第一卷第3版第十章第二节。

5. **暴露信息的收集**　病例和对照选好后，就可以收集两组以往的暴露信息。暴露信息可以是群体水平的（例如空气污染、限制出行的防疫政策等），也可以是个体水平的（个人的社会经济地位、生活方式、用药史等）。测量暴露的方法可以来自历史记录（如医疗记录等），但更常用的方法是通过调查问卷。病例与对照的资料来源及收集方法应一致，使用相同的调查表，询问和回答同样的问题。可疑的暴露因素要尽量详细的收集其多维度的信息。如吸烟与绝经年龄的研究中，有关调查对象吸烟或不吸烟的信息应当尽量详细，不仅仅是吸烟与否，还要收集吸烟开始的年龄、每日吸烟量、累积吸烟量、烟的类型、戒烟时长等。在一些研究中，暴露测量时间的选择也非常重要。例如，在肿瘤研究中，近期的暴露可能与肿瘤无关，因为现在发现的肿瘤可能在很多年之前就已经产生了。

**本案例暴露信息的采集**：在本案例中，研究人员关注的是病例和对照在生命早期（即胎儿期）的暴露情况，因此研究人员用标准调查表，设计了几十种有关因素，对病例、对照与她们的母亲进行了调查，包括病例组和对照组的母亲在妊娠期间（特指病例这一胎，后同）多种因素的暴露情况，包括怀孕年龄、妊娠期间出血状况、妊娠期吸烟状况、既往流产史、雌激素（己烯雌酚）使用情况、哺乳情况等。

### 三、资料整理与分析

通常将病例组和对照组按某个因素的暴露史整理成如下四格表形式（表6-2-1）。

表6-2-1　病例-对照研究资料的一般整理形式

| 暴露因素 | 病例组 | 对照组 | 合计 |
|---|---|---|---|
| 有 | $a$ | $b$ | $n_1$ |
| 无 | $c$ | $d$ | $n_0$ |
| 合计 | $m_1$ | $m_0$ | $T$ |

1. **分析第一步：暴露分布的差异比较**　检验某因素在病例组的暴露率或暴露比例（$a/m_1$）与其在对照组的暴露率或暴露比例（$b/m_0$）之间的差异是否具有统计学意义。

$$\chi^2 = \frac{(ad-bc)^2 T}{m_1 m_0 n_1 n_0}$$

当四格表中一个格子的理论数>1，但<5，总例数>40时，用校正$\chi^2$检验：

$$\chi^{2校} = \frac{(|ad-bc| - T/2)^2 T}{m_1 m_0 n_1 n_0}$$

当总例数小于40时还需采用确切概率法。

2. **推断暴露因素与疾病的关联强度**　病例对照研究中表示疾病与暴露之间关联强度的指标为比值比（odds ratio，OR），也称比数比、优势比、交叉乘积比。为病例组某因素的暴露比值（odds 病例）与对照组该因素的暴露比值（odds 对照）之比。反映了病例组某因素的暴露比例为对照组的若干倍。比值（odds），是指某事件发生的可能性与不发生的可能性之比。因此病例组的暴露比值为病例组中有暴露的概率和无暴露的概率之比，即：

$$(odds_{病例}) = (a/m_1)/(c/m_1) = a/c$$

同理，对照组暴露与无暴露的比值：$(odds_{对照}) = b/d$

因此计算比值比 OR 的公式为：

$$OR = \frac{odds_{病例}}{odds_{对照}} = \frac{a/c}{b/d} = \frac{ad}{bc}$$

OR = 1，表明研究因素与疾病之间无关联；OR > 1，表明研究因素与研究的疾病呈"正"联系，OR 愈大，该因素为危险因素的可能性愈大；OR < 1，表明研究因素与研究的疾病呈"负"联系，数值愈小，该因素为保护因素的可能性愈大。一般要通过统计学检验校正混杂因素后再下结论。

**3. OR 可信区间的计算**　OR 是一个点估计值，它不能全面地反映总体 OR 值，故需用样本 OR 推测总体 OR 所在范围，即置信区间（confidence interval, CI），其上下限数值称置信限（confidence limit, CL）。常用 Miettinen 氏卡方值法和 Woolf 氏自然对数转换法计算 OR 95%CI。两种方法计算结果基本一致，Miettinen 氏法较 Woolf 氏法计算的可信区间范围窄，且计算方法简单，较常用。

Miettinen 氏卡方值法：

$$OR\ 95\%CI = OR^{(1 \pm 1.96\sqrt{\chi^2})}$$

OR 95%CI 表示有 95% 的把握说明总体 OR 所在的范围，根据可信区间及是否包括 1 可推断暴露因素与疾病间关联强度的可靠性。如果 OR 95%CI 不包括 1，说明如果进行多次病例对照研究，有 95% 的可能 OR 不等于 1。

**本案例的资料整理与分析**：本案例是 1∶4 配对的病例对照研究，对本案例中收集到的暴露信息进行整理如下表（表 6-2-2，表 6-2-3）。

表 6-2-2　阴道腺癌病例与对照的母亲主要暴露因素的比较

| 病历号 | 母亲年龄 | | 母亲吸烟 | | 此次怀孕出血 | | 以往流产史 | | 此次怀孕时使用过雌激素 | | 母亲哺乳 | | 此次怀孕时照射过 X 线 | |
|---|---|---|---|---|---|---|---|---|---|---|---|---|---|---|
| | 病例 | 四个对照平均 | 病例 | 对照 | 病例 | 对照 | 病例 | 对照 | 病例 | 对照 | 病例 | 对照 | 病例 | 对照 |
| 1 | 25 | 32 | 有 | 2/4 | 否 | 0/4 | 有 | 1/4 | 有 | 0/4 | 否 | 0/4 | 否 | 1/4 |
| 2 | 30 | 30 | 有 | 3/4 | 否 | 0/4 | 有 | 1/4 | 有 | 0/4 | 否 | 1/4 | 否 | 0/4 |
| 3 | 22 | 31 | 有 | 1/4 | 有 | 0/4 | 否 | 1/4 | 有 | 0/4 | 否 | 0/4 | 否 | 0/4 |
| 4 | 33 | 30 | 有 | 3/4 | 有 | 0/4 | 有 | 0/4 | 有 | 0/4 | 有 | 2/4 | 否 | 0/4 |
| 5 | 22 | 27 | 有 | 3/4 | 否 | 1/4 | 否 | 1/4 | 否 | 0/4 | 否 | 0/4 | 否 | 0/4 |
| 6 | 21 | 29 | 有 | 3/4 | 否 | 0/4 | 否 | 0/4 | 有 | 0/4 | 否 | 0/4 | 否 | 1/4 |
| 7 | 30 | 27 | 否 | 3/4 | 否 | 0/4 | 有 | 1/4 | 有 | 0/4 | 否 | 0/4 | 否 | 1/4 |
| 8 | 26 | 28 | 有 | 3/4 | 否 | 0/4 | 否 | 0/4 | 有 | 0/4 | 否 | 0/4 | 有 | 1/4 |
| 合计 | | | 7/8 | 21/32 | 3/8 | 1/32 | 6/8 | 5/32 | 7/8 | 0/32 | 3/8 | 3/32 | 1/8 | 4/32 |

续表

| 病历号 | 母亲年龄 | | 母亲吸烟 | | 此次怀孕出血 | | 以往流产史 | | 此次怀孕时使用过雌激素 | | 母亲哺乳 | | 此次怀孕时照射过X线 | |
|---|---|---|---|---|---|---|---|---|---|---|---|---|---|---|
| | 病例 | 四个对照平均 | 病例 | 对照 | 病例 | 对照 | 病例 | 对照 | 病例 | 对照 | 病例 | 对照 | 病例 | 对照 |
| 平均 | 26.1 | 29.3 | | | | | | | | | | | | |
| $\chi^2$ | 自由度为1① | | 0.53 | | 4.52 | | 7.16 | | 23.22 | | 2.35 | | 0 | |
| $P$ | | | 0.50 | | <0.05 | | <0.01 | | <0.000 01 | | 0.20 | | | |
| | (不显著②) | | (不显著) | | | | | | | | (不显著) | | (不显著) | |
| $OR$ | | | 5.7 | | 8.0 | | 10.5 | | 28.0 | | 10.0 | | 3.0 | |

注：①用 Pike 与 Morrow 的配对对照 $\chi^2$ 检验公式。
②配对 $t$ 检验，$S_{\bar{x}}=1.7$ 岁。

表 6-2-3　既往流产史在病例和对照中的分布

| | 病例 | 对照 | 合计 |
|---|---|---|---|
| 有既往流产史 | 6($a$) | 5($b$) | 11($n_1$) |
| 无既往流产史 | 2($c$) | 27($d$) | 29($n_0$) |
| 合计 | 8($m_1$) | 32($m_0$) | 40($T$) |

我们选取其中一个暴露因素，即有无既往流产史，按简单四格表的形式（不考虑匹配）来计算既往有无流产与阴道腺癌之间的关联强度。需要注意的是，这种方法计算出的 OR 值，是未校正其他因素影响的 OR 值，因此与上表中经多因素校正后的 OR 值会有差异。

$$OR = \frac{ad}{bc} = \frac{6 \times 27}{5 \times 2} = 16.2$$

**4. 多因素分析**　在进行病例对照研究时，涉及的研究因素往往较多，需要从多个因素中筛选出对疾病有重要影响的因素，用单因素方法没有考虑其他因素对该因素效应的影响，也无法做到同时对多个混杂因素加以控制。借助统计分析软件，无论是单因素分析（未校正其他因素）还是多因素分析，都可以通过统计软件程序得以实现。如本案例是 1:4 的配对病例对照研究，可采用条件 Logistic 回归的方法，在 SPSS 或 SAS 中实现其分析，计算各暴露因素与阴道腺癌的关联强度（OR）。

## 四、优缺点及常见偏倚控制

### （一）优点

1. 特别适用于罕见病的研究，有时往往是罕见病病因研究的唯一选择。
2. 省力、省钱、省时间，易于组织实施。
3. 可用于食物中毒调查及暴发调查等。
4. 可同时研究多个因素与某种疾病的联系。
5. 对研究对象多无损害，很少涉及伦理学问题。

### （二）缺点

1. 不适合研究人群中暴露比例很低的因素。

2．会有选择偏倚和回忆偏倚产生。

3．难以判断暴露与发病的时间先后顺序。

常见偏倚包括信息偏倚、选择偏倚和混杂偏倚。病例对照研究中涉及各种偏倚的具体类型请参见《流行病学》第一卷第3版。

# 第三节 实 验 研 究

**案例：瑞德西韦还是"人民的希望"吗？**

在新型冠状病毒肆虐的2020年，无论是民生还是经济皆饱受重创，寻找一种治疗新冠病毒的特效药成为除疫苗之外，各国人民翘首期盼的事。2020年4月29日，美国国立卫生研究院（NIH）公布了有关瑞德西韦（Remdesivir）治疗新冠病毒的试验结果，显示有药物可以对病毒起效。然而，同样在29日，顶尖医学杂志《柳叶刀》也发表了一份在武汉进行的瑞德西韦试验报告。初步结果却显示瑞德西韦治疗重症患者未见显著临床改善。瑞德西韦曾作为新冠肺炎的"特效药"被寄予厚望，被戏称为"人民的希望"。然而瑞德西韦的疗效究竟如何？是"人民的希望"还是"言过其实"？

## 一、基本原理及特点

### （一）基本原理

研究者能否人为控制研究条件是区别实验性研究与观察性研究的标志。实验流行病学研究是指在研究者的控制下，将合适的研究对象，按随机分配原则分为两组，人为地给一组以某种干预措施、新药或新的治疗方法作为实验组，另一组不给某种干预措施、或给予安慰剂作为对照组，然后随访观察一定时间，比较两组某结局（如发病率、病死率、治愈率）的发生情况，据此评价干预因素对疾病的影响（图6-3-1）。

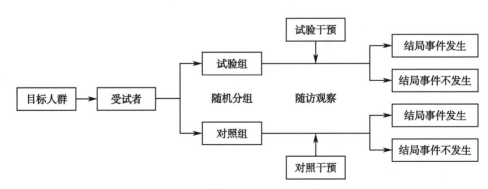

图6-3-1 随机对照试验原理示意图

### （二）实验研究的特征

**1. 真实验（true experiment）特点** 具备以下四个基本特征的实验称为真实验，以下四个特点也是实验性研究的基本特征。

（1）前瞻性研究：干预在前，效应在后，须追踪随访研究对象，虽然对这些研究对象的观察不一定从同一天开始。

（2）必须施加干预措施：这是与观察性研究的一个根本区别。实验研究必须对实验对象施加一种或多种干预措施。干预措施可以是预防某种疾病的疫苗、阻断某疾病发生的某因素、治疗某病的药物或方法等。

（3）随机分组：严格的实验流行病学研究应采用随机方法把研究对象分配到实验组或对照组，以控制研究中的偏倚和混杂。如果条件受限不能采用随机分组方法，实验组和对照组的基本特征应该均衡可比。

（4）必须有平行的实验组和对照组，要求在实验开始时，两组在除干预措施以外的各方面具有可比性，这样实验结果的差异才能归于干预因素的效应。

**2. 类实验（quasi-experiment）特点**　在一些研究中，因为受实际条件所限不能随机分组或不能设立平行的对照组，这种研究称为"类实验"或"准实验（quasi-experiment）"。

## 二、设计和实施关键点

### （一）研究对象选择的主要原则

**1. 选择干预措施对其有效的人群**　如进行临床试验时，选择经公认的诊断标准确诊的病例。

**2. 选择预期发生率较高的人群**　对评价某一传染病疫苗的效果时，所选的研究对象须是该病的易感者，在实验观察期间内有机会感染，即在传染病流行的地区进行。如预防COVID-19的中国科兴新冠疫苗即选择在巴西完成三期试验。

**3. 干预对研究对象无害**　如对新药作临床试验时，老人、儿童、孕妇应除外，因为这些人易发生不良反应。

**4. 研究依从性（compliance）要好**　即选择能将实验坚持到底的人群。若研究对象不能遵守实验规则，或中途退出实验，将会给实验结果带来偏倚。

**5. 实验组与对照组应来自同一源人群**

### （二）随机分组方法

确定实验对象之后，需要进行实验分组。随机化分组（random allocation）是实验研究必须遵循的原则之一。通过随机化分组可以使每个研究对象有同等的机会进入实验组或对照组，因而可以减少已知或未知的非研究因素对两组结果的影响，提高可比性，也是控制或消除选择偏倚和混杂偏倚的手段。需注意的是随机并不等于随意，随机化分配并不是根据研究者的意愿随意分配，需遵循一定随机化分组方法。

**1. 简单随机分组（simple randomization）**　即用掷硬币、抽签、随机数字表等方法来确定研究对象分组。简单随机分组实施简单，不需要专门工具，对设计要求不高，随时可用。缺点是分组时各组之间数量可能不平衡，特别是在小样本研究中（在样本量小于200的随机对照试验中不推荐使用）。

**2. 区组随机分组（blocked randomization）**　又称配伍组设计，是把条件相同（或相近）的几个受试对象配成区组，然后把这一组的对象随机分配，分别接受不同干预措施的设计。区组内个体差异越小越好，区组间差异越大越好。比如按照体重，将体重相近的受试者，每6个配一个区组，共配3个区组，并编号。在每一区组内将6名对象通过简单随机化的方法分为两组，每组3名，这样分组称为"区组随机化"。区组随机分组能够避免单纯随机化可能产生的不平衡，试验组与对照组的患者数均保持平衡，增加组间可比性（图6-3-2）。

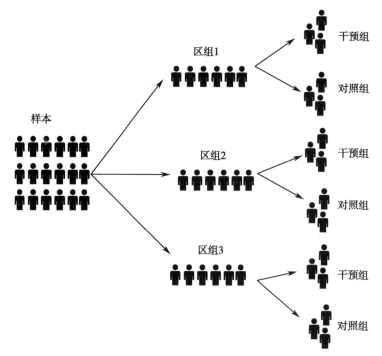

图 6-3-2　区组随机分组示意图

**3. 分层随机分组**（stratified randomization）　先按某一特征（如年龄、性别、病程、病情等）分层，然后再进行随机分配。即将每一层的实验对象随机分成实验组和对照组，这样的分组方式称为分层随机分组。分层随机分组可增加处理组间均衡性，提高实验效率。在选择分层因素时，分层因素不宜过多，避免造成每一层的例数太少（图 6-3-3）。

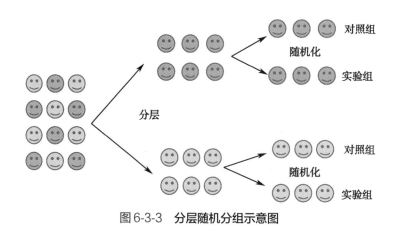

图 6-3-3　分层随机分组示意图

**4. 整群随机分组**（cluster randomization）　研究对象是以一个家庭、一个学校、一个村庄或居民区为单位随机分组。在社区干预实验研究中常用这种随机分配方法（图 6-3-4）。

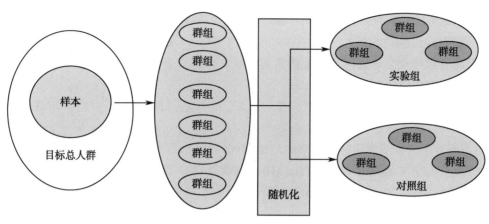

图 6-3-4　整群随机分组示意图

### （三）确定对照的形式

实验研究的最终目的是验证干预措施有无作用以及作用大小。在研究干预措施的效果时，直接观察到的往往是多种因素的效应交织在一起的综合作用。合理的对照能成功地将干预措施的真实效应客观地显现出来。

对照的主要形式：

**1. 标准对照（standard control）或阳性对照（positive control）** 是临床试验中最常用的一种对照方式，对照组给予临床上公认的、效果肯定的药物或治疗方法进行治疗，以判断试验药物或疗法是否优于现行的药物或疗法。适用于已知有肯定疗效的治疗方法的疾病。

**2. 安慰剂对照（placebo control）** 对照组给安慰剂（placebo）治疗。安慰剂在物理特征比如外观、味道以及气味等方面与试验药物都尽可能一致，因此安慰剂一方面可以达到蒙蔽试验参与人员的目的。采用安慰剂对照旨在确定受试药物的真实疗效与不良反应。在所研究的疾病尚无有效的防治药物（即标准对照）或使用安慰剂后对研究对象的病情无影响时才使用。

**3. 空白对照（blank control）** 对照组不给任何处理。当干预比较特殊，如外科手术，无法使患者处于盲态。

**4. 交叉对照** 即在实验过程中将研究对象随机分为两组（A 组和 B 组）。在第一阶段，A 组人群给予干预措施，B 组人群为对照组，干预措施结束后，在第二阶段，两组对换，即 A 组为对照，B 组接受干预措施。这样，每个研究对象均兼作实验组和对照组成员，减少组间差异的影响。但交叉对照有一个前提，即第一阶段的干预一定不能对第二阶段的干预效应有影响，因此其应用受到一定限制。

其他对照组设置方式还有自身前后对照和历史对照等。

### （四）盲法的应用

在流行病学实验研究中，尤其是在临床试验中，若研究对象知道自己是处于实验组或对照组，或者研究者知道研究对象的分组情况，则会由于主观因素的影响而造成偏倚。这种偏倚可能产生于设计阶段，也可能在资料收集或分析阶段出现。为了控制这种偏倚，可以采用盲法（blinding 或 masking）。

**1. 单盲（single blind）** 研究对象不知道自己是在实验组还是对照组，而研究者了解分组情况，因此可以避免来自研究对象的偏倚。

**2. 双盲（double blind）** 研究对象和实验的观察者（如医生）均不知道研究对象的分组情况，因而可以避免来自这两者主观因素的干扰。由第三者（研究的设计者）来监督整个实验过程，以保证实验的安全性。

**3. 三盲（triple blind）** 指研究对象、实验观察者、资料整理分析者均不知道分组的情况，但实际实施过程非常复杂。

不是所有研究都能采用盲法。例如，如用针灸疗法治疗颈椎疼痛，或是手术疗法治疗某种疾病，或是改变生活习惯（包括饮食、锻炼、吸烟等）的干预措施就无法采用盲法。未用盲法的试验，称为开放性试验（open trial），即研究对象和研究者均知道实验组和对照组的分组情况，试验公开进行。

### （五）明确实验期限

在进行实验设计时必须明确观察的时间，包括实验的起点和终点。如观察某疫苗预防效果时，宜在当地流行季节前一个月开始预防接种，观察至流行季节结束。观察药物预防和治疗效果时，一般观察时间不宜过长，通常 1~2 个月或更短些。而对肿瘤、心血管病等慢性非传染性疾病进行实验研究时，观察时间往往较长。总的原则是观察期限不宜过长，只要收集的资料验证或回答了研究假设，即可终止。

## 三、资料整理与分析

流行病学实验研究的资料整理及分析方法与队列研究基本相同。资料整理时的注意事项。在资料整理时，一般要把不合格的研究对象剔除，包括不符合纳入标准者和没有接受干预措施或没有任何数据者。高质量国际期刊都要求试验报告应遵循试验报告统一标准（Consolidated Standards of Reporting Trials，CONSORT）指南，以提高试验报告质量，使报告能反映研究真实实施过程。

### （一）实验研究结果的分析策略

实验研究的主要偏倚来源是退出，退出包括不合格、不依从和失访等，退出会使原定的样本量不足，使研究工作效力降低。可以根据研究对象的依从性状况进行分组分析。包括意向性治疗分析（intention to treat analysis，ITT）、遵循研究方案分析（per-protocol（PP）analysis）、实际治疗分析（treatment received analysis）。

**1. 意向治疗分析（intention to treat analysis，ITT）** ITT 是指对全部随机分配到不同干预组的个体进行分析，不管他们是否接受或完成了干预。如上图所示，是比较随机分配至干预 1 与干预 2 的每一个体，即比较 A 组＋B 组与 C 组＋D 组的疗效差别。

ITT 最适合于评价治疗措施效果的随机对照试验，反映了两种治疗实际临床应用后的效果，包括患者在试验过程中的各种转归。所回答的问题是，实施这样一种治疗方案有多大的相对效益。

**2. 遵循研究方案分析［per-protocol（PP）analysis］** 也叫符合方案分析：比较②组和③组，而不分析①组和④组。它只对试验依从的人进行分析，能反映试验药物的生物效应，故也称效力分析，但由于剔除了不依从者，可能高估干预的效果。

**3. 实际治疗分析（treatment received analysis）或实际接受干预措施分析** 比较①＋③组和②＋④组。它是对接受了实际干预措施者进行分析，这种比较方法改变了研究开始时随机化分组所提供的两组可比性,分析也会高估治疗效果(图6-3-5)。

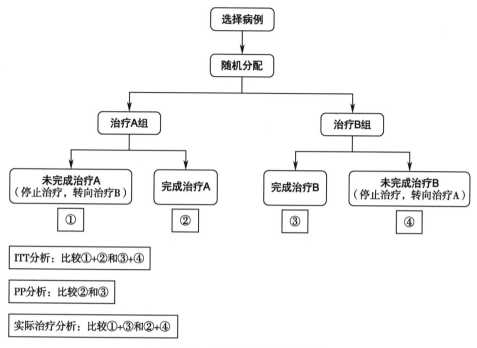

图6-3-5　实验研究结果分析策略

## (二)分析指标

临床试验可分别计算实验组和对照组的有效率、治愈率、病死率、不良事件发生率、生存率等,可通过比较实验组事件发生率和对照组事件发生率之间的相对关系和绝对关系来评价治疗或预防疾病措施的效应大小。临床试验主要是评价某种药物或治疗方法的效果,评价指标有相对危险降低率、绝对危险降低率和需要治疗的人数等。而现场试验常用于评价干预措施对一般人群疾病预防和控制的效果,常用的指标有保护率、效果指数和抗体阳性率等。

$$有效率 = \frac{治疗的有效例数}{治疗的总例数} \times 100\%$$

$$治愈率 = \frac{治愈例数}{治疗的总人数} \times 100\%$$

$$病死率 = \frac{因该病死亡人数}{该病接受治疗的人数} \times 100\%$$

$$不良事件发生率 = \frac{发生不良事件的病例数}{可供评价不良事件的总病例数} \times 100\%$$

$$保护率 = \frac{对照组发病或死亡率 - 实验组发病或死亡率}{对照组发病或死亡率} \times 100\%$$

$$效果指数 = \frac{对照组发病或死亡率}{实验组发病或死亡率}$$

$$相对危险度降低 = \frac{对照组发病率 - 实验组发病率}{对照组发病率}$$

$$绝对危险度降低 = 对照组发病率 - 实验组发病率$$

$$需治疗人数 = \frac{1}{绝对危险度降低} = \frac{1}{对照组发病率 - 实验组发病率}$$

### 四、优缺点及应注意的问题

#### （一）主要优点

1. 在研究中随机分组，平行比较，因此能够较好地控制研究中的偏倚和混杂。

2. 为前瞻性研究，研究因素事先设计，结局变量和测量方法事先规定，研究中能观察到干预前、干预过程和效应发生的全过程，因果论证强度高。

3. 可以获得一种干预与多种结局的关系。

#### （二）主要局限性

1. 实验性研究要求研究对象有很好的依从性，但实际工作中很难做到。

2. 所选择研究对象代表性不够，会不同程度的影响实验结果推论到总体。

3. 观察时间长、现场范围广的研究容易失访。

4. 费用常较观察性研究高。

5. 因为研究因素是研究者为了实现研究目的而施加于研究对象的，故容易涉及伦理道德问题。

6. 随机化分组问题。随机化分组是流行病学实验的重要方法，但由于人群生物学与社会学特征的多样性，随机化与均衡性会有一定冲突。随机化只能较好地保证大样本研究分组的均衡性，对于小样本的研究，随机化并不能保证分组的均衡性。

## 第四节　健康服务研究中常用的类实验设计及举例

类实验，是属于实验性研究范畴，又称为半实验研究，指在实验研究中，研究设计有对研究对象的干预内容，但可能缺少按随机原则分组或没有设立对照组，或两个条件都不具备。该类研究的干预在前，效应在后，属于前瞻性研究。

### 一、非随机同期对照试验

#### （一）定义

非随机同期对照试验（non-randomized concurrent controlled trial）又称不对等对照组设计，指试验组和对照组的受试对象不是采用随机的方法分组，而是研究者根据有关因素（如病情、不同地点）指定或按患者意愿进行分组，试验组和对照组同期进行研究（图 6-4-1）。

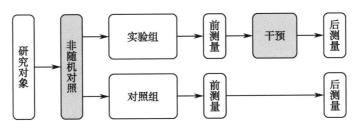

图 6-4-1　非随机同期对照试验原理示意图

### （二）举例

梁万年等在"冠心病社区照顾路径应用的评价研究"中采用同期非随机对照试验的设计。研究期间为 2002 年 1 月至 2003 年 1 月间。

试验组选择在复兴医院月坛社区卫生服务中心和下属社区卫生服务站中登记过的冠心病患者中，选取符合纳入标准的冠心病患者。试验组患者采用社区照顾路径进行照顾。同期的对照组的选择为在北京西城区二龙路医院 3 个社区卫生服务站和展览路医院的 6 个社区卫生服务站的健康档案中登记注册的冠心病患者。对照组患者采用常规照顾程序进行治疗。

经过两周的随访后发现，与对照组相比，实施冠心病社区照顾路径有利于改善患者的功能状态、改善医疗服务质量。

### （三）注意事项

由于对研究对象的分组存在人为因素，难以保证各组间基线的可比性，治疗组和对照组在人口学特征、生活方式和临床特征等方面可能分布不均。非随机对照试验的偏倚控制手段有：

1. **限制**　对研究对象的选择条件加以限制。

2. **匹配**　可以采用成组匹配，使试验组和对照组组成更相似；也可以采用个体匹配，对入选的研究对象，按一些因素相同或相近的原则进行匹配。

3. **盲法**　可以克服研究者或受试者的主观因素所导致的测量偏倚。

4. **统计分析**　可以采用倾向评分匹配方法，实现两组特征均衡可比；或多因素校正的方法，校正可能混杂因素。

## 二、自身前 - 后对照设计

### （一）定义

自身前 - 后对照设计（before-after design）是指对研究对象自身在干预前后两个阶段的效果进行观察或测量，以评价干预措施的效果如何。自身对照中，数据来自同一组样本的不同阶段（图 6-4-2）。

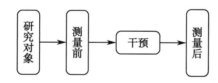

**图 6-4-2　自身前 - 后对照设计原理示意图**

如果干预措施有两种，比较两种干预措施的效果，则研究顺序为：

研究对象—前阶段干预措施—干预时长—结果 1—洗脱期（去除前阶段干预措施的影响）—后阶段干预措施—干预时长—结果 2

### （二）举例

何利等开展了实施家庭参与式综合管理（FICare）对住院早产儿母亲紧张焦虑情绪影响的自身前后对照研究。

目前，中国的绝大部分新生儿 ICU 病房依然实施封闭式管理模式，即无论新生儿在 ICU 住院多长时间其母亲都不能在床旁陪伴，父母只能在病房外焦虑等待。如果允许家长进入

ICU病房参与早产儿住院期间非医学性常规生活护理（即家庭参与式综合管理），能否有效缓解目前的焦虑水平呢？

采用入组时初次评分（即干预前评分）→ FICare（进行干预）→出院前再次评分（干预后评分）的策略，研究人员通过比较干预前后的焦虑评分发现：早产儿的母亲存在较高的紧张焦虑情绪，允许早产儿母亲进入ICU病房参与常规生活护理对缓解其紧张焦虑情绪有积极的促进作用。

### （三）注意事项

由于是对同一组人干预前后结果进行对比，而没有设置同期对照组，无法排除研究人群在没有施加干预情况下，所关注的结局变量随时间的变化造成的偏倚。

## 三、时间连续性设计

### （一）定义

时间连续性设计（time series design）又叫间断时间序列设计（interrupted time series design），是单纯自身前后对照设计的改进，适用于自变量本身的稳定性无法确定的情形。在干预前后分别进行多次的观察和测量（图6-4-3）。

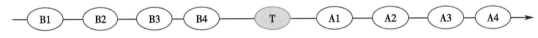

**图6-4-3 时间连续设计原理示意图**

B. 干预前观察；T. 实验干预措施；A. 干预后观察

### （二）举例

研究问题：医院的奖励制度对护士工作积极性的影响。

在实施奖励制度前后分别定期（如每隔一个月、一个季度或半年）对护士的工作积极性进行多次测量，通过对各阶段的比较，分析奖励制度的有效性。

（朱东山）

---

**思考与练习题**

1. 队列研究的设计原理是什么，有哪些研究类型？
2. 队列研究中常见的偏倚有哪些？
3. 病例对照研究与队列研究的区别是什么？
4. 病例对照研究有哪些衍生类型？
5. 病例对照研究中常见的偏倚有哪些？
6. 实验研究的基本特征有哪些？
7. 实验研究结果的分析策略有哪些？
8. 健康服务研究中常用的类实验设计有哪些？

---

### 参 考 文 献

1. 王建华. 流行病学：第1卷 [M]. 3版. 北京：人民卫生出版社，2014.

2. Reitz C，den Heijer T，van Duijn C，et al. Relation between smoking and risk of dementia and Alzheimer disease：The Rotterdam Study[J]. Neurology，2007，69（10）：998-1005.

3. 王建华. 流行病学 [M]. 7 版. 北京：人民卫生出版社，2008.

4. 严飞，王伟. 卫生服务研究 [M]. 2 版. 上海：复旦大学出版社，2020.

5. Bowling A. Research methods in health：Investigating health and health services[M]. Berkshire：Open University Press，2014.

6. Leiyu S. 卫生服务研究方法 [M]. 北京：北京大学医学出版社，2004.

7. 叶冬青. 医学社会科学研究方法 [M]. 合肥：中国科学技术大学出版社，2011.

8. 方鹏骞. 医学社会科学研究方法 [M]. 北京：人民卫生出版社，2010.

9. Herbst AL，Ulfelder H，Poskanzer DC. Adenocarcinoma of the vagina. Association of maternal stilbestrol therapy with tumor appearance in young women[J]. N Engl J Med，1971，284（15）：878-881.

# 第七章
# 二手数据研究

**教学要点**　明确二手数据研究的定义；了解二手数据的优缺点；了解二手数据的搜集、评估和分析方法；了解国内外常见的二手数据库；通过研究案例体会二手数据研究过程。

## 第一节　二手数据概述

### 一、相关概念定义

#### （一）二手数据的定义

二手数据也称为二手资料或次级资料，是指现已存在的、由数据使用者之外的机构或个人通过直接调查、访谈或实验获取的数据资料。换句话说，一手数据是研究者基于特定的研究目标而专门收集的数据，而二手数据是其他人为其他目的而收集的，但对当前数据使用者特定研究目的也有用的数据（表7-1-1）。

表7-1-1　二手数据与一手数据区别

|  | 一手数据 | 二手数据 |
| --- | --- | --- |
| 收集目的 | 为当前研究目的 | 为其他目的 |
| 收集方法 | 访谈、观察、实验等 | 查阅、购买等 |
| 收集过程 | 非常费力 | 相对容易 |
| 收集难度 | 高 | 相对较低 |
| 收集时间 | 长 | 短 |

#### （二）二手数据研究的定义

二手数据研究就是对其他机构或研究者收集的资料进行的再次研究，包括数据收集、筛选、质量评估及数据分析等过程。二手数据研究主要有两种类型，一种是使用其他研究者为研究某一问题而收集的数据，分析与该问题不同的新问题，即将同一种数据用于对不同问题的分析和研究。另一种类型则是用新的方法和技术去处理同一个数据，看看是否能得出同样的结论。相比之下，第一类的二手数据研究更为常见。

#### （三）二手数据研究是无障碍研究

二手数据研究不同于初级研究，在初级研究中使用研究者收集的一手数据是在研究过程中为当前研究目的收集的。二手数据研究使用的是其他研究者收集的数据，这些数据的

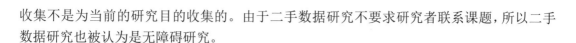

收集不是为当前的研究目的收集的。由于二手数据研究不要求研究者联系课题，所以二手数据研究也被认为是无障碍研究。

## 二、二手数据的分类

### （一）二手数据按来源可分为来自内部的二手数据和来自外部的二手数据

来自内部的二手数据是单位内因当前研究以外的目的收集的数据，主要是单位积累的业务资料，如与医院管理活动有关的财务报表、病案首页、电子病历等。来自内部的二手数据有两个主要的优点，即可获得性和低成本性。其可获得性和低成本性来自研究者属于单位内部员工的特殊身份。

来自外部的二手数据是由单位之外的机构所收集提供的数据，数据包含范围广泛，包括各种纸质的和电子介质的数据，如各种普查与抽样调查资料，统计出版物，行业刊物、会议文集、通信和名录，学术刊物，官方统计资料、文件、档案、公报等。来自外部的二手数据的主要优点是数据范围广，缺点是数据收集难度相对更高。比如，在社会科学领域有许多专门机构负责的各类入户抽样调查，这类外部二手数据往往包含了广泛的社会经济信息。研究者经常会利用这类外部二手数据来进行各类研究。但与此同时，这些类数据的搜集成本相对较高，且往往需要注册申请后才能获得使用的权限（表7-1-2）。

表7-1-2　不同来源二手数据比较

| | 来自内部的二手数据 | 来自外部的二手数据 |
|---|---|---|
| 获得性 | 高（内部敏感数据除外） | 相对较低（开放二手数据除外） |
| 收集成本 | 低 | 相对较高 |
| 数据范围 | 小 | 大 |
| 数据质量 | 不确定 | 不确定 |

### （二）二手数据分为以研究为导向的二手数据和非研究为导向的二手数据

以研究为导向的二手数据是其他研究者或机构为了研究目的而收集到的数据集，一般严格按照研究方法进行设计和抽样，具有质量相对较高的特点。例如中国健康与养老追踪调查（China Health and Retirement Longitudinal Study，CHARLS）、中国健康与营养调查（China Health and Nutrition Survey，CHNS）、中国家庭追踪调查（China Family Panel Studies，CFPS）、美国医疗支出调查（National Medical Expenditure Survey，NMES）等。

非研究为导向的二手数据是其他人或机构出于研究以外的目的收集到的数据集，一般是统计部门和其他部门公布的有关资料，如定期发布的统计公报、定期出版的各类统计年鉴等，各类医疗卫生机构、各行业协会或者企业搜集的相关的业务数据，各类专业期刊、报纸、书籍所提供的文献资料，广播、电视媒体中的各种数据资料，互联网上可查阅到的各种相关资料等。除此之外，非研究为导向的二手数据还包括行政部门收集的微观数据。特别是随着各部门信息化水平越来越高，这类数据越来越普遍，其质量也越来越高。例如，在卫生服务研究领域，越来越多的研究者利用病案首页、电子病历、机构报表等数据开展研究。非研究为导向的二手数据包含的内容非常广泛，但这类数据的特点是信息完整性可能相对较差，抽样设计以及指标特异性都需要特别注意，因此在使用的时候需要加以甄别。同时，这类数据清理的工作难度较大。

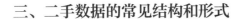

### 三、二手数据的常见结构和形式

#### （一）横截面数据

横截面数据是在某一时点收集到的数据，常用于进行回归分析。横截面数据的主要优点是收集大样本数据成本较低，主要缺点是只有一个时点的数据，难以做出因果判断。

#### （二）时间序列数据

时间序列数据是指对选定的观察对象随访一段时间收集到的数据，常用于进行趋势分析。时间序列数据的主要优点是可以得到观察对象长期变化的趋势。主要的缺点是观察对象数量有限，收集大样本数据成本较高，样本较少时难以得出可信结论或结论难以外推。

#### （三）面板数据

面板数据是时间序列数据和横截面数据的结合，指在一定时间段内调查特定人群而形成的数据，是时间和截面空间上取得的二维数据。由个体调查数据得到的面板数据通常被称为微观面板，其特点是样本量大但随访时间短；由一段时期内不同国家或者其他样本的数据得到的面板数据通常被称为宏观面板，其特点是样本量小但观察时间长。面板数据的常见模型有混合估计模型、固定效应模型、随机效应模型等。面板数据的主要优点是信息量大，可以控制个体异质性，可以获得变动趋势和判断因果关系，主要缺点是自然损耗率和相对更高的成本。

### 四、二手数据的优势和不足

#### （一）优势

第一，经济性。相比于一手数据，收集难度相对较低，节省人力、物力是二手数据最主要的优势。与一手数据相比，二手数据不需要大量的调研人员进行实地调查、实验或访谈，所以它的成本要低很多。而且二手数据收集速度快，相比之下，收集一手数据的过程较长，从开始到结束可能要几个月甚至几年的时间。

第二，大样本性。由于许多二手数据直接来自业务部门，因此其往往具有大样本性。特别是随着信息化发展，各种微观二手数据越来越多，如医院病案首页、个人纳税记录以及企业财务报表等。这些数据可以为研究者提供长时间的跨地域信息，能够进行各种方面的研究，如因果推断、国际比较、地区比较等。

第三，可信度相对较高。这不是所有二手数据都具有的优势，但常用的二手数据是由权威机构调查形成的数据库或政府部门公布的有关资料，或者是处于业务需求搜集的微观数据，这些数据的可信度相对较高。特别是在很多情况下，二手数据收集的目的不是针对某个研究项目，所以较少引入偏倚，不会导致研究对象行为改变，结果比较可靠。

#### （二）不足

第一，缺乏相关性。由于二手数据不是为了当前特定的研究目的收集的数据集，因此对于特定的研究项目来说，可能不存在合适的二手数据，或者二手数据不能与当前研究项目完全匹配，如资料范围不同、测量标准不同、分类标准不同等。研究者必须先确定二手数据的内容细节和特征，然后选择合适的研究设计，这使研究方法和内容受到限制。

第二，缺乏完整性。二手数据特别是非研究为导向的二手数据在信息完整性方面存在问题，因此在使用二手数据时需要加以甄别，对所获得数据进行处理、评估，这会产生人力和时间成本。比如,病案首页往往缺乏患者的社会经济变量信息,比如教育程度、收入、财产等,这为研究者探究医疗服务的不平等性增加了难度。

第三,可能缺乏准确性。在进行二手数据研究时除了常用的高质量二手数据库之外,还有可能使用其他质量未知的二手数据,由于二手数据并非研究者本人进行收集,这些二手数据的准确性难以控制,在使用时需要注意甄别。例如,在医疗信息化建设早期,由于缺乏统一的数据标准和严格的质量控制,部分医疗机构报表数据以及患者病案首页数据存在信息不准确的问题。

第四,缺乏时效性,二手数据不是为当前正在进行的研究收集的,而是其他研究机构定期进行的调查或政府部门定期发布的统计资料。在进行二手数据研究时,收集到的二手数据可能存在滞后性,不能代表当前的真实情况。

# 第二节　二手数据的利用

## 一、二手数据的搜集

### (一)明确研究指标和信息

在收集二手数据的过程中,研究者要明确研究的主题,明确所需要收集的二手数据的指标和信息,主要是数据中包含的变量,限定收集数据的时间和地域范围,保证收集到的数据能够满足当前的研究目的所需。

### (二)搜集相关二手数据

二手数据搜集既可以通过内部相关部门获取内部数据,也可通过查找、索取、购买等方式获取外部数据。一般来说,为节约时间及成本,收集二手数据应该遵循由内而外、由一般到具体的原则。由内而外是指开始一个正式的研究项目时,研究人员应该首先考虑内部数据,其次才应该搜集来自外部的二手数据;由一般到具体是指研究人员应该先搜集研究项目相关资料的总体概况以及各种相关数据库的情况,然后再根据获得的信息收集更具体的数据。

### (三)筛选相关二手数据

研究人员应根据研究目的需要,剔除与研究项目相关度低的数据和不完整的数据。当使用两种以上的二手数据时,各种数据之间如果有中断、矛盾、互补或互斥的现象时,研究人员必须利用自身的学识和能力克服数据的不足,对数据加以补充、衔接和调整。

## 二、二手数据的质量评估

二手数据的质量评估见图7-2-1。

### (一)明确收集数据的目的

对研究为导向的二手数据来说,了解二手数据收集时的目的,并与当前的研究目的进行比较,对判断二手数据与本次研究的相关性至关重要。研究目的越一致,数据的相关性就越强,这些二手数据就越有意义。另外,如果二手数据收集的目的是

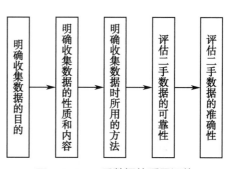

图7-2-1　二手数据的质量评估

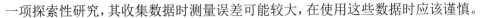

一项探索性研究,其收集数据时测量误差可能较大,在使用这些数据时应该谨慎。

### (二)明确收集数据的性质和内容

明确数据的性质或内容是二手数据质量评估的重要步骤,应该特别注意关键变量的定义、测量单位、分类方法等内容。研究人员需要明确二手数据和当前研究项目是否使用相对一致的关键变量、测量单位、判别标准等,调查的二手数据中调查者是否有误导倾向等。研究的主体越一致、研究的问题越相近、包含的关键变量越一致、测量单位越一致,数据的相关性就越强,二手数据也越有意义。

### (三)明确数据搜集时所用的方法

二手数据在收集时会使用不同的方法,如入户调查和统计部门定期发布等,每一种数据收集方法都有自己优点和缺点。对以研究为导向的二手数据来说,研究人员应认真考察二手数据的收集方法,包括抽样方法、样本容量、问卷设计、误差控制、回收率等方面,了解可能的误差来源。二手数据收集时的问卷设计、抽样方法、样本容量越严谨科学,二手数据越有意义。

### (四)评估二手数据的可靠性

二手数据的来源是评估其可靠性的关键,通过检验二手数据来源的专业水平、可信度和声誉,可以获得对数据可靠性的总体认识。一般来说,常用的二手数据库是由较权威的研究机构建立,能够保障其可靠性。对于其他二手数据,研究者可以通过向行业中有丰富经验的人请教或根据二手数据收集的方法来判断二手数据的可靠性。

### (五)评估二手数据的准确性

评估数据的准确性是二手数据质量评估的重要部分,数据误差过大时无法得到可信的结论。由于二手数据不是由研究者亲自收集,所以研究者必须明确当前研究项目所能够接受的误差区间,并判断二手数据对于研究项目而言是否足够精确。如果二手数据的准确性达不到要求,就应该及时收集一手数据或放弃当前研究。

## 三、二手数据分析过程和方法

### (一)数据分析过程

一般意义上的数据分析过程主要包括了六个步骤,依次为分析设计、数据收集、数据处理、数据分析、数据展现、论文撰写。

分析设计是数据分析过程的起点,首先要明确数据分析目的,只有明确了研究目的,数据分析的结果才有指导意义,然后要梳理数据分析的思路,搭建分析框架,确定分析对象、分析指标、分析方法、分析周期和预算等,保证数据分析的结果符合数据分析目的。对于二手数据分析来说,需要根据分析内容和数据结构选择合适的分析方法。做好分析设计是确保数据分析过程有效进行的先决条件,分析设计可以为后续的数据收集、处理以及分析提供指引。

数据收集是按照确定的数据分析框架,收集相关数据的过程。二手数据收集的具体方法参考本节第一部分。数据收集可以为数据分析提供素材和依据,在收集数据的过程中,要对数据的相关性和质量进行评估,舍弃相关性差和质量低的数据。

数据处理是指对收集到的数据进行加工整理,形成适合数据分析的样式的过程。数据处理是数据分析前必不可少的阶段,即使是高质量的二手数据也需要在数据处理后才能进行分析。数据处理主要包括数据清洗、数据转化、数据抽取、数据合并等处理方法。一般来说,数据处理会占用整个数据分析过程中的大部分时间。

数据分析是使用适当的分析方法和工具，对处理好的数据进行分析，发现数据隐含的关系和规律，形成有效结论的过程。在明确数据分析思路阶段就要选择合适的分析方法，一般是使用统计分析方法进行数据分析，具体的数据分析方法将在下文中展开讲解。常用的数据分析工具有 SPSS、Stata、R、Python、SAS 等。

数据展现是通过统计表和统计图的方式展现数据分析时发现的关系和规律的过程。使用统计图最大的优点是能更直观、更有效地表现数据分析结果。常用的统计图有饼图、柱形图、条形图、折线图、气泡图、散点图等。

论文撰写是对整个数据分析过程的总结。只有通过论文将数据分析的目的、过程、结果和结论完整地呈现出来，才能让其他研究者了解并认可研究结果，这就要求研究者不仅要有过硬的科研能力，还要有良好的写作能力。

### （二）数据分析方法

数据分析方法一般指统计分析方法，包括趋势分析、回归分析以及因果推断。

趋势分析法是通过对有关指标数期内的变化方向、数值和幅度的分析，从中得出结论的一种分析方法。趋势分析法可用相对数也可用绝对数。通过趋势分析可以知道变量的变化情况，为预测未来发展方向提供帮助。趋势分析一般用统计图的方法展现结果，以展示变化趋势，常见的形式有折线图、柱状图等。

回归分析是确定两种或两种以上变量间相关关系的一种统计分析方法，主要步骤是利用数据统计原理，对大量统计数据进行数学处理，建立一个拟合较好的回归方程，以此判断变量间的相关关系，并加以外推，用于预测今后的因变量的变化。常用的回归分析方法有多元线性回归、Logistic 模型、Probit 模型等。

因果推断是识别变量间因果关系的一种分析方法，因果关系不同于相关关系，如果两个事件中，前一个事件是后一个事件的原因，后一个事件是前一个事件的结果，则两个事件之间存在"因果关系"，如果一个事件变化后，另一个事件也随之发生变化，但二者不属于原因与结果的关系，则称它们之间存在"相关关系"，广义的相关关系也包含因果关系。回归分析只能说明变量间的相关关系，但不能说明变量间的因果关系，因此需要其他统计分析方法。

随机对照试验（RCT）是因果推断的金标准，因为随机分配能解决选择性偏倚。但不是所有因果推断问题都能通过随机对照试验的方法解决，一方面是在社会科学领域随机对照试验的成本非常高，另一方面，某些变量难以进行控制。因此需要使用构造"反事实"的方法进行因果推断，事实是实际发生的事，反事实是设想的与现实完全相反的情况，现实中无法观测反事实，所以需要制造可比较的组，用最贴近的值替换反事实。常用的因果推断统计方法有双重差分（DID）、断点回归（RD）、工具变量（IV）、合成控制等，这些识别因果关系的研究方法的精髓就是构造反事实。

# 第三节　国内外常见二手数据库介绍

## 一、二手数据库简介

二手数据库是由研究机构进行入户调查收集的数据或国家统计部门公布的数据资料形成的数据库，这些数据不是为特定的研究目的收集的。常见的二手数据库类型有入户微观调查数据库、医疗机构数据库、微观行政数据库、微观病案和报销数据库等。二手数据库多由比较权威的研究机构和国家部门建立,数据的质量比其他来源的二手数据高。

入户微观调查数据是以研究为导向的二手数据,严格按照研究的方法进行设计和抽样,通过问卷调查等方式收集数据,进行严格的质量控制。入户微观调查数据的优点是容易获取,包含的变量全面,数据结构多为面板数据,适合进行因果推断研究;缺点是与入户微观调查收集数据的方式为问卷调查,与真实世界的数据相比,准确性和可靠性可能存在问题。

医疗机构数据库、微观行政数据库、微观病案和报销数据库是非研究为导向的数据,主要是国家部门或医疗机构累积的业务资料和数据。其优点是样本量大,而且是真实世界的数据,可靠性和准确性高;缺点是数据的完整性可能较差,在数据清理和识别时需要注意。

## 二、国外常见的二手数据库

### (一)国外入户微观调查

常用的国外入户微观调查数据有美国医疗费用支出调查、健康和退休调查等。

美国医疗费用支出调查(National Medical Expenditure Survey,NMES)是 1977 年开始的一项由美国卫生保健政策研究机构(AHCPR)、公共卫生服务机构和卫生与人力资源部(DHHS)组织实施的入户调查。NMES 调查分为家庭部分(包括普通的非机构人群以及特殊政策涉及的特定亚群体,例如贫困人群、老人、少数民族以及功能受限者)、机构人群部分(包括居住在护理院和为智力障碍人群开设的机构里的人)以及专门针对美洲印第安人及阿拉斯加土著人的调查(包括所有适合享受印第安人健康服务的人以及居住在印第安居留地或附近的人)三个部分。调查内容包括健康保险的覆盖范围、卫生服务利用率、卫生保健费用、费用支付来源、健康状况、社会经济学和人口统计学因素。美国医疗费用支出调查可以用来对美国人健康状况进行评价,也可以用来研究不同人群的健康状况,评价国家长期的医疗保健服务及费用。

健康和退休调查(Health and Retirement Study,HRS)是 1990 年美国密歇根大学在美国国家老龄研究所(National Institute on Aging,NIA)和社会保障管理局支持下成立的关于健康和退休研究的调查,收集了 50 岁以上具有代表性的约 20 000 名美国人关于身心健康、保险、经济、劳动力市场状况、家庭支持系统和退休计划的相关资料,1996 年之前每年进行一次随访,1996 年之后每两年进行一次随访。自 2006 年开始,HRS 数据收集已扩大到包括生物标志物和遗传学以及认知等心理学信息。该数据库通过 HRS 官方网站向研究人员免费提供数据进行相关研究。

### (二)医疗机构数据库

AHA 年度调查数据是由美国医院协会(The American Hospital Association,AHA)收集统计的美国医疗机构信息形成的数据库。美国医院协会是美国最大的医院行业组织,成立于 1898 年,总部设在芝加哥,在总会之下,州、市也设有医院协会。AHA 年度调查数据每年由美国医院协会的附属机构健康论坛(Health Forum)发布,该数据库由 6 200 多家医院和 400 个医疗保健系统直接提供信息,数据涵盖了一系列变量,包括人口统计学信息、医院类型、运营情况、医院服务项目和设施、人员配置、主要联系人(首席执行官或总裁)、医疗费用、医生组织结构和隶属关系、各类病床数、利用情况(入院、分娩、手术、急诊室就诊等)、可选择的支付方式、人口健康情况等,在数据概述中也展示了不同类型的医院数量和床位数量等整体情况。AHA 年度调查数据可以在 AHA 官方网站获取。

### （三）微观行政数据

瑞典出生、死亡、婚姻、就医记录数据是瑞典政府各部门积累的行政数据，包含出生（出生日期、出生体重、出生时的各种诊断等）、死亡（死因、死亡日期等）、婚姻（结婚时间、家庭成员等）、就医（疾病诊断与治疗信息、护理信息等）等数据，这些数据通过个人信息特定编码进行统合。瑞典出生、死亡、婚姻、就医记录数据覆盖的变量非常全面，对研究健康影响等问题有重要意义。

NHS Digital 数据库是英国国家医疗服务体系（National Health Service，NHS）的数据形成的数据库。作为实行国家医疗保险模式的代表性国家，英国 NHS 积累了大量的微观数据，但由于隐私和信息安全问题，信息共享计划难以开展，如 2013 年开展的 care.data 计划多次暂停和重启。2021 年 7 月，NHS Digital 开展了新的信息共享计划，NHS Digital 是健康和社会护理信息中心的商业名称，该中心是为英国健康和社会护理专员、分析员和临床医生，特别是英格兰国家卫生服务部门的人员提供信息、数据和 IT 系统服务的国家供应商，是卫生和社会保健部赞助的一个非部门公共执行机构。NHS Digital 直接从全科医生处获得数据，数据包含的范围非常广泛，除全科医生注册患者的社会经济学信息、疾病诊断和治疗信息外，还包含医保基金使用情况、全科医生工作情况等信息。NHS Digital 对数据进行加密和脱敏以保证患者的隐私和信息安全。数据可以在 NHS Digital 官网上进行注册申请。

## 三、国内常见数据库

### （一）国内入户微观调查

常用的国内入户微观调查数据有中国健康与养老追踪调查、国家卫生服务调查、中国健康与营养调查、中国家庭跟踪调查等。

中国健康与养老追踪调查（China Health and Retirement Longitudinal Study，CHARLS）旨在收集一套代表中国 45 岁及以上中老年人家庭和个人的高质量微观数据，用以分析我国人口老龄化问题，推动老龄化问题的跨学科研究。CHARLS 全国基线调查于 2011 年开展，覆盖 150 个县级单位，450 个村级单位，约 1 万户家庭中的 1.7 万人。这些样本以后每两到三年追踪一次，调查结束一年后，数据将对学术界公开。CHARLS 数据是面板数据。项目采用了多阶段分层随机抽样，在县/区和村居抽样阶段均采取概率比例规模抽样（PPS）方法。CHARLS 问卷内容包括个人基本信息，家庭结构和经济支持，健康状况，体格测量，医疗服务利用和医疗保险，工作、退休和养老金、收入、消费、资产，以及社区基本情况等信息。除问卷调查外，CHALRS 也包括高质量的健康指标，如体检和血液采样等。

国家卫生服务调查（National Health Service Survey，NHSS）是中国政府掌握城乡居民健康状况、卫生服务利用、医疗保健费用及负担等信息的重要途径，已成为中国卫生资源规划和卫生服务管理的一项基本制度。国家卫生服务调查始于 1993 年，每五年开展一次。调查采用多阶段分层整群随机抽样方法，问卷内容包括城乡居民人口与社会经济学特征，卫生服务需要，卫生服务需求与利用，医疗保障，对医疗卫生服务提供过程和结果的满意度，妇女、儿童、老年人口等重点人群在卫生服务利用方面的特殊需要，医务人员工作特征、工作感受、执业环境等信息。

中国健康与营养调查（China Health and Nutrition Survey，CHNS）是中国疾病预防控制中心营养与食品安全所（NINH，前国家营养与食品安全研究所）和北卡罗来纳大学人口中心共同开展的开放式国际合作项目，其目的在于探讨中国社会和经济转型及计划生育政策的开展对国民健康和营养状况的影响。CHNS 始于 1989 年，此后在 1991 年、1993 年、1997年、2000 年、2004 年、2006 年、2009 年、2011 年、2015 年共进行了 10 次调查。该调查采用多阶段分层整群随机抽样方法，问卷包括家庭调查、健康和营养调查、身体活动调查、老年家庭成员调查、身体形象和大众媒体行为与实践调查、已婚妇女调查、社区调查、食品市场调查、保健和计划生育设施调查等。

中国家庭跟踪调查（China Family Panel Studies，CFPS）是一项由北京大学社会科学调查研究所开展的具有代表性的全国跟踪调查。这是一项两年一度的调查，于 2010 年启动，目前已经进行了六次调查。CFPS 在 25 个省份进行，覆盖中国 94.5% 的人口。它收集了关于人口特征、社会经济地位、身心健康、认知能力、医疗保健利用和许多其他指标的广泛信息。到目前为止，CFPS 数据广泛应用于卫生服务研究和卫生政策研究。

### （二）医疗机构数据库

《中国卫生健康统计年鉴》（简称卫统数据）由我国卫生统计部门每年统计并发布，其中包括卫生资源、医疗服务、基层卫生服务、中医药服务、患者医药费用、疾病控制与公共卫生、妇幼卫生、食品安全与卫生监督、计划生育等多方面的宏观数据。卫统数据 1-1 是医疗卫生机构数量，按照年份、地区、医疗卫生机构级别和类别等进行统计。卫统数据 1-2 是按登记注册类型、主办单位、管理类别、等级、机构类别统计的医院数量，主要是各地区各年度公立医院和民营医院数量。卫统数据 1-3 是医院等级情况，主要是各地区各年度不同等级医院的数量。卫统数据 1-4 是按床位数分组的医院数，主要是将医院按床位数分组（0～49 张、50～99 张、100～199 张、200～299 张、300～399 张、400～499 张、500～799 张、800 张及以上）后，各地区各年度不同类型和等级医院的数量。

### （三）微观病案数据和报销数据

微观病案数据，特别是病案首页数据，包含了患者基本情况、住院诊断情况与住院医疗情况、住院医疗费用等信息。患者基本信息包括、健康卡号、住院次数、病案号及姓名、性别、出生日期、年龄、籍贯、民族、身份证号、职业、婚姻、住址等，住院诊断信息包括入院时间、科室、出院时间、住院天数、主要诊断、疾病编码、手术及操作编码、麻醉情况等，住院医疗费用包括住院总费用、自付金额、各种治疗费用、检查费用、手术费、麻醉费、耗材费用等。随着医疗信息化的发展，病案首页的质量也越来越高。病案数据具有客观准确、样本量大的优势，且其包含准确的疾病信息，又是真实世界的数据，比入户调查数据更可靠。

医保报销数据是医疗保障局各部门处理医保报销信息形成的数据集，这也是真实世界的数据，不仅包含患者基本情况、疾病诊断和治疗情况、医疗费用等信息，还包含医保报销比例、报销金额等医保相关信息，对医疗保险相关研究有重要意义。例如，中国台湾地区就有非常好的医保报销数据。中国台湾的全民健保制度起步较早，台湾健保数据库不仅包含患者基本情况和诊断治疗情况，其中的承保档也包含投保单位应缴保费明细、个人参保情况、报销情况、保险异常情况等信息，还以承保档为总体，使用简单随机抽样形成的样本组成了承保抽样档，样本的年龄、性别和费用的分布与总体之间没有明显区别，保证了样本的代表性，方便研究者使用。

# 第四节 二手数据研究案例

随着信息化的发展，国内的二手数据资料也在不断地完善，建立起了一些权威的入户微观调查数据库，病案数据和医保数据也在向规范化和标准化发展。中国庞大的人口基数给二手数据样本量带来得天独厚的优势，且中国不断进行各种改革的尝试，使得中国有比较丰富二手数据，这些数据为二手数据研究提供了良好的条件。本节提供三个研究实例，说明如何利用中国的二手数据进行卫生服务和卫生政策研究。

## 一、研究实例1：利用公立医院财务报表数据评估三明医改效果

### （一）研究问题：评估三明医改的效果

公立医院改革是我国医药卫生体制改革的重点与难点。2009年新医改以来，中国政府采取了一些改革措施，但效果有限。在中国诸多公立医院改革试点中，福建三明市的公立医院改革措施具有鲜明的特色，引起了社会的广泛关注。但是，对三明医改的成效的严肃评估相对较少。为此，研究者主要使用公立医院财务报表数据并结合其他数据研究三明公立医院改革对医疗费用、医疗服务使用量和医疗质量的影响。

### （二）研究数据：公立医院财务报表和其他报表数据

该研究使用三类数据。第一类数据是主要数据，来自国家卫生健康委员会的全国公立医院年度财务统计报表。该统计报表记录了公立医院的资源情况（床位数、医生数、各种设备数量等）、医疗服务使用情况（门急诊人次数、住院人次数、床位利用率等）和医院的财务情况（医院收支情况、医院次均门诊费用、次均住院费用、次均药品费用、药品收入占比。图7-4-1报告了三明市公立医院和福建省其他地区公立医院的医疗费用和医疗服务使用量在2008年至2014年的变化趋势。第二类数据是187家公立医院所在地区的社会经济情况数据，数据来自《福建省统计年鉴》，指标包括地区人均生产总值、年末常住人口、人均公共财政支出、人均教育财政支出、第一产业生产总值占比、第二产业生产总值占比等。第三类数据来自三明市卫生健康委医疗质量监测统计报表。

### （三）研究方法和结果

为了控制各家医院不随时间变化的因素以及共同的时间效应，该研究主要采用双重差分（difference-in-difference）考察三明公立医院改革对医疗费用、医疗服务使用量的影响。该研究将三明市22家医院作为实验组，福建省其他医院作为控制组。基准模型设定如下：

$$Y_{it} = \alpha_o + \lambda \text{reform}_{it} + \beta X_{it} + \alpha_i + \gamma_t + \varepsilon_{it}$$

在公式中，$i$指医院，$t$代表时间。$\text{reform}_{it}$是该研究关心的核心解释变量，代表医院$i$是否接受改革：对于三明市的医院来说，2013年以后（含）的观测值为1，2013年前的观测值为0；对于福建省其他医院来说，各年的观测值均为0。$\lambda$衡量了三明公立医院改革的平均效应，表示三明公立医院改革后各项指标变化的百分比。$Y_{it}$是医疗费用指标以及医疗服务使用量指标，包括次均门诊费用、次均住院费用、次均门诊药品费用、次均住院药品费用、药品费用占医院总费用比例、门急诊人数、住院人数和床位使用率等。由于医院的规模存在差异，基于绝对水平的回归模型设定可能会导致实证结果存在偏误。因此，根据以往关于医院市场的研究，该研究在回归中将费用指标和服务使用指标取对数（ln）。$\alpha_i$是每家医院的虚拟

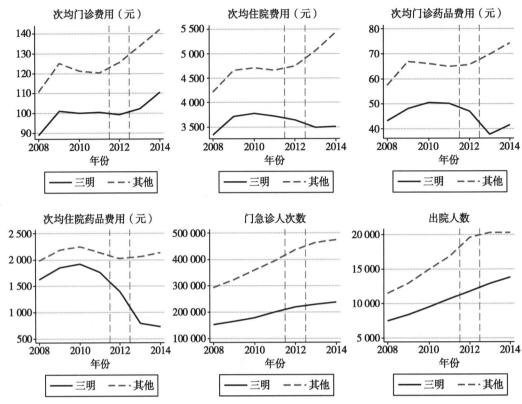

图 7-4-1  医疗费用和医疗服务供给六个变量的时间趋势图

变量,用于控制不可观测且不随时间变化的医院固定效应。$\gamma_t$ 是年份虚拟变量,用于控制每一年的时间固定效应。$X_{it}$ 表示社会、经济、人口等控制变量,包括人均财政支出、人均 GDP、年末总人口数、人均教育财政支出、第一产业产值占比、第二产业产值占比等指标;$\varepsilon_{it}$ 为随机扰动项。该研究回归系数的标准误聚类(cluster)在县级层面。回归主要结果展示在表 7-4-1 和表 7-4-2 中。

表 7-4-1  三明公立医院综合改革对医疗费用的影响

| 变量 | （1）<br>ln(门诊次均总费用) | （2）<br>ln(门诊次均药品费用) | （3）<br>ln(住院次均总费用) | （4）<br>ln(住院次均药品费用) | （5）<br>药占比 |
|---|---|---|---|---|---|
| 三明公立医院改革 | −0.062 8** | −0.346*** | −0.168*** | −0.823*** | −16.89*** |
|  | （0.031 1） | （0.047 7） | （0.030 5） | （0.045 1） | （0.992） |
| 医院固定效应 | Y | Y | Y | Y | Y |
| 年份固定效应 | Y | Y | Y | Y | Y |
| 包含控制变量 | Y | Y | Y | Y | Y |
| $R^2$ | 0.559 | 0.288 | 0.421 | 0.545 | 0.615 |
| 观测值数 | 1 243 | 1 243 | 1 242 | 1 242 | 1 243 |

注:括号中报告的是聚类在县级层面的标准误,控制变量包含人均 GDP、人均公共财政收入、人均公共财政教育支出、年末常住人口、第一产业占 GDP 比重、第二产业占 GDP 比重,所有的控制变量都是县级层面统计结果。

***、** 和 * 分别代表显著水平为 1%、5% 及 10%。

表 7-4-2　改革对医疗服务使用量的影响

| 变量 | （1）<br>Ln（门诊量） | （2）<br>Ln（住院量） | （3）<br>Ln（床位利用率） | （4）<br>Ln（平均住院天数） |
|---|---|---|---|---|
| 三明公立医院改革 | −0.094 8** | −0.081 7 | −0.053 6 | −0.456 |
| | （0.041 0） | （0.051 0） | （0.040 8） | （0.537） |
| 医院固定效应 | Y | Y | Y | Y |
| 年份固定效应 | Y | Y | Y | Y |
| 包含控制变量 | Y | Y | Y | Y |
| $R^2$ | 0.619 | 0.590 | 0.057 | 0.066 |
| 观测值数 | 1 243 | 1 242 | 1 242 | 1 243 |

注：括号中报告的是聚类在县级层面的标准误。控制变量的定义与表 7-4-1 同。
***、**、* 分别代表显著水平为 1%、5% 及 10%。

　　研究结果显示，三明医改在显著降低医疗费用同时，并未降低医疗服务质量和医疗服务供给量。三明医改使门诊次均总费用和住院次均总费用下降了 6.1%（$P=0.044\,5$）和 15.4%（$P<0.001$）。次均总费用的降低主要是由次均药品费用大幅度降低所导致。改革后，门诊次均药品费用和住院次均药品费用分别下降了 29%（$P<0.001$）和 53%（$P<0.001$）。

　　该研究采用固定效应模型，观察三明市公立医院各年份医疗质量的变化情况，即医疗质量在 2013 年前后是否发生了趋势性变化。图 7-4-2 展示了三明市医疗服务质量的时间变化趋势。可以看出，大多数指标在 2013 年前后的趋势没有发生变化。考虑到 2013 年前后国家和福建省都没有出台关于提升医疗质量的重大政策措施，因而可以认为三明市医疗质量

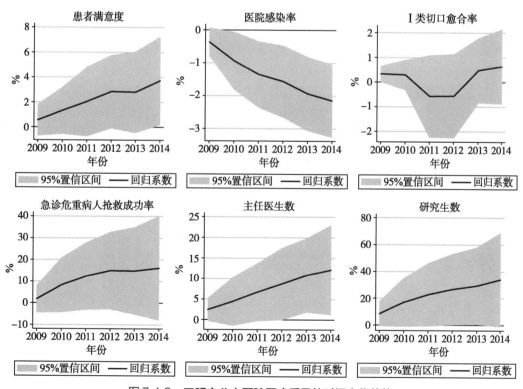

图 7-4-2　三明市公立医院医疗质量的时间变化趋势

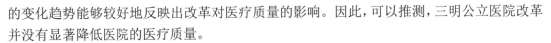

的变化趋势能够较好地反映出改革对医疗质量的影响。因此,可以推测,三明公立医院改革并没有显著降低医院的医疗质量。

### (四)主要发现和结论

三明公立医院改革显著降低了医疗费用特别是药品费用,且没有显著影响医疗服务使用量和医疗质量。回归结果显示,相比于以往单一化的改革措施,将治理结构、医生薪酬体制和价格体系协调起来进行综合改革,是提高公立医院的绩效的一条可行路径。

## 二、研究实例2:利用中国家庭追踪调查进行新医改十年评估

### (一)研究问题:评估十年新医改

中国在 2009 年开启新一轮医药卫生体制改革。本轮改革的三大核心目标是提高医疗服务可及性、加强财务风险保护和提高满意度。为了实现该目标,2008 年至 2018 年间,政府卫生支出增长了 3.5 倍,同时也先后实施了基层医改、县级公立医院改革以及城市公立医院改革等供给侧改革。为了评估新一轮医改的成效,研究者使用 2010 年至 2016 年的四次中国家庭追踪调查(CFPS)数据来考察中国医疗卫生体制改革期间医疗服务利用、财务风险保护和满意度等方面的变化情况。

### (二)研究数据:CFPS 数据

该研究使用中国家庭跟踪调查(China Family Panel Studies,CFPS)作为主要数据源,评估中国医药卫生体制改革的成就和挑战。此外,该研究还使用了来自中国健康与养老追踪调查(CHARLS)、中国统计年鉴和中国健康统计年鉴等数据提供补充证据。本章第三节对CFPS 和 CHARLS 进行了介绍。在该研究中,主要使用医疗利用、医疗支出、家庭经济状况、人口特征和社会态度等信息进行分析。

该研究使用三组关键指标对医疗服务利用、财务风险保护和满意度进行分析。医疗服务利用方面的指标包括住院率、门诊就诊率、应就诊而未就诊率、住院分娩率等指标。住院率指调查前一年内住院的概率;门诊就诊率(16 岁以上)指 16 岁或以上的人在调查前两周内就诊的概率;门诊就诊率(0~15 岁)指 0~15 岁的人在调查前一个月内就诊的概率;应就诊而未就诊率(16 岁以上)指 16 岁或 16 岁以上的人在调查前两周内感觉身体不适而未寻求医疗服务的比例;住院分娩率(0~1 岁)指在调查前一年内出生的婴儿在医院出生的比例。

财务风险防范方面的指标包括社会医疗保险覆盖范围、住院报销率、医疗卫生支出占家庭总支出的比例、因病致贫率、灾难性卫生支出率等。保险覆盖范围指至少有一项社会医疗保险的人口覆盖范围,包括城镇职工医疗保险、城镇居民医疗保险以及新农合等;住院报销率指住院报销总额占住院总费用的比例;卫生支出占家庭总支出的比例指家庭卫生总支出占家庭总支出的比例;因病致贫率指支出在贫困线以上,不含医疗支出的消费支出在贫困线以下的家庭比例(人均 2 300 元);灾难性卫生支出率指家庭医疗卫生支出占扣除食品消费后家庭总支出比例超过 40% 的家庭比例。

满意度方面的指标包括严重程度得分和对最常访问的医疗设施的满意度。严重程度得分指每个社会问题严重程度的平均得分,包括社会保障、住房、医疗保健、教育、就业、不平等、环境和腐败,仅适用于 16 岁或以上的人群,分数范围是 0 到 10,0 表示最低严重程度,10 表示最高严重程度;对最常访问的医疗设施的满意度指标中,如果受访者回答"非常满意"或"满意",满意度得分为 1;如果受访者回答"中等""不满意""非常不满意",满意度得分为 0。

### （三）研究方法和结果

该研究主要通过对医疗服务利用、财务风险保护和满意度进行趋势分析。考虑到 CFPS 是一个跟踪调查数据集，研究中使用了每期的横截面权重进行加权统计分析，以确保结果具有全国代表性。该研究还得出变量均值及其 90% 置信区间（CI）和调查年份之间的差异，并使用分类变量的 $\chi^2$ 检验和连续变量的 $t$ 检验来检验统计显著性。

鉴于中国城市和农村地区在社会和经济发展方面的巨大差异，该研究按城市／农村居住状况进行分类统计，以检验医疗服务利用、财务风险保护和满意度方面的不平等。还根据家庭人均收入构建收入四分位数（Q1、Q2、Q3、Q4）以调查不平等的变化，四分位数的增加对应于家庭人均收入的逐步增加。部分结果展示如图 7-4-3～图 7-4-5。

图 7-4-3 显示了 2010 年至 2016 年医疗服务利用的趋势。2010 年至 2016 年间，住院率从 7.41% 上升到 13.55%，几乎翻了一番；门诊利用也显著增加，16 岁及以上的受访者两周内就诊率从 16.23% 上升到 22.69%，应就诊未就诊率从 32.88% 下降到 25.13%；住院分娩的新生儿比例显著增加，2016 年调查的前一年内出生的新生儿住院分娩率接近 100%。同时城市和农村居民在医疗服务利用方面存在差异，与农村居民相比，城市居民在医疗服务利用方面的增长幅度更大，住院率和门诊量增加更多，应就诊未就诊率下降更多，但截至 2016 年，城市和农村居民的住院分娩率没有统计上的显著差异。

图 7-4-4 显示了 2010 年至 2016 年财务风险保护的趋势。2010 年至 2016 年间，社会医疗保险覆盖率从 76.31% 上升至 90.10%，表明中国正在接近全民医疗保险覆盖；基于 CFPS 数据集的住院患者报销率从 29.41% 上升至 41.20%，发生灾难性医疗支出和因病致贫的可能

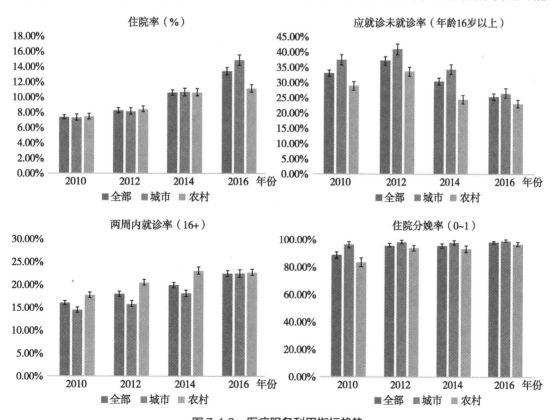

图 7-4-3　医疗服务利用指标趋势

性显著降低。不同收入水平群体的社会医疗保险覆盖率差异不大,但较富裕群体的财务风险保护水平更好,与较贫穷的四分位数分组相比,较富裕的四分位数分组的住院患者报销率更高,发生灾难性医疗支出和因病致贫的风险更低,但在 2010 年至 2016 年期间,不同收入水平群体之间的差距有所缩小。

图 7-4-5 显示了 2010 年至 2016 年满意度的趋势。2010 年至 2016 年间,满意度变化不大,在大多数调查年份中,城乡居民之间的差异可以忽略不计。在 2014 年和 2016 年的调查中,较富裕的四分位数分组比较贫穷的四分位数分组对其最常就诊的医疗设施更不满意。

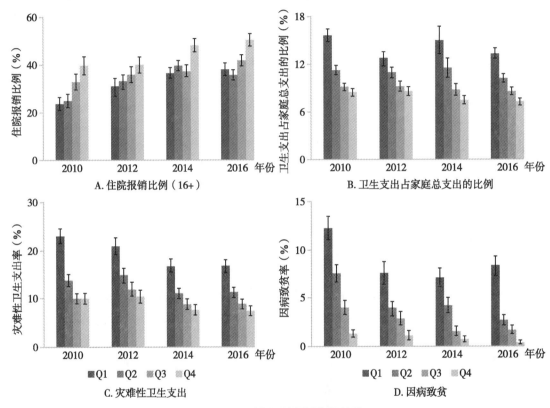

图 7-4-4 财务风险保护指标趋势

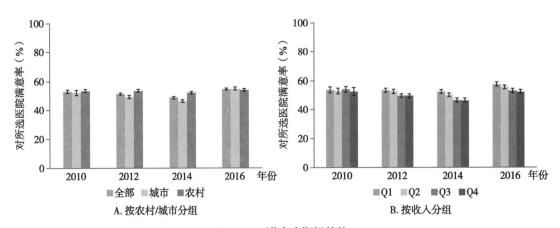

图 7-4-5 满意度指标趋势

### （四）主要发现和结论

医疗服务利用方面,中国的卫生体制改革取得了重大进展。2010 年至 2016 年间,住院和门诊的利用率大幅增加;城乡居民在医疗服务利用方面的差距很小,医疗服务利用方面的收入不平等正在缩小。这些发现表明,在中国获得医疗服务的难度可能已经降低。

在财务风险保护方面,2010 年至 2016 年间,发生灾难性卫生支出和因病致贫的可能性显著降低,而社会医疗保险覆盖率和住院报销水平显著增加;财务风险保护的收入不平等也有所下降。

在满意度方面,上述改进并没有反映在人们的满意度上。人们对中国卫生系统和最常访问的医院的满意度保持不变,甚至更低,这意味着人们对更好的卫生服务的期望不断提高,可能会超过卫生系统改革的进展。

## 三、研究实例 3：按病种分值付费效果评估

### （一）研究问题：按病种分值付费（DIP）效果评估

自 2018 年 1 月实施以来,广州的 DIP 支付方式改革引起了全国关注。2020 年 11 月 3 日,国家医疗保障局（NHSA）决定在中国 71 个城市进行 DIP 支付方式改革。这项政策引起了人们对 DIP 支付制度有效性和可行性的激烈讨论。研究者对广州市实施的区域总额预算下按病种分值付费（DIP）的效果进行评估。

### （二）研究数据：病案首页数据

该研究同时使用个体层面的出院病案数据和医院日度加总数据进行实证分析。个体层面的出院病案数据来自广州和北京的卫生信息中心。该研究使用广州从 2017 年 7 月 16 日至 2018 年 12 月 31 日之间随机抽样 2% 的出院病例作为处理组,使用北京同期的随机抽样 1% 的出院病例作为控制组。在样本期间,两个城市均未实施其他重要的医改政策。例如,北京和广州分别于 2017 年 4 月 8 日和 2017 年 7 月 15 日实施了药品零加成政策。

个体层面的出院病案数据包含各类住院费用、主要出院诊断、主要手术操作以及人口统计学特征的各类变量。应该注意的是,出院病案数据的医疗费用是名义费用,是基于按项目付费价格表的,而不是根据医院收到的实际医保报销额度。因此,DIP 支付制度改革前后的医疗费用变化代表医院的成本节约行为。诊断和操作的变量包括出院主要诊断的 ICD-10 代码、主要手术操作的 ICD-9-CM-3 代码。该研究中使用的人口统计学变量包括年龄、性别、种族、婚姻状况、职业、医疗保险类型等。

该研究将样本限制在北京与广州的本地医保住院患者。这是因为广州仅对本地医保患者进行 DIP 支付制度结算,而外地住院患者仍采用按项目付费。由于 DIP 分类系统对中医医院更不适用,所以排除中医院的住院病例。此外,排除传染病医院和精神病医院的住院病例,因为这些医院的大部分病例都采用其他医保支付方式,例如按床日付费。也排除了北京六家 DRG 试点医院的住院样本,这六家医院自 2011 年 10 月以来实施了 DRG 改革,而其他北京医院依然使用按项目付费。最后,该研究使用的个体层面出院病案样本具有 39 945 个观察值。

### （三）研究方法和结果

该研究采用双重差分法（DID）进行实证分析。使用个体层面的出院病案数据来研究 DIP 改革对医疗费用和治疗强度的影响。广州本地医保的患者作为治疗组,北京本地医保

的患者作为对照组。回归模型如下：

$$Y_{iht} = \alpha + \beta DIP_{ht} + \theta X_{iht} + z_t + v_h + \varepsilon_{iht}\#$$

关键的解释变量是 $DIP_{ht}$。它是一个虚拟变量，代表是否实施了 DIP 改革。如果广州医院的住院患者出院时间在 2018 年 1 月 1 日之后，则 $DIP_{ht}$ 等于 1；否则，等于 0。系数 $\beta$ 反映了 DIP 支付改革的主要效果。因变量 $Y_{iht}$ 表示在医院 $h$ 和时间 $t$ 住院的患者 $i$ 的各项医疗费用和治疗强度变量。医疗费用变量包括总医疗费用，药品费用，医疗服务费用以及检查诊断／耗材费用。所有这些费用变量都进行了对数化处理，因为通常医疗费用属于偏态分布。衡量治疗强度的变量包括住院时长，接受手术的概率以及接受复杂手术的概率。控制变量 $X_{iht}$ 是个人特征，包括性别、年龄、少数民族、婚姻状况、职业、医疗保险类型以及主要诊断的 ICD-10 代码。$z_t$ 代表年月虚拟变量，用来控制时间固定效应。$v_h$ 表示医院不随时间变化的特征，用来控制医院固定效应。$\varepsilon_{iht}$ 是聚类在医院月份层面的误差项。主要回归结果展示在表 7-4-3 中。

表 7-4-3　DIP 支付制度对住院医疗费用的影响

| | 总费用 | 药品费用 | 检查耗材费 | 服务费 |
|---|---|---|---|---|
| | A：控制前 4 位主要疾病诊断代码 | | | |
| DIP 支付 | −0.049** | −0.154*** | 0.039 | −0.027 |
| | （0.020） | （0.035） | （0.027） | （0.024） |
| 观测值 | 39 945 | 39 945 | 39 945 | 39 945 |
| | B：控制前 3 位主要疾病诊断代码 | | | |
| DIP 支付 | −0.038* | −0.153*** | 0.046* | −0.019 |
| | （0.021） | （0.035） | （0.027） | （0.025） |
| 观测值 | 39 945 | 39 945 | 39 945 | 39 945 |
| | C：控制前 2 位主要疾病诊断代码 | | | |
| DIP 支付 | −0.037* | −0.145*** | 0.051* | −0.021 |
| | （0.021） | （0.037） | （0.027） | （0.025） |
| 观测值 | 39 945 | 39 945 | 39 945 | 39 945 |

注：***、**、* 分别代表显著水平为 1%、5% 及 10%。

为了研究 DIP 改革对住院病例平均分值的影响，该研究使用医院日度加总数据进行分析。由于北京和广州的手术操作编码系统不同，无法使用 DIP 分类系统为北京的住院病例匹配分值。相反，该研究使用广州的外地住院患者作为对照组。该实证设定的有效性取决于以下假设：DIP 支付改革对广州的外地住院患者没有影响，不存在溢出效应。

此外，本设定还用于分析 DIP 改革对有社会医疗保险的当地住院患者出院量和特征的影响。比较本地患者和非本地患者的数量和特征变化，可以告诉我们医院是否挑选了患者类型。他们还可以提供关于 DIP 支付对广州非本地患者的溢出影响的暗示证据。该模型如下：

$$Y_{lht} = \alpha + \lambda DIP_{lht} + \theta X_{lht} + \gamma_t + n_l + v_h + \varepsilon_{lht}\#$$

$Y_{lht}$ 表示在医院 $h$ 和 $t$ 时本地医保患者或外地医保患者的各项因变量。$X_{lht}$ 是一组控制变量，用于度量在时间 $t$ 医院 $h$ 的本地和外地医保住院患者的总体人口统计学特征。$\gamma_t$ 表示时间固定效应，$v_h$ 表示医院固定效应。$n_l$ 是虚拟变量，表示该观测值是广州本地医保患者还是广州外地医保患者。$\varepsilon_{lht}$ 是误差项。关键的解释变量是 $DIP_{lht}$ 代表观测值是否受到了 DIP 改革的影响（对于 2018 年 1 月以后出院的广州本地医保的住院患者，$DIP_{lht}$ 等于 1；否则，$DIP_{lht}$ 等于 0）。系数 λ 非常重要，因为它代表了 DIP 支付制度改革的效果。主要回归结果展示在表 7-4-4 中。

表 7-4-4 DIP 支付制度对医院分值的影响

| | 全样本 | 三级医院 | 一二级医院 |
| --- | --- | --- | --- |
| | （1） | （2） | （3） |
| *DIP* 支付 | 0.035*** | 0.030*** | 0.044*** |
| | （0.009） | （0.009） | （0.015） |
| 医院固定效应 | Yes | Yes | Yes |
| 年月固定效应 | Yes | Yes | Yes |
| 控制变量 | Yes | Yes | Yes |
| 观测值 | 69 928 | 36 049 | 33 879 |
| $R^2$ | 0.636 | 0.635 | 0.414 |

注：***、**、* 分别代表显著水平为 1%、5%、10%。

### （四）主要发现和结论

该研究发现广州市 DIP 支付制度使平均住院医疗费用减少了至少 3.5%，总医疗费用下降的主要原因是药品费用下降了 14.3% 以上。鉴于入院量和患者构成没有显著的变化，这些结果表明 DIP 支付制度至少在控制医疗费用增长方面取得了短期成功。但是，该研究使用广州的医院日度加总数据后发现，在支付改革后，本地医保的住院患者的平均分值出现了统计学意义上的显著增长。

（傅虹桥）

### 思考与练习题

1. 为什么要进行二手数据研究？

2. 如何收集二手数据？

3. 对二手数据进行质量评价时需要注意什么？

4. 选择一个可以获得的二手数据集，对其进行质量评估，并构想一个感兴趣的研究课题，思考使用何种研究方法以及研究过程中可能遇到的问题。

### 参 考 文 献

1. Stewart D W, Kamins M A. Secondary research: Information sources and methods[M]. Sage, 1993.

2. Heaton J. Secondary analysis of qualitative data: An overview[J]. Historical Social Research/Historische Sozialforschung, 2008: 33-45.

3. 石雷雨. 卫生服务研究方法 [M]. 李林贵，译. 北京：北京大学医学出版社，2004.

4. Kiecolt K J, Brinberg D, Auspurg K, et al. Secondary analysis of survey data[M]. Newbury Park, CA: Sage, 1985.

5. Fu H, Li L, Li M et al. An evaluation of systemic reforms of public hospitals: the Sanming model in China[J]. Health policy and planning, 2017, 32（8）: 1135-1145.

6. Ta Y, Zhu Y, Fu H. Trends in access to health services, financial protection and satisfaction between 2010 and 2016: Has China achieved the goals of its health system reform? [J]. Social Science & Medicine, 2020, 245: 112715

7. Lai Y, Fu H, Li L, et al. Hospital response to a case-based payment scheme under regional global budget: The case of Guangzhou in China.[J]. Social Science & Medicine, 2022: 292114601.

# 第八章
# 研究母群体及抽样

**教学要点**

介绍抽样相关的基本概念,抽样的目的、原则、基本程序;学习概率抽样的基本逻辑;掌握概率抽样和非概率抽样常见方法;熟悉样本规模确定方法及影响因素;了解抽样误差相关概念。

健康服务研究中,我们常常需要了解和掌握人们的健康状况、卫生服务的需要与需求、卫生服务利用、卫生资源配置与利用、医疗保障相关情况、医疗保健费用及疾病负担情况,以及人们对某项卫生服务的认知、态度、满意度等信息。如果对涉及的每一个对象都进行研究,显然是最全面的,但是在现实中我们往往很难实现。那么,能否通过抽取少量的对象并对其进行研究,来反映或代表所有研究对象的情况呢?我们该如何抽取这些少量的研究对象呢?我们需要抽取多少研究对象呢?本章将针对上述问题一一解答。

## 第一节 概 述

在正式介绍抽样方法之前,我们首先需要了解抽样的相关基本概念、抽样的目的、原则、基本程序及方法分类,为我们后续更好地了解如何通过选择一小部分人进行研究,并将结论推及更多未被研究的人提供基础。

### 一、基本概念

1. **要素(element)** 要素是组成总体的基本单元,是构成健康服务研究对象整体的最小单元。要素是收集信息的基本单元,也是进行数据分析的基础。在健康服务研究中,要素通常是指自然人个体,或一定类型的人群,或一定类型的组织,例如家庭、医院、社区卫生服务中心、企业、机构等。

2. **总体(population)** 又称为母群体,是指研究要素的特定集合体,强调的是研究对象的全部性、整体性。在健康服务研究中,总体通常是我们感兴趣的、试图概括的群体或者集合体。定义总体时,需要注意的是要对总体要素的相关属性进行清晰界定,进而明确总体的界限和范围。例如,当我们对老年人生命质量进行研究时,就要考虑到老年人的年龄、所在地区、健康状况等属性。

当总体中所含要素总数有限时,称为有限总体;否则,称为无限总体。总体具有同质性、大量性和差异性的特征。同质性是指总体中的各个要素应具有某种共同的属性;差异性是指总体中各个要素在某个或某些属性上的取值不同,表现出差异,例如,研究某地区人群健康状况时,人群的健康状况在人口特征、受教育水平、居住环境、行为方式等方面都存在着差异。

**3. 样本（sample）** 是指按照一定的原则和方法从总体中抽取的部分要素的集合。每个样本都是总体的一个子集。在健康服务研究中，很多情况下我们不可能或不必要对研究对象总体的每个要素逐一进行分析，这时我们往往通过对样本的分析实现推断总体分析的目的。因此，样本的代表性十分重要，要求对样本分析得出的特征和结论也同样适用于总体。

样本中要素的多少称为样本容量（sample size）。样本容量的大小直接影响着样本推断估计的准确性，即影响着样本的代表性。健康服务研究中，样本容量的确定十分重要，样本容量太大，会带来较大的财政、人力和物力的压力；样本容量太小，会影响样本的代表性。样本容量的影响因素及确定方法将在本章第四节进行介绍。

**4. 抽样（sampling）** 是指按照一定的原则和方法从总体的所有要素中抽取样本的过程。其基本要求是要保证所抽取的样本对研究总体具有良好的代表性，即抽取样本的各种集合特征大体接近总体的集合特征。

**5. 抽样单位（sampling unit）** 又称抽样单元，是指抽样时所使用的基本单位，是构成抽样框的基本单元。抽样单位可以是总体的一个要素，此时抽样单位与总体的要素相同；也可以是若干要素的集合，此时抽样单位与总体的要素不同。例如，调查某大学学生的生命质量情况，可以根据该大学所有学生的名单进行抽样，每一个学生就是一个抽样单位；也可以进行多阶段抽样，每一阶段的抽样单位都会不同，第一阶段按班级抽样，一级抽样单位为班级，第二阶段按班级学生名单抽样，二级抽样单位为学生。通常把最小一级的抽样单位称为基本抽样单位。

**6. 抽样框（sampling frame）** 是指抽样时总体中所有抽样单位的列表。例如，调查某大学学生的生命质量情况时，如果学生样本直接从全校学生名册中抽取，那么这个学生名册就是抽样框；如果先按班级进行抽样，那么所有班级的名册就成为了一个抽样框，其中单个班级就是抽样单位。需要注意的是，样本分析的结果，只能用于推断分析本抽样框的要素组成的总体，不能用于一个近似于但不等同于该抽样框的总体。抽样框与研究总体必须是一致的。在实践操作中，常常是在既有的抽样框基础上界定研究总体，即在对可获得的抽样框进行评估、检验的基础上，挑选出最适合研究需要的、代表了研究总体的那个。

**7. 参数值（parameter）** 又称总体值，是对总体的某个变量的综合描述，或者是总体中所有要素的某个特征的综合数量表现。例如，某大学所有学生的性别比例，某地区所有人口的年龄分布等。需要注意的是，只有对总体中每一个要素都进行测量才能得到总体的参数值。

**8. 统计值（statistic）** 又称样本值，是对样本的某个变量的综合描述，或者是样本中所有要素的某个特征的综合数量表现。统计值是基于样本中的所有要素计算的，是对应的总体参数值的估计值。由于一个总体可以根据不同的抽样设计得到若干不同的样本，因此，根据一个样本计算的统计值只是总体参数值的众多可能的估计值中的一个。

## 二、抽样的目的及原则

健康服务研究中，最好能对总体中的全部要素逐个测量。但实际上，我们常常受困于时间、财政、人力、物力等条件的限制，需要在庞大的总体与各个限制条件之间进行平衡。以概率论和统计学为基础的抽样理论及相关方法为我们提供了一种实现"由部分认识总体"的重要途径，抽样则是这一过程的关键环节。根据上述相关概念界定，我们能够明确抽样的最终目的：通过抽样设计及抽样方法从总体中抽取一些要素（样本），并尽可能使所抽取样本的统计值接近总体的参数值，以准确描绘总体的各种特征。

为了更好地完成抽样，应遵循一定的抽样原则。美国抽样专家 Leslie Kish 在其著作 *Survey Sampling* 中提出抽样设计应遵循的四个准则，分别是：①目的性原则，即抽样要以研究的目的和问题为出发点；②可测性原则，即能够根据样本统计值推断出总体的参数值；③可行性原则，即设计的抽样方案在实践情景下切实可行；④经济性原则，即合理使用资源，不浪费资源。

### 三、抽样的基本程序

尽管不同抽样具有不同的具体要求，但是通常都需要经历以下几个步骤。

**1. 界定总体**　界定总体既是实现抽样工作价值的根本要求，也是开展抽样工作的重要基础。更好地描述总体的基本状况、特征及规律是抽样的基本价值追求，因此开展抽样工作的首要任务是明确总体是什么，为抽样工作制定明确的价值目标。同时，明确界定总体也是开展抽样的前提条件，不仅提供了抽样的范围，同时为提高样本的代表性提供重要保障。因此，在明确总体的基础上，需要进一步弄清楚其边界和范围是什么？总体的结构是什么？总体的基本要素及其特征是什么？以及要对总体的各方面情况进行比较深入全面地掌握。全面、清晰地界定总体是实现样本代表性的重要基础。

**2. 制定抽样框**　在明确总体范围的基础上，收集总体中全部抽样单位的名单，按照一定编码原则对抽样单位进行编号并构建抽样框。当分阶段抽样时，需要按阶段分别建立对应的抽样框。抽样框必须和我们研究的总体是一致的。然而在实践中，抽样框往往并未真正与总体一致，一些要素往往被忽视而未纳入抽样框。例如，调查研究某地区流动人口的健康状况时，由于没有使用最新的流动人口名单而遗漏一部分人群。所以我们的首要任务是先评估被忽略的内容，评估其对抽样效果的影响，进而在可能的情况下进行更正。需要注意的是，所有的要素应该只在名单中出现一次，保证每个要素具有同等的代表性，减少偏差。

**3. 设计抽样方案**　综合考虑研究的目的和问题、总体的范围及特征、研究的客观条件、不同抽样方法的特点，以及其他相关因素，设计详细的抽样方案，具体内容包括：描述研究目的及问题、描述总体及其特征、选择抽样方法、确定样本规模、确定主要目标量的精确程度、描述资源配置情况、设计详细抽样过程、质量控制、明确抽样要点及注意事项等。

**4. 实施抽样过程**　根据制定的抽样方案，严格按照所选定的抽样方法及其要求，从抽样框中逐个抽取抽样单位，形成样本。

**5. 评估抽样质量**　样本抽取结束后，需要对样本的质量进行评估，目的是保证样本的代表性，防止偏差较大不能较好地反映总体的情况。具体评估方法是：将已知的总体特征指标与根据样本计算的同个指标进行比较，若二者差距较小，则可认为样本具有较好的代表性；反之，样本代表性较差。同时，也可结合采用定性分析的方法对样本的质量进行评估。

### 四、抽样的基本类型

通常，抽样方法可分为概率抽样和非概率抽样两类。在健康服务研究中，可能会遇到没有也无法提供一份总体名单的情况，或者即使有可能进行概率抽样，有时候也不适当的情况，这时经常采用非概率抽样的方法。尽管非概率抽样适合于某些研究目的，但是其样本却不能保证代表总体。当我们试图精确地、统计性地描述大型总体时，比如研究某地区老年人的健康状况时，就需要用到概论抽样。

常见的非概率抽样方法包括：方便抽样、判断抽样、配额抽样、雪球抽样等；常见的概率抽样方法包括：简单随机抽样、系统抽样、分层抽样、整群抽样、概率比例抽样等。

# 第二节　概率抽样

概率抽样（probability sampling），是根据概率理论来抽取样本的方法的总称，它按照随机原则选择抽样单位，且总体中每一个抽样单位被抽中的概率相同。概率抽样中，抽样误差是可以被估算并控制的，且样本结果可以用来推断总体。

## 一、概率抽样的基本逻辑

对于一个健康服务研究的总体，如果总体中的要素（人）在各个方面——人口学特征、地理分布、居住环境、收入水平、受教育程度、职业类型、生活行为习惯、认知与态度、患病情况、就医行为与选择等都是相同的，那么就不必进行抽样了。在这种同质性极高的总体中，任意一个要素就足以成为整个总体的样本，且都具有适用性。

然而在现实中，总体的任意要素之间天然地在各个方面都存在差异，即存在异质性。图8-2-1就是对异质性总体的示意说明，对100人组成的人群进行健康状况测评，这100人存在城乡分布和性别分布差异，其中纵坐标表示不同类型人群的占比。因此，概率抽样的基本逻辑是：对总体进行特征与动态的描述，从总体中抽取的样本应充分反映总体内部的各种差异特征。概率抽样的目的就是尽可能提高样本对总体的代表性。当然，样本不需要在所有方面都具有代表性，只需在与研究的实质性需要相关的特征具有代表性。

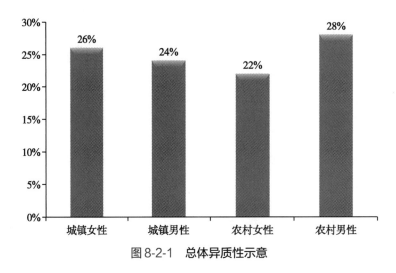

图8-2-1　总体异质性示意

概率抽样的一个基本原则是，如果总体中每个要素被抽取的概率相同，且每个要素被抽取都是相互独立的，那么从这个总体中抽取的样本就对该总体具有代表性，具有这一性质的样本被称为 EPSEM。需要注意的是，即使是精细选择的样本也无法绝对完美代表总体，但是概率抽样使我们能够估计样本的精确度及代表性。

　　为了更好地理解概率抽样的逻辑,有必要进一步了解抽样分布的相关内容。抽样分布反映了从一个总体中不断抽取样本时,对应样本统计值的分布情况。

　　为了方便介绍,假设一个总体只有 10 个人,每个人参加医疗保险的时间不等,其中一个人没有参加,一个人参保的年份是 1 年,另一个人是 2 年,依次类推到参保 9 年的那个人。那么该总体成员的平均参保时间是 4.5 年。

　　如果从总体中随机抽取一个人作为样本来估计总体的平均数,那么结果可能是 0~9 年之间的任何一个。10 个($C_{10}^{1}$)全部可能的样本所得到的估计值如图 8-2-2。

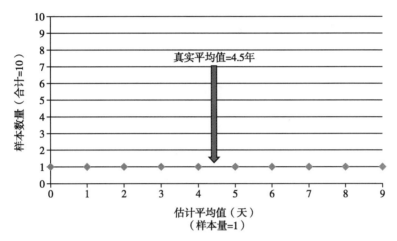

图 8-2-2　样本容量为 1 时样本的抽样分布

　　那么,如果样本容量扩大到 2 个时,情况会怎么样呢?样本容量为 2 时,我们有 45 种($C_{10}^{2}$)可能的抽样,而且其中一些样本的平均值是相等的,如图 8-2-3 所示。由图可知,这 45 个抽样的平均值不是均匀分布的,而是在某种程度上趋向于总体真实的平均值,且有 5 个样本的平均值正好等于总体的平均值。

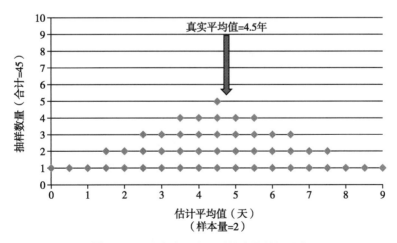

图 8-2-3　样本容量为 2 时样本的抽样分布

　　如果我们继续增加样本容量会怎么样呢?图 8-2-4 显示了样本容量为 3、4、5 时样本的抽样分布,每增加一个样本容量,样本平均值的抽样分布都会有改进,且样本容量越大,根据样本的统计值来估测总体参数值就越准确。

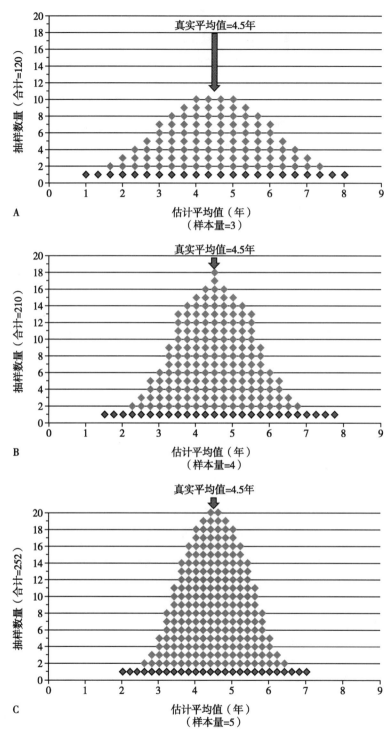

图 8-2-4　样本容量为 3、4、5 时样本的抽样分布

　　根据中心极限定理，在一个共有 $N$ 个元素且平均数为 $\mu$、标准差为 $\sigma$ 的总体中，抽取含有 $n$ 个元素的样本，所有可能抽取的样本数目为 $m = C_N^n$。若用 $\bar{X}_1, \bar{X}_2, \cdots, \bar{X}_m$ 分别表示 $m$ 个样本的平均数，那么样本平均数 $\bar{X}_i$ 的分布是一个随着 $n$ 值增大而越趋向于平均数为 $\mu$、标准

差为$\dfrac{\sigma}{\sqrt{n}}$的正态分布。即对任意分布的总体,其样本平均数构成的分布都趋向于正态分布,且全部样本平均数的平均数等于总体的平均数$\mu$,全部样本平均数的标准差(称为标准误或标准误差,SE):$SE = \dfrac{\sigma}{\sqrt{n}}$

由于样本平均数的抽样分布是正态分布,其样本平均数的次数等于正态曲线下的面积,那么任意抽取的一个样本的平均数,其落在不同区间的概率为:

有68.26%的样本平均数落在$\mu\pm SE$之间;

有95.45%的样本平均数落在$\mu\pm 2SE$之间;

有99.73%的样本平均数落在$\mu\pm 3SE$之间。

同样,可以计算样本平均数有90%的概率落在总体平均数正负1.65个标准误之间,有95%的概率落在总体平均数正负1.96个标准误之间。因此,我们可以根据此来说明样本平均数的置信水平(如90%、95%等)与置信区间(估算范围)之间的关系。

## 二、概率抽样常见方法

不同抽样方法具有不同的特点及各自适用条件,研究中可根据研究问题的性质、总体的特征、抽样框的获得性、研究的精确性以及费用情况等选择合适的抽样方法。下面将介绍常见的概率抽样方法。

**1. 简单随机抽样**(simple random sampling)　是指按照等概率原则,从含有$N$个要素的总体中逐个随机抽取$n$个要素组成样本的过程($N>n$)。简单随机抽样中,每个抽样单位相互独立,被抽中的概率相同。健康服务研究中采用简单随机抽样是一种不放回的抽样。

简单随机抽样的实施通常有以下两种方法。

(1)抽签法:首先将总体中的所有要素编号,将这些号码分别写在一张张纸条上制作成号签;然后将号签放入一个容器中(如箱子),搅拌均匀;从中逐一随机抽取,直至达到样本数目。抽中的号签编号所对应的要素组成样本。抽签法适用于总体的要素数量较少的情况。

(2)随机数表法:随机数表,又称乱数表,是由0~9的数字完全随机排列形成的表,数字排列没有任何规律。因此,可利用随机数表进行抽样,保证抽样的随机性。具体步骤为:①确定总体的抽样框,并对所有抽样单位按顺序进行编号;②确定样本容量;③根据样本容量是几位数来确定从随机数表中选几位数码;④由随机数表的任意一个数码开始,按一定规则(上下左右或间隔)取数,保留编号范围内的数码,去除重复的数码,直至选取的数码个数达到样本容量为止;⑤根据选取的数码,抽取对应的要素组成样本。

健康服务研究中,若总体规模较大时,简单随机抽样不容易实施。因为,它要求有一个包含全部总体要素的抽样框,并对其进行编码,工作量较大;其次,随机抽样得到的样本可能比较分散,不容易实施调查。

**2. 系统抽样**(systematic sampling)　又称等距抽样,是指在对总体要素进行编号排序后,首先随机抽取第一个要素,之后按照一个固定的间隔抽取要素组成样本的方法。系统抽样与简单随机抽样本质上几乎是一样的,都需要有完整的抽样框,但因其操作简单而较受青睐。

具体步骤为:

(1)确定总体的抽样框,并对每个要素按顺序进行编号。

(2)计算抽样间距(sampling interval),即两个被选择的要素间的标准距离,记为$K$。

$$抽样间距(K)=\frac{总体规模(N)}{样本容量(n)}$$

(3)确定随机起点。在最前面的$K$个要素中,采用简单随机抽样的方法选取一个要素,其编号记为$A$,并称为随机起点。

(4)在抽样框架,从$A$开始,每间隔$K$个位置抽取一个要素,即抽取的编号依次为:$A$,$A+K$,$A+2K$,$\cdots$,$A+(n-1)K$。

(5)这$n$个要素组成了总体的一个样本。

需要注意的是,系统抽样要求总体中要素的排列,相对于研究的变量来说应该是随机的,否则可能产生一个有重大偏误的样本。尤其要注意以下两种情况:

(1)总体要素的排列,相对于研究的变量呈现出某种次序上先后、等级上高低的情况。例如,我们要对某社区人群的健康状况进行抽样测评,而且人群名单是按照年龄由小到大排列的。我们采用系统抽样方法分别抽取两个样本,如果第一个样本的随机起点为年龄偏小的人;而第二个样本的随机起点为年龄偏大的人。这就很容易出现第一个样本的平均年龄远远小于第二个样本的情况,那么,根据第一个样本测评的健康状况与第二个样本的结果可能会有较大差别。

(2)总体要素的排列是以与抽样间隔一致的循环方式排列的,称为周期性问题。例如,我们对医院住院患者的平均年龄进行抽样调查,抽样间距为4。如果总体名单是按照病房排列,每个病房正好有4名患者,且每个病房按照患者由小到大依次排列。那么采用系统抽样方法可能产生一个有重大偏误的样本。

因此,采用系统抽样时,必须认真考察抽样框的基本特征;如果要素有特定的排列顺序,必须确定该排序是否会使样本产生偏误。

**3. 分层抽样(stratified sampling)** 它不是简单随机抽样和系统抽样的替代方法,而是对这两种方法的一种修正。分层抽样是指在抽样之前,按照某个特征或变量(如性别、年龄等)将总体分为同质性的不同子群(或层),再运用简单随机抽样或系统抽样的方法在不同子群(层)分别抽取子样本并组成总体样本的过程。这些子群(或层)除了在用来分层的特征或变量方面具有同质性之外,在其他特征或变量方面也可能具有同质性,这是由于不同变量之间往往具有一定的相关性。

分层抽样具有两点价值:第一,分层抽样可以提高代表性,同时降低可能的抽样误差。抽样设计中两个因素可以影响抽样误差,其一是样本规模,其二是总体的同质程度。总体同质程度高,样本的代表性好,样本产生的抽样误差要小;反之,抽样误差要大。分层抽样便是基于上述第二个因素的抽样方法,通过分层,将异质程度较高的总体分成若干个同质程度较高的子群,而不是直接随意地从总体中抽取样本,以便提高抽样的效率。第二,分层抽样便于分析总体内不同群(层)的情况,能够对总体的不同子群进行单独研究,也可以进行子群间比较研究。

开展分层抽样,首先需要选择分层变量,即确定分层的标准。分层变量的选择通常依赖于要分析和研究的变量或相关变量,以将总体划分为各层内部同质度高、各层之间异质度高、能够反映总体内在结构为基本原则。例如,健康服务研究中,性别、年龄、所在地区、职业类型、受教育水平、收入水平、医保参保类型等常常被用作分层的标准。

在确定分层变量后,如何实施分层抽样呢?通常有两种方法。其一是将总体按照分层变量加以分层,分成不同的子群,然后再按比例或不按比例从各个子群中抽取适当数量的样本。按比例分层抽样是指根据各个子群的要素数量占总体要素数量的比例,来抽取子样本的方法。采用按比例分层抽样的方法能够得到一个与总体结构完全一样的样本。例如,对某地区育龄妇女(18~49岁)的生育意愿进行抽样研究,以该地区计划生育信息系统的育龄妇女信息为抽样框,共有育龄妇女5 000人,按城乡居住地分层有乡村育龄妇女1 000人,城镇育龄妇女4 000人。乡村与城镇分别占总体人数的1/5和4/5。因此,如果要抽取200人作为样本,那么按比例抽样分别抽取乡村育龄妇女40人、城镇育龄妇女160人,样本中乡村、城镇比例与总体中比例完全相同。但是,如果总体中某类子群的数目较少,不便于了解该子群的情况,就不宜采用这种方法。如上述案例中,我们可以抽取乡村、城镇育龄妇女各160人,这样样本就能更好地反映出乡村和城镇的一般情况,也可以对这两类人群进行比较研究,这种抽样方法称为不按比例分层抽样。需要注意的是,不按比例分层抽样的方法主要是便于对不同子群进行专门研究或比较研究;若要用样本资料推断总体时,则需要先调整样本中各个子群样本的比例,使其恢复到总体中各子群实际的比例结构,否则会导致推断偏误。如上例中,若要用这160名乡村育龄妇女和160名城镇育龄妇女的资料去推断该地区育龄妇女的生育意愿时,就需要在乡村育龄妇女中随机抽取40人,然后结合160名城镇育龄妇女的资料进行整体分析。

另一个方法则是先将总体按照分层变量分群,然后按群类依次将所有不同群的要素放到一个连续性的列表中,再对整个列表进行一个随机起始的系统抽样。由于整个列表的顺序经过安排,所以系统抽样将会从每个子群抽取适当数量的样本(注意,如果采用简单随机抽样将会抵消分层的效应)。这里需要强调一点,人们经常会认为在系统抽样前,必须先打乱整个要素的顺序。而事实应该是:只有遇到上一小节提到的周期性问题时,整个要素才需要被重组。有时,经过一定排序的抽样框可能比杂乱无章的抽样框能提供更多有用的信息。

**4. 整群抽样**(cluster sampling) 是指总体可分为若干个小的群体时,先按某种方法(简单随机抽样、系统抽样或分层抽样)随机地抽取一些小的群体,然后由这些抽取的小群体内的所有要素组合构成总体的样本。整群抽样的抽样单位不是总体的要素,而是一个个完整的小群体。

简单随机抽样和系统抽样都要求提供总体的所有要素名单,然而在现实中,这样的名单往往难以获得,或者获得的过程非常麻烦,导致上述两种方法的应用受到限制。例如,我们要对一个有20万户家庭的城市抽取2 000户家庭进行家庭卫生支出情况调查,要获得这20万户家庭的名单是十分困难的。这时,如果采用整群抽样,不仅可以使抽样过程简单化,还可以降低相关抽样费用。我们可以按街道进行抽取,假设全市约有400个街道,每个街道约有500户家庭。那么,我们只需要获得这400个街道的名单,并采用简单随机抽样或系统抽样或分层抽样方法,从中选取4个街道,然后将这4个街道的所有家庭作为样本即可。

尽管整群抽样的效率很高,但是高效率的代价是样本代表性的降低。由于整群抽样所得样本中的要素相对集中,相对总体而言涉及的面相对缩小,因此在很大程度上容易导致样本代表性不足,导致结果的偏差较大。在上例中,从400个街道中抽取4个街道,显然受街道人口结构、街道所在区域、街道经济水平等因素影响,这 4 个街道往往难以体现整个城市的家庭卫生支出的特点。

整群抽样在形式上与分层抽样相似,但是二者实质差别较大。对于一个由若干子群组成的总体,如果各个子群之间的差异较大、而每个子群内部要素间的异质程度不高时,适合采取分层抽样的方法;反之,如果各个子群之间的差异不大、而每个子群内部要素间的异质程度较高时,适合采取整群抽样的方法。另外,分层抽样的样本是从每个子群中抽取若干要素构成的;而整群抽样则是要么整群抽取,要么整群不被抽取。

5. **多段抽样**(multistage sampling) 又称分级抽样,是指先从总体中随机抽取若干子群,然后再从所抽取的子群内分别抽取几个小群,这样一层一层抽下去,直至抽到最基本的抽样要素为止的抽样方法。在健康服务研究中,当总体的规模比较大、范围比较广、要素的层次比较多时,一般采用该方法进行抽样,例如研究总体为一个国家、一个城市的人口或全国的大学生等。多段抽样时,每一阶段的抽样都可以使用分层法,每阶段分层的方式与从总体中作单一阶段分层完全相同,可按照研究相关的、可行的变量进行分层,然后采用简单随机抽样或系统抽样的方法进行样本抽取。例如,前面的例子中,我们可以按照行政区、社区、街道等变量进行逐段分层。分层的首要目标就在于达到同质性。

分段抽样具有很高的效率,但是样本的精确度会降低。对总体进行简单随机抽样会产生一次抽样误差,而分段抽样会产生多次抽样误差;在多段抽样设计中,由于每一个阶段的样本规模必定小于其总体规模,因此每一阶段都会产生抽样误差。

通常,抽样误差可以通过以下两种方法得以控制:增加样本容量;提高样本要素的同质性。这两种方法对多段抽样每一阶段抽样的数目都会产生影响。那么,在样本容量一定的情况下,该如何确定不同分段阶段的抽样规模呢?我们知道,对于同质度较高的子群,所抽取的样本规模就应相对小一点。一般来讲,总体中组成各个子群的要素间的同质性要比该总体所有要素间的同质性高。因此,设计多段抽样的一般性准则就是:相对增加起始分段阶段的样本规模,而适当减少最后阶段的样本规模。然而,增加子群被抽取的数量,很显然违背了分段抽样的效率原则,而且所需的人力和经费也相对较多。在实际操作中,必然会被上述因素所限制,因此应在能力所及的范围内尽量选取较多的子群。我们可以遵循这样一个通用原则:人口调查者通常在每个调查街道选择 5 户来做调查。

### 三、概率与元素的规模大小成比例的抽样

在多段抽样中,隐含着一个假设,即在每一阶段抽样时,每个子群的规模是相等的。在该假设下,每个总体要素被抽中的概率是相等的。但是在现实中,每个子群的规模是不相等的,如果按照多段抽样方法来抽取样本,最终每个总体要素被抽中的概率实际上是不同的。

例如,一个城市有 20 万户家庭,分布在全市的 400 个街道中。要抽取 2 000 户家庭作为样本,我们可能会先从 400 个街道中随机抽取 40 个街道;然后,在所抽取的 40 个街道中,每个街道随机抽取 50 户家庭。如果每个街道的规模相等,每户被抽中的概率相等。但是,如果 A 街道有 1 000 户家庭,B 街道有 100 户家庭,那么这两个街道在第一阶段被同时抽中后,第二阶段分别抽取 50 户家庭。此时,A 街道家庭被抽中的概率为 $(40/400) \times (50/1\,000) = 1/200$;而 B 街道家庭被抽中的概率为 $(40/400) \times (50/100) = 1/20$。B 街道家庭被抽中的概率是 A 街道家庭的 10 倍。

为解决上述问题,我们常用概率与元素的规模大小成比例的抽样方法(sampling with probability proportional to size,简称 PPS),它是一种不等概率抽样,基本思想是以阶段性的不等概率换取最终总体要素的等概率。我们以两阶段抽样为例描述其基本原理:在第一阶段抽样中,每个子群按照其规模大小(所含要素的数量)给予抽取概率,规模大的子群被抽中的概率大,规模小的子群被抽中的概率小;在第二阶段抽样中,从每个子群中都抽取数量相等的要素,这时大的子群中要素被抽中的概率小于小的子群中要素被抽中的概率。正是通过上述两阶段的不等概率抽样,使得总体中每一个要素最终被抽中的概率相同。可以用以下公式来说明该原理:

$$\frac{\text{总体中要素}}{\text{被抽中的概率}} = \text{第一阶段所抽} \atop \text{取的子群数量} \times \left(\frac{\text{子群的规模}}{\text{总体的规模}}\right) \times \left(\frac{\text{每个子群中所要}}{\text{抽取的要素数量} \atop \text{子群的规模}}\right)$$

那么,上例中,A 街道在第一阶段被抽中的概率是 1 000/200 000 = 1/200;在第二阶段,这个街道的家庭被抽中的概率是 50/1 000 = 1/20。那么 A 街道的家庭最终被抽中的概率是 40×(1/200)×(1/20)= 1/100。B 街道在第一阶段被抽中的概率是 100/200 000 = 1/2 000;在第二阶段,这个街道的家庭被抽中的概率是 50/100 = 1/2。那么 B 街道的家庭最终被抽中的概率是 40×(1/2 000)×(1/2)= 1/100。这样,无论街道的规模是大是小,每户家庭最终被抽中的概率是一样的。

可以将上述原理扩展到多阶段的情形,除最后一个阶段外,中间每个阶段都遵循概率与规模成比例的原则,公式如下:

$$\frac{\text{总体中要素}}{\text{被抽中的概率}} = \text{第一阶段所} \atop \text{抽取的群数量} \times \left(\frac{\text{第一阶段群的规模}}{\text{总体的规模}}\right) \times \text{第二阶段所} \atop \text{抽取的群数量}$$

$$\times \left(\frac{\text{第二阶段群的规模}}{\text{所属第一阶段群的规模}}\right) \times \cdots \times \left(\frac{\text{每个群中所要} \atop \text{抽取的要素数量}}{\text{群的规模}}\right)$$

利用 PPS 抽样可以在总体中每个要素被抽中机会相等的情形下选出最终的样本。在实际实施过程中,我们需要知道每一个群的规模,否则就无法运用 PPS 抽样。

## 四、户内抽样

在健康服务研究中,我们常常要开展家庭访谈,从每户家庭中抽取一名成年人作为访谈对象,进而了解其家庭的基本情况与特征,即进行户内抽样(within-household sampling),形成访谈对象的样本。我们可以采用前面介绍的抽样方法完成家庭单位的抽取,而家庭内成员的抽取则可采用 Kish 选择法(Kish Grid sampling)进行。

Kish 选择法的操作步骤如下:

1. 首先根据确定的被调查家庭名单,随机给每个家庭分配 Kish 表代码,共 A、B1、B2、C、D、E1、E2、F 八类,且每类代表占总数的比例分别为 1/6、1/12、1/12、1/6、1/6、1/12、1/12、1/6。或者,根据被调查的家庭数准备相应数量的调查表,将调查表分别编号为 A、B1、B2、C、D、E1、E2、F 八种,且每种调查表占总数的比例为 1/6、1/12、1/12、1/6、1/6、1/12、1/12、1/6。

2. 通过收集家庭登记表,了解被调查家庭的家庭构成,主要收集信息包括姓名、与户主的关系、性别、年龄、是否≥18 岁等。

3. 按照"男性在前,女性在后;年纪大的在前,年纪小的在后"的原则,分别对每个家庭中的成年人进行排序和编号,如表 8-2-1 所示。

表 8-2-1　家庭内成年人排序表

| 人员编号 | 姓名 | 年龄和性别特征 |
|---|---|---|
| 1 | XXX | 年龄最长的男性 |
| 2 | XXX | 次年龄长的男性 |
| … | XXX | … |
| $n$ | XXX | 最年幼的男性 |
| $n+1$ | XXX | 年龄最长的女性 |
| $n+2$ | XXX | 次年龄长的女性 |
| … | XXX | … |
| $n+m$ | XXX | 最年幼的女性 |

4. 对照步骤 1 中随机分配给被调查对象的 Kish 表代码或调查表编号,从 Kish 选择表(表 8-2-2)中被调查家庭人口总数对应的被调查对象的编号,根据该编号对照表 8-2-1 中的人员编号即可抽取对应的成员。

表 8-2-2　Kish 选择表

| Kish 选择表 | 家庭内成人数 | | | | | |
|---|---|---|---|---|---|---|
| | 1 | 2 | 3 | 4 | 5 | ≥6 |
| | 被调查对象的编号 | | | | | |
| A | 1 | 1 | 1 | 1 | 1 | 1 |
| B1 | 1 | 1 | 1 | 1 | 2 | 2 |
| B2 | 1 | 1 | 1 | 2 | 2 | 2 |
| C | 1 | 1 | 2 | 2 | 3 | 3 |
| D | 1 | 2 | 2 | 3 | 4 | 4 |
| E1 | 1 | 2 | 3 | 3 | 3 | 5 |
| E2 | 1 | 2 | 2 | 4 | 5 | 5 |
| F | 1 | 2 | 3 | 4 | 5 | 6 |

Kish 选择法不是严格意义上的等概率抽样。被调查家庭成人数为 1 人、2 人、3 人、4 人和 6 人时,家庭中每个成人被抽中的概率分别为 1、1/2、1/3、1/4 和 1/6;当被调查家庭成人数为 5 人时,抽中第 1、2、4 人的概率分别为 1/6,抽中第 3、5 人的概率分别为 1/4。当家庭成人数为 6 人以上时,第 7、8、9…是不可能被抽到的。此外,采用 Kish 选择法还可以收集到由这些被调查者所构成的个人样本的资料,可以用来描述这一地区成年人所构成的总体。

除 Kish 选择法外,我们也可以采取生日法实施户内抽样。具体步骤是:第一步,随机确定一年中的某一天为标准日期,为方便计算,通常选取任意月份的第一天为标准日期。第二

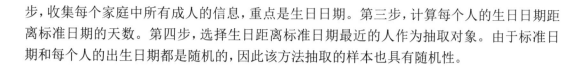

步,收集每个家庭中所有成人的信息,重点是生日日期。第三步,计算每个人的生日日期距离标准日期的天数。第四步,选择生日距离标准日期最近的人作为抽取对象。由于标准日期和每个人的出生日期都是随机的,因此该方法抽取的样本也具有随机性。

## 第三节  非概率抽样

在健康服务研究中,我们经常会遇到无法选择概率样本的情形。例如,对流动人口的研究,我们没有一份这样的名单;即使有可能进行概率抽样,有时也并不适当。在这种情形下,可以采用非概率抽样(nonprobability sampling)。非概率抽样不是按照概率均等原则进行抽样,而是调查者根据自己的方便、主观判断或其他条件来进行抽样,因此无法测算抽样误差,不能从数量上推断总体。非概率抽样常用于探索性研究。

### 一、方便抽样

方便抽样(convenience sampling),又称偶遇抽样或就近抽样,是指调查者根据实际情况,将自己方便的、离得近的,或者偶然遇到的人作为抽样对象的一种方法。例如,将在医院门口、医院候诊室、社区门口,或者在其他场所碰到的人作为抽样对象。

方便抽样不是随机抽样,二者有一个根本的区别,即方便抽样没有保证总体中的任意要素都具有相等的被抽取的概率。因此,虽然方便抽样经常被用到,但却是一种极冒险的抽样方法,我们不能根据方便抽样得到的样本数据来推断总体,做出相关推论时必须十分谨慎。只有在研究的目的是要了解某个特定时间内通过抽样地点的路人的一些特征时,这种方法才具有合理性。

### 二、判断抽样

判断抽样(judgmental sampling),又称立意抽样,是指调查人员根据自己对研究总体的认识及对研究目的的判断,通过自己的主观分析来选择和确定适合本研究的抽样对象的方法。由于抽样标准是由调查人员主观决定的,因此,该方法的运用与调查人员自身的知识水平、理论修养、对研究总体的熟悉程度、研究经验以及分析能力有密切关系。

判断抽样多用于总体规模小而内部差异大、总体的边界无法确定或研究的时间、人力条件有限无法进行大规模抽样的情况。例如,在调查问卷的初步设计阶段,为了充分暴露问卷设计的缺陷,我们应该尽量选择多元化的总体作为抽样对象,以对问卷题目进行检验,尽管这种研究结果不能反映总体的任何意义。另外,有时候,我们很容易辨认要研究的总体要素,然而又很难全部列举这些要素,这时就可以根据研究目的来选择抽样对象。作为典型的非概率抽样方法,其获得的样本数据的代表性往往难以测评。

### 三、配额抽样

配额抽样(quota sampling),又称定额抽样,是指根据与研究目的密切相关的总体特征及影响因素,对总体进行分层,并找出各类不同特征的要素在总体中所占的比例,然后根据总体的这个比例结构去抽取要素,使样本在上述特征及因素的结构比例上都尽量接近总体的一种抽样方法。

配额抽样要求事先了解总体的特征分布结构及其构成比例,进而构建描述总体特征的结构树。每个分枝反映了总体分层的某一特征或影响因素;每个节点代表了按照前面多个特征或影响因素组合对总体进行分层得到的群,以及其规模占上级群的比例,如图8-3-1所示。进而,我们可以轻松计算出各个群占总体的比例。此时调查者可以根据研究目的、样本规模,从不同的群中按上述比例收集样本。

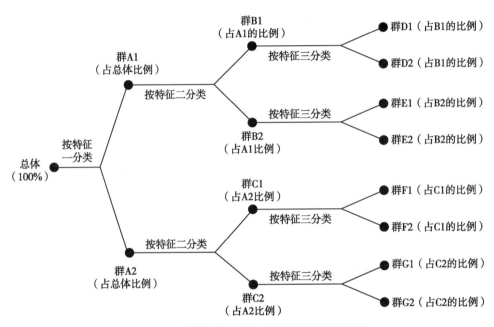

图8-3-1 配额抽样中总体分层的结构树示意图

配额抽样与分层抽样虽然都是根据某些特征对总体进行分层,但是二者有本质的差异:二者的目的不同,抽样方法也不同。配额抽样的目的是要抽取一个总体的"模拟物",样本是通过调查者主观分析、有目的地选择的;而分层抽样的目的是通过提高各层间的异质程度和各层内的同质程度,进而提高样本的代表性,样本是按照概率原则抽取的。

## 四、雪球抽样

雪球抽样(snowball sampling),是指每个被调查的人都可能被要求介绍其他的人参与调查的一种方法。当某个特定总体的人员难以找到时,雪球抽样是最合适的一种抽样方法,例如对获得无家可归者、流动劳工、特殊疾病患者、非法移民及具有某类特征的团体等特殊群体的样本就十分适用。具体实施步骤是先将目标群体中个别人员纳入样本,然后再通过他们的介绍将群体中其他人员纳入样本,如此反复,直至饱和。这样,我们就可以找到越来越多具有相同性质的群体成员。

雪球抽样可以根据某些特征对样本进行控制,适用于寻找一些比较稀少的群体。然而,雪球抽样的样本往往局限于想法相近的群体,往往造成样本的偏误较大,因此,它常用于探索性研究。

# 第四节 样本规模与抽样误差

在掌握具体抽样方法之后,我们还需要关注一个重要的问题:抽取多少样本合适? 本节将围绕样本规模及影响因素、抽样误差等相关问题进行介绍。

## 一、样本规模

样本规模(sample size),又称样本容量,是指样本中所含要素的数量。开展健康服务研究,必须对所抽取的样本规模做出恰当的规定。样本规模过小,会造成较大的抽样误差,影响对总体特征推断的准确性;样本规模过大,会造成人力物力的浪费,增加抽样的难度。健康服务研究中,不同的研究目的,不同的研究指标,不同的抽样时间和地点,样本的规模也应有所不同。不同类型的研究指标,所需样本规模不同。同样的研究指标,在不同地区或不同时间研究,由于人口结构等因素的差异,所需样本规模也可能不同。样本规模的确定,需要具体问题具体分析。尽管如此,还是可以根据统计学和概率论的相关知识为确定样本规模提供一定的帮助。

接下来,我们从简单随机抽样入手,介绍样本规模的计算公式。根据前面介绍的样本平均数的置信水平与置信区间之间的关系可知,"95% 的样本均值会落在总体平均数正负 1.96 个标准误之间,即落在 $[\mu \pm 1.96 \times \text{SE}]$ 范围内"。这句话可以理解成"任意一个样本的均值都有 95% 的概率落在 $[\mu \pm 1.96 \times \text{SE}]$ 范围内"。那么,我们可以进一步理解为:总体均值 $\mu$ 落在 $[\text{样本均值} \pm 1.96 \times \text{SE}]$ 区间的概率也将是 95%,即大样本中总体均值的区间估计。我们把置信区间 $[\text{样本均值} \pm 1.96 \times \text{SE}]$ 的一半视为允许的误差范围($E$),那么,$E = 1.96 \times \text{SE}$,即 $E = 1.96 \times \dfrac{\sigma}{\sqrt{n}}$,由此可知,$n = \dfrac{1.96^2 \times \sigma^2}{E^2}$。

根据上述基本原理,我们可以得出当给定总体均值估计精度下确定样本量的公式:

$$n = \frac{Z^2 \times \sigma^2}{E^2}$$

其中:$Z$ 为置信度所对应的临界值;$\sigma$ 为总体的标准差;$E$ 为抽样误差。

当给定比例估计的精度时,样本的标准误差为:$\text{SE} = \sqrt{\dfrac{\pi(1-\pi)}{n}}$,进而求得样本量的计算公式为:

$$n = \frac{Z^2 \times \pi(1-\pi)}{E^2}$$

其中:$Z$ 为置信度所对应的临界值;$E$ 为抽样误差;$\pi$ 为总体的成数或百分比。

上述公式中,置信度为事先确定的,其对应的临界值 $Z$ 可以从标准正态分布表中查到;$E$ 也是调查者事前确定的;但是我们往往不知道总体的标准误差、成数或百分比。我们可以通过以下三种方式来估计总体的标准误差,尽管这些方法将降低计算的精确度:一是根据历史研究资料计算;二是开展试调查获得;三是正态分布的变量的变动幅度相当于平均数加减 3 个标准差,当知道变动幅度后,将变动幅度除以 6 即得到总体的标准差的近似值。当给定比例估计的精度计算样本规模时，由于 $\pi(1-\pi)$ 在 $\pi=0.5$ 时得到最大值。因此，为保险起见，我们取 $\pi=0.5$，保证足够的样本规模。

根据以上公式，在 95% 的置信度下（$Z=1.96$，但是为方便计算，我们取 $Z=2$），计算简单随机抽样时，不同抽样误差所对应的最小样本规模，如表 8-4-1 所示。

表 8-4-1 95% 置信水平下不同抽样误差所要求的样本规模（简单随机抽样）

| 容许的抽样误差 E/% | 样本规模 n | 容许的抽样误差 E/% | 样本规模 n |
| --- | --- | --- | --- |
| 1.0 | 10 000 | 6.0 | 277 |
| 1.5 | 4 500 | 6.5 | 237 |
| 2.0 | 2 500 | 7.0 | 204 |
| 2.5 | 1 600 | 7.5 | 178 |
| 3.0 | 1 100 | 8.0 | 156 |
| 3.5 | 816 | 8.5 | 138 |
| 4.0 | 625 | 9.0 | 123 |
| 4.5 | 494 | 9.5 | 110 |
| 5.0 | 400 | 10.0 | 100 |
| 5.5 | 330 | | |

由于在实际抽样中往往采取多阶段复杂抽样，因此，要达到简单随机抽样同样的误差，多阶段复杂抽样所需的样本规模等于该容许的抽样误差下，简单随机抽样需求的样本规模乘以它的设计效应 deff。通常，设计效应 deff 取值为 1.8 或 2 或 2.5，deff 取值越大，样本规模也越大。

尽管上面给出了参考的样本规模计算公式及方法，但是在健康服务研究中，我们往往不仅关注基于样本计算的相关统计值，很多时候我们需要对样本中的要素按照不同的标准划分为不同类型，并对不同类型的要素进行深入分析或关联研究，这就要求每个类型中都有一定数量的要素。此外，样本规模还受多种因素的影响。因此，开展健康服务研究时，我们很难利用公式计算出一个正确的样本规模，但是它能为我们提供一个数量上的参考。

## 二、确定样本规模的影响因素

上面我们介绍了确定样本规模的基本思路和方法，在实际操作中，受到多种因素的影响，确定样本规模是比较复杂的问题，既要有定量的分析也要有定性的考虑，例如：抽样的目的、研究的重要性、调研的性质、数据分析的性质、资源条件、回答的配合度等。通常来说，探索性研究所需的样本规模一般较小，而结论性研究所需样本规模较大；重要的研究与决策需要更多、更准确的信息，往往需要较大的样本规模；涉及变量较多的研究所需样本规模较大；采用复杂统计分析的所需样本规模较大；需要对细分领域进行分析的所需样本规模较大。下面将对确定样本规模时需考虑的重要因素进行介绍。

**1. 总体的规模** 健康服务研究中，总体规模对样本规模有一定的影响。根据样本量的计算公式可知，当总体规模较小时，为了保证一定的精确度，随着总体规模的增大，样本规模也会呈现较大增长速度；但是当总体规模达到一定程度后，在其他因素一定时，样本规模增长的速度将大大降低，甚至样本规模的增长量是很小的，如图 8-4-1 示意。通常认为，总体规模 $N \leqslant 100$ 时，应开展全面调查；当总体规模从 1 000 增长至 10 000 时，样本规模也应有所增长；当总体规模大于 10 000 时，样本规模无需有太大变化。

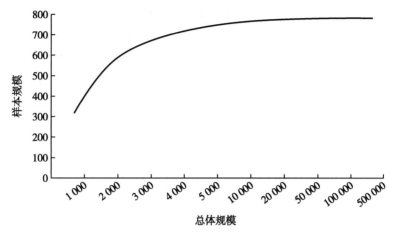

图 8-4-1　不同总体规模与所需要的样本量关系示意图（相对于 95% 的置信度、±3% 的置信区间和总体值以 50% 对 50% 的比例均分的假定而言）

**2. 样本推断的可靠性与精确度要求**　抽样是为了有效地推断总体，这就涉及推断的可靠性与精确度两个问题。推断的可靠性反映了总体参数值落在样本统计值某一区间内的把握程度，用置信水平（又称置信度）来描述。推断的精确度反映了样本统计值与总体参数值之间的误差范围，用置信区间来描述，即前面提到的"某一区间"。通常，在其他条件一定的情况下，置信水平越高，推断的把握性越大，所要求的样本规模越大；置信区间越小，推断的精确度越高，所要求的样本规模也越大。需要注意的是，当样本规模达到一定程度后，再继续增加样本量，其推断精确度提高的程度越来越小，即置信区间变窄的速度没有样本量增加的速度那么快（表 8-4-2）。

表 8-4-2　简单随机抽样所需最小的样本量

| 抽样误差 | 置信水平 | | |
|---|---|---|---|
| | 90% | 95% | 99% |
| 1% | 6 806 | 9 604 | 16 641 |
| 2% | 1 702 | 2 401 | 4 160 |
| 3% | 756 | 1067 | 1 849 |
| 4% | 425 | 600 | 1 040 |
| 5% | 272 | 384 | 666 |
| 6% | 189 | 267 | 462 |

**3. 总体的异质性程度** 总体的异质性程度对样本规模影响显著。为达到同样的精确度，在异质程度高的总体中抽样时，所需的样本规模大一些；反之，所需的样本规模小一些。例如，通过抽样调查研究人们对某项卫生政策改革的态度，所需的样本规模根据支持或反对的人数占比及抽样误差要求而不同，如表8-4-3所示。

表8-4-3 根据总体异质程度和精确度确定所需要的样本规模

| 可接受的抽样误差 /% | 所期望的给予特定回答的总体百分比 /% | | | | | |
|---|---|---|---|---|---|---|
| | 5 或 95 | 10 或 90 | 20 或 80 | 30 或 70 | 40 或 60 | 50 或 50 |
| 1 | 1 900 | 3 600 | 6 400 | 8 400 | 9 600 | 10 000 |
| 2 | 479 | 900 | 1 600 | 2 100 | 2 400 | 2 500 |
| 3 | 211 | 400 | 711 | 933 | 1 066 | 1 100 |
| 4 | 119 | 225 | 400 | 525 | 600 | 625 |
| 5 | 76 | 144 | 256 | 336 | 370 | 400 |
| 6 | — | 100 | 178 | 233 | 267 | 277 |
| 7 | — | 73 | 131 | 171 | 192 | 204 |
| 8 | — | — | 100 | 131 | 150 | 156 |
| 9 | — | — | 79 | 104 | 117 | 123 |
| 10 | — | — | — | 84 | 96 | 100 |

注：1. 置信水平95%；2. 样本规模小于表中短横线上的数字时，难以进行有意义的分析。

**4. 研究者拥有的资源条件** 为了提高抽样的代表性、可靠性及精确性，我们往往尽量扩大样本规模，但是这也意味着需要投入更多的人力、物力、财力和时间等资源。在现实生活中，这些资源往往是十分有限的，因此研究者在确定样本规模时还需综合考虑具备的资源条件情况。

此外，由于不同抽样方法造成的抽样误差不一样，因此，抽样方法的选择对样本规模也有一定影响。在其他条件不变的情况下，整群抽样所需的样本规模较大，分层抽样或系统抽样所需的样本规模较小。在社会调查中，通常样本规模在200~1 000之间，大型调查类的样本规模在1 000~3 000之间。

## 三、抽样误差

抽样误差（sampling error）是指样本统计值与总体参数值之间的偏差。为了更好地理解抽样误差，我们先从统计误差说起。统计误差是统计工作实际获取数据结果与相应客观真值之间的差异。统计误差分为登记误差和代表性误差两类。登记误差是指由于主客观原因在数据登记、汇总、计算过程中产生的差错。代表性误差分为系统性误差和随机误差。系统性误差是指由于没有遵循随机原则而产生的误差，例如研究者在抽样时有意识地选择某一类患者进行调查而产生的偏差。随机误差是指按随机原则抽样而产生的样本统计值与总体参数值的偏差，这种误差是抽样所固有的、无法避免的误差。抽样误差就是指不包括登记误差和系统误差在内的随机误差。

抽样误差主要取决于样本规模及总体的分布方差。根据表 8-4-1 可知,当样本规模较小时,样本规模上很小的一点增加,便会带来抽样误差显著的改善;但是当样本规模较大时,这种抽样误差改善效果却甚微。根据表 8-4-3 可知,抽取的样本规模相同,但总体的异质程度不同时,样本的抽样误差不同。

## 四、典型案例

1. **全国卫生服务调查抽样** 全国卫生服务调查是全面了解居民健康、卫生服务需求及利用等方面情况的综合性调查,始于 1993 年,每五年开展一次。全国卫生服务调查通过了解群众健康状况、卫生服务需求及利用水平特征、医疗保障制度的覆盖人群和保障水平、群众就医费用、经济负担及就医感受等,为推动实施健康中国战略、深化医药卫生体制改革提供数据支持。

全国第六次卫生服务调查于 2018 年 9 月开展,是全国性的抽样调查,抽样方法是多阶段分层整群随机抽样。抽取样本覆盖全国 31 个省份,涉及 156 个县(市、区);每个样本县(市、区)随机抽取 5 个样本乡镇(街道),共抽取 780 个乡镇(街道);每个样本乡镇(街道)随机抽取 2 个样本村(居委会),共抽取 1 560 个村(居委会);家庭健康调查抽样单位是户,在每个样本村(居委会)中随机抽取 60 户,全国共抽取 93 600 户(约 30 万人口)。样本对全国、城乡、不同地区具有代表性。

2. **中国健康与养老追踪调查抽样** 中国健康与养老追踪调查(China Health and Retirement Longitudinal Survey,CHARLS),旨在收集一套代表中国 45 岁及以上中老年人家庭和个人的微观数据。CHARLS 抽样通过四个阶段,分别在县(区)—村(居)—家户—个人层面上进行抽样。

在县(区)—村(居)两级抽样中,CHARLS 均采用 PPS 抽样。在县级抽样阶段,以每个区县人口数量为基础,使用地区、城乡和 GDP 为分层指标,直接从全国 30 个省级行政单位(不包括西藏自治区、台湾以及香港和澳门特别行政区)范围内随机抽取 150 个区县;在村级抽样阶段,以每个村或社区常住人口为基础,从上述 150 个区县中各随机抽取 3 个村或社区,最后得到 450 个村 / 社区。

在村 / 社区抽样完成后,从每个样本村 / 居委会的所有住户信息列表中随机抽取 80 户样本家户。在个人层面,在每个样本户中随机选择一位年龄大于 45 岁的家庭成员作为主要受访者。

(康 正)

## 思考与练习题

1. 请描述抽样的目的和原则。
2. 请说明概率抽样常用的方法有哪些?
3. 请说明非概率抽样常用的方法有哪些?
4. 请描述如何确定样本规模?
5. 什么是抽样误差?

# 参 考 文 献

1. Babble E. 社会研究方法：第 11 版 [M]. 邱泽奇，译. 北京：华夏出版社，2009.

2. 风笑天. 社会学研究方法 [M]. 2 版. 北京：中国人民大学出版社，2007.

3. 程中兴. Kish 选择法在中国社会研究中的应用 [J]. 统计研究，2009，26（10）：103-104.

4. 游正林. 社会调查中的样本规模是算出来的吗？[J]. 调研世界，2009（4）：46-48.

5. 国家卫生健康委统计信息中心. http://www.nhc.gov.cn/mohwsbwstjxxzx/new_index.shtml.

6. 风笑天. 现代社会调查方法 [M]. 4 版. 北京：华中科技大学出版社，2009.

7. D.A.de Vaus. Surveys in Social Research. George Allen & Unwin Ltd，1986.

8. 林南. 社会研究方法. 农村读物出版社，1987.

9. D.A.de Vaus. Surveys in Social Research. George Allen & Unwin Ltd，1986.

# 第九章
# 数据收集与处理

　　了解研究数据的来源与收集方式,合理制订数据收集方案。熟悉数据结构、变量信息与编码工作。掌握数据处理原则与操作流程。

　　健康服务范畴相关的实证研究(empirical research)包含定性研究(qualitative study)与定量研究(quantitative study)。其中,定量研究是目前该专业领域较为常见的方法,或者说是主流的研究形态,因此本章内容更多侧重在定量研究的数据收集与处理。关于定性研究的部分,请参考本书第四章。

　　数据收集与处理是健康服务研究的标准环节之一。在明确研究目的和研究设计之后,紧接着便是数据收集与处理工作。这一项工作不一定是研究中最困难的部分,但却是最需要仔细应对与细致处理的环节,一旦发生疏忽,研究后期就需要耗费巨大的时间、精力和财力去弥补,不仅会影响研究进度,还可能造成研究结果偏差,影响研究的可信度。

　　本章将从两部分内容进行介绍,共计四节。第一部分是数据的收集(data collection)方式、数据类型与数据来源。通过系统性比较不同数据来源与数据收集方法的优缺点,为研究者提供收集数据的决策参考依据。第二部分是介绍数据处理(data processing),包含两个阶段,第一阶段是前期准备工作,第二阶段是数据清洗、整合、转换及储存,将通过两个不同数据来源的实际案例进行说明。

## 第一节　数据收集工作

### 一、数据类型与数据来源

#### (一)数据类型

　　健康服务研究数据基本分为两类,第一类是一手数据(primary data,又称原始数据或一级资料),指研究者根据研究目的,自行设计或选择适合的调查工具或访谈大纲,通过不同的方式采集现场数据,数据可以直接用于验证研究假设,常见的有患者满意度调查、医护人员工作满意度调查、群众健康素养调查、群众医疗卫生服务需求调查等(详见第五章)。这里需要注意,此类型的调查,一旦不是由研究者自行设计采集数据,而是从他处取得数据,则需要归类到二手数据。

　　第二类是二手数据(secondary data,又称次级资料或二级资料),指那些因为其他研究目的所收集的数据,而这些数据当中有适合研究者用于验证自身研究假设的信息,包括可公开取得的数据或未公开数据,常见来源有中国卫生统计年鉴、国家卫生服务调查、中国健康与养老追踪调查（China Health and Retirement Longitudinal Study，CHARLS）、医院病案首页、医保系统数据等（详见第七章）。

### （二）数据来源

数据来源有两种渠道，一种是来自于调查或观察获得的，称为"实证来源（empirical sources）"；另一种是来自于已经存在的数据，称为"可取得来源（available sources）"。结合数据类型与数据来源的定义，一手数据基本属于实证来源，而二手数据来自可取得来源。两个不同数据来源对应的数据收集方式请参考图 9-1-1。

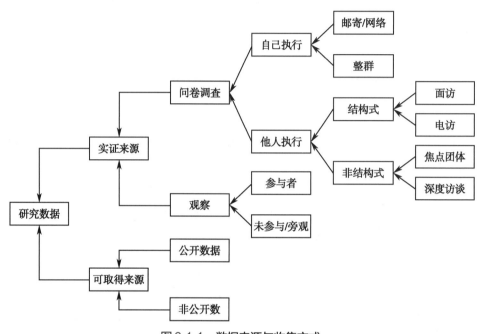

**图 9-1-1　数据来源与收集方式**

**1. 实证来源**　数据分别通过问卷调查或观察取得（问卷调查的具体操作请参阅本书第五章）。在这里简单归纳两类：一类是研究者通过正式（非正式）组织向目标群体发放问卷，由受访者自己填写问卷，又称自填问卷，常见收集的方式包括纸质版的邮寄问卷或电子版的网络问卷（例如问卷星）。另一类是他填问卷，根据问卷结构形态，结构式问卷（或者趋近于结构式的问卷）可由研究者本身或是训练有素的访员通过面对面的方式或电话的方式收集信息，在收集的过程中因为有专责人员负责填写，所以可以随时确认问卷填写的质量。至于非结构式问卷（开放性的问题），为定性研究的数据收集方式之一，由研究者通过焦点团体或一对一深度访谈的方式取得信息。此外，通过观察方式收集数据也是属于定性研究，需要有"场域"，即具体空间（例如家庭、社区、医院）或抽象空间（例如一个项目）。观察取得的数据有助于研究者描述研究发生的场域、场域中的事件、哪些人事物参与在事件当中或影响事件进行。关于定性研究数据采集请参阅本书第四章。

**2. 可取得来源**　公开数据是指可以从官方网站、学校图书馆，购买或通过正式申请，以无偿或有偿方式直接取得的数据，例如中国统计年鉴、中国（各省）卫生统计年鉴、人口普查、中国健康与养老追踪调查（CHARLS）等数据。非公开数据则必须由研究者自行联系持

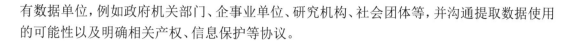

有数据单位,例如政府机关部门、企事业单位、研究机构、社会团体等,并沟通提取数据使用的可能性以及明确相关产权、信息保护等协议。

## 二、数据收集原则

数据资源是影响一个研究能否顺利完成的重要因素,纵使研究者能提出极具创新性或重大科学意义的研究内容,但在缺乏数据支持的情况下,研究者依然会陷入巧妇难为无米之炊的处境而被迫中断研究或改变研究方向。因此,建议研究者在制定研究目的之后对潜在的数据资源先进行摸底工作,此举有三个意义:

(1)初步评估不同数据来源的数据信息是否足够支撑开展研究,避免因数据条件不足而大幅度地限制研究工作。

(2)为研究者构思研究设计与制订研究方法提供参考。

(3)为研究者决定采用哪些数据类型与数据来源提供依据。

研究者针对潜在的研究数据资源,可根据以下几点原则决定采用哪些数据类型与数据来源:

### (一)数据信息是充足的、有用的(useful)

收集来的数据信息充足,可以很好地验证研究假设并回答研究问题。在数据收集之前,应该全面梳理研究需要的数据信息,并且根据以下条件来选择最有用的数据来源:

1. 数据当中包含与验证研究假设直接相关的信息,可以作为自变量和因变量。

2. 数据当中包含与研究假设不直接相关,但不纳入研究会影响研究结果的信息,一般作为控制变量,常见的有研究对象的基本人口学特征。

3. 如果研究者需要从数据中选取或标注特定研究样本,数据信息可以提供定义样本的相关变量。

4. 数据当中没有直接的信息,但通过变量可以转换或计算获取所需信息。

通过以下案例,结合上述原则,提出选择数据时的思考路径。

【案例】 研究目的在于探讨临床路径的实施能否减少某病种手术患者的住院天数。此时的研究假设是临床路径组的患者住院天数比非路径组的少。若想完成这项研究,需要哪些数据信息?应选择哪类数据来源?

**一、研究涉及的变量**

案例中,自变量为患者是否为临床路径组;因变量是住院天数。而患者基本信息中包含与研究假设不直接相关、但可能影响住院天数的基本人口学信息,应作为控制变量。

**二、根据研究变量选择数据来源,思考路径如下**

1. 根据研究需求先探索数据资源,包含"实证来源"和"可取得来源"

2. 比较两种数据来源的信息可用性。

例如,为获取患者的住院天数信息,如果选择实证来源,即通过调查工具实地访问患者,由于多数患者不清楚自己是否在临床路径组,而且出院后的调查容易产生回忆偏倚,反而增加数据信息的不确定性,从而用在验证研究假设时,可能导致结果偏差,所以数据可用性的程度并不高。

相对的，如果选择可取得来源数据，例如医院病案首页数据，其中的信息是患者入院期间随病程发展而记录产生的，不仅包含与研究直接相关的变量栏位，例如患者性别、疾病诊断码和手术诊断码（用于选取某病种的手术患者作为研究对象）、临床路径与否等，也可以通过其他栏位计算获得研究需要但在病案首页中未体现的信息，例如利用患者的出生年月、住院日期和出院日期运算获得患者年龄和住院天数。

3. 比较以上两种不同数据来源后，显而易见，通过病案首页这一类可取得来源获得数据的准确性、可信度更高。

因此，在这个案例当中应该选择采用病案首页数据。

### （二）数据信息是正确的（accurate）

数据所提供的变量信息能够反映研究者想了解的实际情况。例如"住院天数"是验证研究假设的重要变量，医院病案首页数据信息有患者当次住院治疗的入院日期以及出院日期，按照逻辑计算，两个日期相减便可得到该患者当次住院的天数。但是如果日期录入错误，入院日期比出院日期晚，则会计算出一个"负值"的住院天数，既不符合逻辑，也不符合现实，那么这种数据信息便不正确，便无法有效验证研究假设。所以收集数据时，还需要考虑数据质量，以保证信息的正确性。

### （三）数据信息是完整的（completed）

数据信息的完整性可以从两个层次来看，第一个层次是数据内容或数据变量信息足够直接或间接验证研究假设；第二个层次是研究侧重的变量信息完整性较高，数据缺失情况少。举例来说，患者的入院日期是医院病案首页所包含的信息，但如果医院对该信息的录入情况不佳，导致很多缺失值，纵使数据包含了这个变量，也无法有效使用。

综上所述，开始数据收集工作之前，对潜在的数据资源进行初步摸底、了解是必需的，通过比较这些数据资源的可用性、正确性以及完整性，可以促进研究者进一步科学、有效地判断和选取数据类型和来源。

## 三、不同数据来源和收集方式的优缺点比较

### （一）两种数据来源的优缺点比较

因为实证来源数据是由研究者根据研究目的组织并执行数据收集工作，所以相较于可取得来源数据，需要花费更多的时间、精力与成本投入等，且样本采集数量会受到预算影响，然而数据的可使用性比较高（表9-1-1）。

### （二）两种实证来源数据收集方式的比较

问卷调查相较于观察方式，所耗费的成本和时间较少，采集的样本数量较多，但是观察方式在数据采集的精力投入上会更有优势。两种方式所收集的数据可使用性取决于调查工具、回复样本、访谈人员、观察者等多种因素影响，所以缺少一定的保证。

### （三）两种可取得来源数据收集方式的比较

对比公开数据与非公开数据，前者对于研究者来说，在成本、时间、精力投入等方面较有优势，但因为是公开类型的数据，所以其在样本和数据可使用性方面，完全没有可操作的弹性空间。

表 9-1-1　不同数据来源在收集过程中的优缺点

| | 数据来源分类 | | 实证来源 | | 可取得来源 | |
|---|---|---|---|---|---|---|
| | 实证来源 | 可取得来源 | 问卷调查 | 观察 | 公开的 | 非公开的 |
| 数据收集成本 | − | + | + | − | + | − |
| 数据收集时间 | − | + | + | − | + | − |
| 数据收集投入 | − | + | − | + | + | − |
| 预算内的样本采集数 | − | + | + | − | − | + |
| 数据的可使用性 | + | − | ？ | ？ | − | + |

注:"+"代表优点;"−"代表缺点;"？"代表不一定。

## 四、数据的代表性与合法性

研究者需要保证数据的代表性(representative),即收集的数据能反映研究对象的真实情况。最完美的方式是采集到母群体信息,其次是基于母群体分布,利用随机抽样或分层抽样等方式选择样本,确保样本信息可以用于推断母体特征和规律。此外,要确保数据收集的合法性,无论是实证来源数据或是可取得来源数据,只要涉及人体试验或是涉及个人隐私信息、健康干预等,均应向相关伦理审查委员会(Institute Review Board,IRB)提交研究材料与数据收集说明,审查通过后方可执行数据收集工作。

# 第二节　数据结构与变量信息

数据处理是为了更好地发挥数据价值。在数据分析当中有一句经典名言: garbage in garbage out,意思是肮脏的数据会产生肮脏的结果。然而真实世界当中,收集来的数据往往没有理想中的"干净",最常见的是数据缺失(incomplete/missing data)、嘈杂数据(noise)、极端值(outlier)等问题。所以在数据收集到分析的过程之中必须经过数据处理流程,目的是提高数据使用价值,避免数据的"不干净"导致结果有瑕疵和误判。

然而在开始数据处理之前,研究者还需要落实以下几项准备工作:

1.熟悉研究数据的结构以及数据集的组成。

2.掌握数据变量信息,并落实相关编码工作。

3.数据录入。

4.数据储存与管理,并且视情况做二次编码工作。

5.掌握数据信息的基本分布情况。

以上工作中,前两项在本节进行介绍,后三项在第三节中呈现,同时通过具体案例加以解释说明。

## 一、数据结构的介绍

完成数据收集之后,首先熟悉数据结构以及数据集的组成,有助于后续制订数据处理计划。这里的数据结构指资料信息的组成情况,可以通过分析单位的层次来反映,分为单层(扁平式)数据结构和多层数据结构。

如果数据资料信息经过累加或整合后,只能形成一个层次的分析单位,则为单层(扁平式)数据结构;如果资料信息足以形成多个层次的分析单位,表示为多层数据结构。在多层数据结构当中常见镶嵌式数据,也就是数据信息不仅可以形成多个分析单位,且较高层次的单位是由较低层次单位累加取得,不同分析单位之间不仅具有相依性,还存在阶层关系(图9-2-1)。

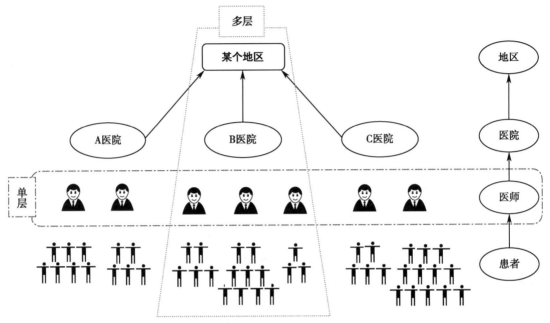

图9-2-1 数据结构与分析单位

通过【案例1】(见表9-2-1)解释数据结构。案例中,问卷调查对象虽然是以医师为单位,但是采集的变量信息除了医师人口学信息之外还包含医师所在医院的等级和工作地区等信息,所以当调查的样本数与变异性够大的时候,可以依照研究者的需求,把数据信息累加至不同分析单位,属于多层的数据结构。举例来说,根据医师工作的医院等级(三级医院、二级医院、一级医院、基层医疗机构)将医师分组后,分别计算各组医师的薪酬满意度均分,即可得到以医院层级为单位的4个均分结果。相同的,也可以根据不同地区作为分析单位,累计地区医师的薪酬满意度分数,以进行地区之间的均分比较。相反的,如果【案例1】的问卷调查只包含医师人口学信息,没有医院和地区信息,也就无法形成医院和地区分析单位,表示数据为单层结构,如此,研究者在了解数据结构之后,结合研究目的即可明确分析单位。

表9-2-1 【案例1】

| |
| --- |
| 一、案例出处:2021年F省的职业医师工作满意度调查报告 |
| 二、研究目的:探讨F省执业医师工作满意度情况及其相关影响因素 |
| 三、研究方法: |
| (一)数据类型:一手数据(研究者发展的调查工具) |
| (二)数据来源:实证来源(问卷调查) |
| (三)问卷内容:由两部分组成(医师基本信息、工作满意度),共计33题 |
| (四)收集方式:电子(网络)问卷 |
| (五)调查对象:福建省2021年具有职业资格且有从事临床工作的医师 |

续表

| 问卷题目<br>（仅选取部分作为案例讲解使用） | | | |
|---|---|---|---|
| 内容 | | 题目 | 回答（选项） |
| 医师<br>基本信息 | 人口学信息 | 出生年月 | 时间（年月）的点选菜单 |
| | | 性别 | 1. 男　2. 女 |
| | | 职称 | 1. 助理医师　2. 职业医师<br>3. 副主任医师　4. 主任医师 |
| | | 学历 | 1. 专科（含以下）　2. 本科<br>3. 研究生（含以上） |
| | 工作信息 | 工作地区 | F省的各个地市点选菜单 |
| | | 工作医院等级 | 1. 三级医院　2. 二级医院<br>3. 一级医院　4. 基层医疗机构 |
| 工作满意度 | 薪酬维度 | 1. 对目前的基本工资水平（不含福利、津贴和绩效）感到满意吗？ | 1. 非常满意　2. 满意　3. 一般<br>4. 不满意　5. 非常不满意 |
| | | 2. 对目前工作所在医院的绩效考核方式感到满意吗？ | 1. 非常满意　2. 满意　3. 一般<br>4. 不满意　5. 非常不满意 |
| | 工作环境 | 1. 对医院提供的预防感染疾病的安全措施感到满意吗？ | 1. 非常满意　2. 满意　3. 一般<br>4. 不满意　5. 非常不满意 |
| | | 2. 对医院目前的管理方式感到满意吗？ | 1. 非常满意　2. 满意　3. 一般<br>4. 不满意　5. 非常不满意 |
| | 成就感 | 1. 从事临床医师工作让您感到体面 | 1. 非常赞同　2. 赞同　3. 一般<br>4. 不赞同　5. 非常不赞同 |
| | | 2. 目前工作可以很好地发挥个人能力并体现专业价值 | 1. 非常赞同　2. 赞同　3. 一般<br>4. 不赞同　5. 非常不赞同 |

分析单位是数据处理过程中的重要依据，尤其在面对复杂的数据结构或比较多的数据集时，初学的研究者容易在处理过程中发生单位混乱情况，所以在准备工作中先了解数据结构，将有助于数据处理过程的进行。

## 二、数据集的概念

数据集对于整个研究工作来说就像是烹饪所需要的原料，有些菜品简单，只需要一个原料，且通常搭配复杂度不高的工序，例如煎牛排；有些菜品所需要的原料比较多，工序比较复杂，例如桂花糖藕。把数据集当作原料来解释，也可以分为单一数据集或多个数据集，通常单一数据集的数据处理过程（工序）相对没有多个数据集复杂。

研究者所采集的原始数据如果只有一个档案，那就表示为一个数据集。例如【案例1】是通过一份固定问卷内容，在一个时间点（横断式）进行调查，对象仅限于医师，调查后的数据经过录入形成一个数据档案（图9-2-2，A档案），

| ID | 性别 | 年龄 | 学历 | … |
|---|---|---|---|---|
| 01 | 男 | 50 | 大学 | … |
| 02 | 女 | 43 | 专科 | … |
| 03 | 女 | 32 | 研究生 | … |
| … | … | … | … | … |

图9-2-2　单一数据集：A档案

也就是只有一个数据集。那么在后续处理当中，只要针对 A 档案的内容进行清洗即可，不需要考虑数据整合或合并的处理问题。多个数据集则表示收集来的原始数据包含很多个档案，需要通过数据整并工作才能用作研究处理分析。

### 三、数据集的组合

多个数据集的组合方式包含"纵向整合""横向合并"以及"纵向与横向整并"。

#### （一）纵向整合

一般来说，需要纵向整合的数据集可以是不含时间概念的多个互斥数据档案或是具有时间概念的多个非完全互斥数据档案。关于不含时间概念的多个互斥数据集整合，将通过【案例2】（表9-2-2）说明。

表9-2-2 【案例2】

| 一、案例出处 |
|---|

郭昱君，关翎，邱亨嘉，等. 临床路径对医疗资源使用的效益——以腹腔镜胆囊切除手术患者为例. 中国卫生政策研究，2018，11（8）：50-55.

二、研究目的

评价临床路径对腹腔镜胆囊切除手术患者的医疗资源使用的管理效果

三、研究方法

（一）数据来源：S市的多家医院病案首页

（二）数据类型：二手数据（非公开）

（三）研究对象：胆囊结石伴半型胆囊炎且有做腹腔镜胆囊切术手术的患者

（四）重要变量：自变量（临床路径：入组与否）；因变量（医疗资源使用：住院天数和住院费用）

（五）控制变量：患者人口学特征、疾病特征

| 数据集 1：患者信息 | | | | |
|---|---|---|---|---|
| **变量名称** | **变量代码** | **变量类型** | **变量宽度** | **注释** |
| 编号 | IDCODE | 字符 | 20 | 唯一识别码 |
| 性别 | FSEX | 字符 | 8 | |
| 出生日期 | FBIRTHDAY | 时间 | 12 | |
| 入院日期 | FRYDATE | 时间 | 12 | |
| 出院日期 | FCYDATE | 时间 | 12 | |
| 临床路径病例 | FYCLI | 字符 | 8 | 是或否 |
| 是否手术 | FIFSS | 字符 | 8 | 是或否 |

| 数据集 2：手术信息 | | | | |
|---|---|---|---|---|
| **变量名称** | **变量代码** | **变量类型** | **变量宽度** | **注释** |
| 编号 | IDCODE | 字符 | 20 | 唯一识别码 |
| 手术码 | FOPCODE | 字符 | 20 | |
| 手术码对应名称 | FOP | 字符 | 200 | |
| 手术日期 | FOPDATE | 时间 | 8 | |

在【案例 2】中, 研究者为了增加样本量以及研究结果的代表性和外推性, 收集相同地区内的多家医院在同一个时间段的腹腔镜胆囊切除术住院患者的病案数据, 每一家医院的住院患者数据是互斥且独立的, 所以需要将多家医院数据集进行纵向整合, 形成一个数据档案后才能做处理与分析(图 9-2-3)。而所谓的具有时间概念的非完全互斥数据是指针对同一个目标群体进行多个时间点的信息采集。以【案例 1】(详见表 9-2-1)延伸解释, 如果研究者自 2019 年开始, 每年采用同一份问卷调查 F 省的职业医师工作满意度, 每一次都以分层抽样的方式选择调查样本, 到了 2021 年会累积三个时间点的调查数据。因此, 当研究者想要分析 F 省职业医师工作满意度的变化趋势时(含时间概念), 便可以把三个数据集进行纵向整合, 形成研究所需的一个分析档案(图 9-2-3, A2019-A2020-A2021)。

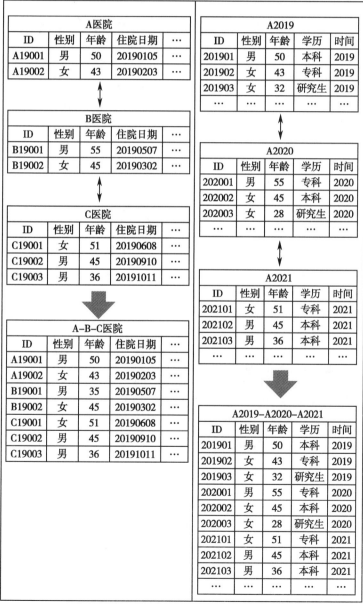

图 9-2-3　数据集的纵向整合

数据进行纵向整合时需要注意每一个数据集的 ID 没有重复，因为一旦发生重复，则可能发生样本数据覆盖问题，导致样本信息遗失。

### （二）横向合并

横向合并的数据集是指原始数据中同一个样本（unit of analysis，即同一个患者、医师、医疗机构等）的信息被拆成了好几个档案，需要在数据处理之前把同一个样本信息合并完整。以【案例 2】来解释，数据来自多家医院的病案首页，且由数据公司负责管理。数据公司把每一个患者的病案首页信息拆解成若干个数据集，研究者基于研究所需变量，最后采集了包含患者基本信息档案与患者手术信息档案的两个数据集，并通过患者唯一识别码（ID）将两个数据集进行横向合并（图 9-2-4，A 患者基本档案 -A 患者手术档案），形成完整档案后才有足够信息识别研究样本（腹腔镜下的胆囊切除术），以提取有效样本数据进行研究。

补充说明，患者唯一识别码（或称唯一信息码）是指数据信息当中，用一串数字或文字组合对每一个患者进行编码，而且这个代码具有唯一性，就像身份证号一样，不可发生一人多码或多人一码的情况。唯一识别码不是只有患者才有，医师、医疗机构，甚至是研究者都可以根据数据集横向合并的需求创建唯一识别码。但唯一识别码的编码方式或长度最好能够规范、一致，且对于需要做横向合并的多个数据集来说，每个数据集的变量当中都需要有唯一识别码作为数据集与数据集之间的黏结点（图 9-2-4，ID 就是两个数据集合并时会用到的唯一识别码）。如果数据集之间没有同时存在唯一识别码，则无法进行横向合并。

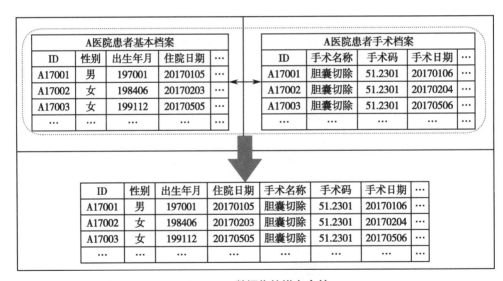

图 9-2-4　数据集的横向合并

### （三）纵向与横向整并

此类的数据集组合复杂程度较高，通过【案例 2】（表 9-2-2）解释。研究者拿到包含多家医院的数据集，档案组成情况是每一家医院的患者信息都被拆分为 2 个数据集（基本信息和手术信息），且有多家医院，所以需要先针对每家医院的患者数据进行横向合并（患者基本档案 - 患者手术档案），之后再纵向整合多家医院数据（A-B），整并完成后会形成如图 9-2-5 所示的数据档案内容。如果是有时间概念，以【案例 2】延伸解释，当研究者的研究目的改为分析腹腔镜胆囊切除住院患者的医疗资源利用变化趋势，则研究者需要采集不同时间点的医院病案数据。例如,同一家医院采集了两个时间点数据,则需要横向合并两个数据集后再纵向整合两个时间点,如此,一家医院的数据会由 2×2=4 个数据集组成。如果数据来源于多家医院,则数据集的组成数量需再乘以医院数,以此类推。最后,在数据整合时,一般会先横向合并数据集,再执行纵向整合(图9-2-5)。

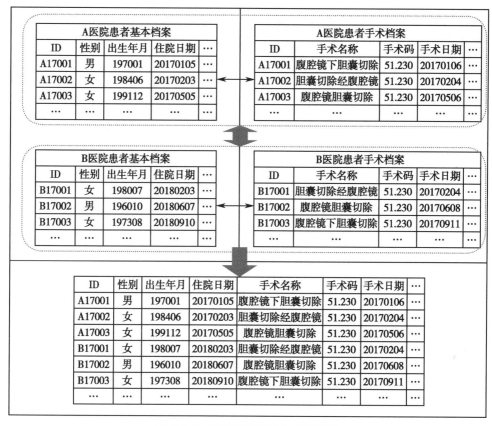

图 9-2-5　数据集的横向与纵向整并

## 四、变量信息的认识

进行数据处理之前,除了熟悉数据结构以及数据集的组合之外,还需要掌握变量内容,包括变量名称、变量特性(类型)、变量的"值"以及"值"的宽度。

### (一)变量名称

可以作为体现变量内容的总称,例如年龄、性别、学历等。在同一个数据集里面一般不会有重复的变量名称,避免在数据整并或处理的时候造成变量信息重叠或覆盖的问题。

### (二)变量特性(SPSS 软件称为"类型")

变量特性分为数值变量(numerical)、分类变量(category)、日期/时间变量(date/time)。

数值变量包含离散型(discrete)和连续型(continuous)变量。前者的数值只能用自然数或整数单位计算,数值之间是间断的,相邻的两个值中间无法再进行分割,例如住院次数有 0 次、1 次、2 次的说法,但没有住院 0.5 次的说法。后者指的是连续不间断的数值,相邻的数值中间可以无限分割,例如身高可以表示为 170cm、170.2cm、170.25cm,只要测量工具的精细程度足够高，就可以不断细分。

分类变量则包含有序（ordinal）、无序（nominal）变量。前者表示变量值有等级或顺序，可以进行优劣比较，例如满意程度可以分为不满意、一般、满意。后者的变量值则没有顺序差别，仅作为分类，例如性别、血型。

最后是日期/时间变量，它具有时间概念，呈现格式有很多种，例如 yyyy/mm/dd、mm/dd/yyyy、dd.mm.yyyy 等。所以在统计软件中，日期/时间变量的处理方式有别于其他变量类型，需要根据研究需求，参考原始数据形态和统计软件的设定进行格式转化或计算。

### （三）变量的"值"

"值"指的是变量内容，可以是文字（男、女）、数字（0、1）、数值［（170（cm），50（kg）］。文字和数字都属于字符形态，不能作数学计算使用，例如变量名称是性别，那变量内容就是男、女；变量名称是血型，则变量内容是 A、B、O、AB 型。如果是研究者自行调查的数据，则每个变量所对应的内容其实就是问题选项，例如【案例1】（表 9-2-1）中，有个题目是"对目前的基本工资水平（不含福利、津贴和绩效）感到满意吗？"，选项包括"非常满意、满意、一般、不满意、非常不满意"，这些就是该变量（问题）的值。

### （四）变量的"值"的宽度

每个变量都会设置栏位宽度，有些原始数据在录入或导入时，统计软件会直接默认栏位宽度，一般会大于变量内容的字符（数值）宽度，目的是确保所有信息都可以在栏位中呈现，避免栏位宽度比变量内容的字符（数值）宽度小而导致变量信息遗失。此外，有些二手数据来源的数据格式无法直接通过统计软件读取，而是需要通过编程转换，那么变量"值"的宽度信息有助于研究者在编写程序时明确数据栏位与宽度，做好数据建立与读取工作。

## 第三节  数据编码与变量整理

### 一、编码的意义与方式

在统计学当中没有文字概念，所以进行数据处理和分析之前，需要把文字形态的变量全部赋值，转为数字形态。此外，如果研究变量名称是由中文字符或其他符号组成，一般建议对应原始变量名称新增英文字符代码，并在数据处理和分析时使用英文字符代码。这是因为健康服务研究专业领域常使用的统计软件多由国外厂商开发（例如 SPSS、STATA、SAS、R 等），所以在识别文字上，采用英文字符是最有保障的。虽然这些软件现在已经具备多国文字识别功能，但为了避免因为变量名称的字符问题导致数据处理或分析困难，还是建议设置英文字符的变量名称代码。

"编码簿"是记录原始变量名称、变量内容、新增变量名称代码、变量内容赋值等重要信息的工具，是执行数据（尤其是二手数据）处理和分析时的主要参考依据。很多时候研究者拿到的数据变量名称已经是代码，且内容为数字或数值形态，无法直接从数据当中看出每个变量所代表的意思，这时候编码簿就是一个翻译词典，能够帮助研究者解读数据信息。至于如何构建编码簿的内容，下面将通过不同数据来源的案例进行说明。

### （一）一手数据来源

一手数据来源需要由研究者自行构建编码簿，构建的时间点有两个。第一个时间点可以在数据采集之前，如进行问卷调查前，先根据问题和对应的选项进行制表，表单内容应包含变量名称、变量对应的题目、题目对应的选项以及每个选项的赋值，其中变量名称如果一开始就直接设计成英文字符所组成的名称，则不需要有代码；如果设计为中文名称，建议新增英文字符代码。因为问卷调查数据是研究者自行录入或从电子问卷调查平台导出，所以通常在这种情况下，变量值的宽度不会有太大的问题，不列入编码簿也是可以的。

第二个时间点可以在录入或导出数据到统计软件时。如果软件具有编码簿功能，则可以进行编码。例如，SPSS 有数据视图和变量视图，其中的变量视图具备编码簿功能。下面将通过【案例 1】(表 9-2-1）以及 SPSS 变量视图的构建来介绍编码流程。当然研究者可根据惯用的统计软件决定编码方式，但编码的基本原则是相通的，所以可以参考本文案例。

【案例 1】采用的是电子（网络）问卷调查方式，调查结束后的数据可以直接从平台导出形成 excel 数据集。研究者使用 SPSS 统计软件读取该数据集，形成 SPSS 格式的原始数据档案（如图 9-3-1)，并在这个档案中进行编码簿设置工作。重要步骤如下：

**1. 自订或修改变量名称**　从图 9-3-1 可以发现变量名称栏位显示的是问卷题目，其名称由中文字符以及其他符号组成，所以这里需要把名称转化为英文字符代码，但因为 SPSS 变量视图结构是固定的，无法增设代码栏位（column)，所以研究者只能在变量名称栏位中直接进行修改。

| | 名称 | 类型 | 宽度 | 小数 | 标签 | 值 |
|---|---|---|---|---|---|---|
| 1 | 序号 | 数值(N) | 12 | 0 | | 无 |
| 2 | 提交答卷时间 | 字符串 | 18 | 0 | | 无 |
| 3 | 所用时间 | 数值(N) | 12 | 0 | | 无 |
| 4 | 来源 | 字符串 | 12 | 0 | | 无 |
| 5 | 来源详情 | 字符串 | 12 | 0 | | 无 |
| 6 | 来自IP | 字符串 | 38 | 0 | | 无 |
| 7 | @1.性别： | 数值(N) | 12 | 0 | 1.性别： | 无 |
| 8 | @2.出生年月 | 字符串 | 17 | 0 | 2.出生年月 | 无 |
| 9 | @3.工作所在医疗机构等级： | 数值(N) | 12 | 0 | 3.工作所在医疗机构等级： | 无 |
| 10 | @4.工作地点 | 字符串 | 35 | 0 | 4.工作地点 | 无 |
| 11 | @5.工龄： | 数值(N) | 12 | 0 | 5.工龄： | 无 |
| 12 | @6.最高学历： | 数值(N) | 12 | 0 | 6.最高学历： | 无 |
| 13 | @7.目前的职称： | 数值(N) | 12 | 0 | 7.目前的职称： | 无 |
| 14 | @8.所在科室的分类： | 数值(N) | 12 | 0 | 8.所在科室的分类： | 无 |
| 15 | @9.目前的聘雇关系 | 数值(N) | 12 | 0 | 9.目前的聘雇关系 | 无 |
| 16 | @10.目前您的税前年收入水平含基本工资、绩效、福利... | 数值(N) | 12 | 0 | 10.目前您的(税前)年收入水平(含基本工资、绩... | 无 |
| 17 | @11.对目前的薪资水平不含绩效与福利感到满意吗？ | 数值(N) | 12 | 0 | 11.对目前的薪资水平(不含绩效与福利)感到满意... | 无 |
| 18 | @12.对目前工作所在的医疗机构以下简称医院的绩效制... | 数值(N) | 12 | 0 | 12.对目前工作所在的医疗机构(以下简称医院)的... | 无 |

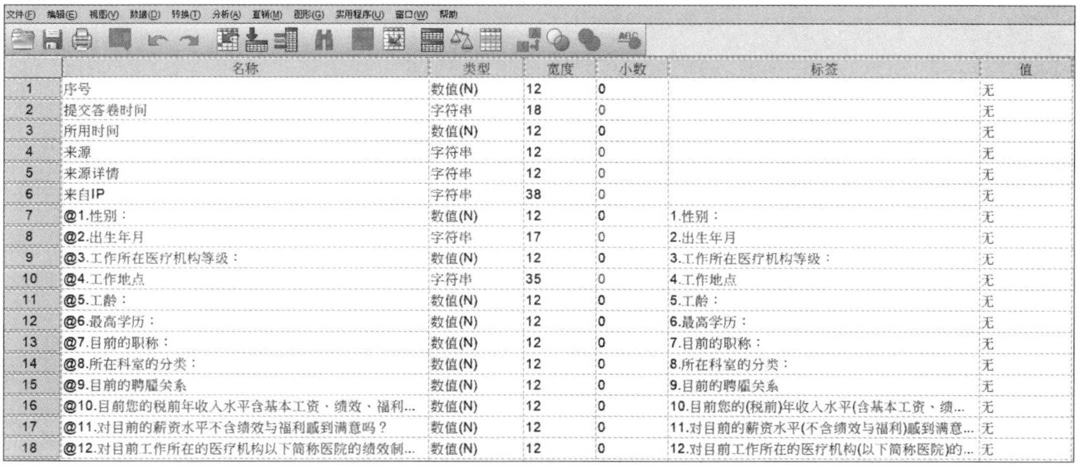

图 9-3-1 【案例 1】原始数据的 SPSS 变量视图内容（编码前）

**2. 标签栏位的内容**　【案例 1】在导入数据时便有标签内容，但有些数据导入后的标签栏位是空白的（如图 9-3-1)，此时则需人工填补相应的标签栏位，以帮助研究者更快理解变量名称所反映的内容，例如【案例 1】的标签栏位呈现的是问卷题目。同时，研究者可对标签内容进行修改补充，从而提高对变量信息的认知。

**3. 赋值**　在变量视图中，“值”的栏位全部显示“无”(图 9-3-1)，但是在数据视图中却显示的是数字（图 9-3-2)，所以在这个“值”的栏位，研究者需要根据各个题目所对应的选项序号与内容进行赋值。赋值的方式有人工或自动，【案例 1】中的问卷题目都有其对应的选项内容及序号，所以这部分可以参考问卷题目选项，以人工方式进行赋值。至于文字形态选项的题目(例如工作地区)则可采取自动赋值方式,即先规定文字对应的数字,再基于初始数字修改或调整。

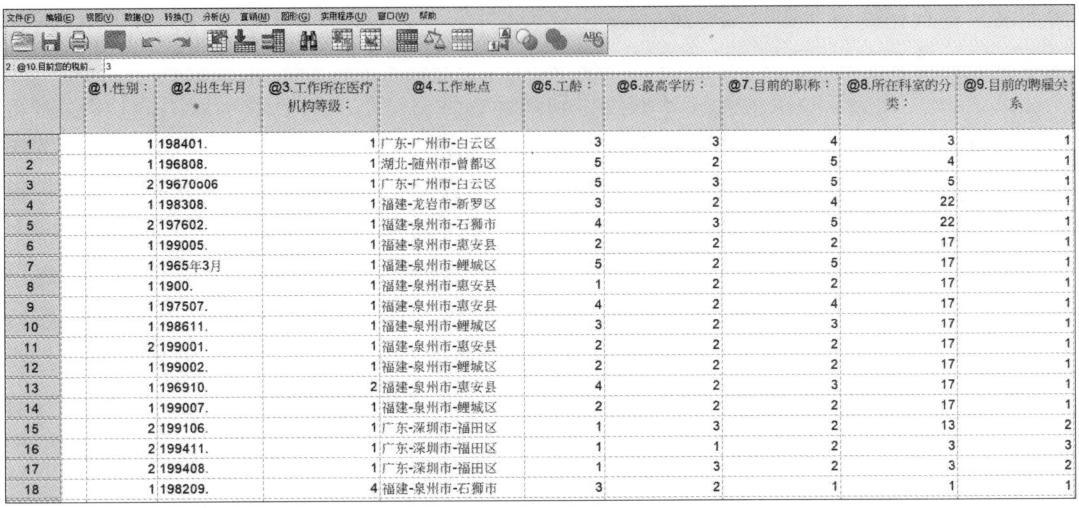

| | @1.性别: | @2.出生年月 | @3.工作所在医疗机构等级: | @4.工作地点 | @5.工龄: | @6.最高学历: | @7.目前的职称: | @8.所在科室的分类: | @9.目前的聘雇关系 |
|---|---|---|---|---|---|---|---|---|---|
| 1 | 1 | 198401. | 1 | 广东-广州市-白云区 | 3 | 3 | 4 | 3 | 1 |
| 2 | 1 | 196808. | 1 | 湖北-随州市-曾都区 | 5 | 2 | 5 | 4 | 1 |
| 3 | 2 | 19670o06 | 1 | 广东-广州市-白云区 | 5 | 3 | 5 | 5 | 1 |
| 4 | 1 | 198308. | 1 | 福建-龙岩市-新罗区 | 3 | 2 | 4 | 22 | 1 |
| 5 | 2 | 197602. | 1 | 福建-泉州市-石狮市 | 4 | 3 | 5 | 22 | 1 |
| 6 | 1 | 199005. | 1 | 福建-泉州市-惠安县 | 2 | 2 | 2 | 17 | 1 |
| 7 | 1 | 1965年3月 | 1 | 福建-泉州市-鲤城区 | 5 | 2 | 5 | 17 | 1 |
| 8 | 1 | 1900. | 1 | 福建-泉州市-惠安县 | 1 | 2 | 2 | 17 | 1 |
| 9 | 1 | 197507. | 1 | 福建-泉州市-惠安县 | 4 | 2 | 4 | 17 | 1 |
| 10 | 1 | 198611. | 1 | 福建-泉州市-鲤城区 | 3 | 2 | 3 | 17 | 1 |
| 11 | 2 | 199001. | 1 | 福建-泉州市-惠安县 | 2 | 2 | 2 | 17 | 1 |
| 12 | 1 | 199002. | 1 | 福建-泉州市-鲤城区 | 2 | 2 | 2 | 17 | 1 |
| 13 | 1 | 196910. | 2 | 福建-泉州市-惠安县 | 4 | 2 | 3 | 17 | 1 |
| 14 | 1 | 199007. | 1 | 福建-泉州市-鲤城区 | 2 | 2 | 2 | 17 | 1 |
| 15 | 2 | 199106. | 1 | 广东-深圳市-福田区 | 1 | 3 | 2 | 13 | 2 |
| 16 | 2 | 199411. | 1 | 广东-深圳市-福田区 | 1 | 1 | 2 | 3 | 3 |
| 17 | 2 | 199408. | 1 | 广东-深圳市-福田区 | 1 | 3 | 2 | 3 | 2 |
| 18 | 1 | 198209. | 4 | 福建-泉州市-石狮市 | 3 | 2 | 1 | 1 | 1 |

图 9-3-2 【案例 1】原始数据的 SPSS 数据视图内容

4. **其他** 【案例 1】的 SPSS 变量视图中,除了上述内容之外,还包含了"类型"与"小数"(图 9-3-1)。"类型"是指变量特性,SPSS 的默认名称与统计学常见说法略有差异,例如字符串在 SPSS 中指字符或数字,而在统计学中就是不可作为数学计算使用的类别变量。至于"小数"是指数值的小数点范围,可以随研究需求调整。

根据上述步骤,【案例 1】针对原始数据做了变量名称修改、标签内容优化、赋值等工作,最后呈现的内容如图 9-3-3 所示。对于没有编码簿功能的统计软件,研究者可参考 SPSS 变量视图的结构,自行设计编码簿,并且与原始数据进行双向确认,务必保证编码簿能够反映原始数据所要呈现的信息。

| | 名称 | 类型 | 宽度 | 小数 | 标签 | 值 | 缺失 | 列 | 对齐 |
|---|---|---|---|---|---|---|---|---|---|
| 1 | id | 数值(N) | 12 | 0 | 问卷编号 | 无 | 无 | 12 | 右 |
| 2 | date | 字符串 | 18 | 0 | 问卷提交时间 | 无 | 无 | 18 | 左 |
| 3 | ans_time | 数值(N) | 12 | 0 | 问卷填答时间 | 无 | 无 | 12 | 右 |
| 4 | IP | 字符串 | 38 | 0 | IP | 无 | 无 | 38 | 左 |
| 5 | gender | 数值(N) | 12 | 0 | 基本1:性别 | {1, 男}... | 无 | 12 | 右 |
| 6 | birth | 数值(N) | 12 | 0 | 基本2:出生年 | 无 | 无 | 12 | 右 |
| 7 | hosp | 数值(N) | 12 | 0 | 基本3:医疗机构等级 | {1, 三级医院}... | 无 | 12 | 右 |
| 8 | location | 字符串 | 35 | 0 | 基本4:工作地点 | 无 | | | |
| 9 | locat_provin... | 字符串 | 8 | 0 | 基本4:工作地点(省份) | 无 | | | |
| 10 | locat_city | 字符串 | 8 | 0 | 基本4:工作地点(市/县) | 无 | | | |
| 11 | workyear | 数值(N) | 12 | 0 | 基本5:工龄 | {1, <5}... | | | |
| 12 | edu | 数值(N) | 12 | 0 | 基本6:最高学历 | {1, 专科( | | | |
| 13 | position | 数值(N) | 12 | 0 | 基本7:目前的职称 | {1, 助理医 | | | |
| 14 | depart | 数值(N) | 12 | 0 | 基本8:科室 | {1, 预防保 | | | |
| 15 | employ | 数值(N) | 12 | 0 | 基本9:目前的聘雇关系 | {1, 编制内} | | | |
| 16 | income | 数值(N) | 12 | 0 | 基本10:目前您的(税前)年收入水平(含基本工资、绩效、福利待遇... | {1, <10w}. | | | |
| 17 | in_salary | 数值(N) | 12 | 0 | A11:对目前的薪资水平(不含绩效与福利)感到满意吗? | {1, 非常满 | | | |
| 18 | in_perform | 数值(N) | 12 | 0 | A12:对目前工作所在的医疗机构(以下简称医院)的绩效制度感到... | {1, 非常满意}... | | | |



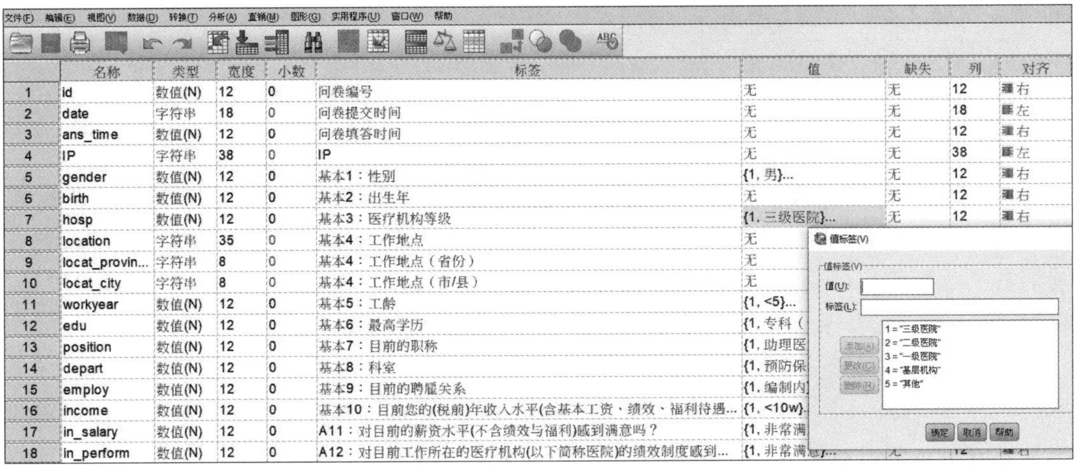

图 9-3-3 【案例 1】原始数据的 SPSS 变量视图内容(编码后)

### （二）二手数据来源

关于二手数据来源，研究者在采集数据的同时必须获取原始"编码簿（coding book）"。因为二手数据（无论公开或非公开）很多时候已经是处理后的半成品，无法直接通过数据内容判断变量信息，所以原始"编码簿"是研究者处理二手数据时的基本参考工具。

【案例 2】（表 9-2-2）的数据来源于医院病案首页，国内医院一般委托信息公司建立病案首页数据的采集与管理平台。不同的信息公司基于病案首页的格式要求，并结合自家产品特色以及医院需求，形成了医院个性化的数据格式与数据集。也就是说，各家公司所形成的数据档案存在差异，尤其当研究者采集不同医院（或不同信息公司）的病案数据时，必须先参考原始编码簿的变量信息以确保满足以下原则：

1．相同概念的变量名称（或变量代码）需要一致。

2．如果不同数据之间存在相同的变量名称代码，则必须明确这个变量名称代码所表示的变量信息是一致的。

3．变量的"值"或赋值所代表的含义需要一致。

通过例子来解释（图 9-3-4）。研究者拿到 A 医院数据和 B 医院数据的编码簿，对照之后发现存在以下几个问题：

问题一：具有相同概念的变量，其名称代码不同。例如患者识别码，一个为 FID、一个为 PID。

问题二：相同代码表示不同变量信息。例如，A 医院主责医师年龄变量代码为 PAGE，但是 B 医院患者年龄名称代码也为 PAGE。

问题三：相同变量信息的赋值不同。例如性别，A 医院的赋值 1 表示男性、2 表示女性；B 医院的赋值则是 0 表示男性、1 为女性。

| A医院病案数据编码簿（部分） | | | |
|---|---|---|---|
| 名称 | 代码 | 值 | 宽度 |
| 患者识别码 | FID | | 35 |
| 性别 | FSEX | 1男、2女 | 8 |
| 患者年龄 | FAGE | | 8 |
| 学历 | FEDU | 1专科（含以下）、2本科、3研究生（含以上） | 8 |
| 主责医师年龄 | PAGE | | 8 |
| **B医院病案数据编码簿（部分）** | | | |
| 名称 | 代码 | 值 | 宽度 |
| 患者识别码 | PID | | 35 |
| 性别 | PSEX | 0男、1女 | 8 |
| 病人年龄 | PAGE | | 8 |
| 学历 | PEDU | 1专科（含以下）、2本科、3研究生（含以上） | 8 |
| 主责医师年龄 | DAGE | | 8 |

图 9-3-4　二手数据原始编码簿（例子）

根据上述发现的问题,如果研究者不修改编码簿,直接整合数据会造成以下几个情况(图9-3-5):

情况一:反映相同信息的变量数值无法整合在同一栏位当中。例如,图中患者识别码和患者性别无法整合,且会出现新增变量栏位以及变量数值空白的情况,导致后续无法进行数据处理与分析。

情况二:反映不同信息的变量经过整合后应该还是相互独立的栏位数据,但如果两个编码簿中不同信息变量存在相同名称代码,整合之后就会变成同一个栏位的数据。对此,如果数值形态有差,进入数据处理时还可以发现问题并进行纠错,但如果遇到数值形态一样,像例子当中A医院和B医院的PAGE都反映年龄,但一个是患者年龄、一个是医师年龄,则研究者就很难在数据处理过程中发现问题,最后导致分析信息错误,影响研究结果。

情况三:反映相同信息的变量,其赋值不同,会影响分析结果的解读。例如患者性别,在A医院(FSEX)是1(男)和2(女);在B医院(PSEX)是0(男)和1(女),把两个数据集的变量名称代码规范统一后(假设性别变量全部改为SEX),进行数据整合,得到这个栏位的数值包含0、1、2,其中"1"是两个数据集都存在的值,但是代表意义不同,那么这里的"1"究竟代表女性还是男性,研究者便无法进行判断,造成信息混淆问题。

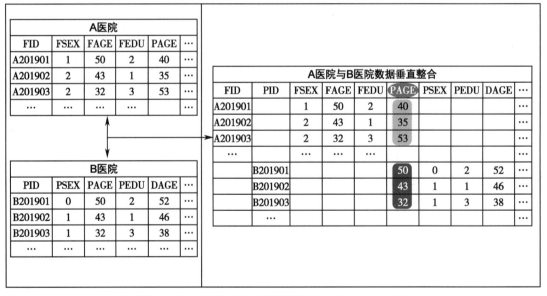

图9-3-5 不经修改编码进行数据整合的结果示意图

所以面对二手数据来源,研究者需要参考原始编码簿后再视数据集的情况修订编码簿,完成统一变量名称代码和赋值等预处理工作,确保不同变量信息有其对应的特定栏位,且彼此之间存在互斥或独立关系,不会发生数据混淆或重叠。

根据上述例子,研究者修订编码簿后如图9-3-6所示。基于新的编码簿,研究者将A医院和B医院的原始数据变量名称与赋值经过调整后另存为新的数据集,并整合新数据集作为后续处理分析使用(图9-3-7可与图9-3-5进行比对)。

| 名称 | 代码 | 值 | 宽度 | 备注 |
|---|---|---|---|---|
| 患者识别码 | ID | | 35 | A医院：FID、B医院：PID |
| 性别 | SEX | 1男、2女 | 8 | A医院：FSEX、B医院：PSEX<br>把B医院的赋值0（男）、1<br>（女）重新编码或转码为1<br>（男）、2（女） |
| 患者年龄 | AGE | | 8 | A医院：FAGE、B医院：PAGE |
| 学历 | EDU | 1专科（含以下）、<br>2本科、3研究生<br>（含以上） | 8 | A医院：FEDU、B医院：PEDU |
| 主责医师年龄 | DOC_AGE | | 8 | A医院：PAGE、B医院：DAGE |

图9-3-6　经过研究者修订后的编码簿

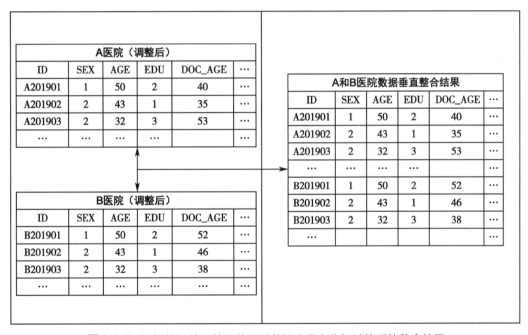

图9-3-7　根据修订编码簿调整原始数据变量名称与赋值后的整合结果

## 二、数据录入

在熟悉编码簿内容之后,研究者可根据数据来源采取不同的录入方式,常见方法有人工手动录入或数据读取(导出)。

数据类型为一手数据时(这里指的是调查问卷),如果采用的是纸质版调查方式,则回收纸本问卷后需通过人工手动录入,常使用Epidata、SPSS、EXCEL等工具。在录入之前,需要先构建编码簿,并且根据编码簿内容设置录入模板。以SPSS为例,在软件的变量视图中设置每一个问题对应的变量名称,甚至是标签内容、题目内的选项赋值等,之后再提供模板给数据录入人员。为避免人为疏失造成的数据偏误,建议采用双录入核查,也就是同一份问卷录入两次,确保数据内容的一致性。另一种则是电子(网络)问卷,它可以通过平台导出数据,常见的导出格式有 Excel 或者 SPSS,导出后需再通过人工方式明确其变量信息符合编码簿内容。

关于二手数据,多有既定格式。所以研究者收集数据时应了解其原始格式,并且需确认自己惯用的统计软件是否具备格式转化功能。一般常见的软件可以直接在读取数据时选择相对应的格式,如果无法直接读取,就必须了解自己所使用的软件是否具有编程功能,以编程方式转换数据格式。如果都没有,则需借助其他软件先将格式转换为常见数据格式后再使用。举例来说,【案例 2】(表 9-2-2)的原始数据格式为 Excel,研究者使用 SAS 读取数据,读取过程中通过菜单点选方式进入到存放数据的目标档案夹,并且选择 Excel 格式,如此才能在目标档案夹中搜索到该数据档案。如果没有选择对应的格式,则研究者无法从目标档案夹中找到数据,这点无论在哪种统计软件中都是相同原理。对于需要通过编程转换的数据格式,研究者可根据惯用软件结合实际情况上网搜寻处理方式。

### 三、数据集的档案管理与二次编码

数据集的档案管理(预处理阶段)流程请参考图 9-3-8。具体流程如下:

1. 完成数据录入或读取后,请先将该档案进行储存,形成原始数据集的档案夹 A(可包含单个数据集或多个数据集)。为避免原始数据丢失,建议通过多渠道备份(U 盘、电脑)保存。

2. 针对档案夹中的所有原始数据集,分别明确其变量信息符合研究者制定或修订的编码簿内容,对于不符合的部分,参考编码簿进行初次编码工作,同时另存新档(新命名档案),以形成数据处理用的基础数据集档案夹(B 档案夹)。

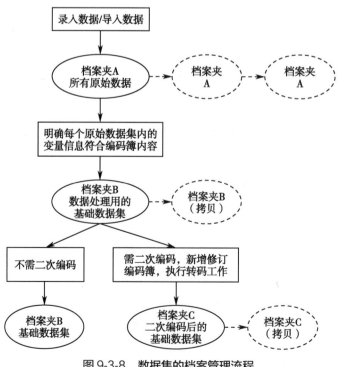

图 9-3-8　数据集的档案管理流程

3. 判断是否需要进行二次编码工作。若不需二次编码,形成档案夹 B 基础数据集;若需进行二次编码,需新增一个对应的修订编码簿,并执行转码工作,完成二次编码后另存新档,形成数据处理使用的数据集档案(C 档案夹)。此环节中,需要二次编码的常见原因是存在反向计分题,例如【案例 1】(表 9-2-1)当中,问卷题目的选项设置 1 表示非常满意,5 表示非常不满意,从而初始编码簿是根据问题选项设计,在基础数据集中的相关变量赋值 1 代表最好,5 代表最不好。然而研究者采用的是李克特计分方式(1 代表最不好,5 代表最好),因此需要通过二次编码将本来的选项赋值进行反向转换,以符合研究的计分方式。对此,有两种操作方法:

(1)在不影响基础数据集的变量信息与编码簿设置下,以新增变量的方式执行反向计分赋值,那么后续数据处理和分析就必须使用这个新变量。此法的优点是若二次编码的操作过程中发生问题,可快速利用基础数据集的变量进行重新操作;缺点是若二次编码的变量较多时,数据集的总体变量数目会增加很多。

(2)直接在基础数据集的变量上进行二次编码工作,其缺点是若操作过程发生错误,则基础数据集的原始变量数据会消失,必须通过重新录入(读取)数据才能找回,从而增加时间成本与工作负担。因此建议对二次编码工作还不熟悉的研究者,采取第一种操作方式。

二手数据来源的数据档案储存、编码、二次编码等原则和操作同上。研究者先基于初始编码簿明确基础数据集内容,根据需求再进行新增或修订编码簿和二次编码工作,并做好数据档案储存管理工作。

## 四、数据的预分析

预分析是指在数据处理之前,研究者根据变量特性(类型),选择合适的描述性统计方法分析变量信息的分布概况,帮助研究者初步掌握数据变量信息的完整性以及需要在后续进行处理的部分。这个概念就像是医师先通过科学的检验检查方式,对患者进行健康评估,再提供针对性的治疗或健康服务。

预分析包括(不仅限于)以下内容。

1. **频次** 利用频次检查数据是否发生重复、异常、缺失等。

2. **数据的集中趋势与分布情况** 可利用平均值、中位数、众数和百分位数了解数据的集中情况并找出极端值。还可以通过偏度和峰度检查数据是否符合正态分布。

3. **数据的离散程度** 可利用方差或标准差等方式呈现。

根据以上描述性统计分析,研究者可以掌握以下信息:

1. 同一个变量的特性(类型)是否一致。例如在日期变量当中如果同时存在时序型的"YYYYMMDD"定义与文字型的"××××××××"定义,则会导致无法执行分析或产生缺失值。因此需经过检查、确认,对不一致的部分进行修正。

2. 是否存在重复数据(repeating data,包含样本重复或变量重复)以及噪声数据(noisy,包含无意义信息、数据损毁、乱码等)。

3. 是否存在残缺数据或缺失值(incomplete data or missing value)。缺失值的占比可作为研究者在选择处理残缺数据方式时的判断依据。

4. 确定数据是否为正态分布,以便研究者决定后续分析数据采用何种方法。了解有无极端值(outlier)需要处理等。

# 第四节 数据清洗原则与操作步骤

完成前期准备工作后,即可进入数据处理阶段,这一阶段包含数据清洗、数据整合与转换、数据储存与管理。

## 一、数据清洗原则

数据清洗是数据处理阶段当中非常重要且必须执行的步骤,目的是提高数据的正确性与可使用性,降低因为数据的"不干净"而导致研究结果偏差。数据清洗有几个需要掌握的基本原则:

### (一)唯一性

确定数据信息不存在重复样本或重复变量。重复样本是指同一个样本的相同变量信息重复出现多次(完全重复),如【案例1】(表9-2-1)中,回收的问卷中多份由同一个医师所填答,或在录入数据过程中,同一个样本被录入多次。重复变量则有两种情况,第一种是数据当中存在多个相同名称的变量且反映的信息内容也相同;另一种是变量名称不同但反映的信息内容相同。无论是哪种情况,研究者都需要在数据处理阶段确保样本及变量信息的唯一性。

### (二)正确性

确定数据符合表面正确与实质正确。表面正确是指数据的变量信息,包含变量名称、特性(类型)、反映内容的字符或赋值等不存在无意义信息、错误码、乱码、不一致、不符合规范的格式,换句话说,不会因为数据变量的格式问题而影响数据分析。实质正确则是指数据反映的信息是正确的,举例来说,美国的国际疾病分类 ICD-10 编码是基于 WHO 提出的原则扩展到六位编码,以英文字母开头,后面接连 5 个数字编码,设置方式为小数点前两码,小数点后三码(例如 A00.000)。所以如果采用美国 ICD-10 编码的数据,一旦在数据中发现不符合规则的编码内容(例如 AA01.0001),即可判断数据信息不正确,需要进行修正处理。

### (三)完整性

确定数据信息的完整程度。如果数据当中的变量不存在缺失值,则可称为"完全变量";如果存在缺失情况,则称为"不完全变量"。研究者需要根据变量信息的缺失情况判断并选择合适的处理方式进行删除或填补。

### (四)合理性

确定数据信息符合常理。例如在【案例1】中,如果医师工龄 30 年,但实际年龄 40 岁,以此推算该医师 10 岁的时候就参加工作,这是不符合常理的情况。又例如在【案例2】(表9-2-2)中,患者年龄超过 150 岁、住院日期比出院日期晚、住院日期比手术日期早等这些情况都不合常理,即需要进行数据处理。

### (五)逻辑性

确定数据信息之间不出现矛盾情况。举例来说,【案例1】中有医师对所有维度的工作满意度都表示非常满意,但在最后对于总体工作感受上却选择非常不满意,前后信息明显不合逻辑。还有一种常见情况是填答者随便答题造成的逻辑问题,举例来说研究者想了解医师的工作情绪,设置了正向题与反向题:

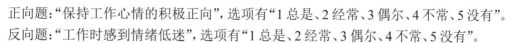

正向题:"保持工作心情的积极正向",选项有"1 总是、2 经常、3 偶尔、4 不常、5 没有"。

反向题:"工作时感到情绪低迷",选项有"1 总是、2 经常、3 偶尔、4 不常、5 没有"。

结果在数据中发现有医师无论面对哪种题目都填"1 总是",导致前后信息冲突,不合逻辑,如此就必须考虑删除数据或重新调查。

## 二、数据清洗步骤

根据数据实际情况,结合研究需求,合理安排数据清洗步骤与工作内容。下面提出常见的有关数据清洗阶段的步骤。

### (一)变量信息的格式规范与杂声数据处理

通过描述性统计分析方法逐一检视基础数据集的所有变量信息,一般来说,同一个变量的特性、文字或赋值等格式不规范或不一致的时候,会影响统计软件的识别功能而导致无法分析,研究者便可以直接从分析结果的提示当中发现问题进行修正。但如果能够顺利进入分析,则可采取频次分析检查变量当中是否存在特异值,并针对特异值做处理。

原则上,如果是变量信息的格式问题,则只需要将变量特性、字符、赋值等内容统一规范后即可解决;但如果是杂声数据,可以先通过回溯原始数据来重新明确内容。如果只是因为数据录入过程或其他物理原因导致的杂声数据,则直接参考原始数据进行修正或是通过其他变量信息来修正(例如:ICD-10 诊断码是不符合规范的,可以参考中文疾病诊断名称的栏位来修改诊断码的栏位)。但如果原始数据当中也是无意义信息或是无法辨识,则研究者可将之设置为缺失值,并且根据缺失值的处理原则选择合适的方式进行处理。

### (二)重复数据的处理

重复样本的处理方式是先将数据集当中的所有样本进行排序,并且把重复样本挑选出来,如果重复比例不高,可以通过人工方式确认同一个样本的信息是否完全一样,如果完全一样,则保留其中一份样本即可;如果有些微差异,则研究者可根据信息的逻辑性与合理性来判断并保留较为合理的样本。如果信息差异很大,则研究者可合理怀疑是样本唯一识别码发生问题。如果能够回溯并结合原始数据来检查相同识别码的样本信息,就可根据信息内容判断是要选择删除样本或者是保留样本但修改其对应的唯一识别码。

重复变量的处理需要视情况而定。如果是同一个数据集内发现数个相同名称的变量且其信息内容一致,或是变量名称不同但信息内容完全一样等,则选择保留其中一个变量即可;但如果变量名称相同、少数内容有差异,或是变量名称不同但其反映的信息内容多数相同,则应根据数据的合理性、完整性选择其中一个变量作保留。最后,如果有数个变量名称是相同的但其反映信息完全不同,则需修改变量名称,以符合唯一性的原则。另外一种情况是针对需要进行合并的多个数据集,如果发现不同数据集之间存在相同的变量名称,则研究者需明确这些变量所反映的内容是否相同,如果一样,则只需要保留其中一个数据集当中的相关变量即可;但如果反映信息不同,则研究者需要修改变量名称,也就是确保在合并数据集的所有变量都符合唯一性,以免造成数据覆盖。合并数据集后如果发现不同变量名称却反映了相同的信息,则参考上述提到的同一个数据集内有数个相同变量的情况进行处理。

### (三)缺失值的处理

**1. 造成数据缺失的原因与机制** 造成数据缺失的原因包括有意的、无意的,以及不存在。有意的是指在数据取值过程中,取值对象拒绝提供信息;无意的是指数据采集或传递过程中因非预期的故障事件造成的信息遗漏；不存在是指无效信息，例如小学生的年薪收入。形成数据缺失的机制如下：

(1) 随机的（missing at random，MAR）：变量发生数据缺失的概率与数据丢失本身无关，而是与其他变量有关。例如，问卷设计跳题选项，则数据录入或导入时，符合跳题的样本在该数据栏位会出现信息空缺。或者病案数据当中的中医药费用栏位，有些患者并没有使用中医资源，所以该栏位会出现空缺。

(2) 完全随机的（missing completely at random，MCAR）：发生数据缺失的概率是完全随机的，与其他变量无关，也与数据采集过程无关，而是设备故障或其他物理原因所导致的。

(3) 非随机的（missing not at random，MNAR）：与数据采集有关，例如【案例1】（表9-2-1）当中有医师不愿意填写收入情况而形成数据缺失。

**2. 缺失值的处理**　在处理缺失值之前，研究者应先判断是否有些内容是因为数据形成或传递过程中导致的缺失，并尝试通过回溯原始数据找出相对应的样本与变量内容进行人工插补。如果经过上述步骤，还存在缺失值，则可采取以下几种方式进行处理：

(1) 不处理：面对缺失值不做任何填补工作，这种方式可由研究者根据造成缺失值的原因来判断是否采用。一般来说这种方式有较高的机会用在处理随机缺失与非随机缺失的情况，因为有些随机缺失数据是因为"不存在"所导致的，例如不是所有患者都会使用中医治疗而产生中医药费用，所以进行填补与计算的话则会导致相关中医药服务利用的分析结果偏差。至于非随机缺失的部分，因为是取值问题，其实反映了一些潜藏含义，例如教育和经济水平较高的民众可能有较高的概率拒绝回答有关个人隐私的问题，如果不分辨非随机缺失的原因就直接进行填补，可能会忽略潜藏的信息而扭曲现实意义。

(2) 删除：研究者可视数据缺失情况选择是否删除不完全变量或不完全样本。归纳有关缺失值处理的研究，发现对缺失值占比到多少需要进行删除并没有一定的说法，可以采取20:80 原则，也就是缺失值超过 20% 即删除样本或变量，也有不少研究是以 30% 为标准，研究者可基于自身需求与数据情况进行选择。

(3) 插补：缺失数据的插补方法有很多，如果需要深入了解具体操作方式，建议参考专门的统计学类书籍，以下简单提出常见的几种缺失值插补方法：

1) 平均数或众数插补：对于数值型的连续变量，只要符合正态分布或近似于正态分布的，可以采用平均数填补；对于非数值型的类别变量，则可采用众数填补。

2) 中位数插补：连续变量不符合正态分布时，可使用中位数填补，该方式比较不会受到极端值的影响。

3) 分层插补：并非采用数据全样本的平均值、中位数或众数做插补，而是比较样本特征后，找出相似或相同特征样本，取其平均数、中位数或众数进行插补，例如以性别、年龄作为分层单位来插补身高的缺失值，若此样本为女性、30～39 岁，则以该分层中的样本平均值进行插补。

4) 回归插补：建立回归方程得到估计值，数值变量可用线性回归，类别变量则用 logistic 回归。

5) 热卡插补（hot deck imputation）：适合用在填补离散型变量的缺失值。插补方式首先制订辅助变量构成的插补类（例如观测时间点、样本编号、性别等均是已知的变量），在每个插补类别中，第一个非缺失值样本会被指定为潜在的供应体，然后第一个潜在供应体与后续的样本数据进行比较，如果后续样本不存在缺失值，就替代前一个样本成为最新的供应体，如此循环，直到遇到缺失值样本，即以最新供应体的数值进行插补。

6）K 最近邻算法（k-nearest neighbor）：根据某种距离度量方式（例如欧式距离、汉明距离等）先明确距离空间，在这个距离当中找出邻近缺失值样本的 $K$ 个样本（有研究支持 $K=10\sim25$ 个较为合适），基于少数服从多数原则，找出 $K$ 个样本中哪一类特征的样本最多且无数据缺失（k-most similar non-missing subjects' values），即以该类样本数值进行填补。

7）多重插补（multiple imputation，MI）：先选择任一种插补方法（例如均值、回归等），通过链式方程（例如马尔科夫链，markov chain monte carlo）对缺失值进行 $m$ 次插补以生成 $m$ 个数据集，再以随机的方式抽取其中一个结果或采用 $m$ 个结果的平均值作为最后的插补数值。

8）期望值最大化算法（expectation-maximization algorithm）：一种直接忽略缺失值，对未知参数进行极大似然估计的迭代算法，在每一个迭代循环当中交替期望步与极大化步。期望步（expectation step，E 步）是在给定的完全数据和前一次迭代所得的参数估计下，计算完全数据对应的对数似然函数的条件期望值；极大化步（maximization step，M 步），用极大化对数似然函数来确定参数的值，并用于下一步的迭代。在 E 步与 M 步之间不断进行迭代直到收敛。

### （四）数据范围的界定

利用平均值或最大、最小值以及箱型图来了解各个变量的数据范围，找出不合理数值或极端值。不合理数值指不符合一般常理认知的情况，例如【案例 2】（表 9-2-2），通过出入院日期计算患者住院天数，发现最大值 200 天，最小值低于 0 天，与相关疾病治疗的平均住院天数对比，发现该数据不符合常理。或者通过患者出生年月，计算患者年龄，发现最大值 150 岁，不符合社会人口年龄结构分布；最小值 0 岁，不符合疾病常见发生年龄。处理方式包括直接删除，或是设置为缺失值，以相对应的方式进行处理。

至于极端值的部分，可利用百分位数和箱型图进行如下计算：

1. 找出上百分位数（$U$）与下百分位数（$L$）。

2. 将上下百分位数相减获得区间值（inter-quantile range，IQR）。

3. 上极端值的标准是超过 $U+1.5\times IQR$，下极端值的标准是低于 $L-1.5\times IQR$。

极端值的处理方式包括不处理、删除或设置为缺失值，选择合适方法进行处理即可。然而在现实当中，有些数值虽被定义为极端值，却是反映真实情况，对此，不处理极端值虽会导致结果偏差，但处理了也可能模糊部分真实现象，研究者需根据研究目的谨慎评估。

### （五）其他

可利用交叉列表（cross-table）方式检查变量之间的信息是否存在冲突，如果发现矛盾情况，则可挑出相关变量逐一检视。有些变量可以通过其他变量来进行修正，但如果不具备参考信息，则可选择删除数据或设置缺失值进行填补。

## 三、数据整合与转换

研究者需确保每个研究使用的数据集都先经过清洗后再进行数据整合与转换。数据整合的原则请参考本章第二节内容。有些数据整合后还需要再进行数据处理，尤其是横向合并数据集的缺失值插补，在形成完整数据后才能使用更合适的插补方式。至于数据转换，包括新增变量内容与重组变量内容。

新增变量内容是指该变量信息不存在于数据中,而需要通过变量之间的计算才能获得。例如【案例2】(表9-2-2)中的住院天数是由入院日期与出院日期计算取得。重组变量内容是指研究者根据需求,改变本来的变量特性,常见的有数值变量转为类别变量,例如【案例2】中的患者年龄本来是数值变量,但研究者根据年龄分布将患者划分为儿童、青少年、成人、老年四组,形成类别变量。

此外,类别变量的重新赋值与重新分组也是常见的数据转换。重新赋值可以在数据处理前的二次编码当中落实,也可以放在数据处理之后,根据研究者的操作习惯决定即可,但是对变量的重新分组则建议在数据处理之后。造成重新分组的原因多半是本来的分组不适合进行统计分析(例如有多个单元格数值小于5)或本来的设置不够科学。无论是新增变量内容或是重组变量内容,都需要根据处理后的数据变量来新增或修订编码簿。总体来说,在数据处理的前期准备工作当中,需要落实原始编码(pre-coding)与二次编码(post-coding);在数据处理之后则根据新增或重组变量的需求执行重新编码(recoding)。

## 四、数据储存与管理

在数据清洗与处理过程中,研究者对于每个阶段所产生的数据都需要做好档案储存工作。因为数据处理过程会不断试错,一旦没有将阶段性数据保存好,很可能会面临重新处理数据的情况,耗费时间成本和精力。对于数据处理过程中的档案储存,步骤说明如下(图9-4-1):

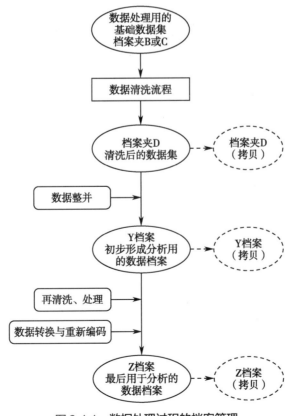

图 9-4-1　数据处理过程的档案管理

1. 对研究中所有需使用到的基础数据集（图 9-3-8）进行数据清洗。清洗后的数据集都储存到档案夹 D。

2. 根据研究者的需求进行数据整并（单一数据集无须整并），初步形成分析用的数据（Y 档案）。

3. 如果数据集是比较复杂的结构形态，研究者可再根据需求进行数据清洗、转换编码等工作，最后形成分析所用的数据档案（Z 档案）。

（郭昱君）

## 思考与练习题

1. 如何选择合适的研究数据来源？

2. 收集数据时应该注意哪些事项？

3. 数据集有哪些整并的方式？请说明不同方式的应用场景。

4. 采集二手数据时，必须取得的材料是什么？

5. 请说明编码簿的意义和重要性。

6. 请说明数据清洗的原则与流程。

7. 如何处理数据缺失值？

8. 如何管理数据档案？

## 参 考 文 献

1. Shi LY. Health Services Research Methods：Data Collection and Processing in Health Services Research[M]. 2nd ed. New York：Delmar Cengage Learning，2008：323-354.

2. 郭昱君，关翎，邱亨嘉，等. 临床路径对医疗资源使用的效益：以腹腔镜胆囊切除手术患者为例 [J]. 中国卫生政策研究，2018，11（8）：50-55.

3. 蔡志丰. 资料分析之遗漏值处理技术探讨 [J]. T&D 飞讯，2020（264）：1-31.

4. 李业棉，赵芃，杨嵛惠，等. 队列研究中纵向缺失数据填补方法的模拟研究 [J]. 中华流行病学杂志，2021，42（10）：1889-1894.

5. Suyundikov A，Stevens JR，Corcoran C，et al. Accounting for dependence induced by weighted KNN imputation in paired samples，motivated by a colorectal cancer study[J]. PLoS One，2015，10（4）：e0119876.

# 第十章
# 统计分析方法应用

**教学要点**

　　了解进行统计分析的基本流程；学习变量的类型；掌握健康服务研究的描述性统计和推断性统计；介绍结构方程模型和多层次模型；学习图表呈现方式的处理。

## 第一节　描述性统计

　　在应用统计分析方法时，需要正确了解统计分析的基本流程步骤（图 10-1-1），先从了解数据结构着手，认识变量的类型，逐步开展描述性统计和推断性统计，根据实际需要选择相应的进阶统计分析方法。

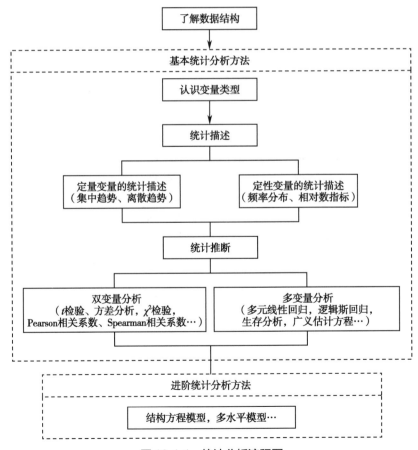

图 10-1-1　统计分析流程图

## 一、变量的类型

在开展描述性统计前，需要认识变量的类型（图 10-1-2）。根据特性差异及信息量的多寡，变量可分为**定量变量**、**有序变量**、**分类变量**三类。有序和分类变量常被合称为"定性变量"。

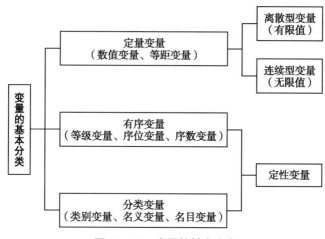

图 10-1-2　变量的基本分类

### （一）定量变量（quantitative variable）

又称为数值变量、等距变量。是指取值为数字的变量，如身高、体重、医疗费用、住院天数等。根据其取值的不同，可分为离散型变量和连续型变量。

离散型变量（discrete variable）：又称为间断型变量，是指只能取有限个值的变量，其值可以一一列举，如住院天数、手术患者数、意外事故件数等。

连续型变量（continuous variable）：是指可以在一个或多个区间中取任何值的变量，可以无限切割到小数点后 $n$ 位数，其取值是连续不断的。如血压、身高、体重。

以上两者常见的混淆：离散型变量其实只是在原始数据采集/测量时是离散型的定量变量，若测量的数值大到可改用"千、万"等为单位时，又可以变成可以取小数值的变量，则亦可以称之为连续型变量，如血细胞计数等。

### （二）定性变量（qualitative variable）

分类变量（categorical/nominal variable），又称为类别变量、名义变量、名目变量，是指各分类属性之间无程度和顺序差别的变量，如性别、种族、疾病种类等。

有序变量（ordinal variable），又称为等级变量。是指各分类类别之间有程度的差别，如医疗服务满意度（非常不满意、比较不满意、一般、比较满意、非常满意）、疾病等级（肿瘤的 G1、G2、G3 和 G4 分级）等，该变量值越大代表程度越高。

### （三）各变量种类间的关系

定量变量是最高级的变量，所提供的信息最多，有序变量次之，分类变量更次之。定量变量可转换为有序变量及分类变量，有序变量可转换为分类变量，但反之则不行。

**正确选择统计方法**：处理不同种类的变量数据时，应选用适当的统计方法。较高级的变量虽可使用较低级变量的统计方法，但会损失许多原本提供的丰富信息，因此仍不建议使用，除非必要。但较低级的变量绝不可以使用较高级变量的统计方法。

"判别变量种类"为统计分析的第一步。否则常会做出极为荒谬的描述、统计分析推断及结论而不自知。后续可以根据变量种类选择适合的描述性统计和推断性统计方法。

## 二、定量变量的统计描述

通过图、表及文字,对观察或测量到的数据进行描述,反映出客观现象的各种变量特征,描述性统计是对数据初步了解,作为下一阶段推断性统计的基础。

### (一)集中趋势(central tendency)

又称为趋中性、中央趋势。是指一组数据向某一中心值聚集的程度,它反映了一组数据中心点的位置所在,能够对总体的某一特征具有代表性。

1. **算术均数(mean)** 较适用于资料呈对称或近似对称分布,当有极端值时不宜使用。

2. **几何均数(geometric mean)** 适用于资料呈正偏峰分布,但经对数变换后呈对称分布;或观察值间呈倍数关系或近似倍数关系的资料。如抗体的平均滴度、药物的平均效价等,观察值中不能有 0 或负值。

$$G = \sqrt[n]{X_1 X_2 \cdots X_n} = \lg^{-1}\left(\frac{\lg X_1 + \lg X_2 + \cdots \lg X_n}{n}\right) = \lg^{-1}\left(\frac{\sum \lg X}{n}\right)$$

【例 10-1-1】 A 市某公立医院年利润率:第一年为 5%,第二年为 15%,第三年为 25%,第四年为 30%,第五年为 60%。请问此五年内该医院平均年利润率是多少?

解:代入公式,计算几何均数 $G$ 为 20.21%。(若误用算术均数为 135/5 = 27,则大错特错)

3. **中位数(median)** 将观察值由小到大排列,居中的数值即为中位数。适用于任何分布的资料,尤其是资料呈明显的偏峰分布、开口资料、资料分布不清楚、有极端值等。若样本量为奇数,则取最中间数值(如 $n = 11$,则取排序在第 6 位的数值);若为偶数,则取最中间两个数值的平均值(如 $n = 12$,则取排序在第 6、7 位的数值的平均值)。可见中位数不会受个别特大或特小值的影响。

4. **百分位数(percentile)** 相当于把数据从小到大排列,分成 100 等份,各等份含 1% 的观察值,分割界限上的值就是百分位数。它是一个位置指标($P_x$),用于描述一组资料在某百分位置上的水平,第 5、第 25、第 50、第 75、第 95 百分位数记为 $P_5$、$P_{25}$、$P_{50}$(也就是中位数)、$P_{75}$、$P_{95}$,是统计学上常用的指标。百分位数常用于正常值范围的分类依据,但也需根据具体领域的范围区间,一般而言,<$P_{25}$ 代表过低,$P_{25} \sim P_{75}$ 代表正常,>$P_{75}$ 代表过高。

【例 10-1-2】 根据 2021 年全国医疗保障事业发展统计公报,从 2012 年到 2021 年职工医保次均住院费用(元)分别为 9 313、9 693、10 095、10 414、10 825、11 000、11 181、11 888、12 657、12 948,计算这十年间职工医保次均住院费用的 $P_{25}$、$P_{50}$、$P_{75}$。

$$12\ 948 - 9\ 313 = 3\ 635$$
$$3\ 635/100 = 36.35$$
$$P_{25} = 9\ 313 + (25 \times 36.35) = 10\ 221.75$$
$$P_{50} = 9\ 313 + (50 \times 36.35) = 11\ 130.50$$
$$P_{75} = 9\ 313 + (75 \times 36.35) = 12\ 039.25$$

5. **众数(mode)** 又称为流行值。是指一组数据中出现次数最多的数值,即一组数据中占比例最多的那个数,有时众数在一组数中有好几个,但定量变量的描述较为少用。

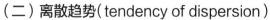

## （二）离散趋势（tendency of dispersion）

又称为变异性。是指一组数据背离分布中心值的特征，反映各变量值远离其中心值的程度。

1. **极差（range）**　又称全距，是最大值与最小值的差。例如 160 位老年人样本的年龄范围是 65～95 岁。该指标缺点是仅考虑两端数据的差异，未考虑其他数据的变异情况，不能全面反映一组资料的离散程度，且不稳定，易受极端值的影响。

2. **四分位数间距（inter-quartile range，IQR）**　是指上四分位数 $Q_U(P_{75})$ 与下四分位数 $Q_L(P_{25})$ 之差，即包括了全部观察值中间的一半。值越大，说明变异程度越大。常用于描述偏峰分布资料的离散程度。该指标比全距稍稳定，但缺点是仍未考虑到每个观察值的离散程度。

3. **方差（variance）**　是各个数据与其算术均数的离差平方和的平均数，衡量随机变量或一组数据离散程度的变量。总体方差用 $\sigma^2$ 表示，样本方差用 $S^2$ 表示。

$$总体方差：\sigma^2 = \frac{\sum(X-\mu)^2}{N}$$

$$样本方差：S^2 = \frac{\sum(X-\overline{X})^2}{(n-1)}$$（因为总体的个体数量多、则变异情形大，样本的变异情形小，所以要调整样本的方差使其可代表总体）

4. **标准差（standard deviation）**　是指方差的算术平方根，反映的也是数组内个体间的离散程度。总体标准差用 $\sigma$ 表示，样本标准差用 $S$ 表示。方差和标准差适用于对称分布，特别是正态或近似正态分布资料。值越大，表示变异程度越大。

5. **变异系数（coefficient of variation，CV）**　是指一组数据的标准差与平均数之比。适用于比较度量单位不同或均数相差悬殊的两组（或多组）资料的变异程度。

$$CV = \frac{S}{\overline{X}} \times 100\%$$

【例 10-1-3】　儿科女童的体重（kg）的变异系数大于身高（cm）的变异系数（两者单位不同），表示体重的相对变异大于身高的相对变异。

【例 10-1-4】　根据关翎等学者的研究，在评价脑梗死临床路径对卫生资源使用的影响，临床路径组的住院天数变异系数为 50.5%，低于非临床路径组的 60.0%；在住院总费用方面，临床路径组的变异系数为 66.5%，低于非临床路径组的 79.4%。结论表明执行临床路径降低了路径组内的离散程度，即临床路径能够使脑梗死病例获得最佳的卫生资源分配。

## （三）描述定量变量分布形态的统计指标

通常我们会以连续的直方图（横轴为定量变量从小到大的数值，纵轴为对应数值的例数），并用平滑曲线来描绘定量变量的分布形态。常见的分布形态包括：对称分布（不一定符合正态分布）；非对称分布，又称偏峰分布，包括正偏态/峰分布（即右偏或偏右分布，特殊值或尾巴在右边）和负偏态/峰分布（即左偏或偏左分布，特殊值或尾巴在左边）。偏度系数（coefficient of skewness，SKEW）和峰度系数（coefficient of kurtosis，KURT）可用于评估定量变量分布形态。

### 三、定性变量的统计描述

#### （一）频率分布

频率分布表/图能描述一个全面的分布特征，即把所有各种可能性的特征都描述出来。频数（frequency）：是指每个数值的出现次数（$n=$每组具体的样本数）。百分率（percentage，%）：每个数值的出现次数占所有数值出现次数的比率×100%。众数（mode）：又称为流行值，是指一组数据中出现次数最多的数值，即一组数据中占比例最多的那个数。

#### （二）相对数指标

取决于分子与分母的意义，是指两个有联系的（数值）指标之比。从某个侧面来描述定性变量，尽管不一定能全面地描写某分布，但有助于统计描述和推断。以下仅列举在健康服务研究中的常用指标：

**1. 频率型指标（rate）** 最常见，说明某现象发生的频率，如发病率、死亡率。

$$频率 = \frac{发生某事件的观察单位数}{可能发生某事件的观察单位总数} \times K$$

（$K$ 是比例基数，取 100%、1 000‰、1 万/1 万和 10 万/10 万，是个等于 1 的值，通常使计算结果保留 1~2 位整数，便于理解）

**2. 相对比指标（ratio）** 是指两个有关联的变量 A 与 B 之比。即相对于 B 的一个（或十个、百个、千个等）单位，A 有多少个单位，通常以倍数或百分数（%）表示。A 和 B 可以是绝对数（量的类别例数之比，如性别比），也可是相对数（$RR$、$OR$）或平均数。

$$相对比指标 = \frac{A}{B}$$

A 和 B 的度量单位可以不同，也可相同，但 A 和 B 互不包含，如 $CV$、$BMI$；若 A 和 B 的度量单位不同，则相对比为一个有度量单位的指标，如每千人口的病床数等；可通过两个不同时期或不同地域的指标的简单对比，直接地表达出两个指标数值大小的差别，如台风过后比较"某省内各市淹水的面积/未淹水的面积"，评估台风防御工作的成效。

- 相对危险度（relative risk，$RR$）：是指暴露组的事件发生概率/非暴露组的事件发生概率。

$$RR = \frac{P_1}{P_0}$$

- 比值比（odds ratio，$OR$）：又称优势比、胜算比、比数比（参考表 10-2-3）。

$$OR = \frac{P_1/(1-P_1)}{P_0/(1-P_0)} = \frac{a/(a+b)\big/b/(a+b)}{c/(c+d)\big/d/(c+d)} = \frac{a/b}{c/d}$$

**3. 应用相对数时应注意的问题**

（1）不可望文生义。不少指标命名混乱，有的"××率"实际上只是相对比。

（2）频率型指标的解释要紧扣总体与属性。

（3）计算相对数的分母应有足够数量。若资料总例数过少，则计算所得相对数的偏差会比较大，这种情况下直接报告原始数据更为可取。

（4）正确的合并估计频率。

相对数间的比较要具有可比性。除了欲对比的因素之外,其余的影响因素应尽可能相同或相近,以确保资料的可比性(观察对象同质、研究方法相同、观察时间相等、观察对象重要属性的分布相同);非同期资料对比时应注意客观条件的变化。如两组资料的年龄、性别等的分布不同,可以分别在同年龄、同性别的小组内比较,或对年龄、性别等分布进行标准化后再作比较。如 Chiang 等学者的研究,图 10-1-3 中实线为 2000—2019 年全国总人口粗死亡率的变化趋势,但考量每个年度的人口结构不同,尤其是老龄化程度的加深,死亡率应进行年龄标准化后才可比较(如虚线所示)。因只有总死亡人数和年龄别人口数,而无年龄别死亡率,基于研究内容此处以中国统计年鉴中 2015 年的 1～14 岁、15～64 岁及 65 岁及以上年龄别死亡率作为标准,并计算出每个年度的年龄别预期死亡人数,汇总出每个年度的总预期死亡数,实际死亡数除以总预期死亡数计算标化死亡比,以标准总死亡率乘以标化死亡比即为标准化死亡率。

$$p' = p \times SMR$$

$$SMR = \frac{实际总死亡数}{以标准人口死亡率计算出的预期死亡数}$$

【$p$ 为标准总死亡率,$p'$ 为标准化死亡率,$SMR$ 为标化死亡比】

(5)对样本相对数的统计推断:从样本估计总体相对数,需进行参数估计和假设检验。就理论和技术层面,对频率分布进行统计推断比较成熟;对强度指标进行统计推断不容易;对相对比进行统计推断非常困难。

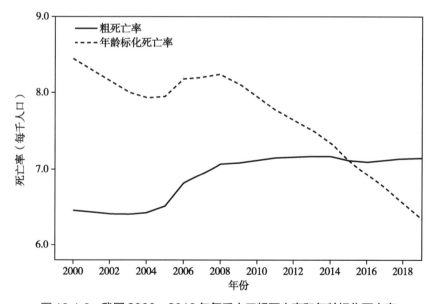

图 10-1-3 我国 2000—2019 年每千人口粗死亡率和年龄标化死亡率

## 第二节 推断性统计

推断性统计,旨在通过预立假设,对假设进行检定,并得出推论。主要是根据样本信息来推断总体,包括参数估计和假设检验。

## 一、参数估计和假设检验

### （一）参数估计

用样本统计量去估计总体的参数，包括点估计和区间估计。点估计是样本统计量的某个取值直接作为总体参数的估计值，如平均值、$\mu_1$、$\mu_1-\mu_2$ 等数值。区间估计是在点估计的基础上，给出总体参数估计的一个区间范围，该区间通常由样本统计量加减估计误差得到，即 95% 置信区间。意指我们有 95% 的信心或可能性，所求得的点估计值会落在此范围内。

### （二）假设检验

1. 建立检验假设和确定检验水准

（1）$H_0$：无效假设或称原假设、零假设，它是要否定的假设；

（2）$H_1$：备择假设，它是 $H_0$ 的对立面；

（3）$\alpha$：检验水准或显著性水准，它指无效假设 $H_0$ 为真，但被错误地拒绝的一个小概率值，一般取检验水准 $\alpha=0.05$。

2. 选定检验方法和计算检验统计量

3. 确定 $P$ 值和做出推断结论

$P$ 值是指"$H_0$ 成立的概率或可能性"；当 $P<\alpha$，结论为按所取检验水准拒绝 $H_0$（即推翻原假设），接受 $H_1$；若太难达到显著差异，或此研究可采用较为不保守的检视标准，则可设 $\alpha=0.10$；若太容易达到显著差异，或此研究需采用较为保守的检视标准，则可设 $\alpha=0.01$。

4. 假设检验的两类错误

Ⅰ型错误：又称第一类错误、假阳性错误，是指在假设检验作推断结论时，拒绝了实际上是正确的原假设 $H_0$（拒绝正确）；与此相应，推断正确的可能性为 $1-\alpha$，即可信度。

Ⅱ型错误：又称第二类错误、假阴性错误，即接受实际上是不成立的 $H_0$。就是无效假设原本是不正确的，但所算得的统计量不足以拒绝它，错误地得出了无差别的结论（接受错误）；Ⅱ型错误是针对备择假设而言的，其概率值用 $\beta$ 表示。$\beta$ 值的大小一般未知，只有在不同总体特征已知的基础上，按预定的 $\alpha$ 和 $n$ 才能做出估算。

5. 注意"研究假设"是研究者感兴趣的理论假设，"假设检验"是对总体参数或分布的某一假设作出拒绝或保留的决断

【例 10-2-1】 对高校男生和女生平均网购花费是否存在差异进行假设检验。

$H_0$：高校男生和女生平均网购花费无差异。

$H_1$：高校男生和女生平均网购花费有差异。

### （三）正态性检验

1. 对于大样本资料（$n>50$），样本均数近似地服从正态分布，满足 $t$ 检验关于正态分布的要求；但当样本例数较小时，需要对每组资料进行正态性检验。

2. 建立检验假设。$H_0$：资料服从正态分布；$H_1$：资料不服从正态分布。

3. 常用方法：矩法检验、W 检验（Shapiro-Wilk W test）、K-S 检验和 D 检验等，矩法检验较保守，而 W 检验较灵敏。

### （四）方差齐性检验

1. **建立检验假设**　$H_0$：两个总体方差相等；$H_1$：两个总体方差不等。

**2. 常用方法**　Bartlett 检验（要求资料服从正态分布）；Levene 检验（不依赖于总体分布的具体形式）；残差图（residual plot），残差随机地在残差为 0 的横线上下，残差的变异不随组别的改变而改变。

### （五）数据变换

1. 如果数据不满足正态性或方差齐性的要求，可以通过某种形式的数据变换使之满足方差分析、$t$ 检验或其他参数统计方法对资料的要求。优点在于改变了资料分布的形式，但未改变各组资料间的关系；缺点是分析结果的解释欠直观。

2. **方法**　应根据资料的性质选用适当的变量变换的方法。

对数变换（取自然对数或常用对数）：使服从对数正态分布的资料正态化；标准差与均数成比例，或变异系数接近甚至等于某一常数的资料；使曲线直线化，常用于曲线拟合。

平方根变换（开算数平方根）：方差与均数成比例的资料，如服从 Poisson（泊松）分布的资料。平方根反正弦变换（开平方根再取反正弦）：百分比的数据资料，如细胞存活率等。

## 二、双变量分析（单因素分析）

根据分析变量的个数分为双变量分析（单因素分析）和多变量分析，基于变量的特性针对性地采取正确的分析方法。双变量分析的统计方法归纳整理见表 10-2-1。

表 10-2-1　双变量分析（单因素分析）的统计方法归纳

| 双变量分析（单因素分析） | | 分类变量 | | 有序变量 | 定量变量 |
|---|---|---|---|---|---|
| | | 二分类 | 多分类 | | |
| 分类变量 | 二分类 | 卡方检验 | | 趋势卡方检验 | $t$ 检验 |
| | 多分类 | | | 卡方检验 | 方差分析 |
| 有序变量 | | 趋势卡方检验 | 卡方检验 | 秩相关 | 方差分析 |
| 定量变量 | | $t$ 检验 | 方差分析 | 方差分析 | 线性相关、线性回归 |

### （一）两组独立样本的 $t$ 检验

1. **使用条件**　样本均来自正态总体，若两总体方差相等则直接用 $t$ 检验，若两总体方差不等则用校正的 $t$ 检验。

2. **假设检验**

（1）建立假设，确定检验水准。$H_0$：$\mu_1 = \mu_2$（两个总体均数相等）；$H_1$：$\mu_1 \neq \mu_2$（两个总体均数不等）；$\alpha = 0.05$。

（2）计算检验统计量。

● 当两个总体方差相等时：

$$t = \frac{\overline{X}_1 - \overline{X}_2}{\sqrt{S_c^2\left(\dfrac{1}{n_1} + \dfrac{1}{n_2}\right)}} \sim t(n_1 + n_2 - 2) \quad 【S_c^2 \text{ 是合并方差}】$$

$$S_c^2 = \frac{(n_1 - 1)S_1^2 + (n_2 - 1)S_2^2}{n_1 + n_2 - 2}$$

● 当两个总体方差不等时,用校正的 $t$ 检验:

$$t' = \frac{\overline{X}_1 - \overline{X}_2}{\sqrt{\dfrac{S_1^2}{n_1} + \dfrac{S_2^2}{n_2}}}$$

$$v = \frac{\left(\dfrac{S_1^2}{n_1} + \dfrac{S_2^2}{n_2}\right)^2}{\dfrac{\left(\dfrac{S_1^2}{n_1}\right)^2}{n_1 - 1} + \dfrac{\left(\dfrac{S_2^2}{n_2}\right)^2}{n_2 - 1}}$$

(3)确定 $P$ 值,判断结果。

单侧检验 *vs.* 双侧检验:单侧检验较少用,较易拒绝 $H_0$ ($\mu_1 < \mu_2$ 或 $\mu_1 > \mu_2$);双侧检验较常用,较保守,较不易拒绝 $H_0$ ($\mu_1 = \mu_2$)。

### (二)配对样本 $t$ 检验

**1. 使用条件**　两组样本的个体是有关系的。包括:同一个人的两个部位,一个实验组、一个对照组(或称控制组);同一个人,先做 A 测试,过一段时间再做 B 测试,比较两种方法有无差异;同卵双胞胎,随机分派一个实验组、一个对照组;以"前测→实验→后测"的方法,对同一人进行调查,比较前后测值有无改变。

**2. 假设检验**

(1)建立假设,确定检验水准。$H_0: \mu_d = 0$; $H_1: \mu_d \neq 0$; $\alpha = 0.05$。

(2)计算检验统计量。

$$t = \frac{\overline{d}}{S_d / \sqrt{n}} \sim t(n-1)$$

【$\overline{d}$ 为样本中各对差值 $d$ 的均数,$S_d$ 为样本差值的标准差】

(3)确定 $P$ 值,判断结果。

### (三)方差分析(analysis of variance,ANOVA)

**1. 基本思想**　把全部观察值总的离均差平方和分解为两部分,自由度也分解为相应两部分。每一部分有一定意义,其中至少有一部分表示各组均数间的变异,另一部分表示误差。离均差平方和除以自由度得均方,组间均方与误差均方之比为 $F$ 值。当 $F$ 值远大于 1(以界值为判断依据),表示各组均数间有显著差异性;$F$ 值近于 1,则表示差别无统计学意义,其界点查 $F$ 界值表(方差分析用)。

**2. 使用条件**　各样本是相互独立的随机样本;各样本都来自正态总体;各个总体方差相等,即方差齐性。

**3. 假设检验**

(1)建立假设,确定检验水准。$H_0: \mu_1 = \mu_2 = \mu_3 = \cdots$(各组的总体均数相等);$H_1$:总体均数不等或不全相等(至少有 2 组以上的总体均值不相等);$\alpha = 0.05$。

(2)计算统计量 $F$ 值,见表 10-2-2。

表 10-2-2　方差分析表

| 变异来源 | 离均差平方和 $SS$ | 自由度 $v$ | 均方 $MS$ | $F$ 值 |
|---|---|---|---|---|
| 组间变异 | $\sum\limits_{i=1}^{g} n_i(\overline{X}_i - \overline{X})^2$ | $g-1$ | $\dfrac{SS_B}{v_B}$ | $\dfrac{MS_B}{MS_W}$ |
| 组内变异 | $\sum\limits_{i=1}^{g}\sum\limits_{j=1}^{n_i} (\overline{X}_{ij} - \overline{X}_i)^2$ | $n-g$ | $\dfrac{SS_W}{v_W}$ | |
| 总变异 | $\sum\limits_{i=1}^{g}\sum\limits_{j=1}^{n_i} (X_{ij} - \overline{X})^2$ | $n-1$ | | |

两个样本方差分析等同于 $t$ 检验：$\sqrt{F}=t$。

（3）确定 $P$ 值，判断结果。

**4. 多重比较**（multiple comparisons）　若方差分析发现各总体均数有差别，需进一步作两两比较，才可知差异存在于哪些组别中。以下列举三种常见的多重比较方法：最小有意义差异（least significant difference，$LSD$）$t$ 检验：用于检验某一对或几对在专业上有特殊意义的均数之差 $\overline{d}_{ij}=\overline{X}_i - \overline{X}_j$ 的总体均数是否为 0。LSD-$t$ 检验虽计算简单，但用此法进行两两比较的次数越多，犯 I 类错误的概率就越大！Bonferroni 法：实质上是对检验水准进行调整，又称 Bonferroni 调整法，是两两比较中最为保守的方法。若比较次数不多时，此法效果最好；若比较次数超过 10 次时，结论过于保守。Scheffe's test（薛费事后检定）：不如 Bonferroni 法保守，但较 LSD-$t$ 检验严格。

### （四）卡方检验（Chi-square test）

**1. 使用条件**　检验两个或多个总体率或构成比有无差异，两个类别变量有无关联性。

**2. 基本思想**　用统计量 $\chi^2$ 来度量实际观察频数与 $H_0$ 为真条件下的理论频数之间的偏差（$H_0$：样本资料服从某个已知的概率分布；$H_1$：样本资料不服从某个已知的概率分布）。若 $H_0$ 成立，则实际观察频数与理论频数间的差别是随机引起的，则不应相差太大；若相差太大，则此差别因随机而引起的概率很低。

$$T_{ij}=\frac{n_i m_j}{n}$$

$$\chi^2 = \sum_{i=1}^{k} \frac{(A_i - T_i)^2}{T_i} \sim \chi^2(v)$$

【$v=(R-1)\times(C-1)$；$i=1,2,\cdots,k$：理论分布的 $k$ 个类别；$A_i$：第 i 个类别的实际频数；$T_i$：第 i 个类别的理论频数】

**3. 独立的两组二分类资料比较**（四格表资料见表 10-2-3）

表 10-2-3　独立样本资料的四格表

| 处理 | 属性 | | 合计 |
|---|---|---|---|
| | 阳性 | 阴性 | |
| $A$ | $a$ | $b$ | $n_1=a+b$ |
| $B$ | $c$ | $d$ | $n_2=c+d$ |
| 合计 | $m_1=a+c$ | $m_2=b+d$ | $n=a+b+c+d$ |

（1）建立假设，确定检验水准。$H_0: \pi_1 = \pi_2$（两组的总体分布相同）；$H_1: \pi_1 \neq \pi_2$（两组的总体分布不相同）；$\alpha = 0.05$。

（2）计算统计量 $\chi^2$ 值。

- 当总例数 $n \geq 40$，所有理论频数 $T_{ij} > 5$ 时，$\chi^2$ 统计量近似服从 $\chi^2$ 分布，使用四格表资料 $\chi^2$ 检验推导出的专用公式计算：

$$\chi^2 = \frac{(ad-bc)^2 n}{(a+b)(c+d)(a+c)(b+d)}$$

- 当总例数 $n \geq 40$，但有一个格子的理论频数 $1 \leq T_{ij} < 5$ 时，$\chi^2$ 统计量的 $\chi^2$ 分布近似性较差，需进行连续性校正：

$$\chi^2 = \sum \frac{(|A-T|-0.5)^2}{T}$$

$$\chi^2 = \frac{(|ad-bc|-n/2)^2 n}{(a+b)(c+d)(a+c)(b+d)}$$

- 当总例数 $n < 40$，或至少有一个格子的理论频数 $T_{ij} < 1$，或有两个以上格子的理论频数 $1 \leq T_{ij} < 5$ 时，需应用四格表的确切概率法（Fisher's exact test）。

Fisher 确切概率法基本思想：四格表边缘合计固定不变的条件下，直接计算表内四个格子数据各种组合的概率。Fisher 确切概率法的 $P$ 值计算方式为将小于或等于"样本观察值概率"的所有结局的概率求和，需注意是单侧还是双侧。

$$P = \frac{(a+b)!(c+d)!(a+c)!(b+d)!}{a!b!c!d!n!}$$

（3）确定 $P$ 值，判断结果。

- 查 $\chi^2$ 分布界值表。

【例 10-2-2】 Li 等学者研究初中生的不良行为如表 10-2-4 所示，欲检验"不同性别"与"欺凌弱小同学行为"是否有关联性（2×2 列联表）可用卡方检验，结果显示此两分类变量具有显著相关性，进一步观察在同一性别中，曾欺凌弱小同学的行为占比，可发现男生（15.57%）是女生（5.14%）的近 3 倍。若欲检验"不同外化行为程度（按出现的频率越高代表该行为的程度越严重，视为有序变量）"与"欺凌弱小同学行为"是否有趋势关联性（5×2 列联表）可用卡方趋势检验，结果显示越常出现骂人说脏话/与人吵架/与人打架的行为，越曾有欺凌弱小同学行为，进一步观察外化行为程度越严重，可发现曾欺凌弱小同学的行为占比随之上升（例如"从来没有"骂人说脏话的行为者，其出现过欺凌弱小同学行为的占比是 1.94%；而出现频率上升到"总是"骂人说脏话的行为者，其出现过欺凌弱小同学行为的占比是最高的（33.68%），表示两变量呈趋势相关）。

**4. 配对的两组二分类资料比较**（McNemar test）

- 只管 $b$ 和 $c$，不管 $a$ 和 $d$；当 $b + c > 40$：

$$\chi^2 = \sum_{i=1}^{k} \frac{(A_i-T_i)^2}{T_i} = \frac{\left[b - \frac{b+c}{2}\right]^2}{\frac{b+c}{2}} + \frac{\left[c - \frac{b+c}{2}\right]^2}{\frac{b+c}{2}} = \frac{(b-c)^2}{b+c}$$

$$\nu = 1$$

表 10-2-4　初中二年级学生过去一年的欺凌行为、外化行为和物质成瘾行为

| 变量 | 从不欺负弱小同学 频数（百分比） | 曾欺负过弱小同学 频数（百分比） | $\chi^2$ | $p$ |
|---|---|---|---|---|
| 性别 | | | 269.70 | *** |
| 女生 | 4 265 （94.86） | 231 （5.14） | | |
| 男生 | 4 144 （84.43） | 764 （15.57） | | |
| 外化行为 | | | | |
| 骂人、说脏话[a] | | | 529.63 | *** |
| 从不 | 2 222 （98.06） | 44 （1.94） | | |
| 偶尔 | 3 625 （90.99） | 359 （9.01） | | |
| 有时 | 1 927 （84.82） | 345 （15.18） | | |
| 经常 | 436 （74.79） | 147 （25.21） | | |
| 总是 | 193 （66.32） | 98 （33.68） | | |
| 吵架[a] | | | 718.86 | *** |
| 从不 | 3 830 （97.51） | 98 （2.49） | | |
| 偶尔 | 3 118 （87.51） | 445 （12.49） | | |
| 有时 | 1 222 （79.87） | 308 （20.13） | | |
| 经常 | 162 （64.54） | 89 （35.46） | | |
| 总是 | 66 （56.90） | 50 （43.10） | | |
| 打架[a] | | | 1 322.52 | *** |
| 从不 | 6 777 （95.76） | 300 （4.24） | | |
| 偶尔 | 1 223 （74.71） | 414 （25.29） | | |
| 有时 | 303 （61.96） | 186 （38.04） | | |
| 经常 | 51 （53.68） | 44 （46.32） | | |
| 总是 | 33 （42.86） | 44 （57.14） | | |
| | 均值 （标准差） | 均值 （标准差） | $t$ | $p$ |
| 反社会行为 | 2.47 （0.83） | 3.60 （1.75） | −20.23 | *** |
| 物质成瘾行为 | 2.20 （0.73） | 3.30 （1.95） | −17.58 | *** |

[a] 卡方趋势检验的结果

*** $p < 0.001$

- 当 $b+c < 40$，需要连续性校正：

$$\chi^2 = \frac{(|b-c|-1)^2}{b+c}$$

$$v = 1$$

### 5. 独立的多组二分类资料比较（$R \times 2$ 表 $\chi^2$ 检验）

样本量较大，$T_{ij} < 5$ 的格子数不超过总格子数的 1/5（20%）。卡方趋势检验（Chi-square for trend）：适用于检验二分类变量和有序变量之间的关联性。即若使用 SAS 软件分析时，结果呈现在"Mantel-Haenszel 卡方"栏位。

卡方检验总结见表 10-2-5。

表 10-2-5　卡方检验总结

| 检定方法 | 适用时机 | 例子 |
|---|---|---|
| 卡方检验（Chi-square test） | 检定两个类别变量（≥二类，即 $R \times C$ 表）是否有显著相关 | 有无注射疫苗与有无得病是否有关 |
| Fisher 确切概率法（Fisher's exact test） | 若 20% 以上细格数内的数值（预期值<5），通常为样本数很小 | 摄取盐分多的人，是否与其发生心血管疾病有关 |
| 麦克尼马尔检验（McNemar test） | 多用于检定介入或实验是否具有成效（相依样本） | 经过卫教课程后，有运动习惯的人是否变多 |
| 卡方趋势检验（Chi-square test for trend） | 检定一个二分类变量与一个序位变量间的关系 | 平均每日吸烟量越大的人，得肺癌的概率是否较高 |

### （五）相关（Pearson correlation）

**1. 定义**　当一个变量增大，另一个也随之增大（或减少）的现象。判断两个变量是否具有相关关系最直观的办法是绘制散点图。

**2. 相关系数**　描述两个连续型随机变量之间的关系。

相关系数 $\rho$、$r$ 是一个无单位的数值，且 $-1 < \rho$、$r < 1$；$|\rho|$ 越接近于 1，说明相关性越好，$|\rho|$ 越接近于 0，说明相关性越差；$\rho$、$r > 0$ 为正相关，$\rho$、$r < 0$ 为负相关，$\rho = 0$ 为不相关（无线性相关关系）。

**3. Pearson 相关**

（1）前提条件：$X$ 和 $Y$ 均是随机变量，呈双变量正态分布；散点图呈线性趋势；各观察值间相互独立。

（2）假设检验：

- 建立假设，确定检验水准。$H_0$: $\rho = 0$；$H_1$: $\rho \neq 0$；$\alpha = 0.05$。
- 计算相关系数 $r$ 或 $t$ 值。

$$r = \frac{\sum_{i=1}^{n}(X-\bar{X})(Y-\bar{Y})}{\sqrt{\sum_{i=1}^{n}(X-\bar{X})^2 \sum_{i=1}^{n}(Y-\bar{Y})^2}} = \frac{l_{XY}}{\sqrt{l_{XX}l_{YY}}}$$

$$\text{或} \quad t_r = \frac{r-0}{s_r}, s_r = \sqrt{\frac{1-r^2}{n-2}}, v = n-2$$

- 确定 $P$ 值，判断结果：查 $r$ 临界值表或 $t$ 临界值表。

（3）相关系数的置信区间估计

$$r = \frac{e^{2z}-1}{e^{2z}+1}$$

$$(z - Z_{\alpha/2}/\sqrt{n-3},\ z + Z_{\alpha/2}/\sqrt{n-3})$$

**4. 相关分析应注意的问题**　样本的相关系数接近零并不意味着两变量间一定无关。一个变量的数值由人为选定时莫作相关，如为研究药物的剂量 - 反应关系，出现异常值时慎用相关。相关未必真有内在联系。分层资料盲目合并易出假象。两变量间存在相关不能据此推论两变量有生物学的联系，或有因果关系。相关有可能只是伴随关系。

### （六）简单线性回归（simple linear regression）

回归模型中只包含两个有"依存关系"的变量，一个变量随另外一个变量的变化而变化，且呈直线变化趋势。

**1. 简单线性回归方程**：$\mu_{Y|X} = \alpha + \beta X$

【$\alpha$：截距，单位与 $Y$ 相同；当 $X$ 可能取 0 时，$\alpha$ 才有实际意义。$\beta$：总体回归系数，即直线的斜率。】

$\hat{Y} = a + bX$ 【此为样本的线性回归方程】

$Y = a + \beta X + \varepsilon$

$Y - \hat{Y}$ 为残差，$\varepsilon \sim N(0, \sigma^2)$

$|\hat{Y} - Y|$：表示点到直线的纵向距离。

$\sum (\hat{Y} - Y)^2$：即残差平方和，综合表示点距直线的距离。回归系数的最小二乘估计即求出截距 $\alpha$ 和回归系数 $\beta$ 的估计值，使得残差平方和达到最小。

**2. 线性回归分析的前提条件（LINE）**

线性（linear）：因变量 $Y$ 的总体平均值与自变量 $X$ 呈线性关系。

独立（independent）：任意两个观察值互相独立。

正态（normal）：线性模型的误差项服从正态分布（也可说在给定 $X$ 值时，$Y$ 的取值服从正态分布）。

等方差（equal variance）：在自变量 $X$ 取值范围内，不论 $X$ 取什么值，$Y$ 都具有相同的方差（总体变异相同）。

**3. 回归模型的假设检验——方差分析**

（1）总变异的分解

$$\sum (Y - \overline{Y})^2 = \sum (Y - \hat{Y})^2 + \sum (\hat{Y} - \overline{Y})^2$$

- 总变异：$Y$ 的离均差平方和，表示因变量 $Y$ 的总变异。

$$SS_{总} = \sum (Y - \overline{Y})^2$$

$$\nu_{总} = n - 1$$

- 回归平方和：表示当自变量 $X$ 引入模型后所引起的变化，反映了在 $Y$ 的总变异中可以用 $Y$ 与 $X$ 的线性关系解释的那部分变异。

$$SS_{回} = \sum (\hat{Y} - \overline{Y})^2$$

$$\nu_{回} = 1$$

- 残差平方和：反映自变量 $X$ 以外因素对 $Y$ 的变异的影响，也就是在 $Y$ 的总变异中无法用 $Y$ 与 $X$ 的回归关系解释的那部分变异。残差平方和越小，表示回归的效果越好。

$$SS_{残} = \sum (Y - \hat{Y})^2$$

$$\nu_{残} = n - 2$$

（2）假设检验

- 建立假设，确定检验水准。$H_0$：总体回归方程不成立或总体中 $X$ 对 $Y$ 没有贡献；$H_1$：总体回归方程成立或总体中 $X$ 对 $Y$ 有贡献；$\alpha=0.05$。

- 计算相统计量 $F$ 值。

$$F=\frac{SS_{回}/v_{回}}{SS_{残}/v_{残}}=\frac{MS_{回}}{MS_{残}}\sim F_{v_{回},\,v_{残}}$$

- 确定 $P$ 值，判断结果。

### 4. 回归系数的假设检验——$t$ 检验

- 建立假设，确定检验水准。$H_0$：$\beta=0$；$H_1$：$\beta\neq0$；$\alpha=0.05$。

- 计算相统计量 $t$ 值。

$$t_b=\frac{b-0}{S_b}$$

$$v=n-2$$

$$S_b=\frac{S_{Y,X}}{\sqrt{\sum_{i=1}^{n}(X_i-\overline{X})^2}}$$

$$S_{Y,X}=\sqrt{\frac{\sum_{i=1}^{n}(\hat{Y}_i-Y_i)^2}{n-2}}$$

【$S_{Y,X}$ 为回归的残差标准差。】

- 确定 $P$ 值，判断结果。

对回归方程的假设检验的方差分析与对回归系数假设检验的 $t$ 检验是等价的（$t^2=F$）；相关系数的假设检验与回归系数的假设检验是等价的（$t_r=t_b$）。

### 5. 总体回归系数的区间估计

$$b\pm t_{\alpha/2,n-2}S_b$$

### 6. 回归效果的评价指标

（1）决定系数：回归平方和与总平方和之比，记为 $R^2$；是指 $Y$ 的总变异中回归关系所能解释的百分比

$$R^2=\frac{SS_{回归}}{SS_{总}}$$

（2）$R^2$ 无单位，取值在 0 到 1 之间，是模型拟合优度（goodness of fit）指标；当 $X$ 和 $Y$ 两变量都为随机变量时，决定系数（$R^2$）等于相关系数（$r$）的平方。

### 7. 简单线性回归分析注意事项
在实际应用中，两变量间的关系应有实际意义，不要把毫无关联的两种现象作回归分析。线性回归分析的主要用途为预测与控制。在实际应用中，要注意回归方程避免外延，即简单线性回归方程的适用范围一般以自变量的取值范围为限，除非有充分理由证明在此范围外仍然有效，否则预测或控制不宜超出此限。当两变量变化趋势为非线性时，可考虑拟合非线性回归方程。对于非线性情形，仅当对自变量 $X$ 进行变换可以线性化时才能采用线性回归的办法；当需作 $Y$ 的变换才能线性化时，建议用统计软件包直接作非线性回归。

### 8. 直线回归与直线相关的区别与联系（表 10-2-6）

**表 10-2-6　直线回归与直线相关**

| | 直线回归 | 直线相关 |
|---|---|---|
| 区别 | （1）回归表示依存关系 | （1）相关表示共变关系 |
| | （2）有因果假设（$X$ 与 $Y$ 不可以调换，因为 $\beta$ 就会不同） | （2）没有因果假设（$X$ 与 $Y$ 可以调换，而 $r$ 值不变） |
| | （3）回归系数 $\beta$：是指 $X$ 每增加（或减少）一个单位，$Y$ 平均改变 $\beta$ 个单位；$\beta$ 有单位；正负号表示 $X$ 每增加一个单位，$Y$ 增加或减少 $\beta$ 个单位，数值的绝对值越大代表斜率越大，0 代表 $Y$ 与 $X$ 无线性回归关系，但不表明没有其他关系 | （3）相关系数 $r$：反映两个变量之间的相互关系及其相关方向的指标；$r$ 没有单位；数值介于 $-1\sim1$，正负号表示两变量为正相关或负相关，绝对值越大代表相关越大，0 代表无相关 |
| | （4）$Y$ 为随机变量，$X$ 可随机也可控制 | （4）$X$ 和 $Y$ 两变量都为随机变量 |
| 联系 | （1）假设检验等价：$t_b = t_r$ | |
| | （2）$r$ 和 $b$ 同正同负，且 $r=0$，则 $b=0$；但两者的数值没有一定的关系，即 $\beta$ 大 $r$ 不一定大 | |

## 三、多变量分析

多变量分析涉及一个因变量和多个自变量的关系探索，本部分重点阐述二元 Logistic 回归和多元 Logistic 回归，多元线性回归详见本书第十四章（表 10-2-7）。

**表 10-2-7　多变量分析的统计方法归纳**

| 因变量 | 自变量 | 多变量分析方法 |
|---|---|---|
| 定量变量 | 定量、有序、或分类变量 | 多元线性回归 |
| 二分类变量 | 定量、有序、或分类变量 | 二元 Logistic 回归 |
| 多分类变量 | 定量、有序、或分类变量 | 多元 Logistic 回归 |
| 有序变量 | 定量、有序、或分类变量 | 比例胜算模型 |
| 发生事件与否 | 定量、有序、或分类变量 | 生存分析 |
| 重复测量数据，且为分类变量 | 定量、有序、或分类变量 | 广义估计方程 |

### （一）二元 Logistic 回归

**1. 前提条件**　因变量为二元分类变量，非 A 即 B，$P(A)+P(B)=1$；独立样本。

**2. 公式**

$$\log\left(\frac{P_{y=1}}{P_{y=0}}\right) = \beta_0 + \beta_1 x_1 + \beta_2 x_2 + \beta_3 x_3 + \cdots\cdots + \beta_k x_k$$

$$= \log\left(\frac{P_{y=1}}{1 - P_{y=1}}\right)$$

$$= \log odds$$

$$= \operatorname{logit}(P_{y=1})$$

$$\Rightarrow P_{y=1} = \frac{1}{1 + \exp^{-(\beta_0 + \beta_1 x_1 + \beta_2 x_2 + \beta_3 x_3 + \cdots\cdots + \beta_k x_k)}}$$

- *odds*（胜算）：是指 $y=1$ 的概率 $/y=0$ 的概率
- *OR*（胜算比）= *odds ratio* = $e^\beta$（当 *OR* = 1，即 $\beta=0$，无显著差异）

### 3. 自变量

（1）定量变量：直接放入模式中。解释为 $X_1$ 每增加一个单位时，危险性（胜算比）为原来的 $e^{\beta 1}$ 倍，或危险性（胜算比）增加（$e^{\beta 1}-1$）× 100%。

（2）分类变量：放入模式前需先进行哑变量处理，设其中一个类别为参考组，通常设个案数最多的那一组为参考组，其他组的均为相对于此参考组对 $Y$ 的影响，因此一个有 $k$ 组类别的变量，会设 $k-1$ 个哑变量。解释为 $X$ 为 B（或 C、D…）类时，危险性（胜算比）为 A 类的 $e^{\beta 1}$ 倍。

（3）有序变量：同分类变量的方式处理，通常设最大或最小的那一组为比较组。解释时看此有序变量之各哑变量的各个 $\beta$ 值是否呈现趋势现象，则可综合解释；如 $\beta > 0$ 时，表示 $X$ 的序位越大时 $Y$ 为 1 的可能性或危险性越大。

### 4. 模式适合度指标

（1）concordant pairs（预期值与观察值一致性的对数），比率（%）越高越好。

（2）C 值（ROC 曲线下的面积），越大越好。

（3）Hosmer-Lemeshow Chi-square test，不显著则佳。

（4）Deviance 或 $\chi^2$，越小越好。

（5）Pseudo $R^2$，越大越好（仅 SPSS 提供）。

### 5. 注意事项

（1）若 $X$ 为分类变量或有序变量，要先设哑变量。二分类变量尽可能设为 0/1，以免截距项在解释上需额外计算；多分类变量先看各类分布情形，将个案数最多的设为参考组（除非有其他考虑）；有序变量若想使用分类变量的方式处理，通常设最大或最小的那一组为比较组。

（2）二元 Logistic 回归在解读时，需注意因变量是设哪一个变量值为 1（如有病、不快乐、健康）；自变量是设哪一组当参考组，若系数为负值，为便于解释统计结果，让自变量的解释与因变量方向一致，也可考虑重新设参考组。

### （二）多元 Logistic 回归

**1. 基准类别 Logit 模型（baseline-category logit model）** 令某一组当参考组，其他组与此参考组比较；适用于 $Y$ 为多分类变量。

假设 $Y$ 为三分类变量，即 $Y=0, 1, 2$

$$\log\left(\frac{P_{y=1}}{P_{y=0}}\right) = \beta_0 + \beta_1 x_1 + \beta_2 x_2 + \beta_3 x_3 + \cdots\cdots + \beta_k x_k = \alpha_a + \beta_a x$$

$$\log\left(\frac{P_{y=2}}{P_{y=0}}\right) = \beta_0 + \beta_1 x_1 + \beta_2 x_2 + \beta_3 x_3 + \cdots\cdots + \beta_k x_k = \alpha_b + \beta_b x$$

$$\log\left(\frac{P_{y=1}}{P_{y=0}}\right) - \log\left(\frac{P_{y=2}}{P_{y=0}}\right) = \log\left[\frac{\left(\frac{P_{y=1}}{P_{y=0}}\right)}{\left(\frac{P_{y=2}}{P_{y=0}}\right)}\right] = (\alpha_a - \alpha_b) + (\beta_a - \beta_b) x$$

**2. 比例优势模型**（proportional odds model） 又称累积 Logit 模型（cumulative logit model），每组均与剩余其他组之和相比；适用于 $Y$ 为有序变量。

将有序变量切成分类变量，利用累积概率的概念。

$$\text{logit}\, P(Y>j) = \log\left(\frac{P(Y>j)}{1-P(Y>j)}\right) = \log\left(\frac{\pi_j + \cdots + \pi_2}{\pi_{j-1} + \cdots + \pi_1}\right)$$

假设 $Y$ 为有序变量，即 $Y = 0, 1, 2$

$$\log\left(\frac{P_{y=1\&2}}{P_{y=0}}\right) = \beta_{01} + \beta_1 x_1 + \beta_2 x_2 + \beta_3 x_3 + \cdots\cdots + \beta_k x_k = \alpha_a + \beta x$$

$$\log\left(\frac{P_{y=2}}{P_{y=0\&1}}\right) = \beta_{02} + \beta_1 x_1 + \beta_2 x_2 + \beta_3 x_3 + \cdots\cdots + \beta_k x_k = \alpha_b + \beta x$$

# 第三节　结构方程模型

在健康医疗服务研究中，若想讨论是否可能存在中介因素或影响机制，可采用结构方程模型（structural equation modeling, SEM）。

## 一、原理

SEM 是 1973 年由 Karl Jöreskog 首次提出，因回归分析存在以下主要四项不足而发展出来的：①一次仅能分析一条回归模型（一次只能考虑一个因变量 $Y$）；②仅能验证自变量（$X$）与因变量（$Y$）的直接关系，无法考虑中介效果；③假设所有自变量均无测量误差；④尤其是量表型的变量，每个条目反映出整体构念的"权重"未被考虑，即多数回归分析是使用"将各条目直接加总计分"作为一个变量（构念）的分值，放入回归模型进行分析。

以下概要说明 SEM 的统计原理，以论文数据分析过程中较常遇到的情况为主，建议初学者可用 LISREL 软件来进行实作分析，并提供部分语法作为参考。若需更进一步了解 SEM 理论及应用、LISREL 语法或其他适用软件的使用方法（ex. EQS、Amos）等，可查阅 Ralph、Kenneth、Schumacker、Jöreskog 等学者所著的参考书籍，也可上 http://www.ssicentral. com/ 网站，查询 LISREL 软件的相关信息、最新消息及下载试用版软件（仅能使用 2 周），或善用 LISREL 软件的"help"内容查询。

"SEM = CFA + PA"是初学者可以记住的一个简易公式，即结构方程模型相当于是结合了"验证性因子分析（confirmatory factor analysis, CFA）"与"路径分析（path analysis, PA）"两种方法，进行全面性且估计较为精确的统计分析。SEM 的主要目的在于运用实证数据，验证先验假设模式（a priori hypothesized model）或理论模式是否真实存在，试图找到稳定具普适性的模型，甚至可以经多次、多人群、跨国数据验证后，成为理论，因此变量的选择"在精不在多"，变量间的关系和模型通常使用类似图 10-3-1 来表示：

在 SEM 的图形中，以矩形☐☐☐表示观察变量（或称测量指标，也就是问卷 / 管理数据的每一个题目）、椭圆形◯◯表示潜在变量（或称构念 / 概念、因子），每个潜在变量◯◯是由其所对应的所有观察变量☐☐☐测得，此即为 SEM 的测量模式（measurement model），为了让估计顺利，且证实每一个观察变量都是"好苹果"，在进行 SEM 前必须先做 CFA 分析，依

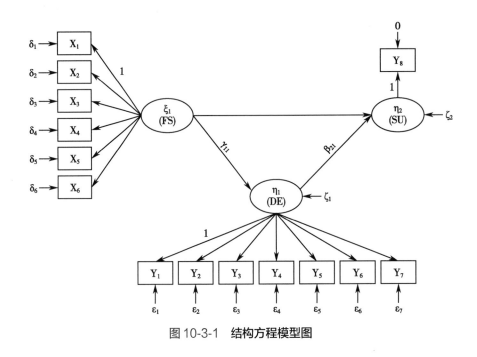

图 10-3-1　结构方程模型图

据研究内容删除不适合的观察变量。但需注意的是，此处的箭头方向是 〇→□，因为 SEM 认为这些观察变量其实背后都是有同一个潜在变量可以解释部分的变异情形，也就是以 $\delta_i$ 和 $\varepsilon_i$ 来表明每一题的测量误差（例如测量医务人员 / 病患的抑郁情绪〇，可用"最近两周看到喜欢吃的食物仍吃不下"□来测量，但仍有其他原因造成吃不下，例如胃病）；用 $\lambda_x$ 和 $\lambda_y$ 来表明每一题的权重（例如吃不下□的权重 $\lambda$ 值＞睡不着□的权重 $\lambda$ 值，表示吃不下比睡不着更能代表抑郁情绪）。其中，在设定 SEM 估计时，每一个潜在变量〇所对应的各题中，应设定 1 个最能代表此〇的观察变量的权重为 1，这样其余的权重均≤1，例如当需要说明最能代表此潜在变量〇的前三个观察指标时，就可以按权重的大小依序列出。但若潜在变量的测量指标仅有 1 题（例如上图的自杀意念，只用一个题目询问受访者），就必须设定此□的权重 $\lambda$ 值为 1，且测量误差 $\delta_i$ 或 $\varepsilon_i$ 为 0，即表示"此观察变量 = $1 \times$ 此潜在变量 + 0 = 此潜在变量"。

在潜在变量的关系路径中（即 SEM 的结构模式，structural model），若为单向箭头，则起始处的变量称为"外生潜在变量（latent exogenous variables，以 $\zeta$ 表示）"，即为 SEM 我们真正关心的自变量；而箭头所指到的变量称为"内生潜在变量（latent endogenous variables，以 $\eta$ 表示）"，即为 SEM 我们真正关心的因变量。在 SEM 的结构模式中已解决了前述回归分析的 4 个不足，而做出的估计更精确的统计分析结果。如上图例子，我们可以看出，家庭支持较低的人，会容易通过抑郁情绪的升高，而间接造成较高程度的自杀意念；家庭支持与自杀意念的直接效果不显著存在。

上图的 SEM 模型共包含 13 条回归方程式（11 条 CFA+2 条 PA）、14 个观察变量，可做出

一个 $14 \times 14$ 的对称共变数矩阵 $\begin{bmatrix} \sigma_1^2 & \sigma_{12} & \cdots & \cdots & \sigma_{114} \\ & \sigma_2^2 & & & \sigma_{214} \\ & & \ddots & & \vdots \\ & & & \ddots & \vdots \\ & & & & \sigma_{14}^2 \end{bmatrix}$，则此矩阵内包含 $\dfrac{14 \times (14+1)}{2} = 105$

个已知数，此模型欲解 29 个未知数，因此 $df = 105 - 29 = 76$，此模型可解出估计值，通过多个拟合优度指标评估此模型的拟合效果，根据 Bollen、温忠麟、黄芳铭等学者的研究，最常用的指标包括：① $\chi^2/df$：<5 代表此模式适合度良好（good fit），若 <2 代表此模式与研究数据相当吻合，即适合度极佳（perfect fit）；② NNFI（TLI）：>0.90 代表适合度良好；③ CFI：>0.90 代表适合度良好；④ IFI：0.90 代表适合度良好；⑤ RMSEA：<0.05 代表适合度良好（good fit），0.05~0.08 为不错的适配（fair fit），0.08~0.1 表示普通适配（mediocre fit）。

虽 SEM 可同时分析多条回归方程式，有助于厘清变量间的"直接"与"间接"关系，但变量间的因果关系并无法直接通过 SEM 的统计结果进行推论及确立，而是要依据理论及实务上对于变量间关系的假设，进行模型的准确性及可信度分析，或经由研究结果提出更适合的假设模型再次进行验证，因此，在使用此法进行分析及结果推论时，需更为谨慎及保留。切记：永远只能在分析最后提出一个现阶段分析最可能的模型，而无法证明此模型就是最完美无缺、唯一正确无误的！一定有可能有其他更好的模型（alternative model）可以来解释这笔数据或欲观察的现象！

## 二、分析流程

以下为使用 LISREL 软件进行 SEM 分析的流程和编程范例（图 10-3-2）。

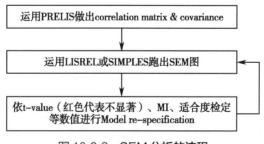

图 10-3-2 SEM 分析的流程

## （一）PRELIS

用于产生分析时需使用的原料——矩阵（包括相关系数矩阵、拟似相关系数矩阵、共变量矩阵、概似共变量矩阵等），执行时需按 🔧，范例如图 10-3-3。

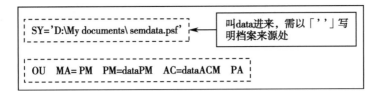

图 10-3-3　PRELIS 编程范例

## （二）LISREL

用于分析数据，执行时需按 ，范例如图 10-3-4。

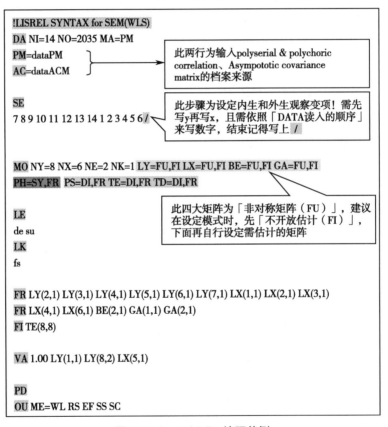

图 10-3-4　LISREL 编程范例

## （三）SIMPLIS

为前述 LISREL 语法的简易版程序（图 10-3-5），较容易上手。

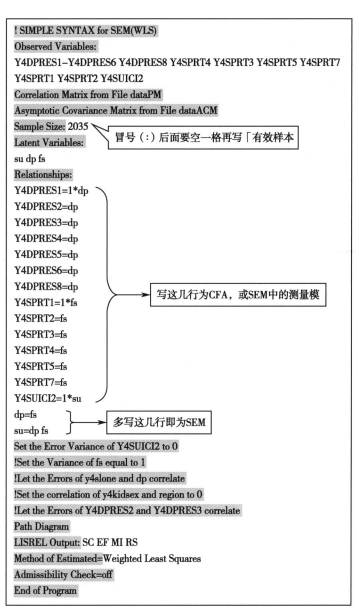

图 10-3-5 SIMPLIS 编程范例

# 第四节 多层次模型

在健康医疗服务研究中,有时还需处理巢套式数据,可采用多层次模型进行分析,这是基于回归模型的拓展,为了实际分析需要发展而来。

## 原理

若模型内包含多层次的测量变量,称为多层次模型或多层次模型（multilevel model, MLM）,是指较低层次的单位嵌套（nested）在较高层次的单位之中。例如,在运用具全国代表性的二手数据时,可能包含省/市(或县/区)、街道、居民三个层次的变量(图10-4-1A),同一县/区的街道受到相同的制度规范,同一街道的居民的文化水平和饮食习惯可能相近;在分析多中心的医院调研数据时,可能包含科室、主治医生、患者三个层次的变量(图10-4-1B),同一个科室内的医生之间受到相同的领导风格和处在同样的科室氛围,同一位主治医生下的患者们,其治疗方案及遵医行为可能具相似性。此时无法忽略在同一层次中每个单位的相依性,即违反回归模型的前提条件之"独立性",因此建议可改用多层次模型,即低层次(Level-1)的回归系数(包括截距和斜率)可以被高一层次(Level-2)的变量所解释。例如针对医院的所有患者进行满意度调查,可能发现满意度的高低是因其主治医生的沟通技巧或所在科室服务态度的不同而存在差异。其中,应注意高层次(Level-2至Level-4)的样本量宜≥30,且高层次内的各单位(unit)涵盖的Level-1个体样本量必须≥2,若每个单位的样本量都很少时,建议高层次的样本量应相应增加(例如,每个主治医生均负责10名左右患者,则Level-2的主治医生人数为30即可,总样本数大约为30×10=300人;但若每个主治医生底下只有2~3位患者,则Level-2的主治医生人数建议60以上,总样本数大约为60×3=180人)。表10-4-1为温福星等学者汇总的相关学者对多层次分析样本的建议。

表10-4-1　建议多层次分析样本量

| 条件 | Level-2至Level-4 | Level-1 | 出处 |
|---|---|---|---|
| 跨层交互作用具检验效能 | ≥30 | ≥30 | Heck & Thomas（2000） |
| | ≥20 | 够多 | Kreft & de Leeuw（1998） |
| | ≥50 | ≥20 | Hox（2002） |
| 若关注随机效果的变异成分 | ≥100 | ≥10 | |
| 若关注回归系数的不偏性 | ≥10 | ≥5 | Maas & Hox（2005） |
| Level-2的误差标准误要为不偏 | >50 | — | |

以下概要说明多层次模型的统计原理,以数据分析过程中较常遇到的情况为主,建议初学者可用HLM软件来进行实作分析,以下将附上操作示意图。若需更进一步了解HLM软件使用可查阅https://ssicentral.com/index.php/products/hlm-general/。最常见使用两层次模型,也可见三层次模型,HLM软件至多可分析到四层次模型。

**(一)多层次分析的常用聚合指标**

**1. 组内相关系数1(ICC1)**　即检测多层次数据是否存在组间差异,一般而言,要求ICC1>0.12,但是0.05<ICC1<0.12仍然可以考虑用多层次模型。

$$ICC1=组间方差/(组间方差+组内方差)$$

**2. 组内一致性 $r_{wg}$**　是指回答者(如相同单位的个别成员)对构念有相同反应的程度(Kozlowski,1992),正常值范围为0(低一致性)至1(高一致性)。需确认每个组的 $r_{wg}>0.70$,代表该组成员具有共识,表示从Level-1个体回答变量数值聚合(aggregate)到Level-2作为群体变量平均数具有组代表性。例如想了解每位医生的幸福感是否受其直接主管的幽默领导风格(Level-1的自变量)及所在科室的幽默领导氛围(由Level-1聚合至Level-2的自变量)的影响,除了在Level-1可放入医生自评的主管幽默领导风格外,还可聚合到Level-2形成每个科室内的幽默领导氛围,并进行组内一致性确认,此时每个科室的 $r_{wg}$ 代表该科室内所有

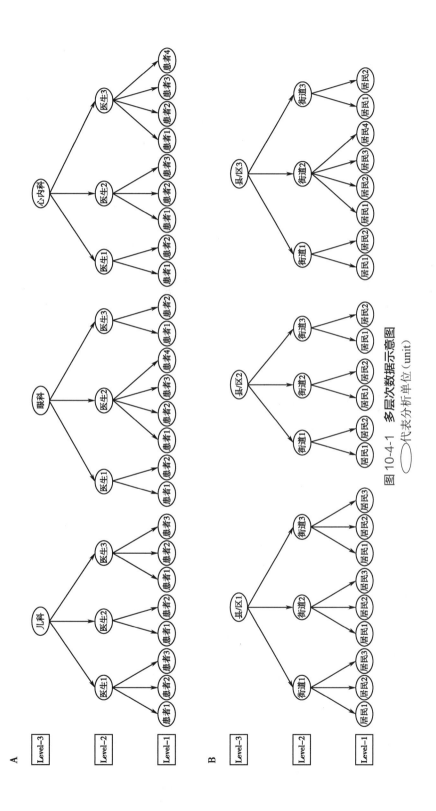

图 10-4-1　多层次数据示意图

○代表分析单位（unit）

医生回答同一主管幽默领导风格的组平均数作为氛围是否具有共识及适当。过高（大于1）或过低（小于0）的 $r_{wg}$ 为异常值，建议可删除该科室数据，实际分析可能同时有多个 Level-2 的聚合变量欲纳入模型，若不同的聚合变量筛出不同的组别需删除，造成数据删失过多，则可具体参考 LeBreton & Senter（2008）。

具体公式如下，对于单一问项：

$$r_{wg(1)} = 1 - (s_x^2 / \sigma_{EU}^2)$$

【$s_x^2$ 是指观察到的 $X$ 方差，$\sigma_{EU}^2$ 是指假设所有回答者只存在随机测量误差下所期望的 $X$ 方差。】

对于多问项量表：

$$r_{wg(j)} = \frac{J[1 - \bar{s}_{xj}^2 / \sigma_{EU}^2]}{J[1 - \bar{s}_{xj}^2 / \sigma_{EU}^2] + (\bar{s}_{xj}^2 / \sigma_{EU}^2)}$$

【$\bar{s}_{xj}^2$ 是指在 $J$ 个问项上所观察到的方差的平均数，$\sigma_{EU}^2$ 是指假设所有回答者只存在随机测量误差下所期望的方差。】

**3. 组内相关系数 2（ICC2）** 是指群体平均数的信度，即将个体层次变量聚合成群体层次变量时，此变量的信度，表示组间一致性，要求 ICC2 > 0.70。

$$ICC2 = \frac{k(ICC1)}{1 + (k-1)(ICC1)}$$

$k$ 表示群体大小的样本数。一般在小群体研究中，ICC2 通常小于 0.70，但若聚合有理论支撑且有较高的 $r_{wg}$ 以及显著的组间方差，则聚合是可行的（Chen & Bliese，2002）。

## （二）模型建构

HLM 较为适合的变量数：Level-1 可放 3 个（控制变量可多个），Level-2 可放 2 个，Level-3 可放 1 个。若是变量过多可能会存在无法收敛的问题。

以二水平资料为例（Level-1 是个人，Level-2 是群体），模型建构如下，

Level-1 Model：

$$Y_{ij} = \beta_{0j} + \beta_{1j} \times X_{ij} + r_{ij}$$

Level-2 Model：

$$\beta_{0j} = \gamma_{00} + \gamma_{01} \times G_j + u_{0j}$$

$$\beta_{1j} = \gamma_{10} + \gamma_{11} \times G_j + u_{1j}$$

$Y_{ij}$ 是指个人 $i$ 在 $j$ 群体中的结果变量（须为最低层次变量），$X_{ij}$ 是指个人 $i$ 在 $j$ 群体中的解释变量之值，$\beta_{0j}$ 与 $\beta_{1j}$ 则是每个 $j$ 群体分别被估计出的截距项与斜率，$r_{ij}$ 为残差项。

$G_j$ 是指群体层次的变量，$\gamma_{00}$ 与 $\gamma_{10}$ 为 Level-2 截距项，$\gamma_{01}$ 与 $\gamma_{11}$ 则是连接 $G_j$ 与 Level-1 的截距项与斜率项的斜率，$u_{0j}$ 与 $u_{1j}$ 为 Level-2 残差项。意即在多层次模型中，假定 Level-1 内同一群体可用一条回归方程式来呈现（具有同样的截距项与斜率），不同群体则为不同的截距项与斜率，因此在 Level-2 探究哪些群体因素是造成 Level-1 不同群体的截距项与斜率存在差异。林钲棽、Hofmann 等学者的研究（图 10-4-2）可帮助我们理解为何多层次模型会将 Level-1（个体层次）的截距和斜率，作为 Level-2（群体层次）的 $Y$（视同结果变量）。图 10-4-2A 显示，五个科室的回归线完全（或几乎）重叠，即没有（或可忽略）科室间的差异，用传统回归即可；但图 10-4-2B～D 则显示不同科室的回归线截距或斜率有所不同，宜用多层次模型，试图找出

造成群体差异的 Level-2 变量（例如医院不同科室的领导氛围不同，则院内医务工作人员的焦虑还会受到此"科室层次变量"的影响）。

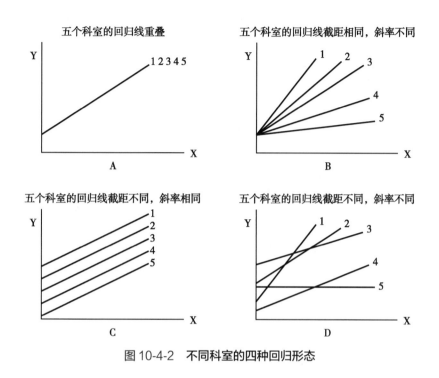

图 10-4-2　不同科室的四种回归形态

# 第五节　图表的呈现与优化

数据的可视化是数据分析中重要一环，合理清晰地展示数据处理过程和结果，可以让读者更加直观地理解，本节将结合案例图表呈现优化的技巧，基础性图表的绘制方法不在此节展开。

## 一、框架类图形的优化

在论文写作过程中，需要绘制框架图或流程图以显示研究设计过程，比如研究对象的纳入排除、数据处理等。快速制作流程图，可以使用 Visio（Microsoft Office Visio）软件，使用形状拖拽、连接线、文本工具等功能，创建专业美观的图表（如 Chiang 等学者用 Visio 处理后的流程图，见图 10-5-1）。

具体操作如下：

1. 根据研究目的，将框架分为几个部分，以矩形、连接线和文本功能分别绘制；

2. Visio 中的线条和填充功能可实现对流程图的优化和美观处理；

3. 根据研究需要绘制完成流程图后，快捷键"Ctrl＋A"全选各个部件"组合"；再使用"另存为"功能导出多种文件类型的绘图结果；

4. 导出的流程图采用 JPG 格式时，可以根据投稿期刊的要求调整图片的像素。

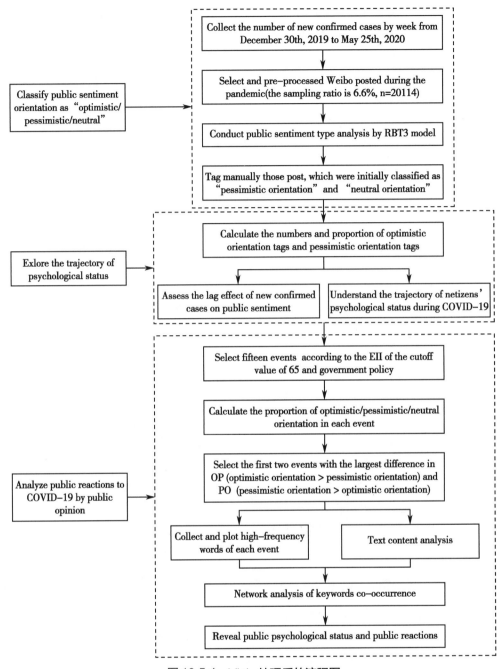

图 10-5-1　Visio 处理后的流程图

## 二、描述性统计图形的优化

### （一）GraphPad Prism

图有时比表更加直观，尤其是描述性统计。GraphPad Prism 是国内外期刊普遍使用的、经典的统计绘图工具，在"Data Tables"输入数据后，软件可自动绘制图片在"Graphs"处体现，且若绘制多个图形，可以点击"Layouts"对图片进行排版，最后输出合适格式的图片。

以下介绍绘制正态分布数据的分组柱状图步骤，使用软件为 GraphPad Prism 7。

【例 10-5-1】 使用 2013—2017 年流动人口卫生计生动态监测调查数据，描述每年流动人口的性别、出生代际和受教育程度情况，具体操作如图 10-5-2。

1．绘制我国每年流动人口的性别占比情况的柱状图时，由于涉及年份（2013—2017）和性别（男、女）两个变量，因此新建一个 Group 类型的表单（注：若只涉及一个变量，则新建一个 Column 类型的表单）。

2．在对应的数据界面输入数据，直接填写每年对应的男女性别占比数据，Group A、B 下面的单元格填写性别（Male、Female），Y 下面填写对应的数据（注意这里不需要填写原始数据，直接填写提前算好的每年性别占比即可）。

3．输入完数据之后，点击图形界面，可得到图片。

4．若要进行一些细节优化和美化，直接鼠标双击要美化的部分，在弹出的对框中修改参数选项即可；如果要修改字体、字号、粗细、斜体、下划线，直接选中修改即可（注：若是中文，则需要修改字体为中文字体，比如宋体，否则会乱码）。

5．对柱状图字体、字号、颜色填充、横纵坐标轴等一系列进行美化，以同样的步骤绘制流动人口每年的受教育程度和出生年代的占比柱状图。

6．在图形排版界面，选择合适的排版格式，将以上 3 个图排版美化。

7．点击"Export"输出图片，处在弹出的选项界面中，选择合适的图形格式、分辨率、大小、文件名字、文件输出位置，然后点击"OK"输出图片。

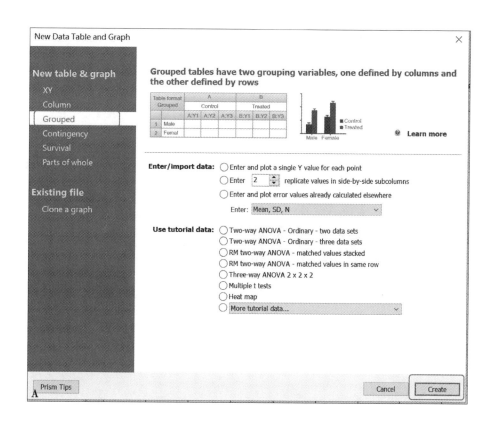

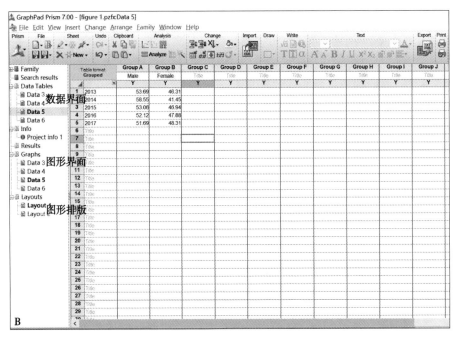

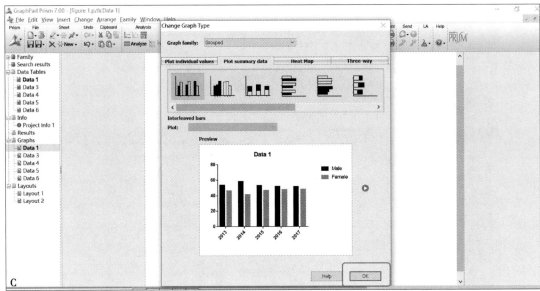

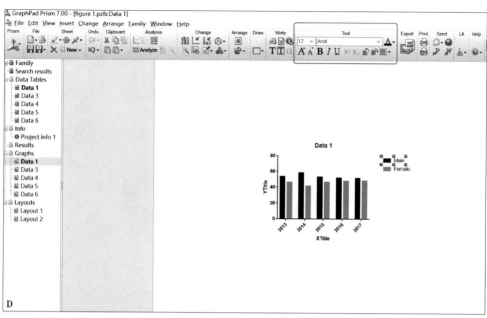

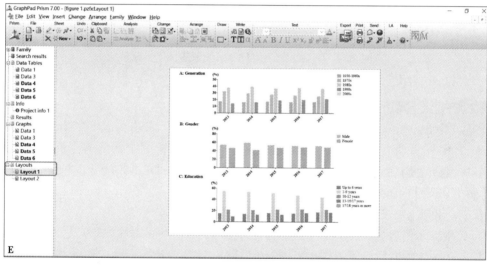

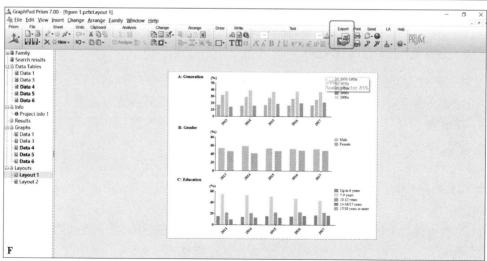

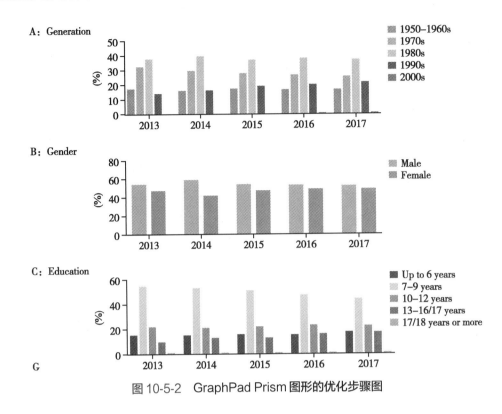

图 10-5-2　GraphPad Prism 图形的优化步骤图

## （二）Hiplot 网页端绘图

Hiplot（https://hiplot.com.cn/）是一款简洁的网页和命令行交互方式的生物信息学数据可视化平台，其网页端可执行个性化的数据整合和可视化操作，而且设置有主流期刊的配色。可用模板包括基本的统计描述、预测模型、多组学数据分析和文本挖掘等。

【例 10-5-2】　绘制相关关系的双 Y 轴图。

1.打开网页，点击"基础模块"，选择需要的服务。

2.可根据示例数据文件类型在数据表中直接填入要分析的数据，或是从文件导入。

3.进行一定的参数设置，选择合适的颜色主题、字体、字号、标题、图例、坐标轴。

4.点击"提交"运行服务，预览、下载相应的图片。

## 三、表格及内容的优化处理

在将研究结果绘制成表加以呈现时，需要注意表格处理的一些细节，文字和线条尽量从简，优化表格一列小数点后的位数保持一致、统计表格的三线表格式等设置。

### 1.简单表

（1）保持表格的三线表要求，不用竖线条，禁用斜线条。

（2）标题：位于表格上方，表号后要有空格，需简明扼要表达主要内容，样本量可以放在表格标题末的括号内。

（3）数字：

1）小数点位数一致并对齐：比例等数值一般保留小数点后两位，不足位数补 0；数值先右对齐，再善用 word 中"视图"的"标尺"对数值进行调整对齐栏位。

2）标记：数字暂缺或未记录的内容以"…"表示，不存在的内容或无数字用"—"表示，观察结果为0时需写出0。

（4）备注：表格下方添加需要说明的事项。

## 2. 复合表

（1）当描述性统计表涉及定性变量和定量变量时，可以在一个表内同时呈现频数比例和均值标准差；需要备注说明的条目可以通过右上方做标志，并在表格下方说明。

（2）当推断性统计表格需要呈现的内容较多，可以合理使用虚线、短横线加以区分；分析结果的统计量和 $P$ 值等同含义时，为简化表格内容，$P$ 值可以用星号 * 表示，并备注说明（表10-2-4）。

（江宜珍）

## 思考与练习题

1. 集中趋势和离散趋势的指标有哪些？
2. 假设检验的两类错误有什么区别和联系？
3. 什么时候需要用到卡方趋势检验，与卡方检验有何区别，如何解读分析结果？
4. 直线相关和直线回归的区别与联系是什么？
5. 进行哑变量处理的时机和处理方式是什么？
6. OR 与 $\beta$ 系数的关系是什么？
7. 请举例说明健康服务研究领域可以运用结构方程模型的相关主题。
8. 请举例说明健康服务研究领域可以运用多层次模型的相关主题。

## 参考文献

1. 关翎，郭昱君，杨燕绥，等 . 临床路径优化卫生资源的分析研究 [J]. 中国卫生质量管理，2020，27（1）：5.

2. Chiang YC，Chu M，Zhang S. Social factors tend to decline age-standardized all-cause mortality rates in China during 2005-2015：evidence from an ecological study[J]. Public Health，2021（196）：158-164.

3. Li，X.，Lee，CY.，Lin，YJ，et al. Moderating effects of teachers' praise/criticism on the bullying of vulnerable students among teenagers[J]. Current Psychology，2022.

4. Ralph O，Mueller. Basic principles of structural equation modeling—An introduction to LISREL and EQS[M]. New York：Springer-Verlag，1996.

5. Kenneth A，Bollen. Structural equations with latent variables[M]. New York：John Wiley & Sons，1989.

6. Schumacker RE，Lomax RG. A beginner's guide to structural equation modeling[M]. Mahwah，NJ：Lawrence Erlbaum，1996.

7. Jöreskog KG，Sörbom D. LISREL 8：user's reference guide，1996.

8. Jöreskog KG，Sörbom D. PRELIS 2：user's reference guide，1996.

9. Jöreskog KG，Sörbom D. LISREL 8：structural equation modeling with the SIMPLIS command language，1993.

10. Jöreskog KG，Sörbom D，du Toit SHC，et al. LISREL 8：new statistical features，1999.

11. Bollen KA. Structural equations with latent variables[M]. New York：John Wiley & Sons，1989.

12. 温忠麟，侯杰泰，马什赫伯特. 结构方程模型检验：拟合指数与卡方准则 [J]. 心理学报，2004，36（2）：186-194.

13. 黄芳铭. 结构方程模式：理论与应用 [M]. 5 版. 台北：五南图书，2007.

14. 温福星. 阶层线性模式：原理、方法与应用 [M]. 台北：双叶书廊有限公司，2007.

15. Heck RH, Thomas SL. An introduction to multilevel models techniques[M]. Mahwah NJ: Lawrence Erlbaum Associates, 2000.

16. Kreft I, de Leeuw J. Introducing multilevel modeling[M]. London: Sage, 1998.

17. Hox J. Multilevel analysis: techniques and applications[M]. Mahwah, NJ: Erbaum, 2002.

18. Maas CJM, Hox JJ. Sufficient sample sizes for multilevel modeling[J]. Methodology, 2005, 1（3）: 85-91.

19. Kozlowski SWJ, Hattrup K. A disagreement about within-group agreement: Disentangling issues of consistency versus consensus[J]. Journal of Applied Psychology, 1992, 77: 161-167.

20. LeBreton JM, Senter JL. Answers to 20 questions about interrater reliability and interrater agreement[J]. Organizational Research Methods, 2008, 11（4）: 815-852.

21. Chen G, Bliese PD. The role of different levels of leadership in predicting self- and collective efficacy: Evidence for discontinuity[J]. Journal of Applied Psychology, 2002（83）: 234-246.

22. 林钲棽，彭台光. 多层次管理研究：分析层次的概念、理论和方法 [J]. 管理学报，2006，23（6）：649-675.

23. Hofmann DA. An overview of the logic and rationale of HLM[J]. Journal of Management, 1997, 23（6）: 723-744.

24. Chiang YC, Chu M, Lin S, et al. Capturing the Trajectory of Psychological Status and Analyzing Online Public Reactions During the Coronavirus Disease 2019 Pandemic Through Weibo Posts in China[J]. Front Psychol, 2021（12）: 744691.

# 第十一章
# 案 例 研 究

**教学要点**

熟悉案例研究的定义、特点、类型和功能；掌握案例研究的应用条件和实施步骤；了解案例研究的质量检验、适用性和局限性。

## 第一节　案例研究概述

### 一、案例研究的定义

案例研究（case study）是一种经验主义探究（empirical inquiry），它研究现实生活背景中的暂时现象（contemporary phenomenon），在这种研究情境中，现象本身与其背景之间的界限并不明显，研究者只能运用大量的事例证据（evidence）来展开研究。这是学者 Robert K. Yin 于 1984 年提出的案例研究的经典定义。1995 年，学者 Robert E. Stake 将案例研究界定为"理解特定情况或特定条件下（单一事件中）的行为过程"。在此过程中，人们将研究重点放在捕捉社会经济现象片段的真实细节上，而无须预先严格设定或梳理清楚其中蕴藏的众多变量之间的复杂关系。我国有学者对案例研究的内涵界定为一种以形成一般性理论为目的，基于现有理论对特定情境中单个或一组典型事件的发生背景、过程进行系统描述和分析，归纳出具有解释和预测作用的普遍性结论的定性研究方法。

案例研究方法（case study method）亦称案例研究法，或简称案例研究，是一种常用的定性研究方法，这种方法适用于对现实中某一复杂和具体的问题进行深入和全面的考察。通过案例研究，人们可以对某些现象、事物进行描述和探索，是找到现存问题解决方法的一个重要途径。案例研究还能使人们建立新的理论，或者对现存的理论进行检验、修改及发展。

案例研究法与实验法、调查法等被列为社会科学的主要研究方法。实验法的基本原理是控制环境条件，通过引起自变量的变化来观察因变量的变化，从而建立变量间的关系。调查法则是让被调查者就某些有限的问题做出回答，主要反映的是被调查者的看法。调查法偏重对事件发生的频率、程度的测量，或在某一时间截面构建变量间的量化关系，如研究艾滋病的扩散（在这种情况下，对病例发病情况进行统计分析是比较合理的方法）就是典型的例子。调查法的逻辑是所调查的样本对总体具有代表性。案例研究法与实验法的最大区别是对所研究现象的背景不予控制，也不干预现象的变化进程。另外，案例研究法通过所选择的一个或几个案例来说明问题用收集到的资料分析事件间的逻辑关系。因此，案例研究法所得出的结论不必依赖于抽样原理。

## 二、案例研究的特点

**1. 案例研究不施加干预** 案例研究始于研究者对某个特定现象的兴趣,通过观察所有变量及其相互作用关系,而不是控制变量来理解这种现象。案例研究方法是在自然情境中而非人为控制的环境中,对研究对象进行研究,这也是所有定性研究方法的共同特点。

**2. 案例研究需要理论指导** 案例研究无须像实证研究那样必须提出理论假设。该方法多采用分析性概括,而非统计性概括,其有效性更多地依赖于在理论指导下对所获得的资料分析。分析案例材料时,研究者可以建立两种具有竞争性的理论假设,分析所得材料对这两种理论的不同支持程度,或者将案例材料分析所得的范型与理论假设的范型进行比较,那些受到案例材料支持的理论假设或范型代表了研究的发现。可见,理论是案例研究的目的,同时又指导了对案例材料的分析。案例研究也需要研究者有一个研究主张,可以来自现存的理论或假设,比如"建立医院信息系统要进行组织的重构"就是一个研究主张。而案例研究理论形成需扎根于数据,由于假设都带有一定试验性,任何理论假设都不会被完整地保留到最后,因而没有必要在案例研究之初就提出理论假设。但对于理论验证型案例研究来说,提出理论假设则具有合理性和必要性了。

**3. 案例研究数据收集方法多样** 可以通过观察、访谈等方式获得一手数据,也可以通过档案、资料等整理获取二手数据,但无论采用哪种方式收集数据,案例研究需要采用的是理论抽样而不是统计抽样。在验证因果关系时,能够对自变量之间以何种方式结合、互动以及如何导致特定结果等问题进行解释。而统计方法或相关关系分析方法对自变量变化导致因变量变化的原因及具体作用机制不作解释。

**4. 案例研究具有系统性** 研究者总是把研究对象视作一个系统,或是一个系统的组成部分,来努力识别其中存在的因果关系。一个好的案例必须是一个开放的体系,它所提供的是真实的问题、矛盾和困境,存在着从各个侧面进行研究、分析和解释的可能性。因而,通过个案分析进行实证研究,虽然不一定能够完全证实和/或证伪什么,但却可以有所发现。

# 第二节 案例研究的类型与功能

## 一、案例研究的类型

### (一)根据研究目的分类

根据研究目的,如表 11-2-1 所示,可以将案例研究分为描述性、解释性、评价性和探索性四类。

**1. 描述性(descriptive)案例研究** 主要是对人、事件或情景的概况做出准确的描述,虽然这是所有案例研究都必须具备的内容,但它并不局限于对真实情况的描述。描述性案例研究先从理论的"描述"开始,这种"描述的理论"能够从深度和广度上覆盖被研究的案例,从而生成一组关于因果关系的假设和命题。在已有理论框架下,当研究者希望对医院管理活动做出详尽描述时,就可以采用描述性案例研究方法。描述性案例研究中经常使用模式匹配(pattern matching)方法,即通过资料、证据的收集与发现,对研究中的假设或与假设有关的模式进行匹配,以论证或修订假设。

2. **解释性（explanatory）案例研究**　主要是对现象或研究的发现进行归纳，并最终作出结论。解释因果关系是解释性案例研究的基本任务，适用于对相关性或因果性问题的考察，侧重于运用已有的理论假设来理解和解释现实中的组织实践活动。多重案例研究对于确定因果关系十分有用，因为在一些复杂的、多变的案例研究中，模式匹配技术能够帮助研究者辨析因果关系。

3. **评价性（evaluative）案例研究**　侧重于对特定事例做出判断，研究者对所要研究的问题提出自己的意见或观点。例如，研究者对医院的新制度、新流程、新技术的执行情况及其效益进行评价。

4. **探索性（exploratory）案例研究**　是尝试寻找对事物的新洞察，或尝试用新的观点去评价现象，目的是对一些问题形成初步认识，为后续的研究提供服务。探索性案例研究往往会超越已有的理论体系，运用新的视角、假设、观点和方法来解释现实中的现象。在进行探索性案例研究时，实地考察和数据收集工作可以在确定研究问题和命题之前开始，但事先仍需要一个研究架构，特别是一份研究大纲，用于为制订研究计划书和设计问卷提供指导。

表 11-2-1　根据目的分类的案例研究类型

| 类型 | 描述性 | 解释性 | 评价性 | 探索性 |
|---|---|---|---|---|
| 侧重点 | 描述事例 | 解释现实 | 判断事例 | 提出假设 |
| 研究任务 | 讲故事（story-telling）画图画（picture-drawing） | 理论检验（theory-testing） | 事实评价（fact-evaluating） | 寻找新理论（theory-seeking） |

有学者认为，在案例研究分类指标中，除了研究目的，另外相对重要的是研究资料获取方式与理论研究。按研究资料获取方式可将案例研究分为实证案例研究与非实证案例研究；按理论研究所处的阶段可将案例研究划分为理论建构型、理论验证型与理论发展型。据此，如表 11-2-2 所示，可以得到 6 种案例研究类型。

表 11-2-2　按功能分类的案例研究类型

| 类型 | 理论构建型 | 理论检验型 | 理论发展型 |
|---|---|---|---|
| 非实证型 | 理论构建型非实证案例研究 | 理论检验型非实证案例研究 | 理论发展型非实证案例研究 |
| 实证型 | 理论构建型实证案例研究 | 理论检验型实证案例研究 | 理论发展型实证案例研究 |

## （二）根据案例数量分类

根据案例的数量可以将案例研究分为单一案例和多重案例。

单一案例（single case）主要用于确认或挑战一个理论假设，也可以用于描述一个极端的、独特的或罕见的管理情景。通常情况下，尽管单一案例研究不适用于系统构建新的理论框架，但有偏好单一案例研究的学者认为，单一案例能够深入地解释案例所对应的解决现象的背景，能够较好地保证案例研究的可信度。

多重案例（multiple cases）包括两个分析阶段：研究者首先要把每一个案例看成独立的

整体进行全面分析,此时称为案例内分析(within-case analysis);接着,研究者基于同一研究主旨和目的,在彼此间独立的案例内分析基础上对所有案例进行统一抽象和归纳,进而得出更加精辟的描述和更有力的解释,这个阶段称为跨案例分析(cross-case analysis)。

单个案例虽能说明某个方面的问题,但用来搭建知识结构的框架还是远远不够的。多案例研究法能使案例研究更全面、更有说服力、更具有普适性,能提高案例研究的有效性,多个案例可以同时指向一个证据,或为相互的结论提供支持。比如在一项包含5~7个个案的多案例研究中,先要选取其中情况相似的2~3个个案来验证一个理论,还要选择另一些个案验证其他待验理论,如果这些个案的结果互相矛盾,则需要增加个案辅助检验。

Robert K. Yin 曾把单个案例和多个案例分为全面的案例和内嵌的案例,这样就产生了四种案例研究的组合。一个全面的研究只有一个主要的研究单位,而一个内嵌的案例研究除了一个主要的研究单位以外还包括一些子单位。例如在一次医院管理活动的研究中,医院可以被看做是一个主要的研究单位,其下的各个科室、部门就可以被看作是子单位。

## 二、案例研究的功能

一般来说,案例研究的功能可概括为以下四种:

1. 验证某一领域现有知识、理论或模型的正确性。通过在新的情况下检验这些理论和模型,进一步提高其正确性和通用性。

2. 细化或者丰富某一领域的现有知识、理论或模型,使其更准确、更完整地反映某种情况。

3. 驳斥某一领域现有知识、理论或模型的正确性。通过案例研究证明现有理论无法解释某种情况,甚至存在背离现象。

4. 构建新的理论框架。

一个好的案例研究,一般都包含以下五种要素:

其一,要研究的问题。

其二,理论假设(如果存在的话)。

其三,分析单位。其可以是个人,可以是一个国家的经济,也可以是世界经济市场中的某一产业等,对分析单位的不同界定,会导致使用不同的研究方法或不同的资料收集方法。

其四,连接数据与假设的逻辑。

其五,解释研究结果的标准。

# 第三节 案例研究的条件与步骤

## 一、案例研究的应用条件

研究者在进行案例研究之前,首先要了解案例研究法的应用条件或适用情境,本章从案例研究的目的、形式和数据三个方面予以阐述。

### (一)研究目的

研究目的是案例研究需要重点考虑的。虽然案例研究常被分为描述性、解释性和探索性案例研究,但在实践中很少有纯粹意义的描述性案例研究。原因在于任何案例研究都会或多或少地揭示现象的本质特征以及因果关系,具有一定的解释功能,并且该方法多被用来构建理论。因此,案例研究法应用得最多的两种类型是理论构建型和理论验证型案例研究。

### (二)研究形式

若研究者更倾向于过程研究,即探索自变量变化导致因变量变化的原因和机制,那么案例研究方法的适用性更佳,更能深刻呈现事件与行为演变过程。统计学分析和相关关系则默认自变量与因变量共变关系为因果关系,并未对其进行深入探究。定量研究主要用于分析变量间的差异等问题,重点关注是否存在以及在多大程度上存在着相关关系。

### (三)研究数据

学者凯瑟琳·艾森哈特认为案例研究应根植于丰富的实证数据,由此构建的理论才更为准确、更加有趣且更可验证。因而多数情况下,案例研究在运用于理论构建时会比其他方法更具优势。管理学界诸多经典理论均是通过案例研究方法构建而成。

案例研究数据多为描述性文字材料,包括历史访谈、档案资料等二手资料,但仍有很多情况下,研究者需要基于现场访谈获得一手数据。当案例研究需要进行定量分析时,也必须以结构化数据或量化资料为基础,这些数据或资料往往通过调查问卷、统计年鉴等获得。研究者需根据自身情况决定是否采用案例研究方法,以及采用何种类型的案例研究数据。

## 二、案例研究的设计步骤

案例研究设计是针对研究的初步构想和规划,会随着研究深入不断调整和完善。案例研究设计的目的在于,通过对研究过程进行合理规划,以保证案例研究顺利进行。案例研究设计是利用实证资料将研究问题与研究结论连接起来的关键环节,因而在案例研究中具有重要地位。

关于案例研究设计模式,目前尚未形成统一的规范。当然,各种类型的案例研究设计还是有一个必须遵循的基本范式,即从明确研究问题到形成假设,或者提出理论依据,再到确定分析单位,接着是描述案例并提炼主题,最后为提出研究发现或结论。案例研究法的设计也并非是单一的模式,不同类型的案例研究设计可有不同模式,单一案例与多案例研究在研究设计上既有区别也有联系,如图 11-3-1 所示,在准备、资料搜集和分析阶段,多案例研究实际上是对单案例分析的重复,体现在图中虚线部分。

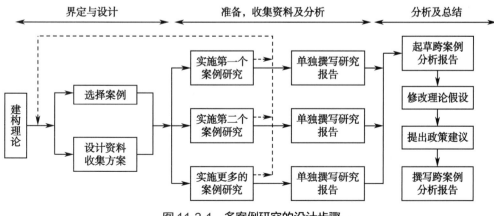

图 11-3-1　多案例研究的设计步骤

关于案例研究设计，虽然学术界存在多种观点，但是仔细分析后却发现不同阶段设计的本质近乎相同，即符合华莱士的科学环，遵循"提出问题、提出研究假设、观察和收集资料、经验概括、理论解释、回归问题"的方式。不同案例研究设计步骤的侧重点可能有所不同，但其核心内容也相差不大。如多案例研究设计中侧重于资料搜集阶段，也即对单案例研究资料搜集阶段的不断重复。经典的案例研究设计可以概括为七个步骤：问题提出与理论视角确立，案例选择包括拟定研究模式、对象和案例数量，资料收集，资料分析，结论与建议提出，报告撰写，质量检验。

【例 11-3-1】 学者王俊等人关于"公共卫生体系与医疗服务、医疗保障体系的融合协同：理论机制与案例分析"的研究。该研究目的是根据中国卫生健康体系的特点，建立公共卫生体系与医疗服务体系、医保体系的融合与协同机制，基于"协同"治理与"整合"治理框架，首先设计了促进医防融合与防保融合的理论机制；然后选取 Y 县医共体和 SM 市医共体两个典型案例，利用这个理论分析框架对融合协同实践进行案例分析；最后提出促进我国公共卫生体系与医疗服务体系、医疗保障体系融合协同的政策建议。

【例 11-3-2】 学者黄奕祥团队关于"LH 模式：中国城市以人为本的整合型卫生服务体系"的研究。该研究基于世界卫生组织、世界银行和中国政府提出根据以人为本的一体化服务模式打造分级诊疗的卫生服务提供体系的背景下，基于该政策理论背景，选取 LH 区实践模板作为研究对象，描述 LH 模式的核心行动领域及相应的实施策略，并且总结该模式的两年初步评估结果，讨论 LH 模式实施过程中所面临的挑战，总结其改革经验，这些经验包括，如何促进机构间协作、如何改变居民的行为使其到社区卫生服务机构首诊、如何有效整合资源以避免医保费用赤字。并且，概括 LH 模式对推动其他城市卫生体系转型的潜在应用价值。

本节引用这两个案例研究实例，介绍案例研究设计步骤的相关知识点，同时结合两个实例展示案例研究的具体内容。

### （一）步骤一：问题提出与理论视角确立

首先，阅读大量文献并确定研究问题。研究者通过各种途径深入了解研究对象。可以通过收集二手数据，如档案、新闻媒体、报纸、期刊等，掌握研究对象的背景资料。在条件允许的情况下，还可以与研究对象进行小范围简单接触，初步了解案例情境，这样既易于对研究问题总体把握，又利于节约研究成本。

接着，根据研究假设，运用新的视角或者相关理论预设一些个人构念（personal construct）。虽然研究问题、概念和解释框架等，在这一阶段还是比较宽泛，但它能够帮助研究者将研究工作更好地聚焦，为后续研究奠定良好基础。比如将这些构念体现在访谈草案或问卷中，一旦被证明其是重要的，则有助于研究假设和理论解释框架的成立。

在探索性案例研究中，要尽可能了解相关完整的理论，围绕着阐明这些理论，来更加合理地收集和分析数据、归纳观点，继而将研究结论与这些理论进行比较。在进行解释性案例研究时，则是基于理论的预测，事先从现有理论中演绎、预设一些研究假设，然后用多案例予以验证。

例 11-3-1 中的问题提出。研究者围绕"完善公共卫生体系体制机制建设、加强公共卫生体系与医疗医保体系融合"这一政策目标，通过阅读大量文献资料发现，认为现有研究的范围局限于"公共卫生体系"之内，尚未从整合型医疗的角度进行探讨，这与现实需求有所脱节，与我国构建整合型医疗卫生服务体系的愿景与规划不相符合。于是，研究者提出"基于整合型医疗服务体系,从理论与实践上深入挖掘公共卫生、医疗服务、医疗保障三个体系融合协同的理论关系",为医防融合和防保融合设计有效的机制。

例 11-3-1 中的理论框架构建。研究者借鉴"协同"与"整合"治理的理论框架,根据我国卫生健康体系的特点,构建了公共卫生与医疗服务、医疗保障三者融合协同的理论机制。如表 11-3-1 所示,协同治理方式主要关注利益相关者、治理目标、资源状况、决策方式、社会资本、信任程度、互动机制、信息技术以及相应的制度安排等,这些因素被认为是影响协同效果的关键变量。如表 11-3-2 所示,整合治理则主要关注机构整合、目标整合、责任整合、服务整合等相关理论变量及其相互间作用机制。

表 11-3-1 协同理论的主要内容

| 理论视角 | 关注的主要变量 | 关注的主要机制 |
|---|---|---|
| 利益相关者 | 结构(关系结构)紧密或松散;利益冲突与兼容;参与方式;专业能力等 | 决策机制;沟通机制;权力与利益分配机制;协调与共享机制;冲突解决机制;责任分担机制;激励机制等 |
| 社会资本 | 社会资本的生成、信任、互惠、认同等 | 筹资机制;主体间正式与非正式互动机制;合作文化;信任生成机制等 |
| 制度和信息技术 | 正式与非正式制度规范;信息系统;信息技术;信息资源 | 具体制度安排;信息传递;共享与沟通机制 |
| 协同效果 | 成本;效率;协同能力;回应性;执行力;服务质量;满意度等 | 协同网络绩效评价机制 |

表 11-3-2 整合理论的关键内容

| 理论视角 | 内容变量 | 机制变量 |
|---|---|---|
| 机构整合 | 组织架构重组;组织专业化程度;决策过程与能力;执行灵活性;反应能力;整合范围 | 决策机制;协调机制;执行机制;反应机制;激励机制 |
| 目标整合 | 政策;目标兼容与冲突;可及性;制度化 | 政策分配机制;干预机制;利益共享机制;文化 |
| 责任整合 | 法律、责任归属与分配;秩序;职能分配;绩效管理有效性 | 权责分配机制;利益分配机制;信任;绩效评价机制 |
| 服务整合 | 服务提供链;服务连续性;可持续性;信息技术共享;资源支持;绩效 | 共享;沟通;培训;隐私保护;资源配置 |

如表 11-3-3 所示,研究者基于"协同"与"整合"治理理论并从医疗卫生服务的角度,针对例 11-3-1 的关键要素进行总结,归纳为结构性要素和过程性要素。从这些要素中,研究者选取八个维度构建了公共卫生与医疗服务、医保的融合协同的理论机制。如图 11-3-2 所示,医防融合包含组织管理、服务供给、筹资、人力资源配置、信息系统、疫情防控与应急等维度,防保融合则包含筹资、支付、特定疾病、重大突发传染病保障等维度。关于各个维度的内涵建设,以防保融合的筹资体系为例,研究者提出,一要通过融合公共财政和医疗保险,创新筹资制度和机制,使其共同作为公共卫生服务的筹资来源,进而保障重大突发公共卫生事件中的防控、应急和协同的效率;二是通过筹资模式的创新,促进公立医院主动承担和提供高质量、规模化的公共卫生服务,在重大疫情防控中与基层机构、专业公共卫生机构形成上下联动、无缝连接的工作机制。

表 11-3-3　医疗卫生服务协同与整合的要素

| 类别 | 内容 |
|------|------|
| 结构要素 | 政策、资源配置、治理结构、筹资与支付机制、监管评价、后勤保障支持等 |
| 过程要素 | 循证临床路径、疾病与保健管理、信息系统、合同管理、患者沟通与健康促进、执业人员继续教育等 |

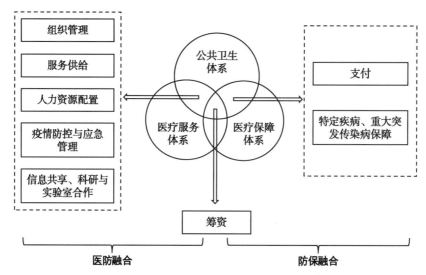

图 11-3-2　公共卫生、医疗服务与医疗保障融合协同的理论机制示意图

例 11-3-2 中，研究者基于人口老龄化、卫生服务提供碎片化等问题，说明"整合型卫生服务""分级诊疗"等医改政策的重要性，随后提出如何在中国构建以人为本的整合型卫生服务模式，并且根据"三方五家"《深化中国医药卫生体制改革：建设基于价值的优质服务提供体系》研究报告所提出的八大核心行动领域作为理论分析框架，具体包括：基层首诊制，跨学科团队，纵向整合，横向整合，卫生信息化，统一的临床路径和双向转诊制度，测量与反馈和认证。

## （二）步骤二：案例选择

案例选择的标准与研究的对象和研究要回答的问题有关，它决定着何种属性的案例能为研究带来有意义的数据。研究者在案例选择过程中必须不断地问自己"寻找的案例是否满足既定的研究目的、能否回答研究所提出的问题"。一般来说，医院管理研究领域的特点之一就是寻求管理理论或方法的先进性，无论用何种方法，研究者的目的都是要创造更为实用的理论或方法去指导实践。因此，研究者应更偏重于选择那些具有"领先"特点的医院管理案例进行研究。

**1. 案例研究模式**　选择单一案例还是多重案例与研究的性质有关，下面两种情况可以选用单一案例。

（1）单案例已经能够说明研究的问题或支持研究的构念有效性：例如，一位美国学者研究"组织变革"，当时关于组织变革的研究都集中在变革的阻力，而这位研究者的观点是变革的推行过程有重要作用。他选了一个拥护变革的组织作为案例研究单位。虽然，这个组织变革最终以失败而告终，但是失败并不能归结为改革的阻力。这个案例使研究者能够探究变革推行过程造成变革失败的原因，这项成果推动了组织变革研究的视角转换，为组织变革研究提供了新思路。

（2）极端、独特和稀有的案例：有研究者采用临床心理学的分析方法研究组织管理中，高层领导的个性对组织文化的影响。例如，高层领导的自大狂妄会使组织呈现浮夸的文化特征。这种不正常的组织案例具有典型性，在很大程度上采用单案例研究就能说明问题。

多重案例研究不是单案例研究在数量上的简单重复，它主要以理论解释为目的，利用现有的理论对特定情境进行系统描述和分析，以形成一般性理论，所以它更适用于以理论解释为目的的案例研究中。

**2. 案例研究对象与数量** 案例选择的标准与研究对象以及该研究要回答的问题有关，标准要确定什么样的属性能为案例研究收集到有意义的数据。此外，案例选择要具有比较价值，例如研究者想要考察因素 X 的影响，就应该选择那些在各方面情况都基本相同，但其中一个包含因素 X，另一个则没有包含因素 X 的案例来进行比较分析。案例来源可以多样化，如期刊、科研书籍、学术论文、新闻报道、政府研究报告等，要尽可能多地从各种理论观点寻找潜在案例，但同时又需要建立详细的案例选择标准以便通过最少数量的案例确保每个案例都能为研究目的提供充足信息。

案例选择不能只从数量上决定，如果研究问题针对少数特别变量进行比较，应该增加观察案例的数量以供比较。如果研究问题是分析复杂结构中的内部依赖的变量时，应该对一个案例进行深入设计，而不是增加案例数量。

以理论构建和发展作为目的使用案例研究时，需要按步骤来实现案例研究目的。如果是为了有助于归纳，首先要选择具有所有或多数变量的案例来最大化案例的理论范围；其次是选择突出的、极端的案例以便于比较；第三是选择能够开放解释的案例，例如选择详细描述发生了什么而没有给出结论的案例，这样可以提供更多的对于复杂关系及其发生原因的认识。如果研究目的是要填补在归纳中发现的概念和理论的空隙时，则抽样步骤中需要增加案例数量。

例 11-3-1 中，研究者分别选取 Y 县医共体作为医防融合的研究对象、SM 市医共体作为防保融合的研究对象。以 SM 市案例选取为例，研究者想要了解公共卫生、医疗服务、医疗保障三个体系融合协同的关系，SM 市在防保融合上具有突出的创新之举，即将医保基金作为疾控机构的筹资渠道之一，开始了以医保资金为杠杆，促进公共卫生和医疗服务协同融合的尝试，并且取得一定效果。该案例具有代表性，且在当时是较为稀有的，政策推行实施较为成功，发展较为成熟，能够获得较为完整的资料，同时能说明研究的问题或是支持研究的构念有效性。所以，研究者选择 SM 市医共体这一个案例来说明防保融合协同的机制。

同理，例 11-3-2 中，研究者想要了解如何构建适应中国国情的以人为本的整合型卫生服务模式。深圳的 LH 区是较早启动了构建以人为本的整合型卫生服务体系的改革，主要举措合并区内 5 家区级医院、23 家社区健康服务中心和 1 家精准医学研究院，成立了"LH 医院集团"。LH 的案例是具有典型代表性的，已实施一段时间，可获得相应资料和数据，因此选择LH 作为案例研究对象是符合情理的。

**（三）步骤三：资料收集**

关于资料收集，研究者应在案例研究方案中予以详细说明，如数据收集过程中需要使用的具体方法，为数据的收集做前期准备。另外，研究者还要根据研究问题和所用案例研究设计的类型,使用定量、定性或混合方法收集数据。

**1. 资料来源** 案例研究中最常见的证据资料来源有文献、文档记录、访谈、直接观察、参与性观察和实物性证据等。表 11-3-4 列示了所述六种主要资料来源的优缺点。每种来源各有短长,不同种类的资料来源相互补充,因此,应努力通过各种来源获得资料和数据,以便于系统地、全面地分析案例。

表 11-3-4　六种资料来源渠道的优点和缺点

| 资料来源 | 优点 | 缺点 |
| --- | --- | --- |
| 文献 | 稳定,可以反复阅读;自然、正式,不是作为案例研究的结果建立的;确切性强,包含事件中出现的确切的名称、参考资料和细节;覆盖面广;时间跨度长,涵盖多个时间、多个场景 | 检索性低;如果收集的文件不完整,资料的误差会比较大;报道误差(反映作者的偏见);一些人为因素会影响文件资料的获得 |
| 文档记录 | 同上(同文献)<br>精确、量化 | 同上(同文献);档案隐私性和保密性影响某些资料的使用 |
| 访谈 | 针对性,直接针对于案例研究的问题;见解深刻,呈现观察中的因果推断过程 | 设计不当的提问会造成误差;回答误差;记录不当影响精确度;内省,被采访者有意识地按照采访人的意图回答 |
| 直接观察 | 真实性,涵盖实际生活中发生的事情;联系性,涵盖时间发生的上下文背景 | 费时耗力;选择时易出现偏差,除非涵盖面广;内省,被采访者察觉有人在观察时,会调整、掩饰自己的行为;人力观察成本高 |
| 参与性观察 | 同上(同直接观察);能深入理解个人行为与动机 | 同上(同直接观察);由于调查者的控制造成的误差 |
| 实物证据 | 对文化特征、技术操作的见证 | 选择误差;获取的困难 |

**2. 资料收集要点**

(1)使用多证据来源:使用多证据已成为各种研究提高研究效度的追求,案例研究法较实验法、问卷法有更多的使用多证据来源的机会。案例研究可以包括对关键人物的访谈、对任务完成过程的观察和记录、甚至在某个研究阶段让人们回答问卷。多证据收集资料包括多资料来源、多收集形式以及多学科和多理论视角。案例研究法是在现实的情景中对事件进行比较直接的研究,这种方法收集资料的形式比实验法和单纯的问卷法更灵活多样,这是案例研究的一个优势所在。

(2)对资料的记录和整理,建立案例研究的资料库:案例研究资料库包括案例研究的笔记,研究中访谈、观察或文件分析的结果;与案例研究相关的收集到的文件;由调查问卷、观察记录、统计等途经形成的量化的表格;以及对研究问题的调研生成的文字叙述和描述材料等。在做案例研究时,注意要有系统的收集资料的计划和整理资料的方法,不能用零散的资料来拼凑。其次,案例研究收集到的资料要精心地分类和编码,便于研究者及有关人员对资料的提取和分析。

(3)用案例资料建立证据链:案例研究是用确凿的证据对研究的问题进行考证、得出结论。有的案例研究者把案例研究的证据比照刑法证据是非常有道理的。与刑法证据一样,案例的证据也要强调现场性、原始性。案例研究者在引用证据时要清楚地说明证据的来源和程序,证据收集的场景和时间。案例的资料要把研究的问题和结论有逻辑地连接起来。

例 11-3-1 和例 11-3-2 中,研究者都采用了文献、文档记录和访谈的等多证据资料来源,这里将例 11-3-1 展开予以说明。

一是关于文献资料来源,研究者围绕"各地在公共卫生体系与医疗服务体系、医保体系融合协同方面有哪些探索与创新?理论框架和模式有哪些?"这一研究问题,在中国知网、Elsevier(爱思唯尔)、Spring Link 等学术资料网站,利用"整体性治理""整合治理""县域医共体""integration""coordination"等关键词进行文献资料收集,然后并进行阅读和梳理。

二是关于文档资料来源,研究者与 Y 县及 SM 市医保局、卫健委(局)、医院相关部门进行对接和联系,收集两地区在公共卫生、医疗服务和医疗保障融合协同方面进行改革的政策文件以及相关档案记录,包括改革历程以及相关制度的文件。

三是关于访谈资料来源,研究者采用半结构化访谈,对卫健委领导、医院院长以及相关部门的负责人进行访谈,加深对两地各项制度的理解,厘清 Y 县和 SM 市的政策产生效果的机制。

### (四)步骤四:资料分析

**1. 分析策略** 在资料分析前,必须建立一个总体的资料数据分析策略,用来确定对什么资料,用什么方法,为何以及如何进行分析。

Robert K. Yin(2003)提出三种主要策略:第一个策略是使用研究者已经形成的理论主张(理论假设)来指导研究,这些理论主张或理论假设(theoretical proposition)有助于研究者聚焦到相关的数据,并组织案例研究。第二个策略是确定并检验竞争性(rival or alternative)解释。如果数据不支持竞争性(备择)假设,那么原解释的可信度就提高了。第三个策略是形成组织案例研究的描述性框架。这一策略无须以理论主张或理论假设作为指导,描述性框架则可以是关于研究对象的各个维度或各个方面。

**2. 分析过程与要点** Gall 和 Borg 从分析过程的总体特征出发,将数据分析过程归纳为三类:

(1)解释性分析(interpretational analysis):解释性分析是通过对数据的深入考察,找出其中的构造主题和模式。扎根理论(grounded theory)的编码技术是一种典型的解释性分析。编码过程包括三个阶段。在开放编码(open coding)阶段,研究者对数据库中的数据进行细分。比如:一个问题和一个回答都可以成为一个数据细分,然后设计出一系列的类目(categories)对数据进行合并,每一个数据类目都代表一种现象(phenomenon)。在轴向编码(axial coding)阶段,依据类目与子类目间的因果关系、类目与类目间的连接关系和模式,数据被重新归类整合。在选择编码(selective coding)阶段,核心类目被选择或者创建,数据的内在逻辑以一种统一的形式展示出来,从而使模式和命题的发现变得容易。

(2)结构性分析(structural analysis):结构性分析是通过对数据的考察,确认隐含在文字信息、事件或其他现象背后的模式。结构性分析不同于解释性分析,它不需要理解每一个数据的意思并做出推断。作为一种常规的分析,结构性分析只需要考察文字或叙述上的数据。

(3)反射性分析(reflective analysis):反射性分析是一种主观的分析方法,它依赖于研究者的直觉和判断对数据进行描述,比较适合于探索性研究。当研究者需要深入探索某一种现象,并需要对此做出大量的描述时,反射性分析是最理想的分析方法。与在解释性分析中建立数据类目的过程不同,在反射性分析中研究者对现象的解释和评价是不受约束的。因此,反射性分析最好是由经验丰富的研究者进行。

数据分析的要点包括：①数据处理。此过程应加以记录，并在报告或论文中说明。②实地记录、对原始数据提炼、展示和推导。实地记录包括双方交流的内容、交流当时观察到的情境和及时产生的想法和分析。数据提炼就是指将数据加以筛选、聚焦、简化、抽取，以及将现场记录加以转化的过程；数据展示是将数据加以适当组织、压缩、集成，以便归纳的过程；数据推导是指确认数据具有的"规则、形式、解释性、可能的结构、因果流程和性质"的过程。③数据之间的逻辑关系。论文或报告中需要展示一个清晰的"证据链条"，即如何由最初的研究目标和研究问题，历经方法论步骤和具有明确参照关系的各种证据，到最后得出结论。④资料分析方法。包括模式匹配、建构性解释、时间序列、逻辑模型、跨案例聚类分析等。⑤引用原始证据。报告或论文中应该对案例研究数据库中的相关部分做充分引用，例如：定量数据、文献、访谈原话等，以增加研究结论的可信度。⑥比较现有理论。将本研究结论和研究之初、研究过程中发现的相关理论（包括类似的和竞争性的）进行比较，找出相同和不同以及原因，来印证研究发现或理论贡献。

值得注意的是，数据收集和分析是交叠进行的，前期的资料搜集和资料分析会产生一些初步的发现和一些临时的假设，这些初步的分析可以指导下一阶段的资料搜集。

**3. 分析方法** 本章介绍两种常用的分析方法，即模式匹配法和时间序列法。

（1）模式匹配法：运用案例中所反映出来的经验性数据、知识，与事先设定的对不同变量间关系的特定假设进行对比分析。一般分为三步：一是在案例资料分析前建立一个对变量间关系的理论预测模型或类型；二是由资料的分析建立一个经验性或实证性的类型；三是将经验性的类型与理论预测类型进行比较。理论预测类型可以有一个，也可以有两个或多个竞争性类型，某个预测类型得到资料的支持，其他得不到资料支持的类型就要放弃。理论预测类型可以是关于几个事件结果或因变量的假设，也可以是几个不同的自变量引起某个因变量或结果的假设，这些假设构成了竞争性和排他性。

（2）时间序列法：沿着时间维度，对一段时期内的事态发展进行跟踪性研究，并分析事件变化的原因。时间序列分析的关键是确定具体的历时追踪的指标、时间跨度，得到资料收集和分析的框架。时间序列的模式可以是单维单调的，即一个自变量的变化引起一个因变量相应的单一方向的变化；也可以是多维的、复杂的变化模式，即多个自变量与多个因变量的关系，出于自变量的先后出现引起因变量变化趋势的改变。时间序列分析要特别注意区分随机波动和有因果性的波动，一个解决的方案是保证足够的时间跨度，沿着时间维度对事件的变化模式进行多次重复观察。

例 11-3-1 中，研究者采用描述性框架的分析策略，基于自己开发的"医防融合与防保融合"理论分析框架，分别对 Y 县医共体医防融合、SM 市医共体防保融合对应的各个维度进行具体内容分析，并且在分析过程中，聚焦于每个维度的内涵建设以归纳和总结两地在公共卫生体系与医疗服务体系、医保体系融合协同方面的现状与措施。依旧以 SM 市防保融合的筹资体系维度分析为例，之前构建理论机制时，研究者就提出防保融合的筹资体系维度内涵建设要点：一方面要通过融合公共财政和医疗保险，创新筹资制度和机制，另一方面要创新筹资模式，促进医院主动承当公共卫生服务并且与基层合作。

因此，在进行案例分析描述时，研究者紧紧围绕分析维度的内涵进行解释，研究中对 SM 市防保融合的筹资体系分析中，描述了医防融合的经费来源为市、区医保基金和财政投入两种，改变了以往单一的财政投入来源。经费投入的机构为市疾控中心（含两区疾控中心)与市第一医院和市中西医结合医院。如此,可以解释为 SM 市以医保基金为杠杆,推进市疾控中心(含两区疾控中心)与医疗机构的深度合作,使两类机构参与到彼此的工作和业务中,通过明确医防融合清单、订立服务协议等形式,建立工作衔接联动、服务整合连续、人员柔性流动等机制,能够有助于达到防治结合,为居民提供整合型服务的效果。

同样,在例 11-3-2 中,研究者采用了描述性框架的分析策略,如表 11-3-5 所示,研究者基于《深化中国医药卫生体制改革的政策报告》所提出的八大核心行动领域作为理论分析框架,详细分析并描述相关措施和策略。

表 11-3-5　LH 医院集团的核心行动领域及实施策略

| 核心行动领域 | 实施策略 | 是否实施 | 具体实施策略 |
|---|---|---|---|
| 基层首诊制 | 患者登记签约服务 | 是 | LH 居民被鼓励资源与社区健康服务中心的全科医生签订服务协议。协议规定了服务包内容、服务提供过程和医患双方的权利和义务。<br>协议期限为 1 年,到期后患者可选择续签或者和其他医生签约。患者具有自主选择权 |
| | 风险分层 | 准备中 | 原信息系统不支持人群健康风险分层。LH 集团正准备通过 app(手机软件)收集疾病负担信息,以提供人群健康风险分层的数据 |
| | 守门人制度 | 是 | 患者被强烈建议去医院看专科医生前先到社区健康服务中心就诊,但社区健康服务中心首诊不是强制性的。为推动患者在社区健康服务中心首诊,区级医院定期派专科医生到社区健康服务中心坐诊 |
| | 确保可及性 | 是 | 集团为有需要的老年人提供家庭病床和家庭访视服务 |
| 跨学科团队 | 团队的构成、职能和领导 | 是 | 在社区健康服务中心,初级卫生保健团队的核心成员包括全科医生(领导者)、护士、公共卫生医师和健康促进员各一位。如团队服务的患者有需要,团队还可配备药师、心理咨询师或者专科医生(如老年科医师、儿科医师、内科医师等)。团队成员之间分工明确,同时在必要时也可灵活根据患者的需要调整分工 |
| | 为患者量身定制的个性化服务计划 | 准备中 | 集团正准备对通过健康风险分层确定的高风险患者制订个人诊疗方案 |
| 纵向整合 | 明确各级各类机构的职责 | 是 | 集团界定了各机构的角色以促进协作。区级医院依靠较高的技术水平主要提供疑难杂症和急救服务;同时,负责为社区健康服务中心提供技术支持和培训。社区健康服务中心主要负责预防、康复、慢病管理和常见病的诊疗 |
| | 服务供方之间的关系 | 是 | 集团内的技术支持和培训增进了医师间的关系。区级医院负责对社区健康服务中心医师进行培训、带教;社区健康服务中心医师被鼓励去区级医院进修三个月 |
| | 形成医疗卫生机构网络 | 是 | 集团是由 5 家区级医院、23 家社区健康服务中心和 1 家精准医学院研究院(主要提供诊断服务)组成的独立法人。集团向由政府官员和区内居民代表组成的理事会负责。6 大资源共享中心和 6 大管理中心共同分配和管理集团的资源 |

续表

| 核心行动领域 | 实施策略 | 是否实施 | 具体实施策略 |
|---|---|---|---|
| 横向整合 | 各级各类医疗机构之间的整合 | 是 | 多学科团队的成员,包括来自原计生站的健康促进员、来自疾控中心的公共卫生医生和来自医院的专科医生。团队成员协作提供预防、筛查、诊断、治疗、康复和管理服务 |
| 卫生信息化 | 统一的电子病历系统 | 是 | 开发了健康 LH app 和 LH 云医疗 app,通过实名制登录,不同机构医务人员和患者可共享电子病历 |
| | 沟通和服务管理功能 | 是 | 通过健康 LH app,患者可以网上预约集团内的所有医师。社区健康服务中心医师可将患者网上转诊到医院。该 app 也方便患者查阅和更新自己的健康相关信息 |
| | 互联互通 | 准备中 | 医院和社区健康服务中心的医师目前只能从各自的系统看到患者的信息。集团正制订规范以保证安全有效地实现跨机构信息共享 |
| 统一的临床路径和双向转诊制度 | 统一的临床路径促进一体化和决策支持 | 准备中 | 集团正制订统一的临床路径来规范跨机构诊疗和转诊 |
| | 在一体化服务网络中的双向转诊路径 | 是 | 通过转诊通道,社区健康服务中心患者可以转到医院接受急症期治疗,医院患者可以转诊到社区健康服务中心接受康复、随访等服务(受医保支付方式的激励) |
| 测量与反馈 | 标准化绩效指标 | 是 | 构建了绩效评价体系并进行年度评价。评价指标关注社区健康服务中心的服务能力提升(例如社区健康服务中心医生数量、门诊患者数量和占比)和患者的体验 |
| | 持续不断的反馈循环,促进质量改进 | 是 | 评价结果反馈给所有利益相关者,用以发现新的问题和挑战,集团正根据前两年的评价结果进行新的策略设计 |

注:LH集团改革不涉及认证这个核心行动领域。

例 11-3-1 和例 11-3-2 中,研究者也都运用了模式匹配法来推导所预测的多个因变量,即多种结果,这里以例 11-3-2 展开说明。研究者想要分析 LH 区构建以人为本的整合型服务模式,并且评估其实施效果,最终归纳总结出该模式在国内相应的推广价值和建议。主要论点为:LH 区的改革适应居民的健康需要,能够解决卫生服务碎片化、看病贵、看病难等一系列问题,改善人民的就医体验。根据此论点,研究者可以推导出如下的结果:其一,LH 区各医疗机构之间协作更加密切,上下转诊会更加通畅。其二,基层医疗机构服务能力会有所提升,服务量将会增加。其三,群众看病负担将会有所下降,满意度提高。三种结果分别代表不同的因变量,应当用不同的测量手段和工具进行评价。在这个意义上,研究不同性质的因变量进行了具体推敲。研究者可以预测包含每个因变量的整体结果模式。如果结果模式与预测模式相符,就能得出 LH 以人为本整合型服务改革令人信服的结论。反之,如果结果模式与预测模式不相匹配,即使只有一个因变量的表现与预测的模式不相匹配,最初提出的论点也会令人怀疑。

在例 11-3-2 中,研究者采用时间序列法去论证推导出的各个结果,即多个因变量变化情况。如图 11-3-3 所示,LH 改革前后,家庭医生签约人数逐渐增加,到基层社康首诊的人数也随之增加,到社康首诊的签约人数占集团签约人数的比例从 26.8% 增加到 42.6%,这表明基层服务能力有所提升，分级诊疗的效果初显。其他结果的论证对应不同的因变量指标变化，如居民门诊、住院次均费用；满意度调查评分以及基层全科医生数量等。

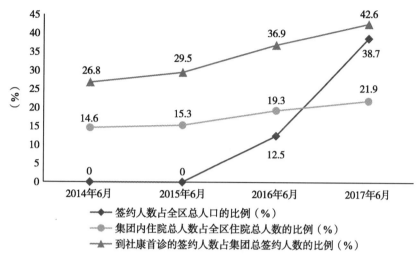

图11-3-3　2014—2017年LH医院集团的服务提供情况

### （五）步骤五：结论与建议提出

案例研究结论是对研究结果与发现的高度凝练，结论通过理论归纳得到，用逻辑讨论代替统计相关是案例研究结果的重要部分。研究者需要说明资料和理论假设之间的逻辑联系，组织逻辑讨论来支持因果或相关关系。

案例研究的结论要简化而有力，不能以理由不充分的理论作为结尾，既不能过于复杂也不能缺少对该结论的详细解释。需要注意的是，运用案例研究方法不能过度强调研究过程的标准化。原因在于，只有不断依靠实证观察与理论分析，才能更好地帮助研究者形成理论观点及验证理论，才能科学解释案例现象的背后原因和理论价值。为了提高案例研究结果的有效性和推广性，案例研究的各个阶段需要不断循环和持续修正。

### （六）步骤六：报告撰写

研究报告是案例研究的成果，要展示所达到的研究目的，并反映研究贡献，必须遵从以下案例研究报告的基本撰写要点。

**1. 以读者需求为导向**　案例研究报告的写作要面向读者群，案例研究的主要读者群可以是同行专家、学术评定委员会、政策制定者或研究的资助机构。案例报告的写作形式要兼顾读者的需要和阅读特点，例如，专业学术工作者对研究的方法和理论会有特别的要求。需要注意，照顾读者群的特点时，不能牺牲案例研究的科学性。

**2. 合理安排写作结构**　案例研究报告可以根据具体情况采用不同的写作结构，最典型的是线性分析结构。这种结构与实验报告和问卷研究的论文结构十分相似，首先要说明研究的问题和研究的目的，然后继以论文综述、研究方法和程序、研究的执行过程和研究收集到的数据资料、数据资料的分析和结果、结果的解释和总结、研究的评述、参考文献、注释和附件等，并且这种结构适合运用于案例研究法的学术论文写作。

较通俗的案例写作结构是按时间顺序，即根据案例中事件发生的顺序展开。首先交代案例发生的背景、案例中事件发生的起源、过程和结尾。这种结构的优点是方便阅读,其缺点是研究者在缺少理论构架时的撰写,不容易紧扣主题与重点。案例报告避免虎头蛇尾,堆砌不必要的背景材料,在实质性的案例发展和分析部分更不宜匆匆带过。

**3. 平衡案例描述和解释** 案例的研究报告一般比较长,描述和解释两者间的平衡是研究报告书写的关键。Erickson 建议研究报告包括:

(1)特别的描述:即引用数据中的资料,比如访谈的内容、文件的摘录或者一些小插图等。

(2)一般的描述:即论述引用的资料是否具有代表性、与其他的数据是否相关,以及对所有的数据进行概括性的描述。

(3)描述的解释:对以上两种描述进行解释和归纳,并得出结论。

值得注意的是,研究对象对案例的审查是案例写作不可缺少的一个环节。在报告定稿之前,研究者最好能让有代表性的研究对象,如参与者和熟悉这个领域的人审阅报告,对报告提出反馈意见,并据此对案例报告做出修改。

### (七)步骤七:质量检验

案例研究的本质内涵属于实证研究。通常运用以下四个指标来评价一项实证研究的质量:构念效度(construct validity),指测量的准确性,即变量测量的内容和构念的含义是否一致;统计结论效度(statistical conclusion validity),指以统计检验对假设的关系进行解释的可信度;内部效度(internal validity),指变量之间因果关系推论的可信度;外部效度(external validity),指将研究结论推广到其他群体、时间和情景的可信程度。

案例研究所遵循的是复制原则而非统计抽样原则,因而用"信度"(reliability)这一指标来取代一般指标中的统计结论效度。信度检验的目的是确保后续研究者能够完全按照案例中所叙述的步骤,重复相同的案例研究,并能得出相同的结果和结论。需要注意区分信度与外部效度,外部效度检验结论的可复制性,即案例研究的研究成果能否推广到更多的案例中使用,而信度检验强调研究步骤和研究过程的可复制性。表 11-3-6 列出了这四种常用的检验指标、每类检验所要采取的策略及其所处的研究阶段。

表 11-3-6 适用于四种检验的研究策略

| 检验 | 案例研究策略 | 策略的使用阶段 |
| --- | --- | --- |
| 构念效度 | 采用多元的证据来源<br>要求证据的主要提供者对案例研究报告草案进行检查、核实 | 资料收集<br>撰写报告 |
| 内部效度 | 进行模式匹配,尝试进行某种解释,分析与之相对应的竞争性解释,使用逻辑模型 | 证据分析 |
| 外部效度 | 用理论指导单案例研究<br>通过重复、复制的方法进行多案例研究 | 研究设计 |
| 信度 | 用案例研究草案,建立案例研究数据库,形成证据链 | 资料收集 |

一个好的案例研究应当采取多元的渠道采集资料,需要利用多种证据共同构成稳定的、有说服力的证据三角形。证据三角形强调对同一现象采用多重手段进行研究,通过多种数据的汇聚和相互验证来确认新的发现,避免偏见,包括不同的证据来源、不同的评估分析人员、同一资料的不同维度和各种不同的方法。如图 11-3-4 所示,三种不同的证据来源(文献、

调研、档案）都指向同一现象，形成证据三角形，而不是分别指向不同的现象。切记，如果各种证据被分散，则会降低研究质量。

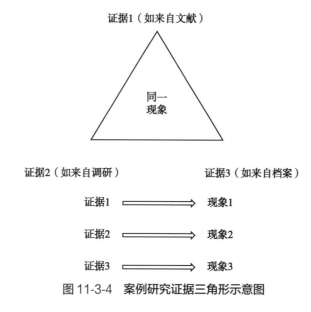

图 11-3-4　案例研究证据三角形示意图

需要说明的是，内部效度只与解释性或因果性案例研究有关。解释性案例研究是判断事件 A 是否会导致事件 B。如果实际上是另外一个事件 C 导致了事件 B，但研究者错误地得出了事件 A 导致事件 B 的结论，那么该研究就在内部效度方面存在问题。因此，需要关注其他看似有说服力的竞争性解释，通过比较确保自己最终给予的解释更加合理。

证据链是一个用户导向的概念，旨在将从研究问题到得出结论的过程清晰地展示给案例研究报告的读者。如图 11-3-5 所示，这个过程是双向的，既能从问题出发到结论，又能从结论反推到问题，以便满足读者看到结论而产生的对了解论证过程的需要，同时提高了案例研究报告的信服力。

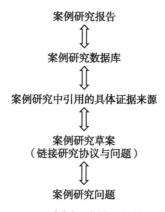

图 11-3-5　案例研究的证据链示意图

案例研究中决定效度的首先是研究对象的选择。例如，在研究高质量医院发展时，选择了一般的医院案例，则很可能得不出有意义的研究结论。其次是资料质量，既要求资料具有系统性，即能否反映案例全貌，又要求资料与研究问题具有强关联性。合理选择并利用多方面资料反映案例全貌,将更可能按照研究问题适度展开并收集质量较高的资料,是提高效度的主要途径。研究信度取决于资料的真实性。在研究中规范参与人员的调研行为,建立案例数据库等都是提高效度的行为举措。

## 第四节 案例研究适用性与局限性

### 一、案例研究的适用性

被研究的现象本身难以从其背景中抽象、分离出来的研究情境中,案例研究是一种行之有效的研究方法。它可以获得其他研究手段所不能获得的数据、经验知识,并以此为基础来分析不同变量之间的逻辑关系,进而检验和发展已有的理论体系。案例研究不仅可以用于分析受多种因素影响的复杂现象,还可以满足那些开创性的研究,尤其是以构建新理论或精练已有理论中的特定概念为目的的研究需要。案例研究适用于调查不易从产生现象的社会环境中分离的行动或者是复杂的过程。案例研究也适合研究与时间有关的问题,有助于识别和描述重要变量,发现变量之间的因果关系。例如,卫生领域中某一政策、制度或措施的实施前后,对卫生服务效果的影响和变化。

一般来说,案例研究适用于三种情境:一是要回答"怎么样"或"为什么"这样的问题时;二是研究者几乎无法控制研究对象时;三是当关注的中心是当前现实生活中的实际问题时。在卫生服务或管理中,很多行为或活动都是自然发生的,比如医院组织管理过程、卫生体系革新等,具有强烈的现实感,案例研究可以能够集中研究一个或几个案例,聚焦于问题中心进行细致、深入地讨论。

### 二、案例研究的局限性

#### (一)研究结论可推广度有限

在科学研究中,推广性即可推广程度,指研究结论是否适合被推广到不同时空范围和不同对象的可能性。案例研究多为单个或数个案例作为研究样本,总体上样本规模不可能太大,况且作为研究对象的案例都是发生在特定的政策环境和自然或社会情景之下,案例研究结果不易归纳为普遍结论,可推广程度有限,同时案例研究质量还在相当程度上受到研究者的理论视角、知识结构和研究能力等影响,也不适合大范围推广,更不能简单加以推广。

需要说明的是,如果两个以上的案例研究支持同样的理论,则说明案例研究结论还是具有一定的可归纳性。可见,通过严密的案例研究设计是可以保证案例结论具有较好的可推广性。再有,案例研究法最为重要的贡献在于其深度而非广度,在对案例进行详细描述和系统分析的基础上,揭示现象之后隐藏的深层原因。在医院管理活动中,研究者运用案例研究法时要注意针对医院自身存在的问题进行深入探讨,围绕医院管理活动是什么以及为什么而展开,总结和探求新的客观事实,从中提炼和得出一般性结论。同时,考虑社会政策、文化、人口和经济等因素再进行或创造性地普及和推广这些"一般性的结论"。

#### (二)研究方法有效性易受限于客观条件

有效性指研究结果在多大程度上反映了预先假定的事件或变量的关系。具体表现在三个方面。一是在内部有效性方面。内部有效性指研究变量之间的因果关系上的可信性。案例研究不像实验研究，过程几乎无法行使干预和控制。二是在因子有效性方面。因子有效性是工作定义和实证现象是否反映理论的概念。案例研究的因子有效性程度的高低取决于严密的研究设计过程。案例研究由于情境的复杂性，比较难以区分因素之间的联系，因而造成因子有效性不高。三是在可靠性方面。可靠性指数据收集方法的透明度。如果两个以上研究的是同样的主题，使用相同方法，得到同样的或近似的结论，那么可靠性就高。

研究者可以使用多种来源的证据，建立证据链，并让主要资料提供者看案例研究报告的初稿可以提高因子有效性；可以多种数据收集方法保证内容有效性；可以通过制订研究草案来详细说明研究的每一步过程来提高可靠性。

### （三）研究方法科学性依然受到争议

学术界认为，案例研究是经验性的，没有一种标准化的数据分析方法，证据的提出和数据的解释带有可选择性，在研究方法上不如定量研究方法科学，甚至有学者不认为案例是科学研究方法。但多数学者认为案例研究方法本身是一种系统的研究工具，其科学严谨性不应受到质疑。再有，案例研究法要求的归纳是"分析性归纳"，"案例"与"样本"的根本区别在于，前者强调的是"质"的概念，而后者强调的是"量"的概念，而案例研究法要求案例与观点的相关性，对量并无严格要求。

随着案例研究方法及其设计的不断发展，通过证据链、三角论证等方法，逐渐消除偶然性偏差，可以提高案例研究的科学性。此外，研究者还可以将案例研究看作是医院管理学问题研究的一个环节，为了增强其创造理论的普适性，研究者可以将案例研究法与调查、分析等实证方法恰当地结合使用。事实上，目前已经有很多学者认为这两种方法在科学研究的过程中绝不是完全割裂的关系，而是互相依赖、互为补充的关系。因此，研究者可以充分利用实证研究与案例研究这两种方法的优势，在医院管理领域的研究过程中，用案例研究法去发现问题、创造理论，进而用实证研究法去进行科学的检验及论证，从而得出更为科学、可信、具有普遍意义的研究成果。

（黄奕祥）

## 思考与练习题

1. 什么是案例研究？
2. 案例研究根据研究目的分类可分为哪些？
3. 什么情形下可选择单案例研究？
4. 请简述案例研究的实施步骤。
5. 确立理论视角有什么作用？举例说明如何根据研究问题提出理论解释框架。
6. 案例研究的常见的证据资料来源有哪些？
7. 如何利用证据三角形来提高案例研究的有效性？

### 参 考 文 献

1. 余菁. 案例研究与案例研究方法 [J]. 企业管理研究，2005，2：29-34.
2. Bassey M. Case Study Research in Educational settings[M]. Buckingham and Philadelphia: Open University Press，1999.

3. 唐权，杨立华. 再论案例研究法的属性、类型、功能与研究设计 [J]. 科技进步与对策，2016，33（9）：117-121.

4. Yin R. Case Study Research Design and Methods [M]. Sage Publication，1994.

5. 李茁新，陆强. 中国管理学案例研究：综述与评估 [J]. 科研管理，2010，31（5）：35-44，101.

6. 王梦洺，方卫华. 案例研究方法及其在管理学领域的应用 [J]. 科技进步与对策，2019，36（5）：33-39.

7. 李平，曹仰峰. 案例研究方法：理论与范例：凯瑟琳•艾森哈特论文集 [M]. 北京：北京大学出版社，2012.

8. 汪婷. 案例研究法的研究与发展综述：基于中国知网（CNKI）的核心期刊文献 [J]. 武汉理工大学学报（社会科学版），2014，27（3）：439-444.

9. 王俊，朱静敏，王雪瑶. 公共卫生体系与医疗服务、医疗保障体系的融合协同：理论机制与案例分析 [J]. 中国科学基金，2020，34（6）：703-711.

10. Wang X，Sun X，Gong F，et al. The Luohu Model：A Template for Integrated Urban Healthcare Systems in China[J]. International journal of integrated care，2018，18（4）：3.

11. China Joint Study Partnership. Deepening health reform in China：building high-quality and value-based service delivery-policy summary[M]. Washington，DC：World Bank，2016. Available from：http://www.gov.cn.

12. Glaser B，Strauss A. The Discovery of Grounded Theory：Strategies for Qualitative Research[M]. Aldine，Chicago IL，1967.

13. Eisenhardt K. Building theories from case study research[J]. Acad Manage Rev，1989，4[4]：532-550.

14. Gall M D，Borg W，Gall J P. Educational research：An introduction[M]. 6th ed. White Plains，NY：Long man Publishers，1996.

15. 吴金希，于永达. 浅议管理学中的案例研究方法：特点、方法设计与有效性讨论 [J]. 科学学研究，2004（S1）：105-111.

16. 刘丽华，杨乃定. 针对案例研究局限性的案例研究方法操作过程设计 [J]. 科学管理研究，2005（6）：118-121.

17. Winegardner KE. The case study method of scholarly research[J]. The Graduate School of America，1998.

18. 陈春花，刘祯. 案例研究的基本方法：对经典文献的综述 [J]. 管理案例研究与评论，2010，3（2）：175-182.

19. Yin RK. 案例研究：设计与方法：第 3 版 [M]. 周海涛，译. 重庆：重庆大学出版社，2004.

20. 冯雪飞，董大海. 案例研究法与中国情境下管理案例研究 [J]. 管理案例研究与评论，2011，4（3）：236-241.

# 第十二章

# 荟萃分析

**教学要点**

了解我国医院管理领域荟萃分析的现状；介绍医院管理荟萃分析的实例；掌握荟萃分析的主要内容、操作及示例；学习循证文章的写作模式、学术发表及应用。

## 第一节　医院管理荟萃分析的应用

### 一、我国医院管理领域荟萃分析的现状

医院管理研究是一个多学科、多因素、多领域的综合性问题。医院管理荟萃分析（meta-analysis）的有效性可以理解为这一类研究对于医院管理领域的效果和价值。荟萃分析将一段时间内医院管理研究的相关文献先进行系统性回顾，运用定量（quantitative）的方法进行分析，能够很好地梳理出医院管理研究的结果。医院管理荟萃分析也定义为"分析中的分析（the analysis of analyses）"，即将许多的医院管理研究结果汇总成一个更具价值的总结论。就医院管理观点，进行荟萃分析时如果能获得每一个研究的原始数据是最佳选择，但实务上考虑，受限于时间与经费几乎不可行，因此大多都是利用每一个研究的摘要性统计量进行荟萃分析。

在学术方面，荟萃分析能够整理出该领域目前存在的学术空白，为下一步进行医院管理研究提供有效的参考。以我国目前的医院管理研究为例，相关文献的被引率相对偏低，说明我国医院管理领域的现有研究在学术研究价值方面的贡献率还有待提高。荟萃分析能够告诉医院管理领域的学者：不仅要弥补现有领域的不足，还要注重每一篇文章的学术质量和价值提升，这样才能提升该领域的整体学术价值，进而得到如医院管理研究基金、人员配置等方面的资源支持。最后，荟萃分析能够对医院管理领域现在运用的一些研究方法进行梳理，为研究者提供直观、明确的指导，从而为下一步丰富该领域的研究方法论提供参考价值。

在医院管理的实践方面，荟萃分析能够发掘该领域在应用价值方面的不足，为医院管理人员提供较强的参考价值。我国医院管理研究中的循证性研究以系统思维研究医院的整体管理并不够，社会应用价值也亟待提升。此外，各项研究成果是否真的落地实施、是否真的对于医院管理的应用与实践有价值也有待进一步评估。荟萃分析可以发现我国在医疗质量管理、信息化管理等方面存在的不足。若能在相关领域进行实践探索，既能增强实践价值，也能形成更具有学术参考价值的研究成果。

## 二、开展医院管理荟萃分析的可行性及所需成本

### （一）医院管理荟萃分析的可行性主要可分为几个方面：

1. **技术可行性**　目前国内外已经有医院管理领域的荟萃分析成果。尽管数量相较于临床荟萃分析仍偏少，但仍然证明了该领域进行荟萃分析在技术方面，及研究方法学方面的可行性。荟萃分析虽多应用于循证医学领域，将其拓展应用到相近的医院管理领域仍具有技术方面的可行性及优势。

2. **经济可行性**　荟萃分析方法相较于临床研究或是基础研究投入的成本（cost）低，从成本及效果（effectiveness）角度，进行医院管理荟萃分析具有经济上的可行性。

3. **组织可行性**　医院属于"医教研"三位一体的单位，既要发挥治病救人的医疗职能，又要进行医学生的教学指导，同时还要产出科研成果，为医疗技术和医院的发展提供研究支持。在医院管理领域进行荟萃分析能够很好地发挥医院的教学和研究职能：既能让医学生和医院管理人员接受相关的教育，带动管理人员参与学术研究的积极性，又能产出相关的学术成果，为医院管理的下一步发展提供支持、论证和引导。使得医院的教学和研究职能相辅相成，互相借力。因此容易得到医院的支持和鼓励，在组织方面具有较强的可行性。

### （二）开展医院管理荟萃分析，需要考虑以下几方面的成本：

1. **时间成本**　荟萃分析虽然不用研究者通过实验、调查、病例回顾等方法采集可分析的数据，相对而言花费时间较少，较为熟练的研究者能够在 1～3 个月时间内完成一篇荟萃分析。但由于荟萃分析是对现有文献的系统性梳理和总结回顾，且文献会随着时间而更新，因此常会发生研究者在进行荟萃分析的过程中产生了新文献的情况，为了保证研究的及时性和有效性，研究者更需要时时关注医院管理领域的文献进展更新。因此一定程度上增加了进行荟萃分析的时间成本。

2. **人力成本**　为了保证文献筛选的质量，最大可能地确保文献筛选的正确性，进行荟萃分析需要至少 2 人采用相同的检索关键词同时进行文献的筛选，取筛选文献的交集后再讨论意见不一致的文献是删除还是保留。而当 2 人意见无法一致时，往往需要第三位资深专家给出自己的意见决定文献是否纳入后续的分析。因此，荟萃分析至少需要 3 人协作完成。

荟萃分析不但帮助医学研究提升证据等级，也为医院管理研究提供了新视野，由于许多医院管理研究可能因为样本数（sample size）不足导致其统计意义受到质疑，即没有足够信息来探讨效应大小，这时如果透过荟萃分析来整合这些同研究主题的小型研究，可以得到较为公正客观的结果。

## 三、开展医院管理荟萃分析的重要性

在医院管理决策过程中，运用荟萃分析能够将某一论题的大量证据考虑在内，注重证据的客观、科学和合理，收集的证据较为全面、准确，包括医院内部证据、患者实际状况以及外部相关影响因素等，为现实应用提供支持。医院管理与荟萃分析相结合，更注重筛选可信度高的循证医学证据，优势互补、强强联合是循证医学在医学管理领域中的延伸应用。在医院管理中，界定问题，对重点或难点问题应查阅文献，整合证据，制订最佳管理方案。在执行阶段，考虑可操作性或确保措施落实。

采用荟萃分析方法，针对医院管理领域类的文献使用方法学质量评价工具进行评价，一

方面了解目前该领域研究方法学进展，另一方面也学习了评价医院管理领域的方法学质量评价的工具，对指导未来研究提高质量是非常重要的。对医院管理领域进行荟萃分析，可以让国内医院管理从发达国家中学习到先进经验，并且随着中国的医疗改革不断深入，医院管理与临床实践中总会出现各种问题，如何高效地进行医院管理，对于解决老百姓看病难、看病贵问题，构建"健康中国"具有十分重要的意义。通过荟萃分析的方法，可以对国外医院管理模式有一定的认识，为我国建立高效的医院管理模式提供一定的参考。提供更高质量的医疗服务是全世界医疗保健系统一直以来追求的目标，高质量的医疗服务对一个人的健康与福祉具有重大的影响，有利于整个国家和社会的发展。

## 四、医院管理荟萃分析的实例

循证医院管理（evidence-based hospital management，EHP）是在循证的基础上制订最佳管理路径来管理医院，即通过循证与寻找最佳科学依据，达到创新医院管理思维模式与运作方法的目的，使医院管理决策建立在科学、合理基础之上。对医院的组织结构、资源分配、动作流程、质量体系和成本运营等作出决策，在不断实践、总结和分析证据、总结经验的基础上，修正管理方式，通过理论、实践、再理论、再实践的往复过程，不断提高医院管理效率的过程。

### （一）荟萃分析在医院感染管理应用

医院感染会导致患者病情加重，增加病死率，延长住院时间，消耗有限的医疗资源。因此预防和控制医院感染已经成为医院最重要的医疗管理工作。随着医学研究进程的不断深入，荟萃分析已经被广泛应用于医院感染的控制领域。基于循证医学理念的指导，通过深入医院对感染防控过程进行调查研究，能够实现对医院感染防控现状的有效把握，在循证医学网站搜索相关文献，对医院感染防控现状进行评价，搜索出最佳证据，能够为完善医院感染防控流程提供科学的参考依据。

王娟等通过检索中外老年骨科住院患者医院感染相关文献，提取数据进行荟萃分析。共纳入 32 篇文献，包括老年骨科住院患者 20 672 例，其中医院感染 1 943 例。荟萃分析结果显示，年龄 > 70 岁（OR = 2.09，95%CI：1.47～2.97）、患有基础疾病（OR = 3.44，95%CI：2.58～4.59）、进行侵入性操作（OR = 3.21，95%CI：2.14～4.80）是老年骨科住院患者医院感染危险因素。随着年龄的增长，人体功能逐渐退化，免疫力逐渐降低，医院感染的风险增加。老年患者多合并心脑血管疾病或代谢性疾病等常见慢性疾病，导致高血脂、高血压、高血糖等或因卒中导致长期卧床，均可使感染机会增加。常见的侵入性操作有各种内镜、穿刺、插管、注射、透析及各类植入物手术等，侵入性操作破坏了皮肤黏膜的完整性，为感染提供了窗口和途径，机体免疫屏障破坏、操作不规范、器械消毒灭菌不到位等都是侵入性操作导致感染的主要原因。针对老年骨科患者医院感染危险因素，科学、合理地制订护理措施是防控医院感染的关键所在。

外科手术部位感染（surgical site infection）约占全部医院感染的 20%，是重要的医院感染之一。切口缝线污染在切口感染的发生中起重要作用。理想的缝合材料是促进创面愈合的重要条件，可吸收抗菌薇乔缝线降解产物对人体无毒、无积累、组织反应小。抗菌薇乔缝线表面的三氯生（triclosan）是一种广谱抗菌剂。河南中医药大学第一附属医院崔丹等通过检索中外抗菌薇乔缝线对外科手术部位感染作用的随机对照试验（randomized controlled trial），提取资料进行荟萃分析。结果共纳入 19 篇随机对照试验文献。抗菌薇乔缝线组之外科手术部位感染发生率为 2.97%，而传统缝线组为 5.33%，清洁手术切口组与非清洁切口组亚组分析结果一致。荟萃分析结果及亚组分析表明含三氯生的抗菌微乔缝线能有效地阻止细菌在切口的定植，从而达到降低切口感染的发生，为医院感染管理提供了循证依据。

荟萃分析是一种崭新的医院感染控制的工具与方法，能够实现对医院感染过程中存在问题的精准识别，对医院感染管理工作进行准确评价并进行科学评估，为提升医院感染的实际效力奠定了良好的前提条件。随着人民群众对医疗卫生服务质量需求的进一步提升，医院感染防控工作的重要性日渐显现。医院感染管理质量的优劣已经成为威胁患者生命健康安全的重要指标，对确保医疗卫生服务的有序进行具有重要作用。

### （二）荟萃分析在医院危重症管理方面的应用

急诊科是医院抢救危急重症患者的重要科室，急诊科患者一般病情危急，临床治疗过程中提高对急诊抢救患者的早期预警评分效果，对提高患者临床护理质量，合理安排医护人员工作量等均具有十分重要的临床应用价值。西班牙 Arévalo-Buitrago 等搜索了 1950 年 1 月1 日至 2020 年 6 月 12 日期间发表的使用医院急诊科早期预警评分的观察性研究和临床试验。主要结局指标为死亡率（24 小时、48 小时和超过 72 小时）、住院和 ICU 住院。其中 4 例研究 165 580 例患者纳入荟萃分析。荟萃分析显示，英国早期预警评分系统（National Early Warning Score，NEWS）对死亡率有很好的预测能力。急诊抢救患者病情评估是患者临床治疗的基础，病情的评估对于早期发现患者潜在危险因素，预防患者病情恶化等均具有显著临床意义。

### （三）荟萃分析在医院护理管理方面的应用

压力性损伤是世界范围内常见的健康问题，常见于有肢体运动障碍的住院患者和老年人。为了提供护理和防止压力性损伤的发展，识别其影响因素是至关重要的。伊朗 Afzali 等检索 1997—2017 年发表的有关压疮发病影响因素的文章，根据随机效应模型进行荟萃分析。共 35 项研究被纳入最终分析，结果显示，压疮的发生率合并估计为 12%（95%CI：10%～14%）。第一、第二、第三和第四阶段压疮的发生率分别为 45%（95%CI：34%～56%）、45%（95%CI：34%～56%）、4%（95%CI：3%～5%）和 4%（95%CI%：2～6%）。压疮发生率最高的是骨科病房的住院患者（18.5%，95%CI：11.5%～25%）。根据最终结果，应提供更好的条件，以减少不同病房，特别是骨科和糖尿病患者的压疮发生率。

### （四）荟萃分析在医院其他管理方面的实例

越来越多的计算机化的医嘱输入和临床决策支持系统用于提高患者安全的电子处方策略。加拿大 Roumeliotis 等检索 2007 年 1 月—2018 年 1 月发表的关于医院的电子处方策略和控制策略的前瞻性研究，文献中报告了药物错误或患者伤害。结果共纳入 38 项研究，包括 11 项随机对照试验和 27 项非随机干预研究。由荟萃分析发现，电子处方策略减少了用药错误（RR：0.24，95%CI：0.13～0.46，$I^2$＝98%）和给药错误（RR：0.17，95%CI：0.08～0.38，$I^2$＝96%）。但由于 $I^2$ 大于 50%，所以有较大的异质性（heterogeneity）。此外，电子处方策略也能有效降低药物不良事件（RR：0.52，95%CI：0.40～0.68，$I^2$＝0%），然而 $I^2$ 小于 50%，所以纳入分析的文献具有同质性（homogeneity）。

大量医院管理实践研究结果显示，荟萃分析的发展能够为医院管理工作提供思路。基于信息化时代下，实现知识的共享成为提升医院管理效率的关键。通过查阅相关的文献，对文献进行综合评价,有利于寻找出最佳证据,实现与医院管理的完美契合。促进医院管理决策的科学化是开展荟萃的终极目标,通过使用荟萃分析中的最佳证据指导医院管理工作,有利于全面提升管理效率、服务质量并最终改善患者治疗。随着时代的发展和科学的进步,荟萃分析取得了优异的发展成果,医院管理方向的论文的数量与日俱增,但研究和管理人员也应充分认识到,不同学者的研究水平存在较大的差异性,部分读者缺乏充分的阅读时间,因此,应格外重视对证据精准性和客观性的评价工作,实现荟萃分析与管理实践的有机结合,为医院管理工作提供科学的参考依据。

# 第二节　荟萃分析主要内容的解读

## 一、荟萃分析的数据提取

荟萃分析的"数据"是指纳入研究所有特征和内容,包括:研究者、研究对象、研究方法、地点、干预措施、结局、结果、刊物等。评价者需要通过事先制订相关的检索策略以及确定纳入标准和排除标准来获得这些数据。新版《Cochrane 手册》制定的"数据收集中需要考虑的项目清单"可供参考,如表 12-2-1 所示。

表 12-2-1　数据收集项目清单

**关于从报告中提取数据的信息**
- 数据提取者的名称
- 数据提取的日期
- 文献出处
- 研究编号

**资格标准**
- 研究选择的纳入标准
- 研究选择的排除标准

**研究方法**

| | |
|---|---|
| 研究设计 | 随机试验的平行、因子、交叉、分组设计特点,和 / 或非随机研究的研究设计特点<br>单一或多中心研究;如果是多中心,招募中心的数量 |

**研究对象**
- 设置
- 招募研究参与者的国家 / 地区
- 研究资格标准,包括诊断标准

| | |
|---|---|
| 研究开始时(或基线时)参与者的特征 | 如年龄、性别、合并症、社会经济地位 |

**干预措施**
- 成分、给药途径、剂量、时间、频率、干预协议、干预时间长度
- 与实施有关的因素
- 干预措施的完整性

- 对共同干预的描述
- 对照组的定义
- 成分、剂量、时间、频率
- 对于观察性研究：描述如何评估干预状态；接触时间
  长短、累积接触次数

**结局**

- 测量工具或仪器（包括临床结果或终点的定义）
- 具体指标（绝对指标与相对指标）
- 汇总方法
- 结果测量的时间
- 需要特别注意的不良结果

**结果**

- 每组和每个时间点的每个结果     随机分配并纳入分析的参与者人数；
  退出、失去随访或被排除的参与者人数

- 每组的汇总数据
- 量化干预措施对结果影响的组间估计值及其精确性
- 亚组分析

**杂项**

- 研究作者的主要结论
- 其他相关研究的参考文献
- 通信联系
- 评价者的各种注释

  荟萃分析与一般系统综述最大的区别在于后者主要专注已经发表的研究成果进行定性的分类、归纳，而前者的核心思想在于一系列的统计合并（主要是森林图），以及将数个独立研究的结果进行相关统计学合并。因此荟萃分析数据的一般性体现在数据来源于原始独立研究结果，与系统综述一样，荟萃分析需要收集的数据都是基于纳入/排除后的研究中提取。由于荟萃分析涉及统计合并，因此荟萃分析数据的特殊性体现在需要依据研究测量结局及研究方法选择合适的统计效应量；需依据异质性检验决定加权合并所选择的效应模型；对于统计分析中具体纳入的数值，可能由于决策本身的不明确及某一研究没有相关报告信息或报告信息不充分，导致一部分决策是主观的；为了验证每一步骤决策是否稳健，需要进行敏感性分析以确定研究发现是否经过整体的考虑。

## 二、医院管理领域荟萃分析中效用指标的选择

  循证医学已被广泛用于指导临床实践和减少护理质量差异。其指的是系统收集支持临床决策和优化患者护理的研究证据，并对这些证据进行批判性评估。而在这种以"证据基础"概念为主导的临床环境中，循证医院管理也相应被提出。Kovner 和 Rundall（2006）将循证医院管理定义为"系统地应用最佳可用证据评估管理策略，以提高卫生服务组织的绩效"。Briner、Denyer 和 Rousseau（2009）将循证管理描述为一种思考，即如何使用不同类型的信息和各种研究证据来支持从业者决策的方式。医院是有具体使命和目标的，不过医疗资源也

是有限的，因此需要针对特定的医疗、护理、医院管理问题进行取舍和决策。

　　管理就是决策，循证医院管理的核心就是以证据为决策依据，即循证决策。在进行循证决策时，依据的标准即是循证医院管理中的测量指标，如效果、效率质量与安全、医疗成本、患者满意度等。因此，测量指标的适宜程度其实在一定程度上决定了循证医院管理的决策有效程度。此外，在具体的循证医院管理实践中，医院管理者依据测量指标，寻找各类研究证据。例如，医院经营不善，持续亏损，想通过循证医院管理进行改善。那么在寻找和筛选研究证据时，其测量指标应偏向于效率提升、运营指标和财务指标等。而当医院在患者安全和质量出问题时，医院应该以质量与安全的提升为核心对研究证据进行测量与分析。然而，若医院在循证医院管理中只关注盈利，而忽视以患者为中心，那么也可能与医院使命和社会责任相悖。因此，测量指标在管理和实践中具有引导决策的意义。

　　由于医院亦具有特殊性，同时承担了医疗与社会责任，更需要医院管理荟萃分析的结果进行决策分析。然而医院管理不同于一般企业管理。在管理中，医院同时要面临着社会期待、患者健康、政府监督、院际合作等关系，这也决定了医院在管理决策过程中的复杂性，同时也体现在医院循证管理的测量指标中。测量指标需要平衡多者间的关系，权重是被评指标重要程度的定理分配，通过权重的确定对各评估指标的作用进行区别对待，从而准确反映各种指标对评估结果的影响程度。在传统的管理中，管理措施或方法的好坏评价往往是一个复杂的定性问题。但是循证医院管理中，使用定量的效果指标，在一定程度上将决策的定性问题转化成定量问题。这较传统决策方式更为理性与科学。最后，测量指标在循证医院管理实践中发挥着评价指导的作用。医院在进行管理实践时，需要按照一定的标准进行控制。测量指标是循证医院管理实践中计划和控制的基础。

　　综上所述，在循证医院管理中，测量指标的适宜程度在一定程度上决定了循证医院管理的决策有效程度。测量指标在循证医院管理实践中发挥着引导决策、平衡相关者利益、量化定性问题和评价指导实践的意义。

## 三、荟萃分析中异质性分析

　　进行循证医院管理荟萃分析纳入的各项研究均指向同一个结果，即各研究间具有同质性（homogeneity）是最理想的状况。而统计异质性（heterogeneity）是指个体研究效应大小的差异，这可能是由于研究参与者、干预措施或结果（临床异质性）的差异以及研究设计或偏倚风险（方法异质性）的差异。我们需要假定任何荟萃分析中都存在异质性，即总会存在一定程度的临床或方法学异质性。过多的异质性可能表明这些研究不够相似，无法进行定量合成。例如，如果一项荟萃分析希望综合干预措施的结果以改善心力衰竭患者的身体活动，则研究可能会因多种因素而异，例如干预内容、干预实施方法、干预强度或频率、患者的心力衰竭严重程度、并发症、身体限制或研究结果测量方法。所有这些都是纳入研究之间异质性的潜在来源。在进行荟萃分析时，有必要适当地评估和解释异质性。

　　在荟萃分析中，我们使用多个统计数据来评估异质性。异质性受到以下几个因素的影响：荟萃分析中的研究数量；研究效果大小之间的差异有多大（各研究间差异）；每项研究的观察到的效应量存在多少差异（研究内差异）。荟萃分析中的异质性得到适当解决，其方法学质量将得到改善。

　　为了有效解决异质性，有以下几点可以参考：

**1. 选择合适的荟萃分析模型** 基于对评价的研究问题、纳入标准以及对潜在统计异质性的临床和方法学原因的理解,在进行荟萃分析模型的选择之前首先进行预测。固定效应模型不包括这种研究间方差分量,并假设只有一个真实效应。固定效应模型中任何观察到的差异都被假定是由于在分析中选择研究样本时的抽样误差造成的。然而,在许多类型的研究中,我们预计会有差异。例如,在绩效干预荟萃分析中,我们预计实际效果会因干预内容的差异而有所不同。没有两项研究可能会测试完全相同的干预措施。因此,研究之间的异质性是预料之中的,在这种情况下使用随机效应模型是最合适的。目前学界的建议是共同效应模型、固定效应模型和随机效应模型三种模型的权衡选择,详见张天嵩《经典 Meta 分析统计模型的合理选择》。

**2. 评估异常值** 统计异常值也是荟萃分析中常见异质性的来源,可以从森林图中看出一项或多项研究是否可能是异常值。

**3. 探索异质性** 如果荟萃分析能纳入足够数量的原始研究,则可以使用荟萃回归(meta regression)或亚组分析(subgroup analysis)进行调节分析,以尝试解释一些潜在的异质性来源。

**4. 承认局限性** 研究者可说明使用的检索和筛选方法可能存在局限性,从而可能将符合条件的研究排除在评价之外,也可能存在文献中固有的发表偏倚。通过评估纳入研究的漏斗图的对称性,可以直观地评估发表偏倚。我们还可以使用 Egger 检验等检验统计的检查发表偏倚此类检验的效能和准确性取决于几个因素,例如纳入研究的数量、研究之间的分散程度以及影响分析中使用的尺寸指数。

## 四、荟萃分析中森林图的统计意义

在循证研究中,由于不同的研究设计、研究对象、以及测量工具,可能产生不同的研究结果,因此想要根据已知的文献针对相同问题得到一致性的结论并不容易。森林图(forest plot)的作用是将所有针对相对问题的相关研究,确定论文中同类效应值的统计数据、将它们显示在一组轴上。这样做可以让研究者可直接比较这些研究的内容和结果,以及这些研究整合后的结果。

图 12-2-1 及图 12-2-2 显示了森林图使用的基本样式。横轴通常代表被分析的研究显示的统计数据。这可以是"相对"统计数据,如比值比(odds ratio,OR)或相对危险度(relative risk,RR)。或者是"绝对"统计数据,例如绝对风险降低(absolute risk reduction,ARR)或标准化均差(standardized mean difference,SMD)。了解相对统计量和绝对统计量之间的差异很重要,因为会影响垂直线上的数字的含义。垂直线被称为"零效应线"(line of null effect),这条线位于暴露与结果之间没有关联或两种干预之间没有差异。OR 或 RR 等相对统计量的无差异效应值为 1。对于 ARR 或 SMD 等绝对统计量,无差异值为 0。

在森林图中每条水平线代表分析的单个研究。例如,图 12-2-2 中,代表了八项研究。每个研究的结果都有两个组成部分:由绿框表示的研究结果的点估计,这个绿框也代表了研究的规模。绿框越大,意味着研究的样本量就越大。黑色水平线代表荟萃分析结果的 95% 置信区间(confidence interval,CI),线的每一端代表置信区间的边界。在察看单一研究时,零效应线的每一侧代表意义(即是否有利于控制或干预)也很重要,这将根据在医院管理研究问题不同而有不同的含义。若我们要探讨某个奖励制度对于员工绩效的影响,则垂直线的每一侧代表的内容将与接受奖励(干预)与不接受奖励(控制)员工对比的不同。值得注意的是,对于现今发表的大多数森林图,研究者帮助标记了线的每一侧所代表的统计意义。水平线以及它是否穿过"无效线"对于每项研究都特别重要。以生物统计观点而言,95%置信区间的基本定义是:"平均每抽样100次有95次的区间估计覆盖了真实值。"任何跨越无效效

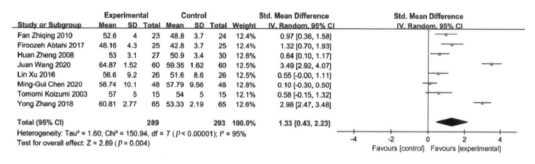

图 12-2-1　荟萃分析森林图

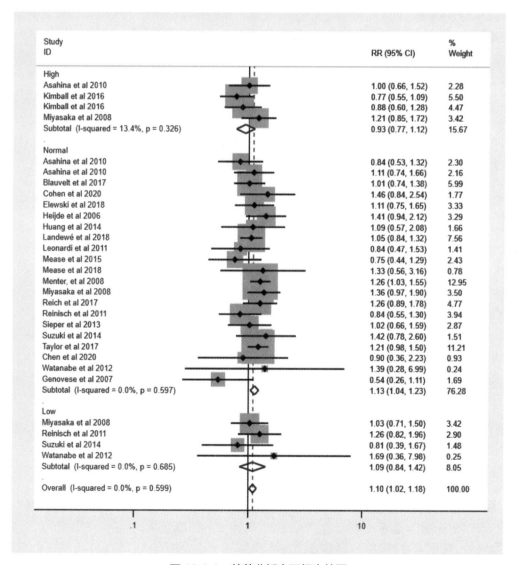

图 12-2-2　荟萃分析中亚组森林图

应线的研究线都不能说明具有统计意义的结果。该行还有一个需要注意的点——样本量较大的研究通常具有较窄的置信区间，因此水平线较短。所以研究规模越大，水平线越小，但点估计的绿框越大。这意味着这些研究跨越无效效应线的概率更低。同理，研究样本量越小，水平线越长，代表点估计的绿框越小，亦即这些研究更有可能跨越零效应线（因为95%置信区间会大得多）。

## 五、发表偏倚

发表偏倚（publication bias）又被称为文屉问题（file drawer problem），意指若研究结果不令人满意或没有特别的发现，常常会被人搁置于抽屉中而忽略。发表偏倚就是指一般情况下，学术上所发表之文章往往为正面结果（positive study），也就是具有统计显著性的结果较不具有统计显著性的结果更倾向被出版，因此会有分析上不客观的可能性。如此一来，之后进行的系统回顾或者荟萃分析，最后得出的结果将产生高估的现象。

漏斗图（funnel plot）是一种可视化工具，用于调查荟萃分析中的发表偏倚和其他偏倚。它们纳入研究的治疗效果的简单散点图，由单个研究（水平轴）相对于研究规模的测量（垂直轴）估算。"漏斗图"的名称是基于对潜在治疗效果的估计精度，该精度随着纳入研究样本量的增加而增加。因此，在没有偏倚的情况下，小规模研究的结果将广泛分散在图表的底部，较大规模研究的效果之间分散范围缩小。发表偏倚，即发表概率与研究结果统计显著性的关联，可能导致不对称的漏斗图。然而，重要的是要认识到，发表偏倚只是漏斗图不对称的众多可能原因之一，漏斗图应被视为检查小研究效应（荟萃分析中较小研究显示较大治疗效应的趋势）的通用方法，而不是诊断特定类型偏倚的工具（图12-2-3）。

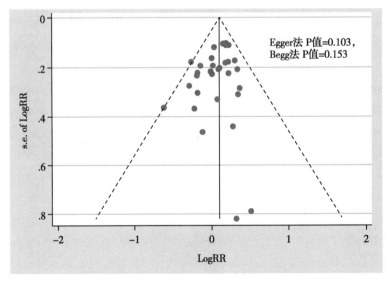

图12-2-3　发表偏倚漏斗图（funnel plot）

漏斗图不对称的可能原因主要包括：选样偏差（包括出版偏差、位置偏差、语言偏差、引用偏差、多重出版偏差等）；真正的异质性（效果的大小因研究规模而异、干预强度、潜在风险的差异）；数据不规范（小型研究方法设计不佳、分析方法不合适、欺骗）；假象（由于效果测量选择不当而导致的异质性）；纯粹概率。漏斗图的不对称性不一定是由偏差引起的，漏斗图中显示的研究可能并不总是估计相同干预的潜在效果,如果较小研究中的真实治疗效果较大,结果的这种异质性可能导致漏斗图的不对称性。

漏斗图的不对称性虽然增加了偏差的可能性,但这并不是偏差的证据。进行荟萃分析时,不对称(除非是偶然产生的)总会影响对总体效果估计的解释;或许漏斗图应该被看作是检查"小研究效应",而不是诊断特定类型偏见的工具。至于当发现漏斗图不对称时,应仔细考虑其可能的原因。例如,在荟萃分析中文献搜索是否全面?报告的试验质量在较大和较小的研究之间有区别吗?

## 六、敏感性分析

为了评估系统评价 / 荟萃分析结论是否与现实符合,敏感性分析(sensitivity analysis)是指在完成荟萃分析步骤后改变相关条件,再次进行荟萃分析(表 12-2-2)。敏感性分析可以用来检验在一定假设条件下所获得的结果是否稳健,即改变纳入标准、排除低质量的研究、使用不同的统计方法 / 模型、效应量的重新选择后,观察荟萃分析合成的结果是否与改变条件前保持一致。如果敏感性分析前后的结果没有发生大的变化,说明敏感性低,荟萃分析的结果较为稳健可信;如果敏感性分析前后的结果发生较大的差异甚至截然相反的结论,则说明敏感性高,荟萃分析的结果稳健型较低,在解释结果和下结论时提示需要充分考虑与干预手段效果有关、潜在、重要的偏倚因素,以进一步明确争议的来源。

表 12-2-2　敏感性分析

| 变量 | Exp(β) | 95% 置信区间 | P 值* | I² | 研究数量 | 异质性检验 | | |
| --- | --- | --- | --- | --- | --- | --- | --- | --- |
| | | | | | | Q | d.f. | P 值 |
| 持续时间 | 1.01 | 1.00～1.03 | 0.149 | 0% | 21 | 20.20 | 25 | 0.737 |
| 低剂量 | 1.00(参照) | — | — | | | | | |
| 标准剂量 | 1.02 | 0.74～1.40 | 0.999 | | | | | |
| 高剂量 | 0.88 | 0.62～1.25 | 0.856 | | | | | |

\*: p 值通过蒙特卡洛排序检验(Monte Carlo permutation test)计算

敏感性分析的最终目的是衡量荟萃分析过程中每一步骤的决策是否稳健及是否会对最终合并的结果产生影响。因此,针对荟萃分析的实施步骤,在医院管理荟萃分析可以对照每一实施步骤,改变步骤实施的先决条件来进行敏感性分析。敏感性分析的具体应用及时机包括:

**1. 文献检索环节**　文献检索是荟萃所需分析数据的初始来源,对应不同检索策略所检索的文献必然存在差异。因此针对文献检索阶段的敏感性分析,可以通过改变筛选文献的标准,如选择文献检索策略中是否限定为题目(title)/ 摘要(abstract)/ 全领域(all fields)、是否限定文献的发表时间(publication year)、是否限定文献的语言类型(language type)等。

**2. 研究选择环节**　此阶段是系统评价者对检索得到的文献按照 PRISMA 流程(详见第四节)进行逐步筛选、排除以得到最终纳入文献的过程。系统评价者设定的文献纳入标准及剔除标准会决定最终用于荟萃分析的文献数量。因此针对研究选择阶段的敏感性分析,可以通过改变文献的纳入标准及剔除标准来实现,具体包括:研究对象的基本特征(年龄、种族、地区等)、干预特征(剂量、给药方式、疗程等)、对照组标准、研究类型(是否为随机对照试验等)、研究方法学质量(高低)等。

**3. 数据分析阶段** 此阶段针对不同类型的数据所采用的统计效应量和统计模型会有所差异。因此针对数据分析阶段的敏感性分析，可以通过改变统计效应量[如定量数据改变平均差（mean difference，MD）或标准化均差（standardized mean difference，SMD）选择；二分类数据改变 OR 或 RR 选择等]和统计模型[改变固定效应模型（fixed effect model）和随机效应模型（random effect model）应用]等。

敏感性分析属于不确定分析，在循证医院管理荟萃分析是不可或缺的部分，对于影响结局指标的各种不确定因素，找出变动幅度所造成的影响。

## 第三节　荟萃分析的操作及示例——以 Review Manager 软件为例

Review Manager 是一款实用的荟萃分析软件，可以用于各类医学分析，采用 Review Manager 制作的 Cochrane 系统评价包括大纲、文摘、背景、目的、纳入标准、检索策略、系统评价方法、纳入研究描述、纳入研究方法学质量、结果、讨论、结论等。Review Manager 是 Cochrane 制作和保存 Cochrane 系统评价的一个程序，是最常用的循证医学中作系统评价和分析的软件，可对录入的数据进行荟萃分析并以森林图的图表形式展示。以下以已发表实例（图 12-3-1）进行介绍，用 31 个步骤完成荟萃分析（图 12-3-2～图 12-3-13）：

Hindawi Publishing Corporation
Evidence-Based Complementary and Alternative Medicine
Volume 2016, Article ID 9147974, 6 pages
http://dx.doi.org/10.1155/2016/9147974

*Research Article*

# The Clinical Effects of Aromatherapy Massage on Reducing Pain for the Cancer Patients: Meta-Analysis of Randomized Controlled Trials

Ting-Hao Chen,[1] Tao-Hsin Tung,[2,3] Pei-Shih Chen,[1] Shu-Hui Wang,[4] Chuang-Min Chao,[5] Nan-Hsing Hsiung,[6] and Ching-Chi Chi[7,8]

[1]Department of Public Health, Kaohsiung Medical University, Kaohsiung 807, Taiwan
[2]Department of Medical Research and Education, Cheng Hsin General Hospital, Taipei 112, Taiwan
[3]Faculty of Public Health, School of Medicine, Fu Jen Catholic University, Taipei 242, Taiwan
[4]Department of Dermatology, Far Eastern Memorial Hospital, New Taipei 220, Taiwan
[5]Department of Business Management, Taipei University of Technology, Taipei 106, Taiwan
[6]College of Management, Taipei University of Technology, Taipei 106, Taiwan
[7]Department of Dermatology, Chang Gung Memorial Hospital, Chiayi 613, Taiwan
[8]College of Medicine, Chang Gung University, Taoyuan 333, Taiwan

Correspondence should be addressed to Ching-Chi Chi; chingchi@cgmh.org.tw

Received 6 October 2015; Revised 15 December 2015; Accepted 21 December 2015

Academic Editor: Kieran Cooley

**图 12-3-1　发表实例（1）**

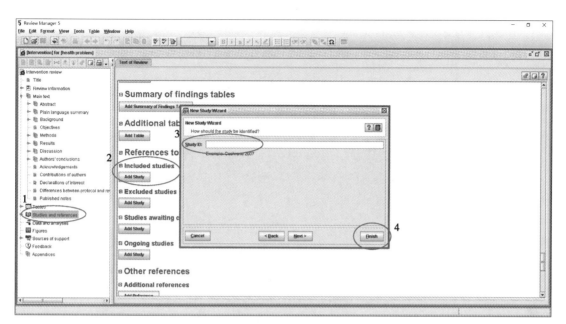

**图 12-3-2 发表实例(2)**

步骤 1:点选 Studies and References

步骤 2:点选 Add Study

步骤 3:入欲比较的文献第一作者姓名及发行年分(输入方式如下方示范:Cochrane 2007)

步骤 4:点选 Finish 完成文献键入工作

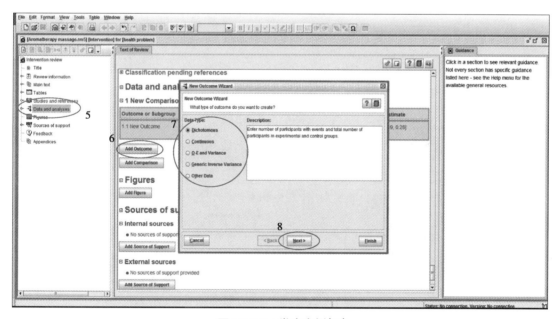

**图 12-3-3 发表实例(3)**

步骤 5:点选 Data and Analysis

步骤 6:点选 Add Outcome

步骤 7:依据文献的数据型态点选相对应的数据类型(例如文献中效用值是连续型变量,效用值相关数据表示包括平均值与标准偏差,则点选 Continuous 连续变项的数据型态)

步骤 8:点选 Next

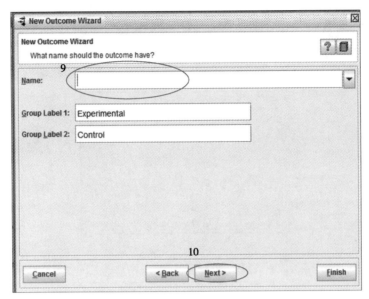

图 12-3-4　发表实例（4）

步骤 9：输入此次比较的名字
步骤 10：完成后点选 Next

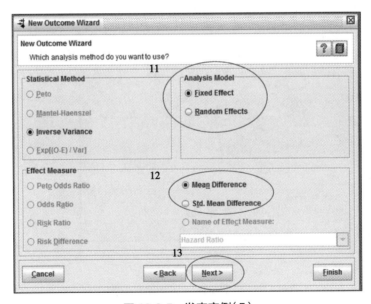

图 12-3-5　发表实例（5）

步骤 11：依据 I2 值为参考点选 Fixed effect 或 Random effect 进行分析（若一开始还未知 I2 值可在后来输入各文献数值计算出 I2 再进行调整，此处可先忽略）
步骤 12：若选用的文献测量 outcome 的工具标准皆一致，点选 Mean Difference，若各文献的评测 Outcome 的工具标准不一致，点选 Std. Mean Difference
步骤 13：完成后点选 Next

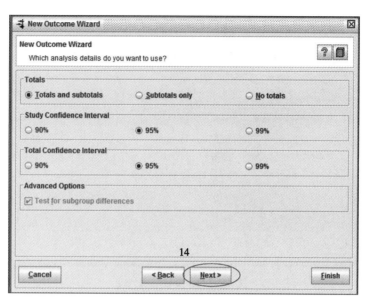

图 12-3-6　**发表实例（6）**

步骤 14：点选 Next（这里可以调整可信区间水平）

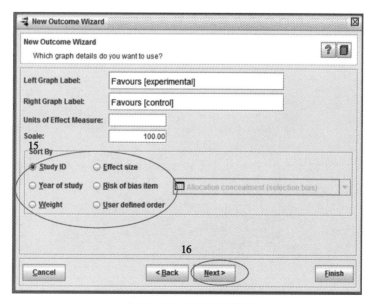

图 12-3-7　**发表实例（7）**

步骤 15：建议使用 Study ID 来进行分类
步骤 16：完成后点选 Next

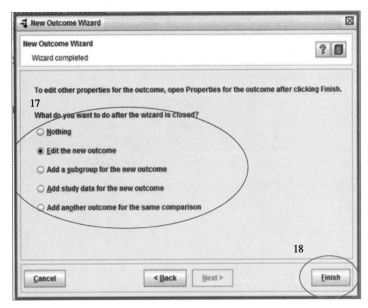

图 12-3-8　发表实例（8）

步骤17：可依需求点选选项（建议先点选 Edit the new outcome）

步骤18：完成后点选 Finish

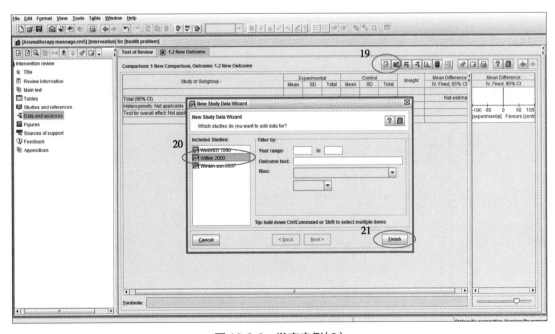

图 12-3-9　发表实例（9）

步骤19：点选 + 进入选取文献页面

步骤20：选取文献

步骤21：选取完毕点选 Finish

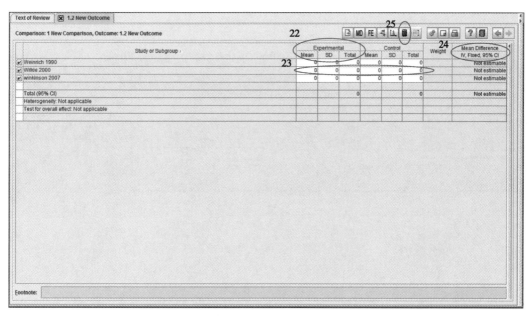

图 12-3-10　**发表实例（10）**

步骤 22：Mean 为平均值、SD 为标准偏差、Total 为该组实验人数、Experimental 为实验组

步骤 23：直接点选方格键入平均值、标准偏差及各组人数

步骤 24：此处显示目前使用 mean difference、fixed model、95%CI 进行结果的分析

步骤 25：内键计算器（若遇到文献报表数字表达方式不同可利用此处做转换，如文献以 SE 标准误表示，或只给 P 值或置信区间可利用此处进行转换）

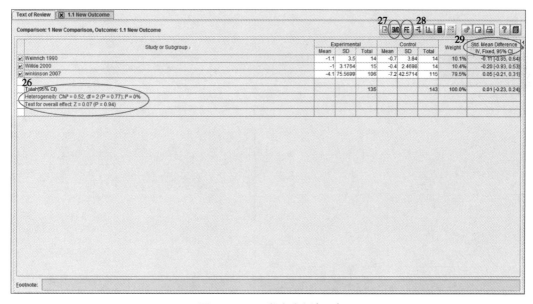

图 12-3-11　**发表实例（11）**

步骤 26：异质性 $I^2 = 0\%$，故我们选用 FE（Fixed effect）校正（$I^2 < 50\%$ 使用 Fixed effect，$I^2 > 50\%$ 使用 Random effect）

步骤 27：因为各文献测量 outcome 的问卷皆不同，标准亦不同，所以在此处点选 SMD（Std. Mean difference）来计算

步骤 28：此处用来选取使用 Fixed effect 或是 Random effect

步骤 29：检视目前所选取的模式，并回到步骤 26 看整合分析的结果，$P = 0.94$ 未达统计学上显著水平

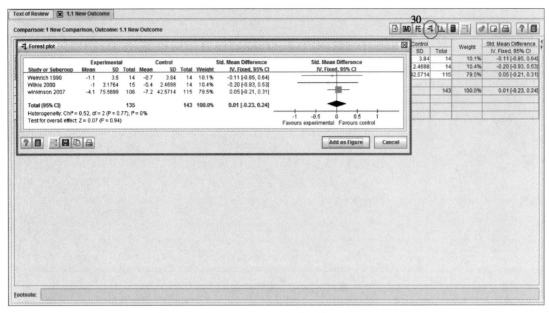

图 12-3-12　发表实例(12)

步骤 30：点选此处可产生森林图

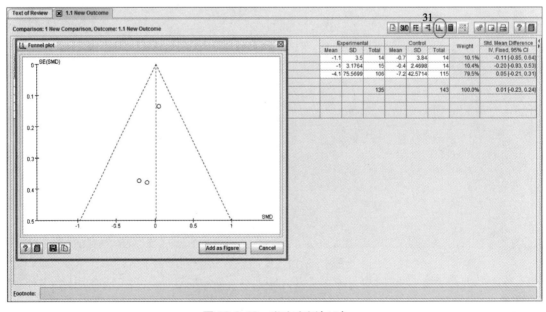

图 12-3-13　发表实例(13)

Step 31：点选此处可产生漏斗图

# 第四节 医院管理领域荟萃分析新趋势——网状荟萃分析与伞形荟萃分析

网状荟萃分析（network meta-analysis）是传统荟萃分析的扩展，可以同时比较多个干预措施的效果。此类分析主要用于间接比较和混合分析。若有 A 或 B 两种干预措施分别与对照组 C 比较，但缺乏直接证据探讨 A 与 B 的差异，此时可利用网状荟萃分析进行间接比较。通常以荟萃分析处理间接比较的时机包括无直接比较的原始研究或是有直接比较的研究但是数量较少或质量较低；混合分析是在直接比较的基础上再合并间接比较，以提高分析结果的准确性。不过网状荟萃分析首先要思考的是如果能获得直接比较证据时，是否还需要间接比较证据？Cochrane 手册推荐当两种来源证据同时存在时，应优先考虑直接比较证据。不过当直接比较的试验数目或样本例数过少，可考虑间接比较或综合直接比较和间接比较结果。如果间接比较和直接比较证据出现不一致的情况，应对可能的原因进行详尽探讨。其次为直接比较与间接比较结果一致性如何？当随机对照试验的直接证据缺乏或不足时，间接比较可以提供有用的补充信息。间接比较的可靠性取决于所纳入的试验的内部真实性和相似性。最后，网状荟萃分析是一种同时综合直接比较和间接比较证据的较为复杂的方法，其可靠性取决于一定的假设条件，这种假设条件比传统荟萃分析的假设条件要复杂得多。

伞状荟萃分析（umbrella meta-analysis）是对系统性评论或荟萃分析的评论，是目前循证医学上最高级别的证据之一，通过汇集多篇荟萃分析与系统综述的结果，总括性评论和审阅现有证据，并比较每篇荟萃分析的结果。

对于依传统荟萃分析或系统综述所进行的证据分类标准如下：

第一级（令人信服）：病例数 $> 1\,000$，$P < 10^{-6}$，$I^2 < 50\%$ 时，排除无效的 95% 置信区间，无小研究效应，无过度显著性偏差；

第二级（高度建议）：当病例数 $> 1\,000$，$P < 10^{-6}$，最大研究具有统计学显著效果，且不符第一级标准；

第三级（建议）：当病例数 $> 1\,000$，$P < 10^{-3}$ 且不符合第一级与第二级；

第四级（弱等级）：当 $P < 0.05$ 且不符合第一级到第三级标准时；

第五级：$P > 0.05$。

上述标准对荟萃分析或系统综述进行客观及标准化的分类。然而这些标准中使用的变量是连续的，例如包含 1 000 名受试者的因子和包含 1 001 名受试者的因子之间的差异可以忽略不计，但是前者只能是第四级，而后者却可以是第一级。不过伞状评价最明显的局限性为只能报告调查、发表和系统综述或荟萃分析的内容。例如，一个干预措施可能有极为显著的影响，但如果很少有研究调查该干预措施，可能会被归类为只有第四级证据，因为样本数 $< 1\,000$ 名。事实上，如果该干预措施不是任何系统综述或荟萃分析的一部分，它甚至不会被纳入总括性评价。另一个问题是，使用系统方法分析无法对几种类型的偏差进行严格评估。最后，如果原始荟萃分析针对的主题是评估相关关系，而不是因果关系，则伞状荟萃分析也无法评估因果关系。

## 第五节　荟萃分析的报告撰写

### 一、PRISMA 报告标准

2009 年发布的 *The Preferred Reporting Items for Systematic Reviews and Meta-Analyses*（PRISMA）旨在帮助进行系统综述专家透明地报告为什么进行综述、做了什么以及主要发现。近年来系统审查方法和术语的进步使得有必要更新指南，PRISMA 2020 声明取代了 2009 声明，并包括新的报告指南，反映了识别、选择、评估和综合研究方法的进步。为了便于实施，对项目的结构和报告方式进行了修改（图 12-5-1）。PRISMA 2020 声明由 27 个项目的核对表、详细说明每个项目的报告建议的扩展核对表、摘要核对表以及原始和更新审查的修订流程图组成。PRISMA 2020 声明惠及系统综述及荟萃分析的作者、编辑和同行评审者、指南制定者、政策制定者、医疗保健提供者、患者和其他利益相关者。

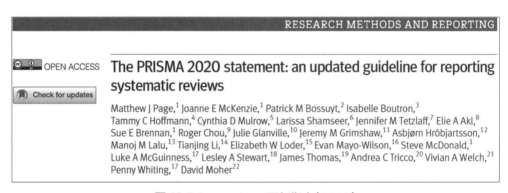

图 12-5-1　PRISMA 更新指南（2020）

2020 年版 PRISMA 的更新主要包括：

1. 将摘要报告清单纳入 PRISMA 2020。

2. 将"协议和注册"项目从核对表的"方法"部分的开头移到新的"其他"部分，并增加一个分项，建议作者对注册时或协议中提供的信息进行修改。

3. 修改"检索"项以推荐作者对所有检索的数据库、注册和网站提供完整的检索策略，而不仅仅是至少一个数据库。

4. 修改"方法"部分中的"研究选择"项目，以强调报告有多少审查者筛选了每个记录和检索到的每个报告，他们是否独立工作，如果适用，过程中使用的自动化工具的细节。

5. 在"数据项"中增加一个子项，推荐作者报告如何定义结果、寻求哪些结果，以及从纳入研究中选择结果子集的方法。

6. 将"方法"部分中的"结果整合"项目拆分为六个子项目，推荐作者描述：用于决定哪些研究适合每项综合的过程；准备合成数据所需的任何方法；用于制表或直观显示单个研究和综合结果的任何方法；用于合成结果的任何方法；用于探索研究结果异质性可能原因的任何方法（如亚组分析、荟萃回归）；以及用于评估合成结果稳健性的任何敏感度分析。

7. 在"结果"部分的"研究选择"项目中增加一个分项，推荐作者引用看似符合纳入标准但被排除的研究，并解释为什么被排除。

8. 将"结果"部分的"结果整合"项目拆分为推荐作者的四个子项目：简要总结有助于整合的研究的特点和偏移风险；展示所有统计整合的结果；展示研究结果中可能的异质性原因的调查结果；并提供任何灵敏度分析的结果。

9. 增加推荐作者报告结果证据中确定性（或信心）评估方法和结果的新项目。

10. 增加一个推荐作者声明任何竞争利益的新项目。

11. 增加一个推荐作者的新条目，表明数据、分析代码和其他用于审查的材料是否公开，如果公开，可以在哪里找到。

PRISMA 2020 流程图，可以根据系统评审是原始的还是更新的进行修改（图 12-5-2）。使用 PRISMA 2020 产生完整的报告可以让读者更清楚评估方法的适当性，从而评估研究发现的可信度。呈现和总结纳入研究的特征，能帮助医疗保健提供者和政策制定者评估研究结果对其环境的适用性。描述结果证据的确定性和整合结果的含义，有助于为政策制定者、管理者和其他决策者的政策制定提供建议。对所有 PRISMA 2020 项目的完整报告也有助于复制和审查更新，以及将系统审查纳入指南，各种研究团队可以利用已经完成的工作并减少研究浪费。

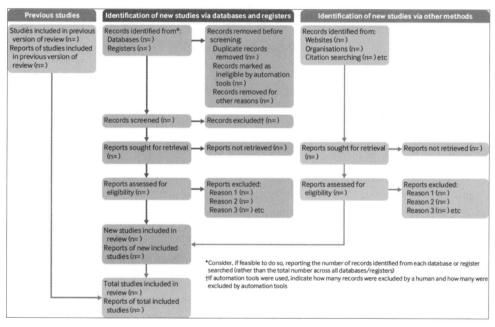

图 12-5-2　PRISMA 2020 流程图模板

## 二、循证研究中的 GRADE 评分

GRADE（The Grading of Recommendations Assessment，Development and Evaluation）系统主要用于制订临床执业指南（clinical practice guideline），这些指南提供临床执业人员处理该类型患者的建议，协助做出以实证为基础的决策。GRADE 是分级、推荐、评价、制定和评估指南的简写。虽然它用于指南（临床和公共卫生实践）的制定，但也可以将 GRADE 用于其他目的，包括医院管理领域。荟萃分析基于对个体研究的评价，GRADE 则用于评价个体研究整合结果的质量（图 12-5-3）。

| Outcomes (studies)/cases | Risk of bias | Consistency($I^2$) | indirectness | imprecision | Publication bias | RR (95%CI) | Quality of the evidence |
|---|---|---|---|---|---|---|---|
| Risk of infection (High-dose) (5)/735 | No serious limitation | 15.6% | No serious limitation | No serious limitation | No serious limitation | 1.03 (0.90–1.18) | ⊕⊕○○ Low:due to the RR(95%CI) |
| Risk of infection (Normal-dose) (21)/3765 | No serious limitation | 0% | No serious limitation | No serious limitation | No serious limitation | 1.14 (1.06–1.23) | ⊕⊕⊕⊕ High |
| Risk of infection (Low-dose) (3)/304 | No serious limitation | 0% | No serious limitation | No serious limitation | No serious limitation | 1.08 (0.82–1.40) | ⊕⊕○○ Low:due to the RR(95%CI) |
| Risk of infection (Total) (22)/4805 | No serious limitation | 0% | No serious limitation | No serious limitation | No serious limitation | 1.11 (1.04–1.19) | ⊕⊕⊕⊕ High |
| Risk of infection (UC) (2)/530 | No serious limitation | 5% | No serious limitation | No serious limitation | No serious limitation | 1.05 (0.81–1.36) | ⊕⊕○○ Low:due to the RR(95%CI) |
| Risk of infection (RA) (3)/706 | No serious limitation | 0% | No serious limitation | No serious limitation | No serious limitation | 1.23 (1.06–1.41) | ⊕⊕⊕⊕ High |
| Risk of infection (HS) (1)/316 | No serious limitation | 0% | No serious limitation | No serious limitation | No serious limitation | 0.79 (0.62–1.02) | ⊕⊕○○ Low:due to the RR(95%CI) |
| Risk of infection (PsA) (2)/123 | Low limitation | 60% | No serious limitation | No serious limitation | No serious limitation | 0.76 (0.45–1.29) | ⊕○○○ Very low:due to the RR(95%CI), $I^2$ and RoB |
| Risk of infection (AS) (5)/768 | Low limitation | 0% | No serious limitation | No serious limitation | No serious limitation | 1.12 (0.94–1.32) | ⊕⊕○○ Low:due to the RR(95%CI) and RoB |
| Risk of infection (PS) (6)/1676 | No serious limitation | 0% | No serious limitation | No serious limitation | No serious limitation | 1.13 (1.00–1.28) | ⊕⊕⊕⊕ High |
| Risk of infection (CD) (6)/686 | Low limitation | 0% | No serious limitation | No serious limitation | No serious limitation | 1.19 (1.04–1.36) | ⊕⊕⊕○ Moderate: due to RoB and number of studies |

Table 6. GRADE evidence profile: adalimumab user with infection.
Patient or population: general population
Setting: general population
Intervention: adalimumab
Comparison: placebo

*the risk in the intervention group (and its 95% confidence interval) is based on the assumed risk in the comparison group and the relative effect of the intervention (and its 95% CI). CI: Confidence interval; RR: risk ratio
GRADE Working Group grades of evidence
High quality: We are very confident that the true effect lies close to that of the estimate of the effect
Moderate quality: We are moderately confident in the effect estimate: The true effect is likely to be close to the estimate of the effect, but there is a possibility that it is substantially different
Low quality: Our confidence in the effect estimate is limited: The true effect may be substantially different from the estimate of the effect
Very low quality: We have very little confidence in the effect estimate: The true effect is likely to be substantially different from the estimate of effect

图 12-5-3　GRADE 应用

评估证据的确定性（也称为证据质量或对效应估计的置信度）是 GRADE 的核心，而系统评价和指南制定过程略有不同。对于系统评价，确定性是指评价作者如何认为效果估计代表真实效果；而对于指南，确定性是指南小组对证据足以支持特定建议的确定性。证据的确定性是通过使用纳入研究的汇总估计而不是单个研究的结果衡量来评估的。此外，在系统评价中，每个结果都是单独考虑的，收益（风险降低）和危害（风险增加）之间的阈值通常是该评估的核心。在指南中，结果被一起考虑，并且确定性评估通常更侧重于根据干预的益处和危害、成本、不便和不利影响之间的权衡选择的临床重要决策阈值。虽然确定性证据应被视为从绝对确定性到根本没有确定性的连续体，它最终被归类为证据的极低、低、中或高确定性，如此可以简化结果的解释。通常随机临床试验从确定性是高可信证据开始，而观察性研究从低确定性证据开始。当使用 GRADE 研究诊断测试准确性或预后因素时，观察性研究作为高确定性证据开始。从这个初始评级开始，当存在严重或非常严重的问题时，证据的确定性可以降低一到两个级别，分别在以下五个领域中的任何一个领域：偏倚风险（risk of bias）、不一致（inconsistency）、间接（indirectness）、不精确（imprecision）、发表偏倚（publication bias）。也可以对证据的确定性进行评级，尽管这样做的频率较低，该过程最终以对每个结果的证据确定性的总体评级结束，该评级在证据概要或结果总结表中与研究类型、研究和参与者、每个领域的评估（仅在证据数据中），以及每个结果的相对和绝对影响。

在系统评价和指南中使用 GRADE 具有明确的优点。首先与缺乏系统性的方法相比，GRADE 提高了可重复性。其次，GRADE 为进行系统评价或制订指南的整个过程提供了一个框架。这一点在评价时非常重要，因为该过程中每一步的充分性取决于每个前一步的系统和明确的步骤：值得信赖的建议需要对证据的确定性进行可信赖的评估，这需要以系统的评估证据为基础，即需要一开始就制定了足够清晰的 patients-intervention-comparisonoutcome（PICO）问题。因此正确使用 GRADE 需要以系统和明确的方式执行所有步骤。第三，GRADE 评估对临床实践和研究都有直接影响，证据评估的确定性强调了证据基础充足的地方或需要更多或更好研究的地方。

### 三、循证文章的写作模式

在临床实务中影响较大的科学期刊包括《新英格兰医学杂志》（*New England Journal of Medicine, NEJM*）和《美国医学协会杂志》（*Journal of the American Medical Association, JAMA*）。在这些期刊或其他高影响因子（impact factor）期刊上发表文章可能会带来临床实践和政策的重大变化。这些影响力大的出版物的共同特点为有伟大的想法和执行良好的研究外，还有清晰和引人注目的结论。至于进行医院管理荟萃分析前，应先至 https://www.crd.york.ac.uk/PROSPERO/#aboutregpage 进行注册（图 12-5-4），如此可确保研究的知识产权，也可以先了解欲进行的研究是否已有类似的研究。题目注册已经成为不少顶尖杂志接受和发表荟萃分析的前提条件。

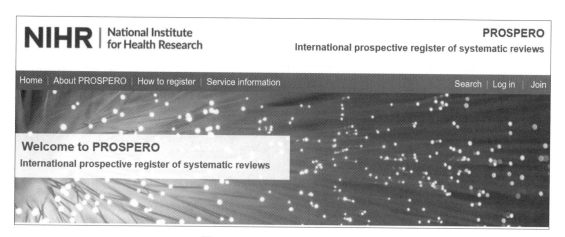

图 12-5-4　Prospero 注册网站

循证医院管理领域研究人员给学术期刊的投稿行文通常按以下顺序：摘要（abstract）、前言（introduction）、方法（method）、结果（result）、讨论（discussion）、表格（table）和图表（figure）。摘要部分是整体研究的精华（通常不超过 250 字），通常遵循与文章相同的格式（即目的、方法、结果、结论），但采用精练形式。摘要中只专注于一两个关键发现，因此要思考整篇文章中如何将最重要部分加以呈现，确保本文中的前言、方法、结果和结论在你的摘要中是一致的。例如，撰写文章时可能有多种结果（例如人力成本、工作时间与绩效评估），但若只计划关注成本与绩效，那么前言、方法、结果和结论都应该适合这两种结果。这时在摘要中描述研究了三个结果，但随后本文中只说明了摘要中的两个结果，读者可能会感到困惑。在投稿过程中，摘要是期刊编辑首先要看的地方，以决定稿件是否应该发送出去供同行评议。在高影响力期刊上，超过一半的投稿将主要基于摘要被拒绝。常见错误是采用一个没有结果支持的"结论"而夸大发现的重要性。此外，摘要是读者在决定是否阅读整篇文章时遇到的第一个部分。许多读者可能永远不会通读全文，所以确保传达了关键信息是很重要的。

前言的目的是给问题提供背景，通常可用三段式写法。第一段让读者关心这个话题，例如学术文章正在评估工作绩效的影响因素，就需要使读者快速理解为什么要制订这些影响因素及工作绩效评估对医院管理的重要之处。第二段需要通过在已知和未知之间制造知识鸿沟来引起读者的好奇，并强调与研究问题相关的不确定领域。第三段应该简要描述本研究的目的和计划，即简要说明将如何弥补现有研究空白。

在方法的部分，应解释荟萃分析是如何进行的。对于文献数据库的选取，关键词的选择，文献筛选的标准及评价，PRISMA 流程图、偏倚风险（针对随机对照试验）、Newcastle Ottawa Scale（NOS，针对观察性研究）需要清楚地呈现。最后统计分析方法应该说明如何应用森林图（forest test）、利用 $I^2$ 判断固定效果或随机效果模式、是否进行敏感性分析等。

结果部分可以有多个段落中报告，并进行客观陈述。除了针对每篇纳入分析的文章进行基本数据说明外，也会根据森林图进行荟萃分析、漏斗图进行发表偏倚估计、敏感性分析说明特殊的因素的影响、GRADE 做最终评价和行动推荐。每个表和引用都应该是结果部分的引用，可以避免重复已经在表格和图表中清楚显示的一行行结果。

讨论部分是把前面三个部分——前言、方法、结果联系在一起，第一段应该用来总结研究的 1~2 个关键发现，接下来的两段用来把主要发现放在上下文中，并在每一段的结尾加上一句话，说明研究是如何加强或补充以前的工作的。此外，没有一项研究是完美的，局限性是研究的设计特点，它威胁到研究结果的有效性，主要包括偶然性、偏见和混淆。

最后一段应该讨论的内容是研究建议和行动建议。对未来研究建议应避免简单地总结"需要更多的研究"，若能采取更复杂的详细的观点和建议，证明真的考虑过这个主题，并且真的希望看到该领域在荟萃分析的基础上有所发展。此时也可以参考"4P"原则考虑未来研究建议：病患（patients）、提供者（providers）、支付者（payers）、政策制定者（policy makers），如此的论述更具全面性。

## 四、循证医院管理研究的学术发表

医院管理专业人员除了在临床服务与循证研究有所发现之外，如何能适时呈现自己推动的医院管理研究，让学术圈看见自己的各项成果也非常重要。

### （一）循证医院管理研究发表准备

科学问题的解决方法是 P（plan，计划）、D（do，实施）、S（study，学习）、A（act，行动）的循环，要做好循证医院管理研究学术发表，有几项工作是不可少的：

1. **研究所需信息**　确保已经准备好高效撰写所需的一切，即所有数据（包括可用的变量以及足够的样本数）、伦理审查数据、参考文献或书籍、预计分析方式及呈现的图表，以及合适的统计分析工具。

2. **确定目标期刊**　确定投稿的期刊特性，亦即是否过去刊登过与循证医院管理有关的文章，其焦点会在期刊中清楚地陈述，也可以通过检查目标期刊最近的几期来确定。至于会阅读该期刊的目标群众（如特殊领域专家、多数领域专家、一般群众等），也是投稿时会考虑的因素之一。若目标期刊有进行特刊（special issue）邀稿，此时若正在进行相关研究，也很适合进行特刊投稿。

3. **开始写作**　想要进行学术发表最重要的是开始写作、当写草稿的时候，目标是把一些东西写在纸上，所以句子不完整和语法错误都没关系，只要抓住要点和想法。此外，要能在精力充沛的时候写作，并且试着找一个可以不受干扰地思考和写作的时间和地点。

4. **快速撰写** 在这个阶段,不要担心单词、拼写或标点符号的错误,只要有想法就可以了。如有必要,可预留出空隙待后续补充。写作时试着写得快些,让写作保持流畅,也可以使用缩写,并为那些不能马上想到的词留出适当空间。

5. **用自己的语言** 用自己的方式表达观点,会能更准确地表达学术文章意思。一篇好的医院管理研究文章要让读者能"听到"作者的声音,如此阅读时才能迅速融会贯通。另外也不要试图一开始就把事情做好,避免边写边编辑,否则会陷入困境,浪费时间。

6. **分部分撰写文章** 不要试图一次就写完整,而是把每个部分当作一篇小短文。随时关注自己做的笔记,思考每个部分的目标、想要呈现什么后撰写。初稿完成后至少放一天,等待一天或更多的时间是为了让我们有新的想法来审视初稿。

7. **修正文章** "每个句子都有意义吗?""整段中能凸显主题吗?""长段落是遵循一个单一的观点,还是可以分成小段落?"都是在撰写学术文章时随时自省的问题。修改句子和段落时要特别注意清晰,大多数句子应该在 15~20 个单词左右,对于一篇医院管理研究科学文章来说,150~200 字左右的段落是最理想的。

### (二) 在线学习平台

知名出版社爱思唯尔(Elsevier)提供了一个免费的在线学习平台 Elsevier Researcher Academy - Unlock your research potential(https://researcheracademy.elsevier.com/),该平台将研究者所需要的课程按照学术发表的流程组织与呈现,可以协助进行循证医院管理研究或是相关研究领域实质的学习。主要内容包括论文投稿信写作要点指导和建议、交叉学科论文写作技巧与发表指南、英文学术出版流程介绍及论文递交前的准备工作、专业方向选择及转专业经验分享、参加学术会议的必备技巧(图 12-5-5)。每个主题下各有不同的课程组件,每个课程还会提供额外延伸阅读和资源(图 12-5-6)。

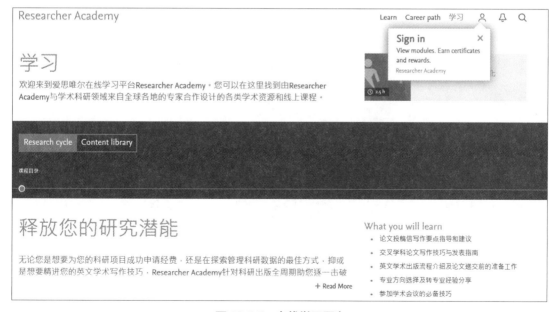

**图 12-5-5 在线学习平台**

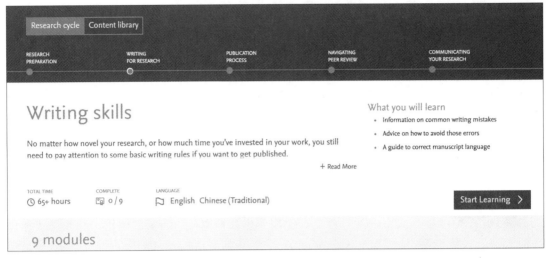

图 12-5-6　训练模块示范

　　循证医院管理研究的真谛是"有一分证据讲一分话"，从事循证医院管理研究有助于实务工作与临床知识的进步。不过要完成一篇循证研究论文，若能一开始有好的研究设计（例如队列研究法或病例对照研究法），就如同具备完善的施工蓝图，实有助于日后顺利推动各项研究。

（董道兴）

## 思考与练习题

1. 如何评估不同类型的医院管理原始研究进行荟萃分析的证据力？
2. 请说明异质性（heterogeneity）对于荟萃分析的可能影响。
3. 请说明医院管理研究中，叙述性综述、系统综述、伞形综述的使用时机。
4. 请思考荟萃分析的结果，是否就代表着最高证据等级？
5. 请说明进行荟萃分析时常用的文献资料库的类型。
6. 请说明 PICO 与 PECO 的差别。
7. 请比较荟萃分析（meta-analysis）与荟萃整合（meta-synthesis）的差异。
8. 请列举三个医院管理研究的荟萃分析结果并进行评价。
9. 请说明荟萃分析中，敏感性分析（sensitivity analysis）的使用时机以及方法。

## 参 考 文 献

1. 王娟，孙元设. 中国老年骨科住院患者医院感染危险因素荟萃分析 [J]. 中外医学研究，2020，18（35）：3-7.

2. 崔丹，蒋雪松. 抗菌薇乔缝线对外科手术部位感染作用的荟萃分析 [J]. 中国消毒学杂志，2020，37（5）：365-368.

3. Arévalo-Buitrago P，Morales-Cané I，Olivares Luque E，et al. Predictive power of early-warning scores used in hospital emergency departments：a systematic review and meta-analysis[J]. Emergencias，2021，33：374-381.

4. Afzali Borojeny L，Albatineh AN，Hasanpour Dehkordi A，et al. The Incidence of Pressure Ulcers and its

Associations in Different Wards of the Hospital: A Systematic Review and Meta-Analysis[J]. Int J Prev Med, 2020, 11: 171.

5. Roumeliotis N, Sniderman J, Adams-Webber T, et al. Effect of Electronic Prescribing Strategies on Medication Error and Harm in Hospital: a Systematic Review and Meta-analysis[J]. J Gen Intern Med, 2019, 34: 2210-2223.

6. Wang YJ, Chien CW, Xu Y, et al. Effect of Exercise-Based Cardiac Rehabilitation on Left Ventricular Function in Asian Patients with Acute Myocardial Infarction after Percutaneous Coronary Intervention: A Meta-Analysis of Randomized Controlled Trials[J]. Healthcare, 2021, 9: 774.

7. Wang YC, Feng YT, Lin YC, et al. Effect of adalimumab interventions on general infection among adults: a systematic review and meta-analysis of randomized controlled trials[J]. Expert Rev Anti Infect Ther, 2021, 19(10): 1281-1297.

8. Lin L, Chu H. Quantifying publication bias in meta-analysis[J]. Biometrics: Journal of the Biometric Society: An International Society Devoted to the Mathematical and Statistical Aspects of Biology, 2018, 74(3): 785-794.

9. Higgins JPT, Thomas J, Chandler J, et al. Cochrane Handbook for Systematic Reviews of Interventions version 6.2 (updated February 2021) [R/OL]. Cochrane, 2021. www.training.cochrane.org/handbook.

10. Fusar-Poli P, Radua J. Ten simple rules for conducting umbrella reviews[J]. Evid Based Ment Health, 2018, 21: 95-100.

11. Page MJ, McKenzie JE, Bossuyt PM, et al. The PRISMA 2020 statement: an updated guideline for reporting systematic reviews[J]. BMJ, 2021, 372: n71.

12. Welch HG. Preparing manuscripts for submission to medical journals: the paper trail. Effective clinical practice[J]. ECP, 1999, 2(3): 131-137.

13. Imberger GL, McGain F. GRADE quality of evidence: a systematic and objective assessment, not an expression of opinion[J]. Comment on Br J Anaesth 2019; 122: 587-604. Br J Anaesth, 2019, 123: e479-e480.

# 第十三章
# 卫生技术评估方法

**教学要点**

掌握卫生技术评估的概念，了解卫生技术评估的特点和发展趋势；掌握卫生技术经济学评价和伦理评价的基本步骤，熟悉其评价方法；了解卫生技术评估在医院管理中的应用。

## 第一节　卫生技术评估概述

### 一、卫生技术的概念与特征

所谓技术（technology），是将科学或其他有组织的知识系统运用到实践中的产物，它是科学应用的艺术（application of science to the arts），而卫生技术（health technology）则是指在医疗卫生保健系统中应用的特定知识体系的统称，包括药物、器械、设备、卫生材料、程序、方案、信息系统、后勤支持系统和行政管理体系等，或泛指一切用于疾病预防、筛查、诊断、治疗、康复及促进健康、延长生存期和提高生命质量的技术手段。卫生技术是提高卫生健康领域科技水平和服务质量的重要推动力，其研究、发明、创新、应用与推广是医学科学进步和发展的重要标志。

21 世纪，卫生技术呈现着突飞猛进的发展态势，而不同卫生技术的全生命周期呈现着不同的发展态势，有些技术快速地被使用和接受，有些技术则经历较长的平台发展期，有些技术则昙花一现。卫生技术的发展受很多因素的影响，技术本身的特性，疾病可防治的程度和可得卫生技术的选择性，技术的研发生产方、提供方和需方等利益相关方都可能对之产生影响。

### 二、卫生技术评估的概念与应用

卫生技术评估（health technology assessment，HTA）是对卫生技术应用或利用所产生的短期及长期的社会结果进行评价的一种综合政策研究形式，贯穿于卫生技术生命周期中的产生、发展、成熟、进一步推广应用和淘汰等多个阶段。卫生技术评估从技术特性、安全性、有效性、经济性、社会伦理性等多方面提供科学证据，有助于卫生技术的合理选择、利用和发展，提升卫生资源配置和使用效率，控制卫生费用的不合理快速增长。

卫生技术评估不只是单纯的研究工作，与一般的研究不同，它有四项特征。第一，卫生技术评估是以宏观政策或微观决策为导向的，卫生技术评估尝试不只是产生科研人员所需的信息，而是为政策制定或决策提供科学咨询。第二，技术评估内容和过程具有多学科性，卫生技术评估产出和报告是来自多学科的共同努力。第三，卫生技术评估是通过广泛挖掘现有数据库或第一手资料,综合信息,对卫生技术进行系统评估,而相关方法的选择是围绕减少决策风险和提高证据质量展开的。第四,卫生技术评估重视结果的传播,针对不同的受众使用不同的传播手段和策略,传播知识、推动建议和转化决策等。

2020年,国际卫生技术评估协会(HTAi)和国际卫生技术评估机构协会(INAHTA)联合更新了卫生技术评估的概念:卫生技术评估是通过明确的方法来确定卫生技术在其生命周期中不同阶段的价值的一个多学科过程。卫生技术评估的目的是为决策提供信息,促进建设更加公平、高效和高质量的卫生系统。它包括四个注释。第一,卫生技术的范畴,它可以是检测、器械、药品、疫苗、程序、项目或体系。第二,整个过程是正式的、系统的、透明的,并且使用目前最好的方法来考虑可用的最佳证据。第三,卫生技术各维度的价值可以通过检查与现有替代方案相比使用该技术的预期和非预期后果进行评估。这些维度通常包括临床有效性、安全性、成本和经济影响、伦理、社会、文化和法律问题、组织和环境方面,以及对患者、家属、护理人员和人群的更广泛影响。总体的价值判断可能因采用的评估视角、利益相关方、决策背景的不同而存在一定差异。第四,HTA可应用于卫生技术生命周期的不同阶段,即上市前、市场批准期间、上市后,直至卫生技术的撤资或淘汰。

面对卫生技术发展的不同阶段,技术评估的不同维度和内涵,卫生技术评估的证据是逐步积累的,证据的质量是逐步提高的。而技术的决策可能是急迫的,这时就存在卫生技术评估证据结果的不确定性,因此卫生技术评估很难做到完美,而是在某些特定场景下的循证依据。

## 三、医院卫生技术评估的特点与实践

医院卫生技术评估(hospital based health technology assessment,HB-HTA),是运用卫生技术评估的理论与方法,在医院考虑引进、使用、管理或淘汰卫生技术时所开展的评估和决策活动。

HB-HTA专门基于特定医院场景,为医院各类决策服务,包括用于产生HTA证据的流程和方法,为医院决策者提供循证和全面的信息。

与用于宏观卫生政策、医保政策的卫生技术评估不同,HB-HTA的评估从医院视角展开,在评估对象选择、评估内容重心、效果指标遴选、成本和收益的度量、医疗保健服务能力等方面,都有其独特性。用于宏观政策的卫生技术评估证据,可能很难直接运用于医疗机构。医院管理者较关注对医院预算的影响、医保支付方式(如DRG)影响下的对策选择、技术的投入和收益比、引进新技术或新产品的决策、技术发展与其学科特色和发展关系等,在这些方面一般的卫生技术评估难以提供决策支撑。HB-HTA的条件更具挑战,包括评估人员、数量、能力、评估时间等方面限制更多。

## 四、国际和国内卫生技术评估发展趋势

作为一门发展中的学科,卫生技术评估从概念形成到目前得到较为广泛的认可,已然有50年左右的历史。由于世界各国社会经济发展水平、医疗服务体系、医疗保障体系和医疗卫生管理体系的不同,以及政策程序、对决策证据的要求差异等,使得卫生技术评估在各国形成了各有特色的发展。

卫生技术评估的起步阶段是以技术评估组织开展卫生技术评估研究,并提交卫生技术

评估报告作为标志的。1972 年，美国国会颁布了技术评估法案，并据此建立了技术评估办公室（Office of Technology Assessment，OTA）。1973 年，美国技术评估办公室首次进行了卫生技术评估，并于 1976 年提交了第一份正式的卫生技术评估报告，标志着卫生技术评估的正式诞生。

目前各国卫生技术评估模式有各自国家的特点，但是也有一些共同特性，如由政府资助卫生技术评估机构、尊重机构本身的独立性是各国卫生技术评估机构发展的趋势，它一方面保证了卫生技术评估的社会功能和公共属性，又能清晰划分政府的责权和事权，减轻政府的财政预算压力，也能聚焦卫生技术评估项目的研究方向，保证评估的科学性和独立性，使评估更有针对性地解决部门决策问题。

随着我国社会各界的广泛关注与充分重视，卫生技术评估已逐渐从纯粹学术研究走向决策融合转化，在卫生政策制定与事中事后评价、卫生资源配置、适宜技术遴选、药品与医疗器械等产品的临床与报销目录准入、规范应用、停用、淘汰等方面发挥了重要作用，成为国家制定、调整医疗技术应用管理政策的决策依据之一。

尤其是近两年，卫生技术评估在卫生决策领域进行了许多有益的探索和经验积累，宏观层面，涉及国家基本药物目录遴选、国家医保报销目录调整、高值耗材与高价药品谈判、大型医用设备配置、基层卫生适宜技术遴选、公共卫生项目的实施、临床指南规范和临床路径的制订等；微观层面，包括医院药品目录、医院耗材目录和医院处方集的制订、医院卫生技术评估的开展、临床路径和按病种付费（DRG）的实施等。2019 年国家医保药品目录准入谈判则首次系统性引入卫生技术评估和药物经济学，要求企业提交经济学评价与预算影响分析的相关资料，测算药品进入目录后的预期支付标准和对医保基金的冲击影响，实现了从"专家定性评价"向"以证据支持的定量评价"迈进的重要一步。医保药品报销目录调整中卫生技术评估与药物经济学作用不断强化，以卫生技术评估为基础的医保价值购买、医保准入决策及目录调整机制顺利建立。

# 第二节　卫生技术评估方法

卫生技术评估的内容包括四个主要方面，即卫生技术的安全性、有效性、经济性和社会适应性或社会影响（社会、伦理、道德与法律）等。

结合本书章节与内容，有效性与安全性的评估方法，本章不再赘述。

## 一、经济学评价

### （一）理论框架

经济学评价模型主要包括评价视角（perspectives）、成本或结果的分类（type of costs or consequences）和评价方法（type of analysis）三个组成部分。

### （二）成本的内涵和构成

成本（costs）是指社会在实施卫生服务项目（提供卫生技术相关服务）的整个过程中所投入的人力资源、物质资源和财力资源的总和，包括公共支付和私人支付。不同利益主体或者资源提供主体的成本测算和水平会有所差异。

一般地，在经济学评价中，将成本分成直接医疗成本（direct medical costs）、直接非医疗成本（direct non-medical costs）、间接成本（indirect costs）和无形成本（intangible costs）四类。相应地，效益（benefits），是用货币表示卫生服务的有用效果，也可按此分类。

直接医疗成本，是直接和医疗服务有关的费用，包括住院费、门诊诊疗费、药品费、检查化验费、放射费、康复费、护理费等。

直接非医疗成本，包括患者和患者家庭因疾病而伴随发生的费用，诸如伙食费、营养费、交通费、住宿费、家庭看护费等费用，这些成本和疾病直接有关，但不属于医疗服务成本。

间接成本是因疾病而导致的休工、工作能力的下降、对社会贡献的减少以及早亡的损失等，通过人力资本法或意愿支付法来计算。

无形成本，比间接成本更难测量，是指疾病或医疗服务造成的疼痛、痛苦、悲伤和其他非经济性结果的成本。

有关收费（charge）和成本的关系问题，成本和收费应该有一定的数量关系。理论上，在制订收费的过程中必须反映成本的消耗，同时考虑政府的宏观调控、福利政策、供求关系、经济环境（如物价指数）等。在我国卫生服务体系中，存在收费和社会平均成本的背离情况，如有些基本医疗服务项目，收费低于成本；而同时高新技术服务项目，收费高于成本，因此，评估时要声明是成本还是收费数据。

### （三）评价视角

在经济学评价中，不同社会角色的视角（perspective）是很重要的因素，它影响着成本或效益的估值和测量，因为社会、患者、支付者和提供者承担的成本、获得的效益是不尽相同的。比如，一项医疗技术服务的收费标准是 100 元，对于一个全部自付的患者来说，直接医疗成本就是 100 元；而对于一个城镇职工医保的患者来说，可能就是 10～20 元的直接医疗成本（自付比例 10%～20%），支付者的成本则相应为 80～90 元；提供者（医院）的成本是提供服务项目的真正成本，成本可能高于或低于收费标准，而不同医院的实际单位成本也有差别。而社会的成本则是社会各部门的总成本，它包括患者自付医疗费，支付方支付的报销费用，提供方提供服务未被补偿的成本，以及国家拨款和各种捐赠分摊到该项目的成本等。

### （四）经济学的主要评价方法

经济学评价主要分成本效果分析（cost-effectiveness analysis）、成本效用分析（cost-utility analysis）和成本效益分析（cost-benefit analysis）三种。三种方法的区别之处在于以何种方式测量卫生服务的结果（consequence），或选取何种结果形式来进行评价。卫生服务项目中结果效应的评价，可以采用自然与健康有关的单位表示，称之为成本效果分析；或用合成的单位表示，则为成本效用分析；也可采用货币表示，即成本效益分析。

成本效果分析主要是评价使用一定量的卫生资源（成本）后的个人健康产出，这些产出以健康结果或相关指标来反映，如生命年、发病率等，亦可采用一些中间指标，如血压、免疫抗体水平等。

成本效用分析是成本效果分析的一种发展，在评价时不仅注意健康状况并注重生命质量，采用一些合成指标，如质量调整生命年（quality adjusted life year，QALY），也有一些评价采用伤残调整生命年（disability adjusted life year，DALY）等。

成本效益分析是通过比较各种备选方案的全部预期效益和全部预计成本的现值进行经济评价，结果效应采用货币量表示，如因减少死亡、发病而节约的资源，健康人群为社会创造的价值等。

通过成本和结果的比较，相同成本投入下，选择结果好的方案，相同结果时，选择成本低的方案，不同成本投入，不同产出时，则进行增量分析（incremental analysis），即增量成本效果比（incremental cost effectiveness ration，ICER）。

增量分析计算一个方案比另一个方案多花费的成本，与该项目比另一项目多得到的效果之比，称为增量比例，能充分说明由于附加措施导致成本增加时，其相应增加的效果是多少及是否值得。

$$\frac{\text{成本}1-\text{成本}2}{\text{效果}1-\text{效果}2}=\frac{\text{增加的成本}}{\text{每一个增加的效果单位}}, \text{即} \Delta C/\Delta E = \frac{C_1-C_2}{E_1-E_2}。$$

三种主要的经济学评价方法比较见表 13-2-1。

表 13-2-1　主要经济学评价方法比较

| | 成本效果分析 | 成本效用分析 | 成本效益分析 |
|---|---|---|---|
| 成本测量单位 | 元 | 元 | 元 |
| 结果测量单位 | 健康相关自然单位 | QALY，DALY | 元 |
| 比较的项目数 | 2 个或以上 | 2 个或以上 | 1 个或以上 |
| 评价目标数 | 1 个以上 | 1 个以上 | 1 个以上 |
| 结果数据的要求 | 效果评价 | 效用评价 | 产出货币化 |
| 结果指标的方法学 | 健康有关指标和患者报告指标 | 等级标度法、标准博弈法、时间权衡法、通用或特异量表 | 人力资源法、意愿支付法 |
| 成本结果比较 | 比（CER，ICER） | 比（CUR，ICUR） | 比 / 净值（净现值法、内部收益率、成本效益比） |
| 可比性 | 适用于同类型疾病和防治的比较 | 可用于不同类型疾病和防治的比较 | 可用于不同类型疾病和防治的比较 |

注：CER 成本效果比，CUR 成本效用比，ICUR 增量成本效用比。

### （五）卫生经济学评价方法要点

经济学评价的方法要点，也可视作评价的主要步骤。

**1. 准确定义评价的目的和问题（包括观点）**　经济学评价一般是对两种或两种以上的方案、项目或技术进行比较研究，明确评价的目的和问题，应既评价成本又评价效应。必须声明分析的观点和角度。

**2. 全面描述备选方案**　应科学合理地确定评价对象，任何一个重要的备选方案都不应该被遗漏，对照组应是有代表性的方案，并说明其理由和合理性。经济学评价模型中可以使用模拟空白对照，但在社区干预中要注意伦理学问题，慎用空白对照。为了使研究结果公正客观，应该避免方案选择上的"人为痕迹"。

**3. 明确医疗效果**　效果评价最好来自随机对照试验（randomized controlled trial，RCT），或者来自一系列临床研究的系统评价来证实效果。若效果基于单个研究，应描述所选取的临床研究的设计特征，说明选择该研究作为效果指标充分来源的原因。若效果基于多项研究，需详细描述用于识别纳入临床效果来源研究的方法，以及用于整合临床效果数据的方法，Meta 分析还是综述。随着真实世界研究的发展，效果也可能基于真实世界研究的证据，应明晰交代数据的来源、其真实性和可靠性相关的信息。

**4. 考虑所有重要和相关的成本和结果** 所有可预见的成本和结果应明确，并且尽可能地度量出来。为达到研究的目标，确定必须收集的数据，并且考虑不同的观点下成本的微妙不同。成本计算中既要考虑固定成本，也要考虑运行成本。在结果评价中，正面和负面的结果都必须如实考虑。还要确定评价成本和结果的时间范围和跨度(time horizon)，并说明选择该时间范围的原因，比如是手术住院期间，还是出院后随访一定时期，还是观察到健康终点，这会影响成本的水平。

**5. 成本和结果的精确测量** 所有应测量的项目都不应该被遗漏。无论是单个研究还是模型基础的经济学评价，均需描述与健康状态相关的成本构成，说明所涉及资源的使用量和单位成本和估计成本的方法或来源。成本资料要注意数据分布，报告其集中和离散的趋势。

**6. 对成本和结果令人信服的估计** 所有的价值来源都应该清楚，可能的来源包括市场和非市场来源，当市场价值不起作用时，如医疗服务志愿者，捐赠的药品和设施等，仍应该把这类资源的投入调整到市场价值。对成本和结果令人信服的估计，还依靠采用一种适当的经济评价分析方法。

**7. 时间价值的调整** 要考虑不同时间段成本和结果的"时间价值"，对所有将来和过去发生的成本和结果贴现到现值(present value)。要选择适当的贴现率(discounting rate)，成本和结果的贴现率要统一，一般根据利率和物价指数来确定。

**8. 增量分析** 由于各种方案的成本投入不同，结果产出也会不同。增量分析就是研究额外成本和增量效果的关系，即每增加一个单位的效果、效益或效用所花费的额外成本。

**9. 允许不确定性** 假如成本和结果的数据是随机的，那么要使用适当的统计方法来解决不确定性(uncertainty)的问题。对不确定性因素，使用敏感性分析(sensitivity analysis)，判定主要变量的变化范围对分析结果的影响程度，若主要变量的变化不影响结果(如成本效果比)的置信区间(confidence interval)，说明该因素为不敏感因素，结果较为稳定。

**10. 研究结果的表述** 分析的结果应尽量用一些指标或比来反映(比如成本效果比值)。研究结果应该和其他相关的研究作对比，比较方法学和结果的异同。要讨论研究结果的普遍性，在某地开展的经济学评价的结果，在其他地区可能会完全不同。研究应讨论推广的问题，应对结果对政策与决策的影响、技术的可及性、公平性和效率等问题展开讨论。

充分描述本经济学评价研究涉及的所有数据处理及分析方法。这包括：①处理偏态、缺失或删失数据的方法；②外推方法；③汇集数据的方法；④验证或调整模型的方法(如半周期校正)；⑤处理总体异质性；⑥处理不确定性(敏感性分析)的方法。

**(六) 经济学评价的常用模型**

经济学评价最常用的模式是决策树模型和 Markov 模型。

**1. 决策树模型** 决策树模型(decision tree model)是一种能够有效表达复杂的决策问题的经济数量模型，它列举所有可以采取的方案或选择，以及结果，并以各种选择结果的概率为依据，进行数量计算，比较成本和效益，以作出决策。

建立一个决策树模型有 7 个步骤：

(1) 明确问题。

(2) 确定各种可供选择的决策方案。

(3) 列出各种决策方案可能产生的结果。

（4）用机会点或决策点引出各个后序事件。

（5）指明时间范围：决策树模型一般用于短期的健康结局模拟，而不用于长期和循环的状态过程。

（6）确定每个机会点的概率值。

（7）计算每个结果的成本和效果值。

**2. Markov 模型**　Markov 模型是分析重复事件及远期转归的技术方法，适用于慢性、长期结局的评价研究。Markov 模型的基本思路是在某一时点的个体总是处于健康的某一特定状态，从一种健康状态发展为另一状态是遵循转变的概率。模型模拟在一个时间段中事件的变化发展，如 HIV（人类免疫缺陷病毒）-ARC（艾滋病相关综合征）-AIDS（艾滋病）的序贯关系、癌症、心脏病、高血压、糖尿病的进展等。

例如，终末期肾病的患者，其进展或行透析，或死亡（假设没有器官移植的可能）。患者死亡的概率为 $P$，生存的概率为 $1-P$，假设转换概率固定，则是最简单的 Markov 链。其示意图见 13-2-1。

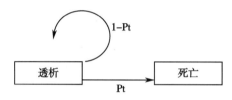

**图 13-2-1　移植 Markov 模型示意图**

假设一个 10 000 名患者的队列，终末期肾患者每年的死亡率为 10%，则第一年年底 9 000 人存活，第二年年底 8 100 人存活，则期望寿命 =（10 000＋9 000＋8 100＋…）/10 000＝ $1/(1-0.9)$ ＝10 年，也可用矩阵来表示，见表 13-2-2。

Markov 链符合 $a(t+1)=a(t)P$，不断循环则 $a(n)=a(0)Pn$。

**表 13-2-2　移植的转换概率矩阵**

| 当前阶段 $t$ | 下一阶段 透析 | $(t+1)$ 死亡 |
| --- | --- | --- |
| 透析 | $1-P$ | $P$ |
| 死亡 | 0 | 1.0 |

Markov 链假设转换概率是稳定的，但实际上转换概率是随着时间或年龄而变化的，Markov 过程则认为概率是变化着的。其符合 $a(t+1)=a(t)P(t)$，不断循环则 $a(n)=a(0)P(t)n$。随着年龄的增大，人的发病率可能有所提高，诊断的阳性率也可能提高，死亡的概率也会增加。

## 二、社会影响评价方法

社会影响是卫生技术发展或进步所引起的社会环境变化，包括社会、伦理和法律影响等。卫生技术的发展要求技术运用的后果尽可能与社会的政治、经济、文化、伦理、道德等方面相符合，即有社会的适应性。

## （一）社会影响评估的方法

评价卫生技术社会影响的方法多种多样，一般都属于社会科学领域范围。常采用定性研究方法，也有定量研究方法的运用。定性研究常用的资料收集方法有以下几种：

**1. 非结构式访谈法**　非结构式访谈法（unstructured interviews）是人类学研究收集资料的常用方法。资料收集过程中，有访谈的目标，可使用问题提纲，但不受提纲的束缚，呈现开放的架构，非正式、随意的形式，目的在于使访问对象用他们自己的语言充分表达自己的看法。

**2. 半结构式访谈法**　半结构式访谈法（semi-structured interviews）主要根据事先确定的问题或提纲进行访谈，但不一定用问题的原话提问，可以追问在交谈中出现的新问题、新信息，主要的议题则围绕实现确定的问题清单。在半结构式访谈中，可使用深入详细了解某个特别感兴趣问题的深入访谈法，全面、系统与深入收集某种事例资料的事例研究法。

**3. 结构式访谈法**　结构式访谈法（structured interviews）主要用在描述回答者的观点与分析回答者的观点、行为的内在逻辑，其成功与否取决于研究者事先对研究人群观点与认识的了解程度。

**4. 小组访谈**　小组访谈（group discussion）分焦点组访谈和非焦点组访谈。焦点组访谈经精心组织，目的是了解参加人员对某个问题的看法与认识。参加人员一般由事先互不了解但有某些与讨论主题有关的共同特征的6～8人组成。此外还各有1位经过培训的主持人与记录员。在资料分析中，以每个访谈小组为1个分析单位。除了焦点访谈外，还有一些非焦点访谈，非焦点访谈在人员组成与操作程序上没有焦点访谈严格。

## （二）伦理学基本原则

伦理被认为是"对责任、义务、权利、平等观念、善与恶"等若干方面的总体认识与行为规范，是卫生技术评估中重要而特殊的一个方面。伦理学基本准则包括尊重自主、有利、不伤害和公正等四项原则。

尊重自主（respect for autonomy）原则，指的是应将个人看成能自主的人，而不能将人用作达到目的的手段。自主能力包括心智能力，即理解和处理信息的能力；自愿性，即不受他人控制和影响的自由。医疗服务提供者（包括卫生技术）必须让人们自己选择，对那些自主能力受限制的人应特加保护。尊重个人的原则要求服务对象必须得到最初和持续的知情同意，必须尊重对象的隐私，需要评价是否允许对象退出服务且维护每个对象的利益。

有利（beneficence）原则，是指将有利于患者健康放在首位，并切实为患者谋利益的伦理原则，帮助患者维护他们重要及合法的利益，体现以患者为中心的主旨。有利就是行为能够带来客观利益、好处，就医疗行为的主体医师而言，就是为患者行善，即在实施治疗时，不仅要尊重患者自己做出的决定使他们免受伤害，且要努力确保他们的福利。在当今社会的有利原则，在考虑"对患者本人有利"的同时，还要考虑"对患者相关者有利"及"对社会公益有利"的原则。

不伤害（nonmaleficence）原则，是指要求卫生（技术）服务最大限度降低对服务对象的伤害，在无法避免伤害时，也应最大限度地降低对患者的伤害。一般来说，凡是医疗上必需的，属于医疗适应证，所实施的诊治手段是符合不伤害原则的。相反，如果诊治手段对患者无益、不必要或禁忌的，有意或无意向患者强制实施，使患者受到伤害，就违背了不伤害原则。

公正（justice）原则，是指医疗服务提供者应公平待人，使患者的尊严和人格受到尊重，平等地享有诊疗机会及卫生资源等。医疗服务提供者需要评价服务入选和排除的方法，确保服务的公正性。

尊重自主、有利、不伤害和公正这四项基本原则同等重要，但有时会互相冲突，需要权衡。

以器官移植技术为例，随着该技术的广泛应用，其引发的伦理争论此起彼伏。伦理准则的四个方面一般包括尊重自主、有益、无害和公正的原则，这些正是实施器官移植伦理问题的框架。涉及这四个方面的器官移植问题有：供者捐献问题、安全性问题、经济或其他方面刺激利用的问题、供者和受者的选配原则问题、公平的获取和分配问题以及跨境的组织器官交换和商业化问题等。1991年世界卫生大会签署了有关器官移植的九条原则（WHA 44.25）。指导原则的基本前提是由于"供给永不能满足需求"的现状，导致非血缘供者买卖器官，以及对人体器官贩运的担忧。1991指导原则的三个基本准则为：①器官应当从死者身上取得；②活体捐献者应当与受者有血缘关系；③不应当通过此种活动给予或收取金钱（九条原则中有四条涉及偿付、捐献者广告和商业化的问题）。"指导原则"影响到了国家的法规和职业法令，但在实践中，许多移植行为在社会和医学上都有悖于指导原则，包括活体捐献者持续增加（遗传相关和不相关的）；无血缘关系的捐献者接受某些形式的报酬；更广泛更复杂的安全问题；与异种移植有关的问题；组织移植和组织库增加等，正向"捐献"模式发起挑战。

# 第三节　卫生技术评估的证据整合方法

## 一、卫生技术评估报告证据特征

卫生技术评估一般有三种主要的报告形式——完整报告、微型报告和快速评估报告，其内容的完整程度和完成的时间都有所不同。完整报告一般需要1～2年的时间，而快速评估报告一般是几周或几个月。表13-3-1展示的是不同报告的主要内容，完整报告涵盖技术评估的各主要内容，由于评估系统完整，一般不选择简约快速的评估方法，而在伦理、社会和法律影响评估的方面，总体上仍需改善。微型报告，一般比较适用于医院的场景，一般不开展以健康结局为主要指标的经济学评价，但是往往会考虑机构的适用性。快速评估报告，其目的是快速为决策提供证据，故采用对当前高等级证据进行整合的方式，目标是"准"而不是"全"，其评估结果一般也有一些限制条件。

表 13-3-1　卫生技术评估报告的形式、内容和频率

| | 完整报告（完整HTA） | 微型HTA | 快速评估 |
|---|---|---|---|
| 描述技术的特点和当前使用 | +++ | +++ | +++ |
| 评价安全性和有效性 | +++ | +++ | +++ |
| 评价成本效果（经济性） | +++ | — | — |
| 提供成本或财务影响 | +++ | +++ | ++ |
| 考虑机构的适用性 | ++ | +++ | — |
| 开展文献的系统评价或高等级证据的系统评价 | +++ | ++ | — |

续表

| | 完整报告（完整HTA） | 微型HTA | 快速评估 |
|---|---|---|---|
| 对证据的质量进行批判性评估（critical appraise） | +++ | ++ | ++ |
| 开展当前高等级证据的综述或只检索部分数据库当前证据 | - | + | + |
| 提供伦理、社会和法律影响的评价 | ++ | | |

注：+++普遍；++一般；+偶尔；-无。

## 二、决策整合工具与方法

卫生技术评估有多个维度，整合不同维度的证据信息形成决策建议，常常面临很大挑战。多准则决策分析（multi-criteria decision analysis，MCDA）是指在具有相互冲突、不可共度的有限（无限）方案集中进行选择的决策。它是分析决策理论的重要内容之一。多准则决策分析通过构建技术的多属性矩阵，有助于对技术的各种属性进行整合与权衡。

### （一）基本框架

2014年，国际药物经济学和结果研究协会（International Society for Pharmacoeconomics and Outcomes Research，ISPOR）成立工作组，研究制订MCDA在卫生决策中的最佳应用实践。2016年，ISPOR工作组提出了一个包含8个步骤的框架。

第一步，明确问题。即确定评价目标、评价对象、评价方法、利益相关方以及预期实现的评价产出。

第二步，选择和建立评价准则，包括评价标准和指标。建立评价准则有4项原则：①完整性，即尽可能全面地纳入所有与评价目的和对象有关的各项指标；②非冗余性，即尽可能排除所有与评价目的和对象无关或不重要的指标；③不重复，即避免同时出现两个或多个指向相同的指标，以免后续对其赋予的权重过高；④独立性，即各准则之间最好相互独立，一项准则纳入或排除与否与另一项准则无关。

第三步，收集评价准则的实测值。实测值的数据来源多种多样，既可以来自干预性或观察性研究，也可以来自被动或主动监测，当缺乏实测数据时，也可以采用专家评分。近年来有研究者采取首先对原始试验进行Meta分析、再将Meta分析结果纳入模型的方法。还有一个挑战，是否需要对有效性、经济性证据的质量进行评价，并根据质量高低进行适当调整。

第四步，根据各利益相关方的价值取向对评价准则赋分。具体某项评价准则的实测值可以是唯一的，但根据同一实测值、不同利益相关方对该项评价准则的赋分情况通常有所不同。"赋分"是针对一项准则而言，即综合各利益相关方对该项准则实测值的赋分情况，产生该项准则的最终赋分值。这个过程既可以采用客观评价也可采用主观评价，但其效度对最终结果产生决定性影响。

第五步，根据各利益相关方的价值取向对评价准则赋予权重。由于各个准则对决策事件的贡献程度，需要对各准则的相对价值进行判断，其为赋权。赋分是针对一项准则，权重则是针对不同准则。常用的赋权方法摆幅权重法、层次分析法、离散选择实验等。其中摆幅权重法和层次分析法属于主观赋权法，可以反映决策者的主观偏好；离散选择实验属于客观赋权法，具有客观性。

第六步,计算获益风险值。根据各项评价准则的权重系数和分值,计算各评价对象的获益值、风险值以及总的获益风险值。分值计算的方法有多种,目前常用的是乘法模型。

第七步,敏感性分析。为考察评价结果的稳健性,应进行敏感性分析,即考察前述环节的变化(如准则改变、赋分和赋权重改变)对评价结果的影响。需要注意的是,敏感性分析是在合理变化范围内,变化过大或出现极端值,则应重新考虑总体的评价设计。

第八步,解读评价结果和撰写评价报告。解读评价结果时,可以直接比较评价品种与对照品种(或安慰剂)的获益风险值高低,也可以对各品种的获益风险值进行排序后比较顺位。仅完整报告应涵盖评价设计、准则构建、评价实施、敏感性分析等各个步骤。完整、清晰的报告有助于提高评价的透明性、增强结果的可信性。

### (二)方法与内容

MCDA 模型的常用构建方法有价值评估法(value-measurement methods),目标、意愿和参考水平法(goal, aspiration and reference level methods)以及优序法(outranking methods)。据其研究目的和决策情境形成了相应的决策准则,准则可分为核心准则和情境化准则。核心准则体现为技术的需要、技术本身的属性、技术的比较结果、技术的益处、技术的经济性、关于技术的知识,其中技术的比较结果、技术的经济性和技术的需要是最常提及的三个维度。核心准则有助于将技术的价值进行量化,准则的界定方法取决于决策问题。情境因素对医保报销决策会产生质的影响,对医学技术的肯定、中立和否定。

EVIDEM 决策框架是由非营利组织 EVIDEM 合作组在 2008 年制定的医疗卫生决策框架结构,其包括 4 个准则,共计 15 项指标(表 13-3-2)。

多准则决策综合了证据和价值观,提供了结构化和透明的操作过程,使得探讨利益相关方的偏好成为可能,为真实世界的医保决策提供了方法学支撑。

表 13-3-2　EVIDEM 决策框架确立准则和指标

| 准则 | 指标 |
| --- | --- |
| 证据质量 | 符合决策需求的程度 |
| | 证据完整性和一致性 |
| | 证据的相关性和有效性 |
| 疾病的影响 | 疾病严重程度 |
| | 疾病影响人口数量 |
| 决策方案 | 现有医疗指南 |
| | 现有干预措施的局限性 |
| | 效益和效果改善 |
| | 安全性和耐受性改善 |
| | 报告的患者依从性、方便性以及用药结果改善 |
| | 公共健康利益 |
| | 医疗服务类型 |
| 经济性 | 预算影响 |
| | 决策方案的成本效果 |
| | 对其他项目消费的影响 |

# 第四节 卫生技术评估案例

【例 13-4-1】

无创产前筛查（noninvasive prenatal testing, NIPT）技术是通过分析母体外周血游离胎儿 DNA（cell-free fetal DNA, cffDNA），从而对胎儿染色体非整倍体进行唐氏综合征风险评估。其检出率＞99%、假阳性率低（0.1%～1%），且能够减少行侵入性产前诊断孕妇的例数。而目前我国临床上应用最多的是孕妇血清学筛查技术，其中比较普遍的是孕中期三联血清学筛查，检出率为 60%～70%，假阳性率约为 5%。NIPT 检测最早可在孕第 9 周时进行，而孕中期三联血清学筛查最早在孕 14 周。与孕中期三联血清学筛查结果相比较，NIPT 在孕期可以提供更早期、更准确的结果，但其收费标准比较昂贵，血清学筛查的收费标准是 150 元，NIPT 的收费标准是 2 400 元（2015 年水平）。

**那么，在我国，NIPT 和孕中期三联血清学筛查的效果和经济性到底如何呢？**

## 一、卫生技术评估案例与评议

某课题根据评估需求，开展了无创产前筛查临床应用的经济学评价。评估研究以决策树模型为基础，从社会学角度对 NIPT 筛查技术和孕中期三联血清学筛查技术的进行成本效果分析，为 NIPT 在我国临床使用以及卫生健康、医保部门的决策提供依据。

### （一）资料与方法

**1. 文献回顾** 通过检索 Cochrane Library、Pubmed、EMBASE、ISI Web of Science、Biosis previews、万方数据库、中国知网（CNKI）数据库和中国生物医学文献数据库（CBM），收集关于唐氏综合征产前筛查与诊断的安全性和有效性的系统综述类文献和经济学评价的文献，为决策树模型的建立提供参考。

**2. 现场调查** 基于 2015 年国家卫生和计划生育委员会颁发的 108 家高通量测序技术临床应用试点的卫生保健机构，选取浙江省、湖南省、山东省及上海市开展调查。每省再根据实际情况选取两个城市作为研究样本市，其中 1 个是省会城市，另 1 个是设有试点机构的地级市。在 2015 年 7 月至 10 月期间，课题组选取 7 个城市的 24 家医疗机构，设计机构调查表收集相关数据，包括筛查和诊断的服务人数、筛查和诊断的效果筛查技术的筛查接受程度、筛查技术相关的服务价格等。通过对应用 NIPT 技术的临床专家进行访谈咨询作为补充。

**3. 经济学评价** 研究设计和角度：本研究通过建立决策树模型，从社会学角度，模拟 10 000 例孕妇在不同策略下的各种转归情况。

选择预防唐氏综合征产前筛查与诊断的 3 种策略：

（1）自然状态策略：无任何筛查、诊断措施；

（2）孕中期三联筛查策略：孕妇于孕 14～20 周时接受孕中期三联血清学筛查[妊娠相关血浆蛋白 A（pregnancy associated plasma protein, PAPP-A）、甲胎蛋白（α-fetoprotein, AFP）、人绒毛膜促性腺激素（human chorionic gonadotrophin, HCG）]，筛查阳性者进行羊膜腔穿刺诊断（简称羊穿）；

（3）NIPT 筛查策略：所有孕妇接受 NIPT，筛查阳性者进行羊膜腔穿刺诊断。

模型包括5种结局,分别是:

(1) 确诊为唐氏综合征胎儿;

(2) 活产唐氏综合征胎儿;

(3) 因侵入性诊断流产的正常胎儿;

(4) 活产的正常胎儿;

(5) 自然流产。

成本和效果的确定:成本主要按直接医疗费用进行测算,包括NIPT检测费用、遗传咨询费用、孕中期三联血清学筛查费用、产前诊断染色体核型分析费用和终止妊娠费用等;不包含间接成本和无形成本。因相关费用发生在1年内,故无须贴现。效果指标选取避免的唐氏综合征患儿出生数。选择因诊断出1例唐氏综合征病例而导致正常胎儿流产的数量来评价筛查策略的安全性。数值越小,表示该策略相对越安全。两种策略的成本计算公式如下:

(1) 孕中期三联筛查策略成本=孕妇接受产前筛查的人数×产前筛查例均费用+产前筛查阳性人数×遗传咨询例均费用+产前筛查阳性人数×产前诊断接受率×产前诊断例均费用+产前诊断确诊的唐氏综合征人数×确诊唐氏综合征后终止妊娠率×引产例均费用+侵入性诊断造成孕妇流产的人数×流产例均费用

(2) NIPT筛查策略成本=孕妇接受NIPT筛查的人数×NIPT筛查例均费用+NIPT筛查阳性人数×遗传咨询例均费用+NIPT阳性人数×产前诊断接受率×产前诊断例均费用+产前诊断确诊的唐氏综合征人数×确诊唐氏综合征后终止妊娠率×引产例均费用+侵入性诊断造成孕妇流产的人数×流产例均费用

成本效果分析:本研究的所有参数均来自文献、现场调查和专家咨询的结果。模型主要分析计算不同筛查策略每预防1例唐氏综合征患儿的成本(即成本-效果分析),并进行比较,成本效果比越小,说明该策略的成本效果越好。此外,应用增量成本效果分析来说明增加的效果所需要的边际成本。

敏感度分析:对模型中的参数范围进行敏感性分析,评价对模型结果的影响,并发现其中影响经济学效果的关键因素。

**(二)结果**

**1. 决策树模型和模型参数**　在文献评阅、现场调查及专家访谈的基础上,绘制决策树,并根据结果确定决策树所需的所有参数值。本研究假设孕妇在NIPT筛查阳性后,对侵入性诊断的接受率是100%,侵入性诊断确诊唐氏综合征患儿后的终止妊娠率是100%。见表13-4-1。

**2. 模拟效果**　模型运行结果显示,在接近于现实条件的情况下,与不做任何干预的策略相比较,在10 000例孕妇中选择孕中期三联筛查策略和NIPT筛查策略可分别预防3.18、10.49例唐氏综合征患儿的出生。故从效果的角度,NIPT筛查策略的效果最好。在模拟条件下,这两种策略中需要面临侵入性产前诊断的孕妇数分别是274.7、17.5例;由于实施羊膜腔穿刺产前诊断,两种策略分别导致0.89、0.14例正常胎儿流产。两组孕妇面临接受侵入性诊断的选择例数相比,NIPT筛查策略比孕妇血清学筛查策略减少了93.64%;两组因侵入性诊断流产的正常胎儿例数相比,NIPT筛查策略减少了84.27%。从安全性角度考虑,孕中期三联筛查的安全指数是0.28,NIPT筛查策略的安全指数是0.01。具体详见表13-4-2。

表 13-4-1 主要的模型参数和来源

| 初始值 | 初始值（来源） | 范围 | 数据来源 |
|---|---|---|---|
| 唐氏综合征发病率 /‰ | 1.5* | 1.0～2.2 | 文献 |
| 孕中期三联筛查接受率 /% | 67 | 10～100 | a、b |
| NIPT 筛查策略的接受率 /% | 70 | 10～100 | 文献、a |
| 孕中期三联筛查灵敏度 /% | 79 | 72～85 | 文献 |
| NIPT 筛查的灵敏度 /% | 99.9 | 94.7～100 | 文献 |
| 羊穿诊断相关流产率 /% | 0.8 | 0.6～0.1 | 文献 |
| 孕中期三联筛查阳性羊穿接受率 /% | 40 | 18～100 | a、b、文献 |
| 孕中期三联筛查假阳性率 /% | 4 | 3～6 | 文献 |
| NIPT 筛查的假阳性率 /% | 0.1 | 0～0.2 | 文献 |
| 孕妇自然流产率 /% | 4.3 | 4.3 | 文献 |
| NIPT 筛查阳性羊穿的接受率 | 1 | 假设 | — |
| 诊断确诊唐氏儿后的终止妊娠率 | 1 | 假设 | — |
| 孕中期三联筛查的费用 / 元 | 152 | 150～210 | b |
| NIPT 筛查的费用 / 元 | 2 400 | 1 720～2 850 | b |
| 遗传咨询例均费用 / 元 | 28 | 14～150 | b |
| 产前诊断例均费用 / 元 | 795 | 730～1 550 | b |
| 患病胎儿引产例均费用 / 元 | 2 972 | 1 818.7～4 018.0 | b |
| 诊断有关流产例均费用 / 元 | 2 972 | 1 818.7～4 018.0 | b |

注：a 专家咨询的意见；b 现场调查数据；NIPT 无创产前筛查。
* 来源《中国出生缺陷防治报告（2012）》。

表 13-4-2 三种策略对每 10 000 例孕妇干预的模拟效果比较

| 期望结果 | 自然状态 | 孕中期三联筛查策略 | NIPT 筛查策略 |
|---|---|---|---|
| 预防唐氏综合征患儿例数 | 0 | 3.18 | 10.49 |
| 活产唐氏综合征患儿例数 | 15 | 11.82 | 4.51 |
| 活产正常例数 | 9 559 | 9 558.07 | 9 559.31 |
| 羊穿流产例数 | 0 | 0.89 | 0.14 |
| 自然流产例数 | 426 | 425.83 | 425.55 |
| 合计 | 10 000 | 10 000 | 10 000 |
| 安全指数 | — | 0.28 | 0.01 |

**3. 筛查策略的成本效果分析** 每预防 1 例唐氏综合征患儿所需的成本，孕妇血清学筛查策略为 35 万元，NIPT 筛查策略为 162 万元。相对于孕中期三联筛查策略，NIPT 筛查策略每预防 1 例唐氏综合征的增量成本效果比是 218 万元。具体详见表 13-4-3。

表 13-4-3　三种策略的成本效果分析

| 类别 | 自然状态 | 孕中期三联筛查策略 | NIPT 筛查策略 |
|---|---|---|---|
| 成本（元） | 0 | 1 125 827.68 | 17 041 491.37 |
| 效果（预防唐氏综合征例数） | 0 | 3.18 | 10.49 |
| 成本 / 效果（元） | 0 | 354 033.86 | 1 624 546.37 |
| 增量成本效果比（元） | — | 354 033.86 | 2 177 245.38 |

### （三）讨论

1. **NIPT 用于唐氏综合征产前筛查的效果以及成本效果**　从预防唐氏综合征患儿的角度来看，10 000 例孕妇中选择 NIPT 策略可以预防 10.49 例唐氏综合征，效果优于孕中期三联筛查策略。单因素敏感性分析结果显示，当人群对 NIPT 的接受率超过 20% 的时候，NIPT 策略的效果即优于孕妇血清学筛查策略。调整 NIPT 假阳性率以及敏感度参数，尽管有轻微变化，但是对策略的效果的影响几乎可以忽略。若唐氏综合征的发病率达到 2.2‰，那么孕妇血清学筛查策略和 NIPT 策略可以预防的唐氏综合征患儿分别是 4.66 例和 15.38 例。总体来看，NIPT 的效果最好。

从成本效果分析的角度，NIPT 每预防 1 例唐氏综合征患儿所需的成本为 162 万元。相对于孕中期三联筛查策略，它每预防 1 例唐氏综合征的增量成本效果比是 217 万，远高于每一例的生命周期的疾病负担。无论是从成本效果还是增量成本效果比的角度看，目前 NIPT 策略的成本都较高。单因素敏感性分析显示，随着唐氏综合征发病率的增加，NIPT 策略每预防 1 例唐氏儿的成本变化趋势不明显（当唐氏综合征的患病达到 2.2‰ 时，孕中期三联筛查与 NIPT 每预防 1 例唐氏儿的成本分别约是 53 万和 162 万）。随着 NIPT 价格的降低，NIPT 每预防 1 例唐氏儿的成本也随之降低（当价格是 1 720 元时，NIPT 的成本是 117 万），可以倒推 NIPT 策略和三联筛查策略成本效果相当时的价格水平。

2. **不同产前筛查策略预防唐氏综合征经济性的影响因素分析**　NIPT 新技术的出现，极大地冲击了传统孕妇血清学筛查技术，NIPT 的优势为：①不受孕周及时限的限制，而孕中期三联筛查对孕周的限制是比较严格的，如果孕周把握不严会造成筛查结果的不准确；②漏诊率较低，血清学筛查的漏诊率相对较高，可高达 23%～35%；③阳性预测值较高，NIPT 的阳性预测值是血清学筛查的 10 倍以上。本研究发现，NIPT 可使 93.64% 的孕妇避免面临接受羊穿诊断的选择，从而也减少了孕妇人群中因侵入性诊断而导致正常胎儿流产。

3. **本研究的局限性**　关于模型中参数，原则是尽量采用我国的参数。但是，由于 NIPT 技术在我国开展的研究较少，因此不得不使用国外文献的参数作为参考。

【例 13-4-2】

磁共振成像（magnetic resonance imaging，MRI）技术的广泛应用和设备配置数量的快速增长在一定程度上满足了我国居民日益增长的卫生服务需求，但同时也带来了医院成本上升、医疗费用上涨或诱导需求等不良影响。但同时一些医疗机构 MRI 排队现象普遍，一些三甲医院非急重症患者的预约时间达 1～2 周不等，而医院反映 MRI 从早上 7 点到晚上 10 点工作量十分饱满。

成本效益分析作为评价设备运行情况和经济状况的有力工具，可为医疗机构 MRI 设备的购置决策提供经济学参考（微观决策），为卫生行政部门的设备配置规划和全周期管理提供政策依据（宏观决策）。现有研究多集中于单中心单台或几台设备的成本效益分析，对于不同特征（如医院级别、设备场强等）MRI 设备成本效益的比较探讨尚不多见。

那么，从医院的视角，基于多中心数据，MRI 经济性到底如何呢？对一家医院的决策有何借鉴？

## 二、医院卫生技术评估案例与评议

### （一）资料与方法

**1. 资料来源** 研究采用判断抽样法进行"全国抽样调查"与"地区抽样调查"各一次，因篇幅，抽样方法不予详述，两次调查共收集到 190 家医疗机构、402 台 MRI 设备的购置、维修和运行信息，具体包括：医疗机构基本信息、医疗服务及供给能力信息、财务收支信息、人员配置信息和 MRI 设备配置及服务信息、设备维护保养信息。

**2. 研究方法** 研究从医疗机构视角分析 2013—2017 年我国 MRI 设备运行成本效益，选择项目数据库中 2013 年初至 2017 年底购置使用的 138 台设备展开分析。主要分为 2 个层面，一是将样本 138 台设备作为整体，匡算其年均成本构成与年均成本效益；二是根据设备基本特征分组，选用多种设备成本效益指标探索组间差异。

**3. 成本分析方法** 本研究中的成本包括：

（1）设备折旧成本：反映 MRI 设备使用过程中所发生损耗的价值转移，按《医院会计制度》（财会〔2010〕27 号）规定取折旧年限为 6 年，采用平均折旧法分摊。

（2）维修保养费用：保养和修理 MRI 设备所发生的费用，通常包括保险支付费用及设备日常维护所需费用，收集的指标为单台 MRI 设备年度维修保养总费用，假定每年维修保养费保持稳定。

（3）人力分摊成本：MRI 相关工作人员的工资、津贴、奖金、税金等，由于一般无法从影像科室分离出专门从事 MRI 检查工作的职工数量且职工存在轮转作业的情况，故假设服务于单台 MRI 设备的人员同时服务于 1 台其他设备[主要是计算机断层成像（computed tomography，CT）设备]，单台 MRI 设备的人员数目 = 影像科室人员总数 /（2×MRI 设备台数），再从影像科职工平均年收入的角度进行估算。

（4）房屋折旧成本：根据各医疗机构 MRI 室建筑总费用，除以折旧年限（一般取 30 年）再分摊到单台 MRI 设备上。

（5）MRI 相关耗材成本：一般可分为对比剂、高压注射器等专用耗材和一次性床单等低值易耗品。该部分成本涉及范围较广且难以收集完备，研究采用文献资料并结合专家咨询对单人次耗材费用进行估算，主要包括 MRI 专用耗材（高压注射器、胶片和对比剂）消耗平摊到每一人次的成本约 88.9 元，加上检查过程中的低值易耗品消耗，每人次 MRI 相关耗材成本按 100 元进行计算。

（6）水电费等其他运营成本：根据调研所得 MRI 室其他年分摊费用，分摊到单台设备。各类 MRI 设备运行过程中所发生成本的计算公式汇总见表 13-4-4。

表 13-4-4　MRI 设备运行的各成本项目类别及其计算公式

| 成本项目 | 成本类别 | 关键假设以及计算公式 |
|---|---|---|
| 某年建筑折旧分摊成本 | 固定成本 | MRI 室建筑总造价 / 折旧年限 30 年 / 该年 MRI 设备数 |
| 某年人员工资分摊成本 | 混合成本 | 该年影像科职工年平均收入 × 该年影像科人员总数 /（该年 MRI 设备数 × 2），假设其他设备数：MRI 设备 = 1∶1 |
| 某年 MRI 设备折旧成本 | 固定成本 | MRI 设备购置金额 / 折旧年限 6 年 |
| 某年 MRI 设备维修保养成本 | 固定成本 | MRI 设备 2017 年维修保养总费用，且假定每年不变 |
| MRI 相关耗材年度成本 | 变动成本 | 每人次 MRI 相关耗材成本 × 该年度 MRI 检查总人次 |
| 某年水电费等其他成本 | 混合成本 | MRI 室其他年分摊费用 / 该年 MRI 科室设备总数 |
| 某年 MRI 运行总成本 | — | 年度建筑折旧 + 年度人员工资 + 年度 MRI 设备折旧 + 年度 MRI 维修保养成本 + 年度耗材成本 + 水电等其他成本 |

**4. 效益分析方法**　研究基于医疗机构的视角，所指"效益"是从 MRI 检查服务收费角度计算医疗机构的收益。其计算公式为：某年 MRI 设备运行总效益 = 某年该设备年检查总人次数 × MRI 次均检查收费。考虑到设备的具体购置月份对购置当年各项年度分摊成本的影响，将每台设备购置当年各项成本按照（12.5 - 该设备购置月份）/12 的比例进行调整；并且考虑到研究的 138 台设备是在 2013—2017 年被陆续购置，而将 5 年间单台设备各年度的运行总成本、分项成本和各年度运行收益按 4% 贴现率进行贴现，基准年取 2017 年；最后按各台设备实际运行时长（即从具体购置年月至 2017 年底），计算年均成本和年均收益等相

关指标，如 MRI 运行年均总收益 $= \dfrac{[\sum 第 i 年 MRI 设备年度运行总收益 \times 1.04^{(2017-i)}] \times 12}{(2018 - 配置年份) \times 12 - 配置月份 + 0.5}$，

$i$ = 2013、2014、2015、2016、2017；其余指标计算方式类同，此处不再赘述。

**5. 成本效益分析指标**　现有的成本效益分析方法根据是否考虑货币的时间价值分为静态分析法和动态分析法。静态分析法主要包括投资回收期法、投资收益率法和本量利分析等；动态分析法主要包括净现值法、成本效益比值法、内部收益率法和动态投资回收期法等。研究所用的数据为 2013—2017 年购置 MRI 设备的成本和效益相关信息，拟考虑货币的时间价值对初始投资金额和未来现金流进行贴现，因而选取动态分析法或对静态分析法进行调整以体现时间因素的影响。其中同一台设备的投资回收期与投资收益率某种程度上是互为倒数的关系，而投资回收期在现实应用中较为广泛，因此选取投资回收期法而不选用投资收益率法；净现值法和成本效益比值法都是基于设备成本和效益的净现值进行比较，不同设备净现值间的差异较大，且实际购入时间不一致，因此选用比值而非差值；内部收益率法是基于净现值为零的假设计算出其收益率，其计算较为复杂且该指标在解释上并不直观，因此本研究不予考虑。

综上所述，本研究选取成本效益比值法、动态投资回收期、经过贴现调整的本量利分析法 3 种方法来进行成本效益分析，其对应的指标"年均成本效益比""动态投资回收期""调整的安全系数"的计算公式如下：①年均成本效益比 = MRI 运行年均总收益 /MRI 设备年均运行总成本；②动态投资回收期 = 设备的初始金额 / 年均净现金流量，其中某年的净现金流量 =（某年 MRI 运行总收益 - 某年运行总成本）+ 某年 MRI 设备折旧成本；③调整的安全系数 =（年均总服务人次 - 年均保本工作量）/MRI 年均保本工作量，其中 MRI 年均保本工作量 = MRI

年均固定成本/(MRI 检查次均收费－次均变动成本)。

**6. 统计学分析** 研究采用 Excel 2019 建立数据库,采用 Stata 15.0 以"组织机构代码""MRI 设备识别码"和"年份"为数据库主键,对各张数据表中成本效益相关指标进行合并,从而形成 MRI 设备成本效益分析数据库。

**(二)结果**

**1. 样本中 MRI 设备的总体分布情况** 样本中的 138 台 MRI 设备由分布在我国 21 个省、直辖市、自治区的 97 家医疗机构,在 2013 年 1 月—2017 年 12 月间购置并开机使用,平均每家医疗机构 5 年间 MRI 购置数量为(1.42±0.94)台。经 Person 卡方检验和 Fisher 精确概率检验发现,三级和二级医疗机构的 MRI 设备在场强以及品牌上有所差异,表现为三级医疗机构 3.0T 设备占比更多、进口 MRI 设备比例更高。

**2. 2013—2017 年 MRI 设备运行的年均成本构成情况** 考虑到样本 MRI 设备的购置年月差异和货币时间价值,将所有 MRI 设备的成本按 4% 的贴现率折算到 2017 年,其年均成本及构成情况见表 13-4-5。从成本构成来看:2013—2017 年 MRI 设备运行年均总成本为 473.4 万元/年,其中年均 MRI 设备折旧成本的均数占比最高超过总成本的一半;其次是 MRI 相关耗材费用;年均建筑折旧分摊成本均数占比最少。

表 13-4-5 2013—2017 年 MRI 设备运行的各类年均成本构成情况

| 项目 | 均数/万元 | 构成比/% | 最小值/万元 | 最大值/万元 | 标准差/万元 |
|---|---|---|---|---|---|
| 年均建筑折旧分摊成本 | 3.65 | 0.77 | 0.09 | 36.68 | 5.32 |
| 年均人员工资分摊成本 | 49.91 | 10.54 | 5.13 | 385.80 | 50.74 |
| 年均 MRI 设备折旧成本 | 245.60 | 51.88 | 0.00 | 706.40 | 146.60 |
| 年均 MRI 设备维保成本 | 53.59 | 11.32 | 0.00 | 166.70 | 47.18 |
| 年均 MRI 相关耗材成本 | 103.90 | 21.95 | 7.49 | 571.70 | 76.13 |
| 年均水电费等其他成本 | 16.71 | 3.53 | 0.00 | 150.80 | 30.30 |
| MRI 设备运行年均总成本 | 473.36 | 100.00 | 83.65 | 1 066.00 | 237.20 |

**3. 2013—2017 年 MRI 设备运行的年均成本效益情况** 样本 MRI 设备运行的年均成本效益分析结果见表 13-4-6。2013—2017 年我国 MRI 设备运行具有成本效益;2013—2017 年平均每台 MRI 设备年均服务总人次约为 10 082 人次/年,考虑到各台 MRI 设备服务量之间的差异,提供单次 MRI 检查服务的成本约为 643.10 元/人次,提供单次 MRI 检查服务的收益约为 793.40 元/人次,具体每项指标的极值和离散程度情况,如表 13-4-6 所示。

表 13-4-6 2013—2017 年 MRI 设备运行的成本效益情况

| 项目 | 均数±标准差 | 最小值 | 最大值 |
|---|---|---|---|
| MRI 设备运行年均总成本/万元 | 473.36±237.20 | 83.65 | 1 066.00 |
| MRI 运行年均总收益/万元 | 823.40±679.20 | 42.16 | 3 544.00 |
| MRI 年均总服务人次/人次 | 10 082±7 423.00 | 749.00 | 57 168.00 |
| MRI 平均单次检查成本/元 | 643.10±501.30 | 172.90 | 3 053.00 |
| MRI 平均单次检查收费/元 | 793.40±277.40 | 315.00 | 1 742.00 |
| 年均效益成本比 | 1.739 3 | — | — |

限于篇幅，不同特征、不同级别、不同场强、进口和国产 MRI 设备运行的成本效益比较不再赘述。

### （三）讨论

总体看，目前我国 MRI 设备的购置运行具有较好的成本经济效益。通过对样本中 138 台 MRI 设备成本核算发现，以 2017 年为基准 MRI 设备年度运行总成本为 473.4 万元 / 年，年均 MRI 设备折旧成本占比最高达到一半以上，略高于以往研究中的设备折旧成本占比的 40% 左右，或是因为某些研究，其设备折旧年限取 10 年或其变动成本占比较高；本研究中 MRI 相关耗材成本的占比也较高（21.95%）；维修成本和人员工资各占 10% 左右，水电费等和房屋折旧占比较低；与既往成本占比较接近。MRI 设备的年度运行总收益为 793.40 万元 / 年，年均效益成本比为 1.739，具有较好的成本效益，一定程度上可反映出我国当前 MRI 设备运行情况良好，弥补既往文献因单台设备间差异较大而无法得出一致结论的遗憾。当然，于医疗机构而言，MRI 等大型设备的效益除经济效益以外更体现在其医用价值、社会影响力等方面，故有学者提出采用考虑社会效益在内的综合净现值法评估医用设备的成本效益。

（陈英耀）

## 思考与练习题

1. 谈谈对卫生技术评估概念的理解。
2. 请简述卫生经济学评价的基本步骤。
3. 请简述伦理学评价的主要原则。
4. 请简述卫生技术评估在医院管理中的应用。
5. 请简述卫生技术评估不同报告的特点和异同。

## 参 考 文 献

1. O'Rourke B, Oortwijn W, Schuller T, et al. The new definition of health technology assessment: A milestone in international collaboration[J]. International Journal of Technology Assessment in Health Care, 2020, 36(3): 187-190.

2. Eisenberg J M. Clinical Economics: A Guide to the Economic Analysis of Clinical Practices[J]. JAMA: The Journal of the American Medical Association, 1989, 262(20): 2879-2886.

3. Drummond M, Sculpher M, Claxton K, et al. Methods for The Economic Evaluation of Health Care Programmes[M]. New York: Oxford University Press, 2015.

4. Husereau D, Drummond M, Petrou S, et al. Consolidated Health Economic Evaluation Reporting Standards (CHEERS) statement[J]. BMJ, 2013, 346: f1049.

5. Sacchini D, Virdis A, Refolo P, et al. Health technology assessment (HTA): ethical aspects[J]. Med Health Care Philos, 2009, 12(4): 453-457.

6. Marsh K, IJzerman M, Thokala P, et al. Multiple Criteria Decision Analysis for Health Care Decision Making—Emerging Good Practices: Report 2 of the ISPOR MCDA Emerging Good Practices Task Force[J]. Value in Health, 2016, 19(2): 125-137.

7. 许艳, 明坚, 李娜, 等. 无创性产前基因检测技术筛查策略的卫生经济学分析 [J]. 中华妇产科杂志, 2017, 52(1): 53-56.

8. Xu Y, Wei Y, Ming J, et al. Cost-Effectiveness Analysis of Non-invasive Prenatal Testing for Down Syndrome in China[J]. Int J Technol Assess Health Care, 2019, 35(3): 237-242.

9. 樊志磊, 魏艳, 黄镇, 等. 我国磁共振成像设备运行的成本效益 [J]. 中国卫生资源, 2020, 23(6): 559-563, 569.

# 第十四章
# 卫生健康领域常用的计量经济方法与应用

**教学要点**

了解计量经济学方法及其与其他学科的关系；介绍健康服务研究领域常用的计量经济学模型；掌握建立并应用多元线性回归模型的一般步骤；学习不同类型的定量分析模型及其应用。

## 第一节 计量经济学的概述

### 一、什么是计量经济学

#### （一）定义

计量经济学（econometrics），从字面上解，释意为经济测量。帕维尔·塞尔帕（Pawel Ciompa）在 1910 年首次提出"计量经济学"一词，由拉格纳·弗里希（Ragnar Frisch）推广并使之成为一门学科。

计量经济学这一概念自提出，就有众多学者不断寻求对其做出更为准确的定义，以下列举一些常见的定义，让我们从概念上更充分理解计量经济学的内涵：

"计量经济学，是对经济学的作用存在某种期待的结果，它把数理统计方法应用于经济数据，使基于数理经济学的模型得到经验上的支持，并获得数值结果。"（Tintner，1968）

"计量经济学可以定义为：以并行发展的理论和现实为基础，借用合适的推断方法对现实经济现象进行定量分析。"（Samuelson，Koopmans 和 Stone，1954）

"计量经济学可以定义为这样的社会科学：它把经济理论、数学和统计推断作为工具，应用于经济现象。"（Goldberger，1964）

"计量经济学致力于建立一般经济模型，描述经济变量相关关系，指导人们进行经济分析。"（Hill，Griffiths 和 Judge，1997）

#### （二）特点

**1. 计量性** 计量经济学方法以客观数据为基础，定量分析客观现象，用数学模型表达各因素（变量）间关系及其规律。

**2. 模型化** 计量经济学方法运用的直接产出是计量经济学模型，运用模型表示客观规律，通过对模型参数的估计和检验，验证和发展相关理论，评价经济政策和决策，有时也利用模型预测未来。

**3. 随机性** 由于客观现象普遍存在随机性，计量经济学模型有随机误差项的设定，即认为一个特定现象的发生和发展是由诸多考虑到的因素（模型中纳入的因素）和未考虑到的因素，以及随机的未知因素共同作用的结果。在模型建立过程中，要对随机误差项的性质和影响进行深入分析。

**4. 实证性** 计量经济学方法是从先验的理论或经验出发,建立数学(回归)模型,然后依据客观数据对模型参数进行估计和检验,从而验证和评价相关理论和政策。

**5. 经验与理论相结合** 经验(定量)关系只是认识现象的必要条件而非充分条件。只有定量分析结果而没有理论支持,可能会错误解释客观现象。同时,实践是检验真理的唯一标准,任何理论不能经受已经发生的事实的检验,肯定不能成立。因此,计量经济学的分析是经验与理论相结合的分析。

## 二、与其他学科的关系

从计量经济学定义可看出,计量经济学与其他学科存在着非常紧密的联系,这些学科主要包括数理统计学、数理经济学和理论经济学。

17 世纪数学家艾萨克·牛顿(Isaac Newton)和戈特弗里德·威廉·莱布尼茨(Gottfried Wilhelm Leibniz)提出了微积分;19 世纪初数学家约翰·卡尔·弗里德里希·高斯(Johann Carl Friedrich Gauss)提出最小二乘法和正态分布理论;19 世纪末科学家弗朗西斯·高尔顿(Francis Galton)提出"回归(regression)"的概念。直到这时,由于现代统计方法及对于经济变量更多的统计观察的出现,经济关系的不确定性质才被完全理解。20 世纪 20 年代统计学家罗纳德·艾尔默·费希尔(Ronald Aylmer Fisher)和耶日·奈曼(Jerzy Neyman)分别提出抽样分布和假设检验理论。这样,到 20 世纪初,数学、统计学理论日趋完善,为计量经济学的产生奠定了理论基础。

数理经济学作为一门经济学科,同样应用于经济领域的数量化,但比计量经济学更强调数学的作用,可以将它看作是用数学语言来描述经济活动的学科。对理论进行数学建模,从众多经济现象中运用数学方法抽象出理论模型是数理经济学所做的主要工作,很多人将这种做法的经济学家称为"笛卡尔主义者",即纯粹数学做法。需要注意,数理经济学只能提出理论,无法就理论正确与否进行检验。因此,需要将其与计量经济学方法结合起来,对理论进行经验证实,保证经济理论更可靠地解释经济现象。

计量经济学建立在实际经济问题之上,因此经济学理论决定了计量经济学研究的基调。在计量经济学中,计量经济模型不仅仅是数学概率模型,其模型设定需要经济理论的指导。

但需要注意,随着计量经济学方法在经济学科以外领域日趋广泛的应用,经济学理论本身在使用计量经济学方法分析实际问题上日趋"淡化"。这种"淡化"来自研究问题的"非经济化"。因此,经济理论在计量经济学方法应用上的作用取决于所研究的实际问题,这点尤其在模型的设定上充分体现。往往,实际问题所属领域的学科理论更占据上风地指导了为研究该问题所建立的计量经济学模型的设定。

## 三、在卫生领域中的应用

计量经济学在经济学研究中的作用主要表现在:①验证经济理论或模型能否解释以往的经济数据(特别是重要的经验特征事实);②检验经济理论和经济假说的正确性;③预测未来经济发展趋势,并提供政策建议。

从应用讲,在宏观和微观经济各个领域的研究中,计量经济学模型的使用无处不在,并且其应用范围也由经济学扩展到政治、劳动、教育、健康和人口等其他领域。例如,政治领域中,利用计量经济学模型研究选民投票行为是否影响到候选人的政治主张(Albouy,2010);教育领域中,使用计量经济学方法分析班级规模对学生成绩的影响(Angrist 和 Lavy,1997)。

在过去几十年里,随着计量经济学的发展,国内外学者越来越多开始使用计量经济学方法分析医疗卫生领域相关问题,这些研究主要围绕卫生服务的供给、需求展开,包括卫生资源的配置、卫生总费用及其影响因素、医疗服务需求情况、卫生服务供给问题等。例如有研究者利用我国卫生医疗服务、国内生产总值、财政支出以及人均卫生费用的相关数据,通过建立计量经济学模型,研究我国人均卫生费用和社会经济因素间的关系,探讨资源配置中的经济结构问题。

特别是近年来,随着我国医药卫生体制改革的深入,大量学者基于现实数据,利用计量经济学方法对相关卫生政策问题展开严谨分析,为我国卫生政策的完善提供了大量基于实践的证据支持。

与健康服务相关研究的定量分析方法:

### (一)卫生经济学评价

卫生经济学评价以经济理论为基础,结合生物统计学、流行病学、心理测量学以及决策学等学科方法,对疾病干预措施等进行经济效率的评价,主要包含对方案的成本和产出的估计以及两个或多个方案之间的比较,以保证评价结果与经济学的效率目标相关,同时便于决策者理解和采用评价结果,最终为卫生决策提供经济学证据。

卫生经济学评价方法包括成本效果分析(cost-effectiveness analysis,CEA)、成本效用分析(cost-utilily analysis,CUA)和成本效益分析(cost-benefit analysis,CBA)等。一般包括以下基本步骤:确定评价的服务对象、确定分析问题、确定干预和对照方案、确定评价视角和范围、确定分析方法、成本测算、健康产出测算、成本产出分析、贴现分析以及不确定性分析。

### (二)多指标的综合评价

医疗服务质量可以通过合理有效地评价、发现不足、总结经验,促进医疗质量改善。所谓评价,就是根据评价指标对评价对象的各个方面进行量化和非量化的过程,最终获得一个可靠并且符合逻辑的结论。评价指标是进行综合评价的系统工具,反映被评价对象状况的基本要素,包括单指标和多指标。单指标评价易于实现,根据指标设定的标准给评价对象一个评价等级或分数,依照等级或分数的高低评出优劣。多指标即指标体系,是由反映评价对象各方面特性及相互联系的多个指标所构成具有内在结构的有机整体。指标体系中的某一个指标反映被评价对象的一个侧面,利用指标体系可以全面地反映评价对象的多个方面。医疗卫生工作中被评价对象常常同时受多种因素的影响,需要综合考虑多个相关因素进行多指标综合评价。

### (三)卫生公平性评价

公平一直是全球卫生事业的重要目标。健康状况在不同特征人群和社会的分布出现较大差异就是不公平,其包含健康结果不公平、卫生筹资不公平和卫生服务提供不公平。21 世纪以来,卫生公平性受到极大挑战,各国和地区普遍存在不公平现象。如穷人和富人患病率和死亡率的不公平性,地区间卫生资源分布的不公平性等。近年来,卫生公平性已成为卫生领域理论界研究的热点之一。公平性评价是识别不公平现象的主要方法,是公平性研究的核心内容。公平性评价的常用方法有洛伦兹曲线(Lorenz curve)、基尼系数(Gini coefficient)、集中指数（concentration index，CI）等单因素分析方法和一般线性回归、固定效应模型等多因素分析方法。但上述方法仅能回答是否公平的问题，不能回答是什么原因导致的不公平。要进一步分析卫生不公平的原因，可采用集中指数分解和 Oacaxca-Blinder 分解（组间均值差异分解）等方法。

### （四）卫生政策效果识别和评价

正确识别和评价卫生政策的效果是卫生决策研究中一个重要的内容。卫生政策的实施直接影响着广大群众的健康和利益，因此运用科学有效的方法对政策实施的效果进行量化评估，有助于为政府的决策提供科学合理的理论依据。卫生政策评价就是对卫生政策干预"因果"效应的评估。随机对照试验因具有随机化配置干预措施、标准化操作以及可重复性等特点成为探究因果关联的"金标准"。但是在卫生政策的研究中，由于研究的环境、成本以及可行性等条件的限制，相比于观察性研究，实验研究的方法并未得到广泛应用。在卫生政策的评价中因果推断主要是基于"准实验"的方法，主要包括工具变量法（instrumental variable method，IV）、双重差分法（difference-in-difference，DID）、倾向得分匹配法（propensity score matching，PSM）、断点回归法（regression discontinuity，RD）等。这些方法在卫生政策评价的研究中发挥着重要作用，也让经验研究得到令人信服的因果推断的结论成为可能。

# 第二节　多元线性回归模型及其应用

## 一、多元线性回归模型

多元线性回归模型（multiple linear regression，MLR）是计量经济学中应用最广泛的模型形式。线性模型具有函数形式简单、变量间关系直观且计算相对容易等优点，线性模型因而成为研究者通常首选的回归模型之一。

在实际问题研究中，如果变量间关系不呈现直接的线性关系，可通过数据变换使得变量间近似呈现线性关系。例如，柯布 - 道格拉斯生产函数：

$$Y = AK^{\alpha}L^{\beta}\mu$$

其中，$Y$ 为总产值，$K$ 为投入资本，$L$ 为投入劳动力，$A$ 为生产技术（全要素生产率），$\alpha$ 和 $\beta$ 分别表示资本和劳动力的产出弹性系数，$\mu$ 为随机干扰的影响。该函数表示总产值由投入的资本、劳动力和技术决定。总产值与这些决定因素之间呈乘积关系。

如果要使用多元线性回归模型就总产值进行分析，就需要进行转换。将前式两边取自然对数，可得柯布 - 道格拉斯生产函数多元线性回归模型：

$$LnY = LnA + \alpha LnK + \beta LnL + Ln\mu$$

建立并应用回归模型一般包括 4 个步骤：数据准备、模型设定、参数估计、模型检验。下面就各个步骤依次说明。

### （一）数据准备

回归分析的基础是数据。回归分析第 1 步是根据研究问题，进行相应数据准备。数据收集是数据准备的主要工作。收集数据后，还需要对数据进行录入和清理。整个数据准备工作通常将耗费大量的时间和精力。

在计量经济学研究中,常用数据类型主要有横截面数据、时间序列数据、混合横截面数据,以及面板数据。

**1. 横截面数据**(cross-sectional data)  横截面数据是最常见,也是最常使用到的数据类型。它是一个时间点上不同观察对象组成的数据集,通常是在给定的时间,收集的个人、家庭、企业、城市层面的数据,例如某年的人口普查数据、某年或一次性的入户调查数据。横截面数据只有每个观察对象(样本)一个时间点的数据,每个观察对象数据涵盖该对象若干个特征变量的取值。

表 14-2-1 罗列了 2013 年中国健康与养老追踪调查(China Health and Retirement Longitudinal Study,CHARLS)数据的一个样本。

CHARLS 旨在收集一套代表中国 45 岁及以上中老年人家庭和个人的高质量微观数据,用以分析我国人口老龄化问题,推动老龄化问题的跨学科研究。CHARLS 全国基线调查于 2011 年开展,覆盖 150 个县级单位,450 个村级单位,约 1 万户家庭中的 1.7 万人,2011 年进行了第一次全国追踪调查。

CHARLS 数据本质上一套是面板数据,直到 2011 年展开第一次全国调查后,每两年追踪一次,目前包括了 2011 年、2013 年和 2015 年数据。由于表 14-2-1 只使用了 CHARLS 2013 年数据,每个观察对象只观察一次,因此 CHARLS 2013 年数据可看作一个横截面数据。

表 14-2-1 以缩略的形式给出了 18 605 个观察对象的部分基本信息:变量包括 *obsno*(观测序号),*ID*(个人唯一识别码),*household ID*(家庭唯一识别码),*gender*(性别),*Chinese zodiac signs*(生肖),*birth year*(出生年份),*birth place*(出生地)。其中,*gender*(1 = 女,2 = 男)和 *birthplace*(1 = 农村,2 = 城镇)是二分类变量,而 *Chinese zodiac signs* 是多分类变量(1 = 鼠,……,12 = 猪),以上变量均表示个人特征。值得注意,*obsno*、*ID* 和 *household ID* 是赋予样本中每个人的观测序号,以及个人和家庭的唯一识别码,并不代表个人特征。

**表 14-2-1  个人特征的横截面数据**

| obsno | ID | household ID | gender | Chinese zodiac signs | birth year | birth place |
|---|---|---|---|---|---|---|
| 1 | 094004126001 | 0940041260 | 1 | 12 | 1959 | 2 |
| 2 | 094004126002 | 0940041260 | 2 | 1 | 1960 | 2 |
| 3 | 094004129001 | 0940041290 | 2 | 3 | 1950 | 2 |
| ⋮ | ⋮ | ⋮ | ⋮ | ⋮ | ⋮ | ⋮ |
| 18604 | 294099311001 | 2940993110 | 1 | 4 | 1939 | 1 |
| 18605 | 294099311002 | 2940993110 | 2 | 9 | 1944 | 1 |

数据来源:中国健康与养老追踪调查,2013。

**2. 时间序列数据**(time series data)  时间序列数据是同一观察对象、不同时间点上观测值组成的数据集。每个时间点上涵盖该观察对象 1 个或多个特征变量的取值,例如某种传染性疾病每日新发病例数、个人随时间的体征数据。

政府及相关部门公开发布的资料中包含许多卫生相关的时间序列数据,这些数据通常有较高的准确性和可靠性,并且少有缺漏,研究者获得这些数据相对容易,成本低,因此应充分加以利用。

表 14-2-2 列出了我国 1950—2013 年甲、乙类法定报告传染病发病率、死亡率及病死率。该数据来自《中国卫生和计划生育统计年鉴(2014)》。

2014 年,国家卫生和计划生育委员会将《中国卫生统计年鉴》和《中国人口和计划生育年鉴》两本年鉴合编,更名为《中国卫生和计划生育统计年鉴》(以下简称"《年鉴》")。《年鉴》由全国卫生计生系统共同编纂,全面、系统、准确地报告了中国卫生和计划生育事业进展相关统计数据。

表 14-2-2　1950—2013 年全国甲、乙类法定报告传染病发病率、死亡率及病死率

| 序号 | 年份 | 总计 | | | … | 伤寒及副伤寒 | | |
|---|---|---|---|---|---|---|---|---|
| | | 发病率<br>1/10万 | 死亡率<br>1/10万 | 病死率<br>% | … | 发病率<br>1/10万 | 死亡率<br>1/10万 | 病死率<br>% |
| 1 | 1950 | 163.37 | 6.70 | 4.09 | … | 8.17 | 0.78 | 9.54 |
| 2 | 1955 | 2 139.69 | 18.43 | 0.86 | … | 8.69 | 0.19 | 2.19 |
| 3 | 1960 | 2 448.35 | 7.47 | 0.31 | … | 37.75 | 0.55 | 1.45 |
| ⋮ | ⋮ | ⋮ | ⋮ | ⋮ | … | ⋮ | ⋮ | ⋮ |
| 95 | 2012 | 238.76 | 1.24 | 0.52 | … | 0.89 | 0.00 | 0.03 |
| 96 | 2013 | 225.80 | 1.20 | 0.53 | … | 1.04 | 0.00 | 0.02 |

数据来源:《中国卫生和计划生育统计年鉴(2014)》。

表 14-2-2 展示了 1950 年到 2013 年全国甲、乙类法定报告传染病发病率、死亡率及病死率的简略信息,包括总计发病率、死亡率及病死率与伤寒及副伤寒的发病率、死亡率及病死率。该时间序列数据中最早的一年(1950 年)就是第一次观测,最晚的一年(2013 年)就是最后一次观测,用计量方法分析时间序列数据时,数据应该按照时间顺序排列。

**3. 混合横截面数据(pooled cross section)**　将不同年份的横截面数据混合起来就得到了混合横截面数据,这类数据既有横截面数据的特点,又有时间序列数据的特点。由于在每一个年份都是进行随机抽样,所以同一个调查对象通常不同时出现在两个年份的样本中。混合横截面数据既能够扩大样本容量,还能提供一些随时间变化的信息。

表 14-2-3 以中国综合社会调查(Chinese General Social Survey,CGSS)数据为例,展示了存储混合横截面数据的一种形式。

CGSS 始于 2003 年,是我国最早的全国性、综合性、连续性学术调查项目。自 2003 年起,每年一次,对中国各省(自治区、直辖市)10 000 多户家庭进行连续性横截面调查。CGSS 系统、全面地收集社会、社区、家庭、个人多个层次的数据,总结社会变迁的趋势,探讨具有重大科学和现实意义的议题。

表 14-2-3 中,观测 1～5 894 对应的是 2003 年的样本,观测 5 895～17 332 对应的是 2013 年的样本。值得注意,由于需要明确每一个观测值年份,因此应当将年份(year)作为一个独立变量放入数据集中。

表 14-2-3 2003 年与 2013 年的混合横截面数据

| obsno | year | place | birth year | nationality | gender | income | floor area |
|-------|------|-------|------------|-------------|--------|--------|------------|
| 1 | 2003 | Shanghai | 1958 | 1 | 2 | / | 50 |
| 2 | 2003 | Shanghai | 1983 | 1 | 2 | / | 54 |
| ⋮ | ⋮ | ⋮ | ⋮ | ⋮ | ⋮ | ⋮ | ⋮ |
| 5 894 | 2003 | Liaoning | 1967 | 1 | 1 | 4 000 | 40 |
| 5 895 | 2013 | Zhejiang | 1937 | 1 | 1 | 10 000 | 40 |
| 5 896 | 2013 | Zhejiang | 1971 | 1 | 1 | 50 000 | 20 |
| ⋮ | ⋮ | ⋮ | ⋮ | ⋮ | ⋮ | ⋮ | ⋮ |
| 17 332 | 2013 | Shanghai | 1979 | 1 | 2 | 180 000 | 112 |

数据来源：中国综合社会调查 2003、2013。

**4. 面板数据**（panel data） 面板数据是由数据集中每个横截面单位的一个时间序列组成。例如对一系列个人的工资、受教育情况和就业历史跟踪 10 年所得到的数据就是面板数据。面板数据有别于混合横截面数据的一个基本特征是，同一横截面数据的数据单位都被跟踪了一段特定的时期。

表 14-2-4 以中国健康与营养调查（China Health and Nutrition Survey，CHNS）数据为例，对面板数据进行简单描述。

CHNS 是由北卡罗来纳大学人口研究中心、美国国家营养与食物安全研究所和中国疾病预防控制中心合作开展的调查项目。该调查旨在检验健康、营养和计划生育政策的影响以及研究中国社会经济的转变如何作用于整个人口健康和营养状况。到目前为止，该调查一共进行了 10 轮，分别在 1989、1991、1993、1997、2000、2004、2006、2009、2011 和 2015 年进行，数据囊括了对我国九省城镇与农村居民进行的长期固定追踪调查，调查内容包括有关人口健康、医疗保健、保险、营养、计划生育、家庭收入、社会服务和社会人口学特征等方面的信息。

表 14-2-4 **个人健康状况的面板数据集**

| obsno | subject | household ID | year | hip circuml cm | Weightl kg | diastolic BPl mmH） | systolic BPl mmHg |
|-------|---------|--------------|------|----------------|------------|--------------------|--------------------|
| 1 | 1 | 211101008 | 2004 | 98.0 | 72.2 | 72 | 110 |
| 2 | 1 | 211101008 | 2006 | 98.3 | 65 | 86 | 154 |
| 3 | 2 | 211101065 | 2004 | 104 | 62.7 | 90 | 152 |
| 4 | 2 | 211101065 | 2006 | 107 | 64.3 | 68 | 142 |
| ⋮ | ⋮ | ⋮ | ⋮ | ⋮ | ⋮ | ⋮ | ⋮ |
| 1999 | 1 000 | 232202005 | 2004 | 102 | 80.0 | 76 | 120 |
| 2000 | 1 000 | 232202005 | 2006 | 118 | 80.2 | 70 | 120 |

数据来源：中国健康与营养调查 2004、2006。

在表 14-2-4 中，每一个对象（*subject*）都有一个编号，从 1 到 1 000。对象 1 的两年数据占据了数据集的前两行，观测 3 和观测 4 对应的是对象 2，每个对象都会对应两行观测数据，因此该数据集包含了 2 000 个观测，并且 2004 年的数据始终是在 2006 年的数据之前。

### （二）模型设定

完成数据准备工作后，就可以展开回归分析的第 2 步工作——模型设定。根据研究问题和所获得的数据，确定所要采用模型类型后，就需要进行模型设定，即确定模型的具体形式。这里以最常见的多元线性回归模型为例。

在介绍多元线性回归模型以前，首先需要引入总体回归函数（population regression function，PRF）的概念。

回归分析所关心的是根据解释变量的已知值估计出被解释变量的总体均值。对于只有一个解释变量 $X$ 的总体而言，给定解释变量 $X$ 的值，所对应的被解释变量 $Y$ 的分布是已知的。因此，$Y$ 的条件期望 $E(Y|X)$ 也是已知。所有 $X$ 所对应的条件期望所形成的轨迹就称为总体回归线（population regression line）。相应的函数 $E(Y|X)=f(X)$ 称为总体回归函数。总体回归函数表示被解释变量 $Y$ 的总体条件均值随解释变量 $X$ 变化的规律。当总体回归函数是线性形式的时候，可以表示为 $E(Y|X)=\beta_0+\beta_1X$。在给定解释变量 $X$ 的取值时，被解释变量 $Y$ 的个别值并不等于其总体条期望 $E(Y|X)$，而是围绕在 $E(Y|X)$ 的上下。因此，$Y$ 可以表示为 $Y=E(Y|X)+u$，其中 $u$ 为随机误差项（error term）。当总体回归函数是线性时，即 $Y=\beta_0+\beta_1X+u$，称它为总体回归函数的随机设定形式，表示被解释变量 $Y$ 除了受解释变量 $X$ 影响，还受其他诸多未知因素的影响。

当总体的解释变量不止一个时，总体回归函数表示为：

$$E(Y|X_1, X_2, \cdots, X_K)=\beta_0+\beta_1X_1+\beta_2X_2+\cdots+\beta_kX_k$$

它的随机设定形式则为：

$$Y=\beta_0+\beta_1X_1+\beta_2X_2+\cdots+\beta_kX_k+u$$

这就是多元线性回归模型的一般形式。其中 $Y$ 为被解释变量（explained variable），也称因变量（dependent variable）、从属变量（regressand）、左侧变量（left-hand side variable）。$X_1, X_2, \cdots, X_k$ 为解释变量（explanatory variable），也称自变量（independent variable）、回归元（regressor）、右侧变量（right-hand side variable）、协变量（covariate）、控制变量（control variable）。$\beta_0, \beta_1, \beta_2, \cdots, \beta_k$ 均为回归系数（regression coefficient）或待估计参数。其中，$\beta_0$ 为常数项（constant term），也称截距项（intercept）。$\beta_j(j=1, 2, \cdots, k)$ 为自变量回归系数，也称偏回归系数（partial regression coefficients），表示在其他解释变量不变的情况下，$X_j$ 每变化一个单位时，$Y$ 的均值 $E(Y)$ 所发生的变化。$u$ 为随机误差项（error term），表示：①自变量以外的对因变量存在影响的其他因素；②模型中数学形式的设定误差；③样本的观测误差；④其他随机因素。

### （三）参数估计

普通最小二乘法（ordinary least squares，OLS）是利用样本观测值对总体回归函数的参数进行估计的最常用方法。对于一组包含有 $n$ 个观测值的样本，设 $Y_i(i=1, 2, \cdots, n)$ 为被解释变量的实际观测值，写出与总体回归函数对应的样本回归函数（sample regression function，SRF）：

$$E(Y_i)=\hat{\beta}_0+\hat{\beta}_1X_{1i}+\hat{\beta}_2X_{2i}+\cdots+\hat{\beta}_kX_{ki}(i=1, 2, \cdots, n)$$

其随机表达式为

$$Y_i = \hat{\beta}_0 + \hat{\beta}_1 X_{1i} + \hat{\beta}_2 X_{2i} + \cdots + \hat{\beta}_k X_{ki} + e_i$$

其中，$\hat{\beta}_0$ 是对截距项 $\beta_0$ 的估计；$\hat{\beta}_1, \hat{\beta}_2, \cdots, \hat{\beta}_k$ 是对偏回归系数 $\beta_1, \beta_2, \cdots, \beta_k$ 的估计；$e_i$ 称为残差项，是对随机误差项 $u_i$ 的估计。OLS 方法就是要计算出适当的 $\hat{\beta}_0, \hat{\beta}_1, \cdots, \hat{\beta}_k$ 使得残差平方和最小，也就是使得下式达到最小：

$$Q = \sum_{i=1}^{n} e_i^2 = \sum_{i=1}^{n} [Y_i - (\hat{\beta}_0 + \hat{\beta}_1 X_{1i} + \hat{\beta}_2 X_{2i} + \cdots + \hat{\beta}_k X_{ki})]^2$$

要使残差平方和最小，由极值定理可得到下式：

$$\frac{\partial \Omega}{\partial \beta_0} = 0, \frac{\partial \Omega}{\partial \beta_1} = 0, \cdots, \frac{\partial \Omega}{\partial \beta_k} = 0$$

求解上式，可得到模型参数的一组 OLS 估计量 $\hat{\beta}_0, \hat{\beta}_1, \cdots, \hat{\beta}_k$ 以及 OLS 回归。

## 高斯-马尔科夫假定与高斯-马尔科夫定理

在满足一系列假定条件时，OLS 估计量 $\hat{\beta}_0, \hat{\beta}_1, \cdots, \hat{\beta}_k$ 将会是总体参数的最优线性无偏估计量（best linear unbiased estimator，BLUE）。具体讲，无偏估计量是指，当 $\beta_i$ 的估计量为 $\tilde{\beta}_i$，对于任意总体参数 $\beta_0, \beta_1, \cdots, \beta_k$，都有 $E(\tilde{\beta}_i) = \beta_i$，那么 $\tilde{\beta}_i$ 就是 $\beta_i$ 的无偏估计量。

"线性"则是指，$\beta_i$ 的一个估计量 $\tilde{\beta}_i$ 能够表示成因变量数据的一个线性函数，即 $\tilde{\beta}_i = \sum_{m=1}^{n} w_{mi} y_m$。

"最优"是指，估计量拥有最小方差。需要满足的假定分别是：

假定 1：参数线性

$$y = \beta_0 + \beta_1 x_1 + \beta_2 x_2 + \cdots + \beta_k x_k + u$$

其中，$\beta_0, \beta_1, \cdots, \beta_k$ 是我们所关心的未知参数（常数），而 $u$ 则是无法观测的随机误差或随机干扰。回归模型尽管对于变量而言不一定是线性的，但它对于参数而言一定线性的。

假定 2：随机抽样

我们有一个含 $n$ 次观测的随机样本 $\{(x_{i1}, x_{i2}, \cdots x_{ik}, y_i): i = 1, 2, \cdots, n\}$，它能代表假定 1 中的总体。

假定 3：不存在完全共线性

在样本（因而在总体）中，没有一个自变量是常数，自变量之间也不存在严格的线性关系。

假定 4：条件期望均值为零

给定自变量的认知，误差 $u$ 的条件期望值为零。换句话说，

$$E(u|x_1, x_2, \cdots, x_k) = 0$$

当模型满足假定 1～4 时，总体参数的 OLS 估计量就是线性和无偏的。

假定 5：同方差性

给定任意解释变量值，误差 $u$ 都具有相同的方差。换言之，

$$Var(u|x_1, x_2, \cdots, x_k) = \sigma^2$$

在假定 1～5 下，$\hat{\beta}_0, \hat{\beta}_1, \cdots, \hat{\beta}_k$ 分别是 $\beta_0, \beta_1, \cdots, \beta_k$ 的最优线性无偏估计量，这就是高斯-马尔科夫定理的基本内容，假定 1～5 也被称为高斯-马尔科夫假定。

**（四）模型检验**

这里的模型检验是指模型的统计学检验，目的在于检验模型参数估计值的可靠性。通常需要进行模型的拟合优度检验、模型的显著性检验，以及解释变量参数的显著性检验。在使用模型进行分析前和应用时通常需要展开这些检验。

**1. 模型的拟合优度检验**　模型的拟合优度检验是检验回归方程与样本观测值的拟合程度。

在统计学中，将观测值 $Y_i$ 与样本平均值 $\overline{Y}$ 之差称为 $Y_i$ 的离差，并且可以把总离差平方和分解成两个部分：

$$\sum (Y_i - \overline{Y})^2 = \sum (Y_i - \hat{Y}_i)^2 + \sum (\hat{Y}_i - \overline{Y})^2$$

$\hat{Y}_i - \overline{Y}$ 为回归值与平均值之差，它是由回归模型中解释变量 $\beta_0, \beta_1, \cdots, \beta_k$ 所解释的部分；$Y_i - \hat{Y}_i$ 为残差，即模型不能解释的部分。若我们以 $SS_T$ 表示总离差平方和，$SS_e$ 表示残差平方和，$SS_R$ 表示回归平方和，则有：

$$SS_T = SS_R + SS_e$$

$SS_R$ 同 $SS_T$ 的比值称作决定系数，记为：

$$R^2 = \frac{SS_R}{SS_T} = 1 - \frac{SS_e}{SS_T}$$

$R^2$ 越接近 1，意味着 $SS_R$ 越接近 $SS_T$，说明解释变量能解释的信息越多，模型的拟合程度越高。

由于方程中解释变量的数目会影响到 $SS_R$，从而影响到 $R^2$，因此必须进行调整，称为调整决定系数。

$$\overline{R}^2 = 1 - \frac{n-1}{n-k-1} \cdot \frac{SS_e}{SS_T}$$

其中 $k$ 为解释变量的个数，$n-k-1$ 为残差平方和的自由度，$n-1$ 为总离差平方和的自由度。

**2. 模型的显著性检验**　模型的显著性检验就是对总体的线性关系是否成立做出的统计学判断。事实上，就算被解释变量与解释变量之间没有线性关系，通过 OLS 估计也能得到一组参数估计值，因此有必要在应用多元线性回归模型前对总体的线性关系进行检验。

根据统计学理论，若模型的线性关系不成立，则 $SS_R$ 和 $SS_e$ 各自服从各自自由度的 $\chi^2$ 分布，即：

$$SS_R \sim \chi^2(k)$$

$$SS_e \sim \chi^2(n-k-1)$$

因此，统计量 $F$ 将服从第一自由度为 $k$，第二自由度为 $n-k-1$ 的 $F$ 分布：

$$F = \frac{\dfrac{SS_R}{k}}{\dfrac{SS_e}{n-k-1}}$$

若 $F$ 统计量超过给定的显著性水平下的临界值，则可以认为模型总体的线性关系是成立的。

**3. 参数的显著性检验** 回归模型总体的显著性并不意味着每个解释变量对被解释变量的影响都是显著的，如果某个解释变量并不重要，则可以把它从模型中剔除，建立更为简单的模型。参数的显著性检验就是检验参数估计值同 0 有无显著性差异，若无差异，说明该解释变量对被解释变量的影响是不确定的。

对于一个参数估计值 $\hat{\beta}_j$，若它与 0 无显著性差异，则统计量 $t$ 将服从自由度为 $n-k-1$ 的 $t$ 分布：

$$t = r_j \sqrt{\frac{n-k-1}{1-r_j^2}}$$

公式中 $r_j$ 为 $Y$ 对 $X_j$ 的偏相关系数。在给定的显著性水平下，若统计量 $t$ 大于临界值，则可认为 $\hat{\beta}_j$ 与 0 无显著性差异的假设不成立，即该估计值是有效的。

通常，专业软件在给出参数估计结果的同时，也会给出相应的检验统计量，研究者的任务是依据这些统计量进行判断：估计结果是可以接受还是需要做进一步调整改进？改进的方式包括重新处理样本数据，剔除或增加变量，尝试改变变量的结构（如先取对数）重新估计等。

## 二、线性回归模型分析中的主要问题

由于真实世界的复杂性，以及研究者理论知识和经验的局限，在因果分析、变量选择和模型函数形式的设定过程中，可能会发生偏差。当回归模型具有内生性问题、序列相关、多重共线性和异方差性等情况时，模型设定就可能违背高斯-马尔科夫假定的某一个假设条件，导致通过 OLS 估计得到的估计量不再具有最优线性无偏估计量（best linear unbiased estimator，BLUE）性质，OLS 估计量往往不再是一致性估计量，导致估计失效。此外，如果模型本身设定不正确，或者设定了一个有"偏误"的模型，也会使得估计结果具有偏误。在这些情况下，就需要采取一定的补救措施或者使用新的估计方法。

下面简单介绍三种最常见的问题：内生性问题、异方差以及模型设定错误 3 种情形：

### （一）解释变量的内生性问题

当假定 4 成立时，即误差 $u$ 的条件期望值为 0，模型的解释变量均为外生性解释变量（exogenous explanatory variable）。但当 1 个或多个解释变量与误差项相关时，就会出现内生性问题，假定 4 不再成立，而这样的解释变量被称为内生性解释变量（endogenous explanatory variable）。

有几种典型的情况会导致内生性问题，包括：①设定回归模型中遗漏重要的解释变量，而遗漏变量（omitted variable）与模型中的 1 个或者多个解释变量具有相关性；②解释变量存在测量误差；③解释变量与被解释变量具有联立因果关系等。其中，遗漏变量最为典型。

设真实模型为：

$$Y_i = \beta_0 + \beta_1 X_{1i} + \beta_2 X_{2i} + u_i$$

但实际设定的模型为：

$$Y_i = \alpha_0 + \alpha_1 X_{1i} + v_i$$

这时就出现了遗漏变量的情形。当模型遗漏关键解释变量时可能导致误差项与某些解释变量相关，从而使得所有的 OLS 估计量有偏（biased）。

可以通过使用工具变量法等方法解决遗漏变量带来的解释变量内生性问题。

### 工具变量法（instrumental variable method）

工具变量（instrumental variable，IV）是克服解释变量与随机干扰同期相关影响的一种参数估计方法。IV 就是在模型估计过程中作为工具使用的变量，用来解决与误差项相关的内生解释变量带来的估计偏误。

如果选择 $Z$ 作为内生解释变量 $X_j$ 的工具变量，一个合格的 $Z$ 必须满足以下两个条件：①与所替代的随机解释变量高度相关，即 $Cov(Z, X_j) \neq 0$；②与误差项不相关，即 $Cov(Z, u) = 0$。当然，$Z$ 与模型中其他解释变量不应高度相关，以避免出现严重的多重共线性。

下面以一元回归模型为例进行说明。设回归模型形式如下：

$$Y_i = \beta_0 + \beta_1 X_i + u_i$$

矩估计是在两个重要的特征 $E(u_i) = 0$ 与 $E(X_i u_i) = 0$ 下，作为总体矩条件，并写出相应的样本矩条件 $\frac{1}{n}\sum(Y_i - \hat{\beta}_0 - \hat{\beta}_1 X_i) = 0, \frac{1}{n}\sum X_i(Y_i - \hat{\beta}_0 - \hat{\beta}_1 X_i) = 0$ 后得到一个关于参数估计量的方程组：

$$\begin{cases} \sum Y_i = n\hat{\beta}_0 + \hat{\beta}_1 \sum X_i \\ \sum X_i Y_i = \hat{\beta}_0 \sum X_i + \hat{\beta}_1 \sum X_i^2 \end{cases}$$

求解该正规方程组，得到：

$$\hat{\beta}_0 = \bar{Y} - \hat{\beta}_1 \bar{X}$$

$$\hat{\beta}_1 = \frac{\sum x_i y_i}{\sum x_i^2}$$

如果 $X_i$ 与 $u_i$ 相关，则无法得到上式，这就可以使用工具变量的方法就 $\beta_0$、$\beta_1$ 进行估计。这时有总体矩条件：

$$E(u_i) = 0$$

$$Cov(Z_i, u_i) = 0$$

于是，在一组容量为 $n$ 的样本下，可写出相应的样本矩条件：

$$\frac{1}{n}\sum(Y_i - \hat{\hat{\beta}}_0 - \hat{\hat{\beta}}_1 X_i) = 0$$

$$\frac{1}{n}\sum Z_i(Y_i - \hat{\hat{\beta}}_0 - \hat{\hat{\beta}}_1 X_i) = 0$$

由此得到一个关于参数估计量的正规方程组：

$$\begin{cases} \sum Y_i = n\hat{\hat{\beta}}_0 + \hat{\hat{\beta}}_1 \sum X_i \\ \sum X_i Y_i = \hat{\hat{\beta}}_0 \sum X_i + \hat{\hat{\beta}}_1 \sum X_i^2 \end{cases}$$

于是得到：

$$\hat{\hat{\beta}}_1 = \frac{\sum z_i y_i}{\sum z_i x_i}, \hat{\hat{\beta}}_0 = \bar{Y} - \tilde{\beta}_1 \bar{X}$$

这种求模型参数估计量的方法称为工具变量法，$\hat{\hat{\beta}}_0$、$\hat{\hat{\beta}}_1$ 称为工具变量法估计量。

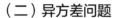 

### （二）异方差问题

当假定 5 不成立时，回归模型就具有异方差性，即残差的方差，$Var(\mu_i)=\sigma_i^2$ 不再恒定不变，而是随样本点的变化而变化。

当假定 1～4 均成立，而仅有假定 5 不成立时，OLS 估计量仍具有无偏性，但却不是方差最小的有效估计。

为检验是否存在异方差问题，相关学者提出了多种检验方法。三种最常用的方法分别是：①残差分析；②斯皮尔曼等级相关检验；③异方差性的布罗施 - 帕甘检验。

**1. 残差分析**　将残差平方 $e_i^2=(Y_i-\hat{Y}_i)^2$ 对 $Y$ 或 $X_j$ 描图，看 $e_i^2$ 是否随 $Y$ 或 $X_j$ 的变化而呈现某种规律或趋势。

残差分析是回归分析的重要部分，它不仅可用来识别模型的异方差性，还可用于考察模型可能存在的其他方面错误和数据缺陷。

**2. 斯皮尔曼（Spearman）等级相关检验**

斯皮尔曼等级相关系数定义为：

$$r_s = 1-6\left[\frac{\sum d_i^2}{n(n^2-1)}\right]$$

其中 $d_i$ = 第 $i$ 个观测单位的两种不同特性所处的等级之差，而 $n$ = 观测单位的级别个数。

假定 $Y_i=\beta_0+\beta_1 X_i+u_i$。通过 $Y$ 对 $X$ 回归，得到残差 $\hat{u}_i$。将 $\hat{u}_i$ 的绝对值，即 $|\hat{u}_i|$ 和 $X_i$（或 $Y_i$）同时按递升或者递降次序划分等级，然后计算上述斯皮尔曼的相关等级系数。假定总体等级相关系数 $\rho_s$ 且 $n>8$，样本 $r_s$ 的显著性可通过计算以下 $t$ 统计量进行检验：

$$t = \frac{r_s\sqrt{n-2}}{\sqrt{1-r_s^2}}$$

其自由度 $df=n-2$。

如果 $t$ 值超过 $t$ 临界值就可接受异方差假设，否则拒绝。如果回归模型中解释变量多于 1 个，则可在 $|\hat{u}_i|$ 和每个解释变量间分别计算 $r_s$，再通过以上检验做统计显著性检验。

**3. 异方差性的布罗施 - 帕甘检验（Breusch-Pagan test for heteroscedasticity）**

对于 $Y=\beta_0+\beta_1 X_1+\cdots+\beta_k X_k+u$ 使用 OLS 估计 $\hat{u}^2$，并假定：

$$Var(u|X_1,\cdots,X_K)=E(u^2)=\alpha_0+\alpha_1 X_1+\cdots\alpha_k X_k+v$$

用 $\hat{u}^2$ 作为因变量进行模型 $\hat{u}^2=\alpha_0+\alpha_1 X_1+\cdots\alpha_k X_k+v$ 的 OLS 回归，得到 $R_{\hat{u}^2}^2$。计算 $F$ 统计量或者构造统计量 $LM=nR_{\hat{u}^2}^2\sim\chi(k)$。如果 $F$ 统计量或者 LM 统计量是显著的，则拒绝原假设（$\alpha_0=0$，$\alpha_1=0$，$\cdots\alpha_k=0$），即存在异方差性。

克服异方差影响的措施主要是减小方差的变异程度。一般方法包括加权最小二乘法、模型变换法等。

**4. 加权最小二乘法**　加权最小二乘法的具体过程是对各残差平方项进行加权，使偏离较大的值打一个较大的折扣，偏离较小的值打较小的折扣，让所有的残差平方项都向均值"靠拢"，然后根据这样重新构造的残差平方和进行最小二乘法估计。加权最小二乘法的应用条件是总体方差 $\sigma^2$ 已知。

**5. 模型变换法**　具体做法是变换原来的模型，使经过变换的模型具有同方差的随机项，然后进行最小二乘法估计。最常见的变形是用对数模型取代原模型，例如：

原模型：$Y=b_0+b_1X+\mu$

对数模型：$LnY=b_0+b_1LnX+\mu$

从结构上讲，这两个模型不等同，对数模型的转换改变了原模型设定。由于观测值在取对数后，测量尺度缩小，因而减小了数值间的差异，从而降低方差间的差异程度，缓解了异方差带来的影响。只要取代不带来严重的设定偏差，这种转换通常是可行的。

对数模型转换除了可克服异方差问题外，还有一个好处是，此时的回归系数代表变量 $Y$ 对解释变量 $X$ 的弹性，而在原模型中代表的是 $Y$ 对 $X$ 的变化率。在经济分析中，弹性是比变化率应用更为广泛的概念，所以很多计量经济模型采用对数结构。

### （三）模型设定偏误

当出现以下情形时，模型设定可能存在偏误：①建立模型时遗漏相关变量；②在设定模型时包括无关解释变量；③设定模型时选取了不正确的函数形式。

前面部分已经就遗漏变量可能带来的估计量的偏误进行了介绍。在实际科研工作中，另外一个经常出现的问题是纳入过多的解释变量，例如在模型中纳入无关解释变量。尽管纳入无关解释变量不会导致解释变量系数的估计量的偏误，但是可能导致估计系数标准误的高估，从而使得参数的统计学检验结果不准确。

另一个常见的模型设定偏误情形是模型选取了不正确的函数形式。例如"真实"的回归函数为 $Y=AX_1^{\beta_1}X_2^{\beta_2}e^u$，但设定的模型却为 $Y=\beta_0+\beta_1X_1+\beta_2X_2+v$，此时进行估计，将可能导致全方位的偏误。

对于是否存在遗漏变量或者函数形式误设，可以通过残差分析、拉姆齐回归设定误差检验（regression specification error test，RESET）、德宾-沃森 d 统计量，以及拉格朗日乘数检验等方法进行检验。下面介绍使用拉姆齐 RESET 检验的最简单应用情形，也就是模型只包括一个解释变量的情形：

RESET 检验的基本思想是：把某种形式的 $\hat{Y}$，如 $\hat{Y}^2$，$\hat{Y}^3$ 等，作为解释变量纳入到回归模型中，观察 $R^2$ 是否会显著地提高，如果 $R^2$ 显著地提高了，则说明原模型的函数形式是错误设定的。RESET 检验的步骤如下：

1. 针对原回归模型（$Y=\hat{\alpha}_0+\hat{\alpha}_1X_1$）求出参数的估计值（$\hat{\alpha}_0$ 和 $\hat{\alpha}_1$）与 $Y$ 的估计值 $\hat{Y}$（$\hat{Y}=\hat{\alpha}_0+\hat{\alpha}_1X_1$）。

2. 作出残差项 $e$ 与估计的 $\hat{Y}$ 的图形，据此确定引入模型的"替代"变量。如，$e$ 与 $\hat{Y}$ 的图形呈现曲线型变化时，引入 $\hat{Y}^2$ 与 $\hat{Y}^3$，得到新的回归模型：

$$Y=\beta_0+\beta_1X_1+\gamma_1\hat{Y}^2+\gamma_2\hat{Y}^3+u$$

3. 对新模型进行 OLS 估计。用 $F$ 检验比较新旧两个回归模型的拟合情况，如果两个模型拟合情况显著不同，则可以认为模型存在设定错误的问题。所使用的 $F$ 检验统计量的表达式为 $F=\dfrac{(R_{new}^2-R_{old}^2)/新回归量个数}{(1-R_{new}^2)/(n-新模型中参数个数)}$，其中 $R_{new}^2$ 和 $R_{old}^2$ 分别为新、旧回归模型的 $R^2$，如果计算所得的 $F$ 统计量在一定水平上（如 5%）显著，就可以接受原模型被错误设定的假设。

## 三、应用实例分析

### （一）案例 14-2-1：省际政府卫生支出影响因素的实证分析

随着医疗费用占国内生产总值（GDP）的比例越来越高，医疗费用领域的研究备受关注。政府卫生支出就是其中一个重要主题。世界范围，跨国间政府卫生支出差别巨大，可能源自各国经济及相应卫生体制的差别和多样性。但就国内各地区间的差异而言,如加拿大、西班牙等国的研究同样显示,国内地区间差异依然巨大。中国也不例外。那么,什么因素造成这样巨大的差别?

研究者希望通过实证分析,找出影响省际政府卫生支出的关键因素(Pan 和 Liu,2012)。由于政府卫生支出是一个定量变量,并且影响政府卫生支出的因素不止一个,因此选择多元线性回归模型进行实证分析将是一个合适选择。

研究的第一步是要确定被解释变量与解释变量并设定合理的模型形式。研究者选择人均政府卫生支出作为被解释变量。根据相关文献复习的结果,同时结合我国政府卫生支出特点,将回归模型的解释变量分成收入因素、供需因素,以及其他社会因素。

收入因素包括人均一般预算性收入与人均(来自中央政府的)转移性收入。

供需因素又可分年龄结构、公共卫生状况和医疗机构因素,其中反映年龄结构的指标包括 15 岁以下的人口比例、64 岁以上的人口比例;公共卫生状况指标有每千人口传染病患病率、每千人口传染病死亡率、是否出现 SARS(严重急性呼吸综合征)疫情;医疗机构因素指标为每千人口病床数、每千人口医护人员数。

其他社会因素包括城镇职工基本医疗保险的覆盖率、城镇人口比例、女性人口比例和本科及以上学历人口比例。

模型的具体形式为:

$$GHE_{it} = X_{it}\beta + a_i + u_{it}$$

其中,$i$ 表示不同的省份,$t$ 表示不同的年份,$GHE$ 表示人均省级政府卫生支出,$X$ 表示解释变量的向量,$a_i$ 和 $u_{it}$ 分布表示不可观测到的非时变性质和特异性误差项。

使用的数据为面板数据,包括了中国 31 个省 2002 年至 2006 年的政府卫生支出以及其他相关方面信息。主要的数据来源为中国卫生统计年鉴、中国统计年鉴,以及中国财政年鉴。

在完成数据准备和模型设定后,就可使用专业统计软件进行参数估计,得到表 14-2-5 所展示的结果。

表 14-2-5　省级政府卫生支出多元线性回归结果

| 变量 | 回归结果 | 稳健性标准差 |
|---|---|---|
| 收入因素 | | |
| 一般性收入 | 0.295*** | 0.085 |
| 转移性 | 0.227*** | 0.108 |
| 年龄因素 | | |
| <15 | 1.767*** | 0.556 |
| >64 | 1.981 | 1.412 |
| 公共卫生因素 | | |
| 患病率 | −0.015 | 0.016 |
| 死亡率 | −3.284 | 2.249 |
| SARS | 0.041** | 0.017 |
| 机构因素 | | |
| 床位数 | 0.034 | 0.037 |
| 医护人员数 | 0.055 | 0.070 |

| 变量 | 回归结果 | 稳健性标准差 |
|---|---|---|
| 其他社会因素 | | |
| 基本医保覆盖率 | −0.641*** | 0.163 |
| 城镇化 | −0.557*** | 0.199 |
| 女性 | 0.305 | 1.516 |
| 本科及以上学历 | 0.655 | 0.740 |
| 时间 | 0.121*** | 0.026 |
| 常数 | 0.858 | 1.299 |
| 观测数 | 155 | |
| $R^2$ | 0.789 | |
| $P$ 值 | 0.662 | |

注：（1）*$P<0.05$，**$P<0.01$，***$P<0.001$；
（2）数据来源：Pan 和 Liu（2012）。

从表 14-2-5 可以看出，$R^2=0.789$，表明模型能够解释因变量 78.9% 的变异，说明模型的拟合程度较好。具体分析各个解释变量的回归结果，可以发现：人均一般预算性收入、人均（来自中央政府的）转移性收入、15 岁以下的人口比例、城镇职工基本医疗保险的覆盖率以及城镇人口比例等解释变量的估计参数检验 $P$ 值均小于 0.05，因此可以认为是影响人均省级政府卫生支出的关键因素。

**（二）案例 14-2-2：如何利用双重差分法进行卫生政策评价**

2016 年，我国将实施健康扶贫工程列为打赢脱贫攻坚战的重要战略部署，旨在减少因病致贫的发生，避免贫困人口因高额的医疗费用陷入更深的贫困，避免已脱贫人口返贫。自从健康扶贫政策实施以来，根据国家卫生和计划生育委员会在 2018 年 2 月 12 日的例行发布会提到的，已有 420 万患有大病和慢病的贫困人口得到救治。然而，健康扶贫对贫困人口抵御疾病经济风险能力方面到底发挥着多大作用尚未可知。为了准确地回答这些问题，需要就政策的因果效应进行科学量化的分析。

与大部分的政策相似，健康扶贫政策实施过程并未做到真正的随机化，因此在进行政策效应评估时，一般需要在自然发生的实验或者利用现有观察的数据构造实验的条件下，寻找良好控制的对照组形成"准实验"或者"自然实验"。若政策实施前后实验组和对照组数据均可得到，通常利用双重差分法（DID）估计政策实施的效应。

其基本的原理是：在政策实施前为实验组找到相同或者相似的对照组，形成自然实验。假设实验组和对照组个体在未干预的情况下具有共同的自然变化趋势，以对照组个体在政策实施后相同时点的结果作为实验组个体未进入实验组情况下的潜在结果，便可通过对比发现政策实施的效应。

本研究中，利用 2014—2017 年的赤水市新农合数据和建档立卡贫困人口的数据进行实证分析。新农合数据中包含了所有农村人口就医信息，建档立卡贫困人口的数据包含了享受健康扶贫政策的所有贫困人口的信息。健康扶贫政策是 2016 年初开始实施，因此本例中，2014—2015 年为政策干预前的时期，2016—2017 年为政策干预期。考虑到应对健康冲击时，通常是家庭成员共同承担。因此，本例的分析均以家庭为单位进行分析，实验组为接受健康扶贫政策的所有贫困家庭,对照组为非贫困家庭。健康扶贫政策实施前后实验组和对照组数据均可得到,因此本研究考虑采用双重差分法(DID)估计健康扶贫政策对贫困人口抵御疾病经济风险能力的影响。

首先设立政策哑变量,用 *Post* 表示。其中政策的实施 *Post* 变量赋值:"1"代表家庭在2016—2017 年即健康扶贫政策实施后,"0"代表政策实施前。将政策变量 *Treatment* 也设置为哑变量:"1"代表试验组,即接受健康扶贫政策的贫困家庭,"0"为对照组,即非贫困家庭,构建双重差分的回归模型:

$$y_{it} = \alpha + \beta Post_t + \gamma Treatment_i + \delta(Post_t \times Treatment_i) + \varepsilon_{it}$$

其中,$\delta$ 度量了政策的效应,也就是倍差估计量。为了方便读者理解以上的基本原理,我们将政策变化前后系数的变化情况整理在表 14-2-6 中,其中 $\Delta Y_t$ 和 $\Delta Y_c$ 分别表示政策实施前后实验组和对照组之间的差异,也就是第一次差分。$\Delta\Delta Y$ 表示 2 个差值相减,意味着将政策之前实验组和对照组之间的差异从政策实施后组间的差异中剥离,从而得到的结果就是政策实施的净效应,这就是第二次的差分,最终得到倍差估计量 $\delta$,即为政策的效应。

表 14-2-6　DID 计算公式基本原理

|  | 政策实施之前 | 政策实施之后 | 政策实施之后与之前的差值 |
|---|---|---|---|
| 处理组 | $\alpha+\gamma$ | $\alpha+\gamma+\beta+\delta$ | $\Delta Y_t = \beta+\delta$ |
| 对照组 | $\alpha$ | $\alpha+\beta$ | $\Delta Y_c = \beta$ |
| 处理组 - 对照组 | $\gamma$ | $\gamma+\delta$ | $\Delta\Delta Y = \Delta Y_t - \Delta Y_c = \delta$ |

以上双重差分模型的回归公式为构造双重差分估计值和标准误提供了一种便利的方法,根据结局变量的类型选择相应的方法进行效应的估计。同时利用回归计算双重差分模型可以很容易地加入更多的协变量控制其他的影响因素。

虽然双重差分法能较好地控制不可观测变量的影响,但是双重差分法运用必须满足严格的前提假设条件:一是样本选择的随机性;二是共同的趋势假设,即存在一个较好的对照组,它与实验组在政策干预时点之前的变化趋势是相同的,确保了两者的同质性。但是在很多的研究中很难保证上述 2 个前提均满足。如本例中,健康扶贫政策目的是缩小贫困人口与非贫困人口之间的差距。然而,贫困人口与非贫困人口在就医行为上本身存在差别,因此实验组和对照组之间可比性较差,违反了同趋势假设。针对以上问题,最常用的一种解决方案是在运用双重差分法之前首先对研究对象进行匹配。

## 四、标准化回归系数

在多元线性回归模型中,参数估计的大小与变量观测值的量纲有直接关系,如在同一模型中,分布用"万元"和"元"作为某一经济变量(例如 GDP)的观测单位,而其他观测变量单位不变,则前者的参数估计值将是后者的 10 000 倍。因此不能直接根据各个解释变量的参数估计值的大小来判断它们对被解释变量的影响大小。解决这一问题的有效途径是使用标准化回归系数。

在原模型中,对所有的变量观测值做变换:

$$y_i' = \frac{y_i - \bar{y}}{\sigma_y}, \ x_{1i}' = \frac{x_{1i} - \bar{x}_1}{\sigma_{x1}}, \ x_{ki}' = \frac{x_{ki} - \bar{x}_k}{\sigma_{k1}}, \ i = 1, 2, \cdots, n$$

这里，$\bar{y}, \bar{x}_1, \cdots, \bar{x}_k$ 和 $\sigma_y, \sigma_{x1}, \cdots, \sigma_{k1}$ 分别是被解释变量和解释变量 $Y, X_1, \cdots, X_k$ 样本均值和样本标准差。

标准化以后的数据序列 $Y, X_1, \cdots, X_k$ 是无量纲的，用这个序列重新估计模型，得到的就是标准化回归系数，它的绝对值的大小可以表示相应的解释变量对被解释变量的影响的相对强度。实际操作中，只需对回归指令添加相应的命令参数，软件在给出回归结果和检验统计量的同时，也会给出标准化系数。

# 第三节 计量经济学方法的应用要点

## 一、计量经济学模型成功的三要素

建立一个好的计量经济学模型，需要具备以下三个条件：理论、方法和数据。

### （一）理论

包括经济理论与其他学科领域的专业理论。经济理论是所研究对象的行为理论，它是进行计量经济研究的基础。计量经济方法是一种因果分析方法，对经济现象各种相关因素的判断，是方法应用的前提。这种判断，应以相应的理论为指导。例如，研究宏观经济，要以宏观经济理论和运行机制，各经济行为主体的行为理论为基础；若要定量研究消费问题，就要先掌握消费理论，分析各类消费者的消费行为。能否正确把握和应用理论，将直接影响到模型的设计和变量的选择。

由于计量经济学方法的应用不再只局限于经济领域，因此在非经济领域使用计量经济学的方法，还应该综合考虑具体研究领域的学科理论，避免出现完全"生搬硬套"经济理论的情况。因此，实际问题所属领域的学科理论更占据上风地指导了为研究该问题所建立的计量经济学模型的应用。

### （二）方法

包括模型设定或选择的方法以及计算和检验方法，它是计量经济学研究的工具与手段，方法的选用是否得当，直接影响到模型的质量。

### （三）数据

反映研究对象的活动水平、相互联系和外部环境的数字资料，是计量经济学研究的基本材料。适当、客观、准确、充分的数据是获得高质量模型的基本保证。

## 二、计量经济学模型建立的要点

建立一个能够用于实证分析的正确的计量经济学模型需要满足许多的条件，本节从数据收集、模型设定和参数估计三个方面分别阐述模型建立过程中需要注意的要点。

### （一）数据收集

数据收集通常有两种方式：一是根据研究问题的需要，选择自行收集一手数据；二是使用二手数据展开研究。考虑本章节面对的是初学者或新晋的研究人员，一手数据的收集通常将耗费大量的资源，我们着重介绍二手数据的选择。

选择使用的二手数据时，首要需要考虑的是数据中样本的代表性。数据中样本能够代表总体是多元回归无偏估计的基本假设之一，决定了数据分析的意义。通常，数据的抽样方法决定了数据中样本是否具有代表性。

在确定了抽样方法具有代表性后,研究者需要进一步通过对数据中一些关键变量进行描述来考察数据的合理性。例如,个人数据通常可以通过将数据样本中的性别比例、教育水平、人均收入等信息与全国或对等地区的统计年鉴进行比较。

如果有多个数据可供选择时,可以考虑选择更具权威、更常用的数据。这样可以保证数据的代表性,避免结果因为数据本身而受到质疑。当然,同时使用多个数据展开相同问题研究也是一种数据选择的策略。如果使用多个数据的估计结果都能保持一致,那么结果将更有说服力。

### (二)模型设定

确定解释变量与被解释变量都要考虑数据的可获得性,同时也要注意避免发生主要的解释变量缺漏的情况。如果某个变量(变量 A)数据不可得,可以考虑使用与其内涵接近的另一个变量(变量 B)来代替。这时,变量 B 称为变量 A 的代理变量(proxy variable)。例如,在研究家庭收入对幼儿身高影响时,需要排除个体基因的影响。假设使用的数据中没有基因数据,此时可采用内涵接近的幼儿父母的身高作为幼儿基因的代理变量来间接排除个体基因影响。需要注意,代理变量的使用是求其次的做法,使用时需谨慎。

纳入变量时除了注意避免遗漏变量,还需要注意避免纳入过多的变量。对于大多数研究情形,相关联因素往往很多。受到数据变量数量的限制,将所有因素纳入模型几乎不可能。就算数据收集了很多维度的信息,在模型中纳入更多变量,也将降低模型自由度,这就要求更大的样本容量。进一步,纳入过多变量,特别是纳入不太相关变量还可能造成标准误估计过大等问题。鉴于此,在确定解释变量时,首要需要考虑纳入的是研究最为关心的解释变量。在此基础上,对一些必要的因素进行控制。通常,具体问题所处领域的学科理论指导了哪些因素是需要排除的混杂因素。除此外,相关文献也为具体模型中变量的纳入提供了参考。

总的来讲,模型设定应该尽量做到:①符合相关学科理论和常识(经验),能够正确地描述所研究的现象;②能够满足实现研究目的的需要。

### (三)参数估计

除数据本身的质量和样本容量,模型参数估计的质量主要取决于所选用的估计方法是否适当。模型的参数估计对于研究者的统计学知识和相关软件的操作技能及数据分析经验有一定的要求。

参数估计方法适当:①首先是与研究目的符合。参数估计方法一定服务于研究目的。例如,根据研究目的的不同可以选择相关关系估计和因果关系估计。通常讲,最小二乘法的估计结果可以阐释为相关关系,工具变量的方法估计结果可以阐释为因果关系。②其次是与数据类型符合。例如,横截面数据、面板数据和时间序列数据所使用到的估计方法通常差异较大。需要根据数据类型选择参数估计方法。③最后是与模型中变量类型符合。例如,因变量为连续变量或分类变量时,通常选择对应不同的参数估计方法。

常常,参数估计还需要根据实际数据分析过程进行反复尝试,不断修正。研究者对数据处理的经验和技巧,对于参数估计的选择也会产生重要影响。

### 三、实证分析需要注意的问题(对数据、对数理的要求)

以上内容主要介绍了如何构建一个正确的计量经济学模型。需要注意,运用计量经济学方法研究各种现象，建立模型只是手段，而非目的。计量经济学模型的价值是通过其在实证分析中的应用来实现的。如果缺少一个良好的实证分析过程，那么即使建立了一个好的计量经济学模型，也不能够实现最终的目标。因此本节重点讨论如何进行一个好的计量经济实证分析。

实证分析，简单来讲，就是利用数据来检验某个理论或者估计某种关系。进行实证分析的第一步，便是对将要研究问题的具体阐述。如果缺乏明确的研究目标，那么研究将无法开展下去，如果没有明确阐述提出的假设和将要建立的模型类型，那么可能会在数据收集的过程中遗漏重要变量的信息，或者是从错误的样本中抽样等。为了提出一个明确且合理的研究问题及假设，需要预先进行文献回顾，以了解该领域内相关问题的研究进展和方向。

在明确了研究问题之后，就要依据一定的经济理论构造一个规范的计量经济模型。虽然规范的经济建模有时是实证分析的起点，但更加普遍的是，经济理论的使用不是那么规范，研究者常常以经济逻辑和常识作为选择模型变量的导向。虽然依据理论进行的规范的推导能够提供直觉看不到的洞见，但是这种推导会耗费大量的时间，并且有可能将我们带到经济理论某个特定而又极为困难的领域。在设定了经济模型之后，才进入到具体的计量模型的构建环节中，与经济分析不同，在进行计量经济分析之前，必须明确函数 $f(\cdot)$ 的形式，此外，我们还必须明确，要如何处理不能合理观测到的变量。在设定好计量经济模型以后，就可以将我们希望证实的假设用未知参数来表示，然后利用收集到相关变量的数据，用计量方法估计模型中的参数，并规范地检验所关心的假设。经过这样的实证分析所得到的结果才是可信且合理的。

总的来说，卫生领域常用的计量经济学方法可以归纳为以下三点：①建立计量经济学模型的过程包括模型设定、数据收集、参数估计，以及模型检验。②在前四个高斯马尔科夫假定（假定 MLR.1-MLR.4）下，OLS 估计量是无偏的。在五个高斯马尔科夫假定下，OLS 估计量是最优线性无偏估计量。③当被解释变量为定量变量时，最常使用的回归模型为多元线性回归模型；当被解释变量为定量变量时，使用的模型包括二分类因变量回归模型、有序多分类因变量回归模型，以及无序因变量回归模型。

（潘　杰）

## 思考与练习题

1. 什么是计量经济学？
2. 计量经济学的特点是什么？
3. 计量经济学方法主要应用在哪些研究领域？
4. 举例说明在卫生政策的评价中因果推断的主要方法？
5. 请详细说明建立并应用多元线性回归模型的一般步骤？
6. 什么叫作普通最小二乘法（OLS）？在什么样的假定条件下，OLS 估计量是最优线性无偏估计量（BLUE）？
7. 如何解决解释变量的内生性问题？
8. 什么叫作标准化回归系数，为什么要做标准化回归系数？

# 参 考 文 献

1. Tintner G. Methodology of mathematical economics and econometrics[M]. Chicago：University of Chicago Press，1968.

2. Samuelson PA，Koopmans TC，Stone JRN. Report of the Evaluative Committee for Econometrica[J]. Econometrica，1954，22（2）：141-146.

3. Godfrey MD. Econometric theory，by Arthur S. Goldberger，John Wiley and Sons，New York，1964，xi + 399 pp[J]. Naval Research Logistics，1964，11（2）：230-231.

4. Albouy D. Do voters affect or elect policies? A new perspective，with evidence from the U.S. Senate[J]. Electoral Studies，2010，30（1）：162-173.

5. Joshua D. Angrist and Victor Lavy. The Effect of a Change in Language of Instruction on the Returns to Schooling in Morocco[J]. Journal of Labor Economics，1997，15（1）：S48-S76.

6. Pan J，Liu GG. The determinants of Chinese provincial government health expenditures：evidence from 2002-2006 data[J]. Health economics，2012，21（7）：757-777.

# 第十五章
## 研究伦理及成果发表

**教学要点**

　　熟悉研究伦理的重要内容及学术规范；了解健康服务学术文章类型及撰写方法；辨别学术期刊影响力；了解传统及开放存取式期刊的差异；掌握学术期刊投稿的过程。

## 第一节　研究伦理

　　健康服务研究领域的伦理问题涉及内容非常广泛，本节重点介绍研究伦理有关的基本原则、伦理审查以及研究诚信三部分内容。健康服务研究领域多以"人"为研究对象，随着研究方向和研究范围的扩展，伦理思考及审核的重要性逐渐被学术界所重视。第二次世界大战结束后，世界医学大会（World Medical Association，WMA）认识到有必要为涉及人体试验的研究制定更宽泛且全面的规范，并于1964年首次采用《赫尔辛基宣言》（*Helsinki Declaration*），该宣言成为医学研究伦理的首要准则。经过数次修订后，至今成为全球研究伦理的基本原则。

### 一、研究伦理原则

　　《赫尔辛基宣言》是医生及相关研究者在进行医学研究时的指导文件，对涉及可识别身份的人体样本或数据的研究提出了非常严格的规范和要求。当医学研究涉及人体试验，研究者必须确保其研究是建立在已有的学术文献及相关知识基础上，并且符合伦理原则。研究必须经由独立的第三方伦理委员会审查。伦理委员会成员有权监督进行中的试验，研究者也有义务提供相关资料，尤其是严重不良事件（serious adverse event，SAE）的及时上报。对与研究相关或潜在可能发生的利益冲突，研究者要如实披露，且确保所披露信息具有完整性。

　　在招募受试者前，研究者须谨慎评估受试者的风险、负担及可能的益处；对于风险大于益处的项目，需要经过更加严谨的伦理审查。试验对象招募时，要格外重视对易受伤人群的保护。易受伤人群主要指因年龄、智能或身体状况无法自主决定，或因身份和社会经济条件无法自主参与决策，包括婴幼儿、未成年小孩、孕妇、身心障碍者或特殊职业者。所有研究项目均应在受试者全面了解研究内容后，自愿选择且同意参与。同时，研究者应为参与者提供纸质版本的知情同意书，双方共同签名，各保存一份。当知情同意无法以书面方式呈现，或受试者无自主能力签署时，则应按其他正式方法记录，由法定亲属（代理人）代为签署。若研究对象无法识字或其他原因，部分机构的伦理审查指南中将研究参与者的口头同意纳入知情同意范畴。

研究进行过程中,受试者有权在任何时间点选择继续或是中断参与,且不应附加任何特定理由和任何惩罚。同时,对于提供的内容和信息,受试者也有权捍卫其隐私的完整性和数据保密性。研究者应努力确保在整个研究过程对受试者生理及心理产生最小程度的影响。特别需要注意:当研究者与受试者为临床治疗或照护关系时,受试者可能会担心影响治疗而非自愿参加,此种情况也是临床研究伦理审查的重点之一。

## 二、研究伦理审查

希波克拉底誓词(Hippocratic Oath)要求医师要以病患的健康为首要出发点,且不会对患者造成伤害(do not harm);但此原则在医学研究时可能受到挑战。以随机对照实验(randomized controlled trial,RCT)举例,当实验组的病患接受新药治疗;但如果因新药效果不好,导致病患死亡,这种情况下有没有违反此原则? 又比如,控制组的病患因接受安慰剂治疗而死亡,这样的情况是否也存在伦理问题? 为厘清这些问题,《赫尔辛基宣言》于 1975 年发布的版本中首次建议成立研究伦理委员会。

研究伦理委员会(Institutional Review Board,IRB),也称 ethics committee。研究伦理委员会以第三者客观立场,评估及保护参与研究受试者的基本权利,研究者需明确告知义务、取得受试者同意并保护其隐私,采用公平原则对待每一位受试者。伦理委员会由不同学科专家组成,除专业领域的临床人员,也包含法律专家,及其他非专业背景但独立于研究单位外的人士。不同领域的专家学者从不同层面、不同视角审查评估研究项目是否符合科学性、伦理及法规,以保障受试者权益。伦理审查应贯彻于研究项目的全过程中,不同的阶段审查内容也有所侧重。

**前期招募受试者阶段**,主要涉及:计划招募方式、招募过程说明、有无提供礼品、参与后可能面临风险、预期试验效果及效益等。

**中期研究进行阶段**,主要涉及:知情同意内容与取得方法、获取样本/资料的渠道、可能产生的副作用及处理方式等。

**后期研究结束**,主要涉及:受试者信息脱敏方法、数据使用地点及权限、成果归属及运用等。

在我国,为保护参与生物医学研究的受试者,国家卫生和计划生育委员会(现为国家卫生健康委员会)于 2016 年制定《涉及人的生物医学研究伦理审查办法》(下文称《办法》),适用于各级各类医疗卫生机构开展涉及人的生物医学研究伦理审查工作。《办法》对伦理委员会、伦理审查、知情同意、监督管理、法律责任等内容分别进行了规范说明。其中,第七条规定:任何从事人体相关研究的机构,都需要设立伦理委员会,并确保委员会能独立开展伦理审查工作。详情见"国家医学研究登记备案信息系统"。在研究进行前,研究者需先将要求文件填写完成,送入委员会进行审查。该过程可能会历经多次修正;只有在审查通过后才可开始执行研究。日后发表学术文章需标明通过研究伦理委员会审查及案件编号等信息。从研究者角度来看,虽然准备审查文件、完成审查流程会烦琐费事,但实属必需。

## 三、研究诚信原则

出于取得学位、职务升迁或完成研究资源累积等目的,研究者通常需要发表一定数量的学术文章。但无论面临多大的时限和考核压力,研究者均应坚守伦理及诚信原则,秉持诚实、负责、公正的立场,执行研究项目与撰写学术文章。研究工作始终要以诚信为前提,立足于前人的研究基础,发表自己的看法及立场。然而,近年违反诚信原则的不良学术事件在国内高校学术圈屡见不鲜。2006 年,我国有百余名教授曾联名发出公开信,呼吁抵制学术腐败。学术不良事件不仅毁损个人及学术单位声誉,还会严重影响国家在学术界的研究地位及可信度。

违反学术诚信事件可概括为以下六类:

**1. 造假(fabrication)** 主要指编造不存在的数据或研究结果。学术论文基于篇幅限制,无法呈现所有数据搜集与分析过程,这就给了研究者造假研究结果的空间。时有听闻某知名研究学者团队涉及学术论文造假和编造;其下场也多是身败名裂,研究事业毁于一旦。

**2. 编造(falsification)** 主要指篡改原有数据或是研究结果。从编造的具体内容上看,主要包括图像编造和数据编造。在图像编造上,基础医学研究的细胞或基因图像,在不恰当的后续处理中,则可能处于编造的灰色地带。随着网络制图软件的日渐完善,篡改的痕迹很容易经比对发现。在数据编造上,发现篡改显著性或有效数值的案例,经统计学者发现其结果背离统计逻辑而东窗事发。部分期刊会要求作者提供研究所分析数据。

**3. 抄袭(plagiarism)** 主要指研究内容超过合理引用比例且未遵守引用规范,或是剽窃其他研究成果,即为抄袭事件。此类事件在所有学术诚信事件中占比较多。为了避免抄袭情况,有些期刊要求投稿者在投稿前自查文章重复率,并提供查重证明文件。学位论文查重是研究生毕业的必要过程,若超过一定重复比率则无法参加硕博士答辩。

**4. 重复发表(piecemeal publication)** 主要指未遵守研究的原创性而一稿多投或是重复申请研究项目,且未经注明,可能侵害投稿期刊出版社著作权益。自我抄袭是重复发表的常见类型,主要是在新论文中重复使用自己发表内容而未适当引用,大幅降低新作贡献度和创新性。

**5. 代写(contract cheating)** 由他人代笔未呈现真实作者,通常有金钱往来关系。随着网络剽窃识别系统的兴盛,抄袭行为被发现的概率大大提高。一些投机研究者遂开始转向以金钱购买写手,以获取原创学术文章或研究项目。当金钱可以买到学术时,除了质量无法保障外,更使学术价值荡然无存。

**6. 利益冲突回避(conflict of interest)** 主要是指进行研究项目时,研究者需评估自身立场和委托方、研究对象是否有利益关系。在利益重叠的情况下,无法保证研究结果能够保持客观,而不受到相关利益者立场的影响而有失偏颇。常见于药厂出资委托研究者进行药品效果实验、服用后的健康生活质量等研究。

中国科学技术协会(China Association for Science and Technology,CAST)于 2017 年发布《科技工作者道德行为自律规范》(科协发组字〔2017〕41 号),以规范科技工作者道德行为。自律规范提到"四个自觉"和"四个反对"。

"四个自觉":自觉担当科技报国使命、自觉恪尽创新争先职责、自觉履行造福人民义务、自觉遵守科学道德规范。

"四个反对":反对科研数据成果造假、反对抄袭剽窃科研成果、反对委托代写代发论文、反对庸俗化学术评价。

除了强调加强学术团体监督管理,端正学术氛围外,从研究者学术发展来说,研究者更应自律坚守诚信原则,不投机取巧走快路,谨记研究成果珍贵之处在于其困难之处。

## 第二节　学术期刊文章撰写

学位论文及相关的课题研究成果是期刊论文发表的重要来源。研究生在完成学位论文后，通常都希望将成果公开发表于学术期刊，以共享学术贡献或提升自身学术影响力。学位论文本身一般都有完整的研究框架，涵盖多个研究目的与假说，很多学位论文的篇幅会有数百页之多，内容虽然丰富，但知识传递功能相对较弱，阅读渠道仅能从图书馆或在线查阅。相比之下，公开发表的学术文章虽篇幅有限，但主题更聚焦、内容更精简。于是，研究人员多将学位论文的结果拆分成好几篇学术期刊文章予以发表。另一方面，研究者完成研究项目后，撰写的结题报告学术贡献十分有限。在面对晋升和累积文章的压力之下，如何将研究报告有效转换为学术文章发表，往往是青年研究者的优先考虑事项。本节重点描述文章类型及撰写结构，举例主要以英文期刊为主，基本上也适用于中文期刊投稿。

### 一、文章类型

依照文章属性分类，与卫生政策及医务管理相关的学术期刊文章主要包含原著、研究简报、研究方法、综述、个案研究、评论和致编辑的信等。**原著**（original studies）又称为 original papers 或 research articles，主要指一些原创性高的新著作，其文章字数通常较多，且格式规范要求高。**研究简报**（brief reports）也称为 research briefs，其主要以现有知识理论为基础做延伸或验证，原创性较弱，内容较原著类型更简短。**研究方法**（research methods）又称 methods articles，主要关注研究方法和工具、应用在医疗服务的实证研究，包含介绍其他领域的交叉研究方法。**综述**（review articles）主要是对健康服务领域的主题的研究结果进行归纳和总结。此类型文章以引用其他学者的研究为主，原创性较低。**个案研究**（case studies）也称为案例报告（case reports），主要用于探讨个别案例的成果，在医学临床期刊相当常见。考虑到结果外推的局限性，个案研究在卫生政策及医院管理领域相对较少，但部分期刊会重视此类文章，如期刊 *International Journal of Integrated Care*。**评论**（commentaries）主要是由编辑邀请领域专家给予已发表或已接受刊登准备发表文章评论。**致编辑的信**（letter to editor）由读者对该期刊已刊登的文章提出评论或批判，对字数和表图数量限制多。表 15-2-1 以期刊 *Health Service Research* 为例，简述不同类型文章的字数限制、表图数量要求。需要提醒研究者的是，实际投稿过程中，需要依照目标期刊的要求调整论文的篇幅。

表 15-2-1　**期刊 *Health Service Research* 投稿限制**

| | 原著 | 研究简报 | 研究方法 | 评论 |
|---|---|---|---|---|
| 文章字数 | 4 500 | 2 500 | 4 500 | 2 500 |
| 摘要字数 | 300 | 200 | 300 | 不要求 |
| 内容补充字数 | 每要点（bullet）不超过 30 字 | | | 不要求 |
| 总表图数量 | 5 | 3 | 5 | 0 |

此外，考虑到读者群体的需求，部分期刊在主流类型之外，也会设置一些特殊的文章类型。如期刊 *The Lancet* 设置 health policy 分主题；期刊 *MEDICAL CARE* 设置 patient-centered care 分主题；期刊 *Health Service Research* 以研究为导向，设置 methods corners 主题类型；期刊 *Journal of Patient Safety* 关心如何将研究结果运用于临床实务，设立 health care manager 分主题。

　　一般而言，期刊编辑组会尊重作者送审选择时的类型，但在投稿审查过程也可能会判断属于其他类别的内容建议修改投稿主题。以笔者投稿经验为例，其在投稿期刊 *Journal of Patient Safety* 时选择为原著类型，但审查过程中因期刊编辑认为该投稿内容更偏向政策及实务操作，最终论文被归类为 Health Care Manager 主题发表。另一经验，笔者曾以研究简报类型投稿于期刊 *MEDICAL CARE*，审查过程中被编辑要求增加新的表格及相关文字描述，以增加研究内容的丰富度。最终在期刊编辑不断新增修正的要求和促进之下，论文居然以原著类型刊登。此外，就笔者担任期刊编辑的经验来看，在作者投稿后，编辑根据文章内容建议作者修改投稿类型的情况也时有发生。例如，笔者曾审查的一篇文章，其以单一医院的数据探讨运营策略的效果，在考虑其样本和内容局限性，建议作者将投稿类型由原著改为个案研究。

## 二、文章结构

　　在确认投稿文章类型后，作者需根据不同类型文章的投稿要求来安排文章结构。下面以文章完整度最高的原著类型予以说明，投稿文本通常包含题目、作者、摘要、正文、表图，以及其他内容。部分国际期刊对于特定研究设计制定指南，例如：观察性研究 STROBE，随机对照试验 CONSORT，系统综述 PRISMA 等。

### （一）题目

　　在当今发达的互联网信息时代，多数研究者通过学术搜索引擎来寻找特定主题的学术文章。如何让自己的文章在大量搜寻结果中脱颖而出，准确合适的文章题目（title of the paper）至关重要。简洁清晰的题目能够突出显示研究主题和研究重点，近而成为重要的索引指标（index）。实际上，读者都是在快速浏览文章题目后，才会决定是仅阅读摘要，还是通读全文。

　　可见，好的文章题目对于吸引读者关注和阅读是多么重要。该如何命名一个好的文章题目呢？美国特拉华大学学者 Robert Day 教授在其著作中提到，好的题目是用最少的文字，涵盖最全面的研究内容。题目命名常见问题在字数过多或过少，以及文字逻辑顺序未能很好搭配。

　　好的题目名称可以精准表达研究主题，将研究重点更好地突显出来。对于题目文字长短需要力求精准拿捏。英文题目字数要求依照不同期刊而定，50～60 字符（character）是合适的长度。期刊 *MEDICAL CARE* 要求不超过 40 字符，而期刊 *Health Service Research* 则是限制 80 字符。研究者在命题时都希望能涵盖所有内容，因此字数过长是常见问题，导致阅读后不易抓住重点。中文题目惯例常以"……初探"和"……的研究"为题，若直接翻译为英文则太笼统且浪费有限字数，常见多余用字如，"Investigation on…"，"Study on…"或"Observation on…"等。近年也有文章题目以疑问方式破题，引起读者阅读意向，如"Does hospital capacity need to be expanded?"，"Does drug price-regulation affect healthcare expenditures?"。文字顺序的逻辑性取决于句型结构，没有明确对错之分，但求通顺易懂。英文命题需特别注意文法错误，如时态、被动语法和介词等。以笔者经验，在有限字数下，英文题目要大致要涵盖以下内容：研究对象、探讨主题、研究特色等。最后，投稿者可尝试将题目放上学术搜索引擎中检索，若搜寻结果的文章主题相关性高，或字词使用相似，说明与相同领域契合度高。

### （二）作者

研究从规划、执行到撰写报告，所需的知识及努力不是个人可以独立完成的。在最后转换为学术成果时，需依据研究者的贡献度将其列入文章作者名录中。该如何具体量化作者贡献度呢？目前并没有一致且规范化的做法。普遍认同第一作者（first author）是研究的主要贡献者，参与大部分研究过程且撰写文章。依序排名的作者可能负责数据分析、撰写部分文章或给予研究指导建议等。通信作者（corresponding author）意旨主要联络者，包含在投稿过程与期刊沟通交流，读者可根据文章上的邮箱地址与其联络。通信作者多由团队中的资深学者担任，如指导教授、项目带头人等，也可以由第一作者同时担任。多数英文期刊需要列出每位作者的贡献，有些期刊可以接受共列两位第一作者或通信作者，特别高水平的文章也会因参与人数或团队众多而列出三位及以上的第一作者或通信作者。总体而言，不论排序，所有作者均应共同参与文章的撰写，以提高文章学术质量。

在文章撰写开始前，建议主笔者提前确定作者名单，并协调排位顺序。以笔者的经历来说，在博士生就读期间，在指导教授的项目中主要负责数据分析、撰写研究方法及表图说明等部分内容，在这种情况下，发表的文章常会列为第二作者。其后，在本人独立负责的研究项目，若研究生参与深入且撰写大部分文章，则会让研究生列第一作者，本人为通信作者。作者排序是重要学术伦理，也是一门学问。在论文投稿前，需经所有作者同意后，方可提交投稿。笔者也曾遇到研究生未事先通知导师和相关作者就投稿的现象，或是在研究过程中根本没有贡献者要求挂名等情况，这些行为都可能违背学术伦理。最后，投稿国际英文期刊时，尤其是对于初次投稿的研究者来说，要注意名字排序需按英语国家命名习惯，先名字（first name）再姓氏（last name）。

### （三）摘要

摘要（abstract）是正文的精简版，简明扼要描述研究背景和目的、研究方法和研究结果，重点凸显主要结论及研究亮点。好的摘要能让读者快速了解研究内容，判断与检索主题的关联性，帮助读者决定是否阅读整篇文章；从期刊审查角度来看，摘要内容带给评阅专家的初步印象至关重要。无论对读者还是评阅专家，摘要的重要性不言而喻。英文期刊目前多要求"结构性摘要"（structured abstract）格式，即以小标题分段方式呈现，标题文字通常也有统一性规定，如背景、目的、方法、结果、结论等。摘要字数限制在150～250字（words），且不需引用文献也不能有名词缩写或简称。以期刊 *MEDICAL CARE* 为例，要求以结构性摘要呈现，包含 background、objectives、research design、subjects、measures、results 和 conclusions，整体限制在250字内。英文摘要正确时态以过去式表述，部分投稿者在论文撰写时常对此忽视，出现错误。

摘要中还应包括关键词（key words）内容；关键词的数量在3～5个，以涵盖文章的主题。英文期刊多建议从字典库中查询规范文字，便于分类文章性质。如期刊 *Health Service Research* 建议从美国国家医学图书馆 Medical Subject Headings（MeSH）list 中查询。

### （四）正文

学术性论文要求文章整体架构完整，内容有逻辑且严谨、合理，文字描述清晰精练。在卫生政策及医疗管理研究领域，期刊论文评阅指南包括以下重点：议题时效性（timeliness）、原创性（originality），研究方法得当（soundness of methods），结果重要性（significance of findings），结论合适性（appropriateness of conclusions）和行文流畅和规范性（quality of presentation）等，都是期刊编辑与审稿专家评判文章优劣的主要依据。

**正文**（main text）依照期刊标题（heading）及格式撰写规定，主要涵盖 introduction、methods、results 及 discussion 四大部分，取其开头缩写称为 IMRD。下列分别对这四个部分的内容及撰写方式做简要说明。

**前言**（introduction）重点是描述本研究的重要性及创新性，清楚地呈现研究问题，就像钓鱼的钩子，能够引起读者的注意及兴趣。整体来说，前言需涵盖研究问题、研究目的或是研究假说。研究问题的提出要有充分的文献探讨支撑；同时，在篇幅限制下须注意文献的占比。所引用文献的发表年度需适度更新，不宜太旧。若所要引文献为某经典理论文章，则须注意要引用最初的文章或是最广为使用的文章。适度引用目标期刊所发表的文章，也是提高发表概率的策略之一。就笔者经验，撰写前言最大的挑战在于，如何与研究讨论部分的内容有所区别，但又可以前后相互呼应。

**方法**（methods）内容需要翔实描述研究设计与类型和数据分析，包含定性或定量研究、横断面或是纵向收集研究材料，以回顾性或前瞻性方式进行，具体包含研究样本或资料、数据收集方式及统计分析方法等。考虑篇幅限制，虽然论文中无法详细阐述所有数据处理的过程，但对于研究探讨重点仍需有清楚的描述。国际期刊相当看重伦理审查的程序，作者也需在此部分清晰写明本研究的伦理审查单位及通过伦理审核的编号等信息。以笔者审稿经验来说，论文的方法是审稿专家评判研究的逻辑和严谨性的关键环节。建议投稿作者除清晰描述研究材料和进行过程外，还要考虑整体的连贯性。如，研究样本代表性、问卷信效度检验、统计方法合适性等。此外，有些期刊还会要求作者提供原始分析数据，用以验证结果。因此作者在投稿时也需特别注意目标期刊有无此要求。

**结果**（results）是文章的核心部分，使用统计分析将数据转化为研究结果。量性研究多以表格及图片呈现研究重点，辅以文字描述。首先注意撰写文字要精练简洁，呈现具代表性的结果，而不是重复叙述表图的每个数值。另一个常见情况，研究生以学位论文延伸撰写学术文章时，如何从数十个表图的篇幅，精炼到三至五个表图，紧扣研究议题。确定表图的过程中须反复思考是否精简并回答研究问题或验证假说。

**讨论**（discussion）是很多研究者的最大挑战。讨论的撰写首先要简述本研究的主要发现，并在此基础上，将结果和已发表论文或者某领域经典论文结果作对比分析。其难处在于，研究者要系统性回顾领域内重要文章并归纳讨论。讨论部分还需清晰地尝试论述本研究的贡献，分为政策面、临床实务面或是学术上的贡献。最后，讨论还需提到研究的局限与不足处，并说明未来可能研究的方向。学生研究者常会在讨论中重复叙述结果的内容，或是过度解读数据结果的意义。

**（五）表图**

如上所述，表格（tables）及图片（figures）是研究结果展示的主要内容。好的表图能够完整表达研究结果的重点内容。在格式上，表格通常以三线表的方式呈现，不能有垂直线。在内容上，相关要求还包括要依据统计方法呈现必要的统计值，注意费用币值，统计显著值（p-value）标注星号或小数位等细节，图例（legend）及脚注（footnote）依期刊要求标注。投稿的图片要尽可能采用高分辨率画质；若为黑白印刷，则建议以不同图例替代颜色深浅。有些期刊还会要求表图置于主文中，但多数要求表图单独起页。从笔者的经验来看，表图是编辑审稿的重点。常见细节问题，如表格跨页不易阅读、字体太小难以辨识等，都会对审查结果有负面影响。

### （六）其他

其他内容主要包括参考文献、补充文件、利益冲突说明、作者贡献以及致谢等。论文撰写过程中所引用文献须在内文中适当标注，并列于**参考文献**（references）中。不同期刊对论文引用格式及参考文献格式的要求会有所区别（如 APA、AMA、numerical、annotated 等）。为方便引文管理，撰写文章时可同步使用文献检索与管理系统，如常用 EndNote、NoteExpress 等。大部分期刊会限制表图数量，一些具重要参考意义的表图可以放入**补充文件**（supplementary files）中，以附录档案方式呈现。**利益冲突声明**（conflicts of interest）是学术文件中常见要求，主要了解作者发表的文章和关系人是否有利益关系，评估作者观点是否偏颇或影响公正性，常见于药商出资支持的药品效果的研究。**作者贡献**（authors' contributions）注明所有作者在研究中的贡献，如研究设计、文章撰写、统计分析等。**致谢**（acknowledgments）列举感谢协助完成研究的人员或单位（除了作者群外），通常包括经费支持单位、研究咨询专家、参与研究者和审稿专家等。

## 第三节　学术期刊选择

在文章写作过程中最好事先确定目标期刊，以便让文章能够更契合期刊的发刊目标、范围以及读者的来源。所选期刊恰当与否会直接影响到文章能否顺利被接受。根据笔者担任期刊编辑的经验，通常情况下，流行病学主题的文章不适合发表在医务管理期刊，很容易被直接退稿。即使所投文章有幸被期刊发表，不合适的期刊也会使文章的引用或关注程度降低。下列介绍如何帮助研究者找到合适的目标期刊。

### 一、选择期刊方法

投稿期刊选择关键是明悉期刊的目标（aim）跟范围（scope）。作者可以从 information for authors 或 authors instruction 了解相关信息。其中，部分期刊也会明确列示哪些主题不易被该刊接受。从期刊受众上看，有些期刊主要定位于全球性的作者和读者，如期刊 *Journal of patient safety* 与期刊 *The International Journal for Quality in Health Care* 等；而另一些期刊则专注于本国内部医疗议题，如期刊 *Health Affairs*、*Health Services Research*（HSR）及国内中文期刊等。

以期刊 *Journal of patient safety* 为例，该刊主要关心患者安全层面的议题，接受的主题包含：①最新转化型研究；②临床应用研究；③医疗机构策略与过程的实践案例；④科技应用结果等。再以期刊 *HSR* 为例，该刊聚焦在健康服务研究方法和医疗服务的关系，为健康研究者及健康服务用户提供新知识。但期刊 *HSR* 重点关注研究成果是否可以应用于美国卫生管理政策和临床医疗服务。换句话说，国际学者投稿能否被该刊接收，取决于其研究内容是否能为美国医疗服务改革提供借鉴，如相关慢性病管理模式对美国或其他国家的适用性。期刊 *HSR* 的主题通常包括评估医疗卫生政策干预的影响，创新服务的效果，医疗组织系统对医疗效果、质量和成本的影响，以及最新研究方法的实证结果等。

在了解目标期刊主要关注的研究议题后，投稿者可以通过阅读该刊近期发表的文章主题来进一步判断所投文章与该目标期刊的吻合度，同时还能以此熟悉目标期刊的文章结构、研究方法、写作风格和研究结果详细程度。此外，准确把握期刊编辑组对稿件的偏好，有助于提高文章被接受的概率。以期刊 *HSR* 为例，该刊常会以 editor's desk 方式提出期刊所关注的研究议题。此外，作者还可以从撰写稿件过程所参考文献中，了解哪些期刊对自己的研究主题有兴趣，或者是对类似主题接受度较高。

## 二、期刊影响力

上述方法可以帮助作者找到潜在的目标期刊，但作者最终选择哪个期刊还会考虑期刊的影响因子（impact factor，IF）、接受率、接受刊登速度、接受刊登后到见刊的时间等多种因素。其中，影响因子的高低，或是其在本领域期刊中排名（ranking）通常是作者投稿时最重要的考虑因素。

以医疗服务领域的期刊为例，该领域的影响因子 IF 值通常不如生命科学或临床研究领域的高。因此，医疗服务领域文章投稿选刊时，IF 值并不是唯一条件，需要同时考虑领域合适性及排名等重要因素。以收录于 SSCI 数据库 HEALTH POLICY & SERVICES 领域的期刊为例，表 15-3-1 列出 2016 年和 2020 年期刊分区皆为 Q1（quantile）的期刊对比（SCI 及 SSCI 说明，请见第一章第三节内容）。表格以影响因子大小排序，列出文章数、影响因子、领域排名，以及开放存取（open access，OA）百分比。整体来说，2016—2020 年，该领域期刊的 IF 上升，且收录的期刊数量不断增加。2016 年的前 5 大期刊中，有 3 个期刊于 2020 年仍维持在前 5 名；部分排序靠后的期刊名次则有比较大的变动。其中，期刊 *Implementation Science* 由第 6 名上升至本领域第 1；期刊 *International Journal of Integrated Care* 由第 21 名上升至第 5；期刊 *JOURNAL OF RURAL HEALTH* 更是从第 42 名跃升至第 9 名。相比之下，创刊逾 60 年的老牌期刊 *MEDICAL CARE* 则由原先第 8 的排名，跌出 Q1 范围外。由此也可以看出，2016—2020 年，本领域期刊不只收录期刊增加，内部竞争也日趋激烈。此外，从五年趋势变化中也可以发现，开放存取（open access，OA）的阅读方式正快速兴起。2016 年尚未计算 OA 百分比，在 2020 年前 10 大期刊中已有 2 个为完全 OA 期刊，但多数期刊还是以原本传统出版比例较高，详见表 15-3-1。

《英文期刊引证报告》（*Journal Citation Report*，JCR）以影响因子和领域排名等方式评断期刊影响力。与之类似的是，中文期刊主要采用复合影响因子来反映期刊影响力大小。**复合影响因子**主要以期刊综合统计源文献、博硕士学位论文统计源文献、会议论文统计源文献为复合统计源文献计算，具体计算方法是采用期刊前两年发表的可被引文献在统计年的被引用总次数与该期刊在前两年内发表的可被引文献总量之比。根据中国科学技术信息研究所编制的《中国科技期刊引证报告》（*Chinese S&T journal citation reports*，CJCR），医院管理和卫生管理相关的期刊主要属于卫生管理和健康教育类。以 2017 年和 2019 年卫生管理学和健康教育学类期刊为例，收录的核心期刊数量均为 26 本。相较于 2017 年版本，2019 年剔除《现代仪器与医疗》杂志，新增《卫生软科学》杂志。《中国医院管理》在 2017 年和 2019 年的影响因子皆排名第一；《中国卫生政策研究》由 2017 年第 6 名升高到 2019 年第 2 名。相关期刊的影响因子及排序如表 15-3-2 所示。

表 15-3-1　收录于 SSCI 中 HEALTH POLICY & SERVICES 领域 Q1 排名期刊

| 2016年 | | | | | 2020年 | | | | | |
|---|---|---|---|---|---|---|---|---|---|---|
| 排序 | 期刊名称 | 文章数 | 影响因子 | 领域排名 | 排序 | 期刊名称 | 文章数 | 影响因子 | 领域排名 | OA百分比 |
| 1 | BMJ Quality & Safety | 81 | 6.186 | 99.4 | 1 | Implementation Science | 69 | 7.327 | 99.4 | 100% |
| 2 | HEALTH AFFAIRS | 261 | 4.980 | 98.1 | 2 | BMJ Quality & Safety | 85 | 7.035 | 98.3 | 38% |
| 3 | MILBANK QUARTERLY | 48 | 4.897 | 96.8 | 3 | HEALTH AFFAIRS | 214 | 6.301 | 97.2 | 11% |
| 4 | VALUE IN HEALTH | 92 | 4.235 | 95.5 | 4 | VALUE IN HEALTH | 151 | 5.728 | 96.0 | 26% |
| 5 | PHARMACOECONOMICS | 64 | 3.630 | 94.2 | 5 | International Journal of Integrated Care | 42 | 5.120 | 94.9 | 100% |
| 6 | Implementation Science | 120 | 3.354 | 92.9 | 6 | International Journal of Health Policy and Management | 27 | 5.007 | 93.8 | 98% |
| 7 | HEALTH SERVICES RESEARCH | 126 | 3.089 | 91.6 | 7 | PHARMACOECONOMICS | 74 | 4.981 | 92.6 | 42% |
| 8 | MEDICAL CARE | 149 | 2.897 | 90.3 | 8 | MILBANK QUARTERLY | 36 | 4.911 | 91.5 | 28% |
| 9 | PSYCHIATRIC SERVICES | 216 | 2.888 | 89.0 | 9 | JOURNAL OF RURAL HEALTH | 133 | 4.333 | 90.3 | 6% |
| 10 | The Patient: Patient Centered Outcomes Research | 43 | 2.674 | 87.7 | 10 | QUALITY OF LIFE RESEARCH | 375 | 4.147 | 89.2 | 28% |
| 11 | Administration and Policy in Mental Health and Mental Health Services Research | 79 | 2.616 | 86.4 | 11 | MEDICAL CARE RESEARCH AND REVIEW | 90 | 3.929 | 88.1 | 5% |
| 12 | FUTURE OF CHILDREN | 18 | 2.583 | 85.1 | 12 | JOURNAL OF HEALTH ECONOMICS | 85 | 3.883 | 86.9 | 16% |
| 13 | European Journal of Health Economics | 93 | 2.500 | 83.8 | 12 | The Patient: Patient Centered Outcomes Research | 72 | 3.883 | 86.9 | 40% |
| 14 | Journal of Patient Safety | 27 | 2.476 | 82.5 | 13 | European Journal of Health Economics | 106 | 3.689 | 84.7 | 44% |
| 15 | JOURNAL OF HEALTH ECONOMICS | 82 | 2.373 | 81.2 | 14 | Digital Health | 57 | 3.495 | 83.5 | 100% |
| 16 | HEALTH POLICY AND PLANNING | 146 | 2.368 | 79.9 | 15 | HEALTH SERVICES RESEARCH | 139 | 3.402 | 82.4 | 13% |
| 17 | QUALITY OF LIFE RESEARCH | 256 | 2.344 | 78.6 | 16 | Health Systems & Reform | 23 | 3.391 | 81.3 | 100% |
| 18 | INTERNATIONAL JOURNAL FOR QUALITY IN HEALTH CARE | 79 | 2.342 | 77.3 | 17 | HEALTH EXPECTATIONS | 153 | 3.377 | 80.1 | 100% |
| 19 | HEALTH ECONOMICS | 113 | 2.301 | 76.0 | 18 | HEALTH POLICY AND PLANNING | 101 | 3.344 | 79.0 | 49% |
| | | | | | 19 | HEALTH CARE MANAGEMENT REVIEW | 38 | 3.328 | 77.8 | 6% |
| | | | | | 20 | Health Research Policy and Systems | 106 | 3.318 | 76.7 | 100% |
| | | | | | 21 | FUTURE OF CHILDREN | 17 | 3.267 | 75.6 | 0% |

\* 2016年 OA 百分比均为 n/a

表 15-3-2　国内卫生管理学和健康教育学类期刊排名

| 2017 年 | | | 2019 年 | | |
|---|---|---|---|---|---|
| 排序 | 期刊名称 | 影响因子 | 排序 | 期刊名称 | 影响因子 |
| 1 | 中国医院管理 | 1.279 | 1 | 中国医院管理 | 1.565 |
| 2 | 中国学校卫生 | 1.074 | 2 | 中国卫生政策研究 | 1.388 |
| 3 | 中国食品卫生杂志 | 1.063 | 3 | 中国卫生信息管理杂志 | 1.295 |
| 4 | 现代仪器与医疗 | 1.054 | 4 | 中华医院管理杂志 | 1.263 |
| 5 | 中华医院管理杂志 | 0.997 | 5 | 中华健康管理学杂志 | 1.045 |
| 6 | 中国卫生政策研究 | 0.972 | 6 | 中国食品卫生杂志 | 0.981 |
| 7 | 中国卫生信息管理杂志 | 0.956 | 7 | 中国卫生统计 | 0.972 |
| 8 | 中国医院 | 0.889 | 8 | 中国健康教育 | 0.929 |
| 9 | 中国健康教育 | 0.731 | 9 | 中国卫生经济 | 0.924 |
| 10 | 中国病案 | 0.709 | 10 | 中国卫生资源 | 0.88 |
| 11 | 中国卫生统计 | 0.703 | 11 | 中国学校卫生 | 0.822 |
| 12 | 中国卫生经济 | 0.669 | 12 | 中国医院 | 0.818 |
| 13 | 中国医学装备 | 0.649 | 13 | 中国病案 | 0.692 |
| 14 | 中国卫生质量管理 | 0.631 | 14 | 卫生研究 | 0.691 |
| 15 | 卫生研究 | 0.628 | 15 | 中国医学装备 | 0.626 |
| 16 | 中国医疗设备 | 0.552 | 16 | 中国卫生质量管理 | 0.622 |
| 17 | 中国医疗器械杂志 | 0.542 | 17 | 中国社会医学杂志 | 0.556 |
| 18 | 中华医学图书情报杂志 | 0.523 | 18 | 中国医疗设备 | 0.556 |
| 19 | 医疗卫生装备 | 0.481 | 19 | 中华医学图书情报杂志 | 0.47 |
| 20 | 中国卫生资源 | 0.473 | 20 | 解放军医院管理杂志 | 0.462 |
| 21 | 解放军医院管理杂志 | 0.466 | 21 | 中国医疗器械杂志 | 0.415 |
| 22 | 中华医学科研管理杂志 | 0.447 | 22 | 中华医学科研管理杂志 | 0.413 |
| 23 | 中国社会医学杂志 | 0.44 | 23 | 医疗卫生装备 | 0.41 |
| 24 | 中华健康管理学杂志 | 0.377 | 24 | 卫生软科学 | 0.335 |
| 25 | 中华医学教育探索杂志 | 0.334 | 25 | 中华医学教育探索杂志 | 0.276 |
| 26 | 中华医学教育杂志 | 0.236 | 26 | 中华医学教育杂志 | 0.233 |

## 三、传统及开放存取式期刊

传统学术期刊多以纸质印刷发行，发行单位多为专业学术机构，如美国医学会出版《美国医学会杂志》(*The Journal of the American Medical Association*，JAMA)，美国公共卫生学会出版期刊 *MEDICAL CARE*。上述机构的会员可以免费取得刊物，是获取本专业领域最新研究进展的重要交流平台。自 2000 年以来，开放存取式期刊(open access journal，OA Journal)蓬勃发展。期刊发行从大型学术机构出资购买的方式，转变为作者付费并提供在线读者免费下载，打破传统学术期刊出版体系，属于革命性的变革。OA 期刊的发展愿景是为每个人提供阅读学术作品的机会，通过网络传播专业知识，发展更公平的学术环境。近几年，学术环境面临重大改变，在订阅期刊费用高涨和作者投稿习惯改变的影响下，OA 期刊的数量及质量正在快速提升中。DOAJ（Directory of Open Access Journal，开放存取期刊列表）是学术界普遍查阅 OA 期刊网站，其收录的 OA 期刊从 2003 年收录的 300 个，发展至今已超过一万七千多个，横跨自然科学、科技、医学、社会科学等领域。相较于传统期刊，OA 期刊发表费用需由作者支付，且费用相对高昂。在此出版模式下，一些不顾审查及出版质量，诱骗作者投稿的掠夺性期刊（predatory journal）也开始出现。一旦作者后悔而选择撤稿，还需付出一笔不小的费用。因此，研究学者在选择 OA 期刊时需特别警惕，善用 DOAJ 数据库、期刊近几期发表的文章以及网络评论等方法判断期刊质量。

通常状况下，传统期刊每年发表的期数固定，因此刊发的稿件数量也相对有限。如期刊 *MEDICAL CARE* 为月刊，期刊 *HSR* 为双月刊，期刊 *Milbank Quarterly* 则为季刊。OA 期刊主要采用在线发表，发行量较不受卷期限制，文章发行数量较多，整体文章接受率也较高。面对学术期刊环境的变化，传统期刊也在逐渐调整自己的出版方式。其中，部分期刊在特刊期别（supplemental issues）会以 OA 方式发行，如期刊 *MEDICAL CARE* 和期刊 *HSR*；还有些传统期刊采用双轨方式发行，在文章接受后让作者自行选择出版方式。若选择 OA 发行，会在版面上加注 open 等文字。但不论是采用传统或是 OA 方式出版，文章的审查过程是完全相同的。换句话说，两种出版方式的差异仅在于出刊速度，文章质量是完全相同的。从作者端来说，如果没有发表的时间压力，通常会选择传统出版方式，可省下一笔不小的费用。

## 四、中文期刊选择

从学科领域划分看，医院管理和卫生政策类期刊主要属于医药卫生科技类。中国知网收录的医药卫生科技次分类包括临床医学、基础医学、公共卫生、护理、人口学、社会学与统计等多个领域，期刊数接近 300 本。"医药卫生方针政策和法律法规"是医药卫生科技领域重要子领域，期刊数有 50 余本，主流的期刊有《中国医院管理》《中国卫生政策》《中国卫生经济》等。以上三个期刊都被列为中文核心期刊、中国科技核心期刊、RCCSE 中国核心学术期刊。同时，《中国卫生政策》被中国科学引文数据库来源期刊收录。中文期刊依照收录机构分为五种类别。**中文核心期刊**又称"北大核心"，由北京大学图书馆联合众多学术界权威专家鉴定，每 4 年评定 1 次，并由《中文核心期刊要目总览》一书发布。中国科技论文统计源期刊（CSTPCD）又称"科技核心"，由中国科学技术信息研究所评估确定，每年遴选和调整 1 次。**RCCSE 中国核心学术期刊**又称"武大核心"，由武汉大学中国科学评价研究中心（Research Center for Chinese Science Evaluation）评估确定，每 2 年更新 1 次。**中国科学引文数据库**（Chinese Science Citation Database，CSCD）又称"CSCD 期刊"，由中国科学院文献情报中心创建，每 2 年更新 1 次。此外还有**中文社会科学引文索引**（Chinese Social Sciences Citation Index，CSSCI），是由南京大学开发研制，又称"南大核心"。以下简介三个医院管理及卫生政策的重要中文期刊。

《中国医院管理》创刊于 1981 年，原刊名为《医院管理》，1995 年后更名为《中国医院管理》，是国内创刊最早的卫生管理类学术期刊。期刊的主管部门为黑龙江省卫生健康委员会，主办机构为黑龙江省卫生健康发展研究中心。该刊每年发表 12 期，每期刊发 24 篇左右文章。投稿涉及卫生政策和医院管理相关的理论和实证的多个研究主题。《**中国卫生政策研究**》创刊于 2008 年，由国家卫生健康委员会主管，中国医学科学院主办、医学信息研究所和卫生政策与管理研究中心承办。期刊虽然创刊较晚，但发展较快。该刊每年发表 12 期，每期刊发 10～12 篇文章。投稿主题包括医改评论、医疗保障、药物政策、社区卫生、农村卫生、医院管理、国际卫生、公共卫生、理论探索、经验借鉴、书评等。**《中国卫生经济》**创刊于1982 年，由国家卫生健康委员会主管，中国卫生经济学会、国家卫健委卫生发展研究中心主办。每年发表 12 期，每期刊发约 20 篇文章。投稿主题包括卫生经济理论研究、卫生经济政策分析与评价、卫生筹资、卫生资源配置、区域卫生规划、医疗保障疾病经济负担、健康投资效益、医院经济运营等。

## 第四节　学术期刊投稿过程

经过确定目标期刊和撰写文章过程后，作者通常对投稿过程充满期待，希望著作能尽早发表。但事实上，论文的发表周期可能会比多数作者预期得要长。本节介绍投稿阶段必要的流程，包含投稿过程相关角色、投稿、审查和修稿、刊登到出版，以及中文期刊投稿过程，最后分享硕士研究生实际投稿经历。

### 一、审稿相关角色

作者投稿后，稿件是否被刊用主要由期刊编委及审稿专家决定，投稿过程的重要关系人有主编、领域主编、副主编、编辑顾问、外部审查专家及编辑助理。**主编**（editor-in-chief）通常由重量级的资深学者担任，大部分期刊的主编为 1 名，部分期刊采用**双主编**（co-editors-in-chief）。**副主编**（deputy editors）也可能是**领域主编**，负责期刊次主题的文章审查。**编辑顾问**（editorial board）常列于期刊相关信息介绍中，是主编或领域主编优先推荐的审查专家。**审查专家**（reviewers）是主编邀请的相关领域专家，有些期刊也会请作者推荐外审专家。编辑助理又称责任编辑，主要负责联络沟通等行政事宜。一般情况下，除编辑助理外，其他职务都是义务性质（不领取薪酬）的工作。

### 二、投稿

新稿送审（new/initial submission）首要步骤开始于和主编的对话。主编是决定文章是否能进入审稿流程的关键人物。主编会依照来稿的内容和质量，决定文章是进入外部审查程序，还是直接退稿。新投稿件时，多数期刊会要求作者上传投稿信（cover letter），以说明所投文章为什么适合投稿在此期刊，以及文章的创新和亮点等。即使期刊没有上传投稿信的要求，有经验的作者仍会撰写。投稿信的内容通常包含论文题目，简述研究方法及结果的贡献，同时也会申明本文章未一稿两投。建议作者在给主编写信前，先从网站确定主编的姓名，以示重视。在投稿方式上，目前主流投稿方式是通过期刊在线投稿系统上传，操作过程中需要上传投稿信、标题页（title page）、摘要、主文，或表图文件等。整体上，不同期刊的线上投稿的过程和操作大同小异，后续稿件审查状态也可线上查询。

### 三、审查和修稿

作者在送出文章后，开始期待可以快速收到正面消息。常态是，期刊的回复比预期要慢，结果也不及预期。如果很快收到编辑的回复，可能是因为格式不符合需要修正。请作者务必注意：投稿前一定要认真做好格式自查。如期刊 *Journal of Patient Safety* 在投稿指南中明确说明，若文章未遵守格式要求撰写，则很大机会直接拒稿"Articles that are not submitted in accordance with our instructions and guidelines are more likely to be rejected."。另外，收到编辑回复比较快也可能是稿件在内审过程中即被退稿，主要原因是文章性质与目标期刊不吻合，或是文章质量未达期刊标准。这种情况经常出现在一些收稿量很多的期刊。

此时，没有消息就是好消息！当投稿超过一个月以上，通常是已进入外审阶段，也就是同行评议（peer review）阶段，作者可以从网站上了解稿件状态。同行评议指邀请本领域内专家审查，多数期刊邀请两位专家，部分期刊会找三名专家同时审稿。通常希望在2个月内收到审稿意见，但作者常会在4～6个月之间才收到回复，可能的原因是：①编辑找不到合适的委员审查；②被邀请的委员不愿意审查；③审稿委员因个人工作因素影响到审稿进度；④两位委员的审查意见不同。以笔者经验，若主编无法决定时，需要邀请第三位专家提供意见。整体来言，作者需要耐心等待，若是超过4个月，可以和编辑助理联络，以确定稿件进度。以笔者经验来说，每个月会收到十几封的审稿邀约。但考虑审稿工作相当花费时间且具时间压力，每月最多1～2篇。

通常，收到期刊来信开头时：I'm sorry to inform you...有很大概率是被退稿的通知。一般来说，除退稿外，大多数的审查意见都是重大修正（major revision），偶尔会有小幅度修正（minor revision）。无论是重大修改，还是小幅修改，有返修就表示文章有被接受的机会，因此作者收到期刊要求修正通知时应尽全力修改。作者修稿时，首先明确修稿的规范要求。回复给编辑的信中应涵盖对审稿意见的回复（response to reviewers' comments），做到对每位审稿专家每一条修改的意见逐一回答（point to point）。同时要确保回复的意见能和正文清楚对应。审稿意见多寡不一，笔者曾回应了一份长达10页以上的回复意见。常见的审稿意见有研究样本代表性、统计分析的合适性，或是讨论不充分等。有些审稿意见能够修正，如新增表图或文字修饰等。但有些意见是研究局限处无法修改，如样本数或代表性等。对于无法修改的意见，通常只能提出说明或列为研究局限性。若两位审稿专家的意见相似，代表审稿专家们关注相同议题，作者更需要大幅度修正或重点说明。

一般而言，进入第一次修稿时，主要是针对文章的主要问题点，修稿相对困难且内容关键。进入第二次或第三次修稿时，意见通常是较小。换句话说，第二修后的接受刊登机会高很多，但被退稿也是有可能的。笔者有修改到第三修仍被退稿的痛苦经验。因此，在收到确定刊登通知之前，所有过程都要相当谨慎。

### 四、刊登到出版

"I'm pleased to inform you that your paper is accepted for publication..."是所有作者最期待收到的信件开头。期刊编辑在此阶段会将文章转为出版单位。正式进入润稿编修（proofreading）过程，出版社可能提出的问题包含，作者单位、表图格式或专有名词等，此阶段新增作者或调整段落都是不允许的。另外，部分期刊也会对文章做文字修正，此情况可能出现在非英语系作者撰写的文章中。若期刊以传统纸质出刊，则进入出版排序中，出版时间可能长达一年以上。若选择开放存取式期刊（OA Journal）出版，在完成润稿编修后就出刊。

### 五、中文期刊投稿

作者投稿主要有两种方式，主流的投稿方式是通过在线投稿系统（信息系统）投稿，一种是通过电子邮件方式向杂志社邮箱投稿，或者纸质版直接寄送，这种方式仍常见于部分 C 刊（南大核心）投稿。作者投稿时，需按照杂志社的投稿要求填写或者上传相关的信息；对于上传材料不合格的稿件，责任编辑会要求重新提交相关材料；同时，责编会对稿件内容进行初审，对不符合投稿主题，或者存在较大质量问题的稿件，责编会做拒稿处理。

已通过初审的稿件，责编将会邀请外部专家对稿件进行评审；邀请的外审专家通常为期刊的编委会成员，邀请的专家数量通常为 2 名。根据外审专家的评阅意见，责任编辑决定下一步对稿件如何处理，包括直接拒稿、建议刊用和建议修稿等。一般情况下，当外审专家对稿件均非常满意时，责编会建议刊用本稿。当外审专家认为稿件质量基本满足要求，仍需进一步修改时，责编会要求作者按照专家的意见进行修稿，并由专家或者责编对修稿后的稿件进行评估和审阅，该过程可能会往复进行多次。当专家认为稿件存在重大缺陷时，责编会做退稿处理。另外，当专家意见存在较大差异时，责编会根据需要再邀请其他专家对稿件进行外审。

责编建议刊用稿件后，将会把稿件发给主编，由主编最终决定是否录用稿件。对录用的稿件，期刊将会给作者发放录用通知；对不符合主编要求的稿件，期刊将做退稿处理。目前大部分的中文期刊为收费期刊，因此，稿件被录用后，作者还需要按照杂志社的要求及时缴纳版面费；并进行样刊校稿等。

为了让学生研究者更了解实际投稿过程，以下为笔者两位在研硕士生投稿经验举例。

A 研究生：

在论文主题撰写结束后应该及时同步给作者群，一起讨论并交流修改意见作出最后调整，尊重每一位作者的想法。之后进入投稿阶段，首先就是选择合适期刊，如果对期刊不太了解可以从自己的参考文献中寻找思路，说明这些期刊近些年都发表过相关主题的文章。在确定期刊前务必登录期刊官网阅读作者指南，再次判断文章是否符合期刊收录范围。如果确定投稿该期刊就应该根据指南要求调整文章格式。这一切准备就绪后就可以进入期刊的线上投稿中心进行投稿了。按照系统要求填写作者相关信息以及补充材料，待手稿提交成功会有邮件提醒。之后就进入了漫长的等待环节，当审稿状态更新时，期刊会通过邮件形式提醒作者，此时尽快将信息共享给作者群。收录无疑是最理想的结果，但是遭遇退改和退稿往往是常态。期刊退改时会给予作者详细的修改意见，作者应按照意见认真修改，改好后转发给其他作者进一步调整，最后通过系统再次提交修改稿，之后再经历初投稿的相同流程。当遇到退稿情况时也不要慌张，如果期刊有退稿原因可以根据意见酌情修改文章，完善后选择其他期刊投稿，重新经历一次投稿过程。经过了一次投稿后我发现文章投稿过程就是不断修改完善的过程。所以遇到退修和退稿时也不要气馁，要相信经过不断的修改与挑战，文章终能发出去的！

B 研究生：

文章的主题通常来源于阅读文献过程中得到的启发或导师研究课题下子任务的产出。与老师多次讨论后得到文章的总体框架，然后在最短的时间内写出初稿。随后与老师和合作者多次讨论，不断打磨，最后形成高质量的文章以备投稿。投稿时对期刊的选择我也十分谨慎。在平常阅读文献的过程中我会有意识地积累与杂志有关的各种信息，如索引、主题、偏爱的文章类型、期刊内文章的热度等。在临近投稿的时候，还会向经验丰富的前辈请教各个杂志的细节信息，如审稿速度、版面费、审稿费以及各种投稿注意事项等。以最近的一次投稿经历为例，我首先尝试了两家质量口碑均属专业顶尖的杂志，一方面是为了冲击更有影响力的杂志，另一方面可以获得一些高质量的审稿意见进一步完善稿件。但是等待了两个月后，很不幸地收到了拒稿通知。结合审稿意见修改稿件后重新选择了另一本质量较好的杂志，并且很快送了外审。等待约两个月后收到了审稿意见，结合审稿专家意见认真修改后返回。最终文章得到了审稿人和编辑的认可，被顺利接受。

（邱亨嘉）

## 思考与练习题

1. 请判断自己的研究是否需要事先取得 IRB 许可。
2. 在撰写学位论文中容易发生哪些学术诚信事情，该如何避免？
3. 请说明如何掌握文章的命题及摘要内容。
4. 选择本领域的学术期刊时，影响因子跟排名哪个比较重要？
5. 请比较传统学术期刊及开放存取（OA）式期刊的优劣点。
6. 如何强化修稿环节以争取文章录用？

## 参 考 文 献

1. World Medical Association. World Medical Association Declaration of Helsinki. Ethical principles for medical research involving human subjects[J]. Bulletin of the World Health Organization，2001，79（4）：373.
2. 中国科学技术协会. 科技工作者道德行为自律规范（科协发组字〔2017〕41 号）[EB/OL].（2017-07-14）. [2022-10-10] https://www.cast.org.cn/art/2017/7/14/art_460_73913.html
3. Gastel B，Day R A. How to write and publish a scientific paper[M]. 9th ed. California：Greenwood，2022.

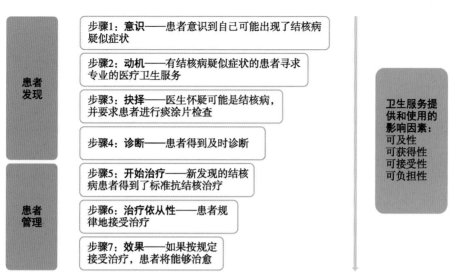

图 4-2-1　理论框架指导定性研究设计：Piot 模型应用于结核患者发现与管理研究

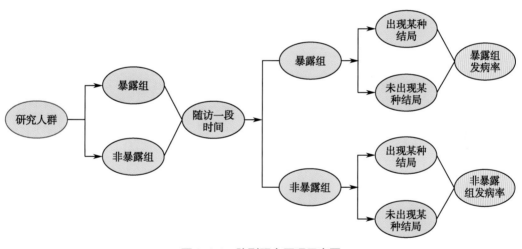

图 6-1-1　队列研究原理示意图

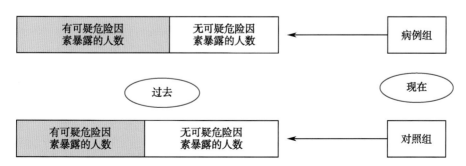

图 6-2-1　病例对照研究原理示意图

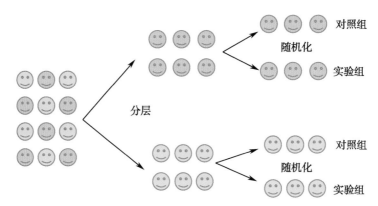

图 6-3-3　分层随机分组示意图

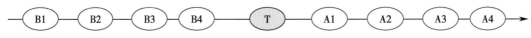

图 6-4-3　时间连续设计原理示意图

B. 干预前观察；T. 实验干预措施；A. 干预后观察

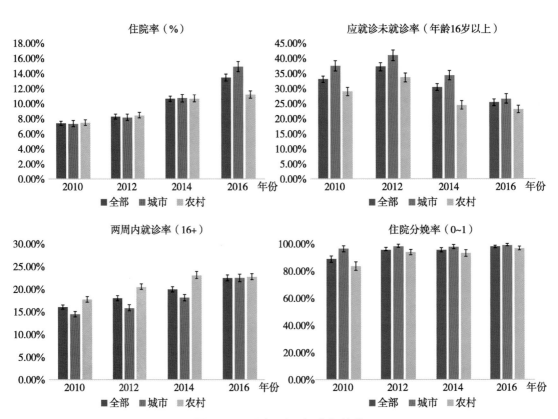

图 7-4-3　医疗服务利用指标趋势

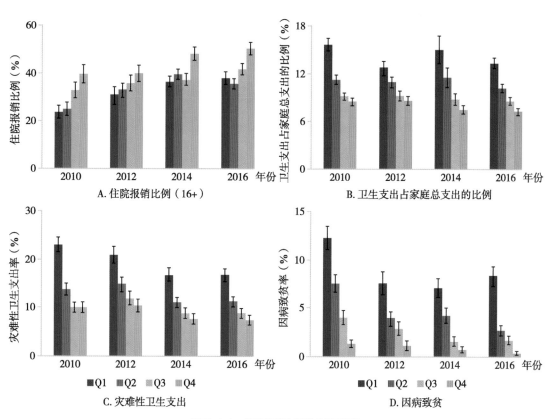

图 7-4-4　财务风险保护指标趋势

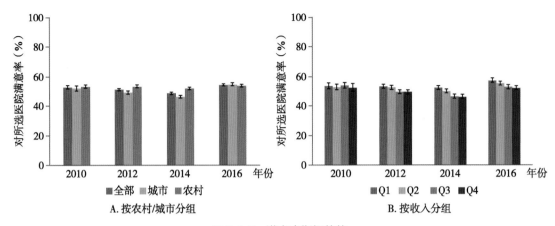

图 7-4-5　满意度指标趋势

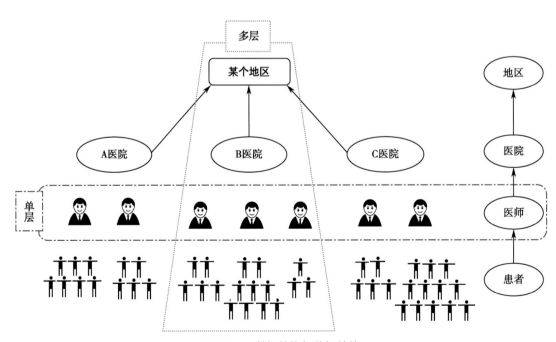

图 9-2-1　数据结构与分析单位

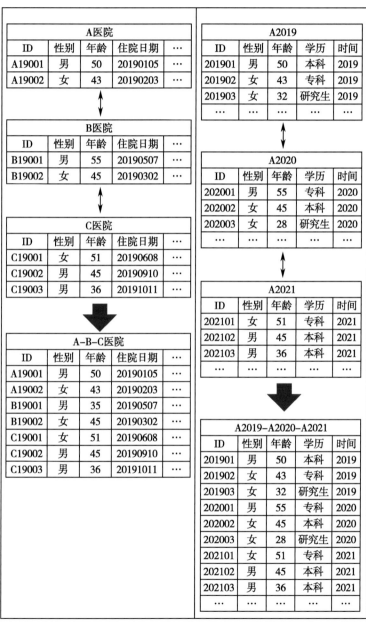

图 9-2-3　数据集的纵向整合

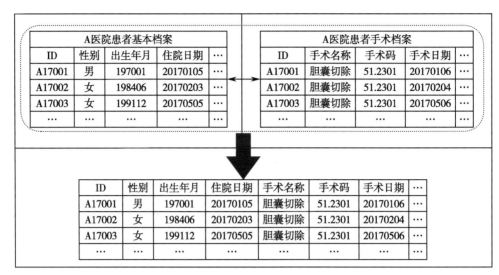

图 9-2-4　数据集的横向合并

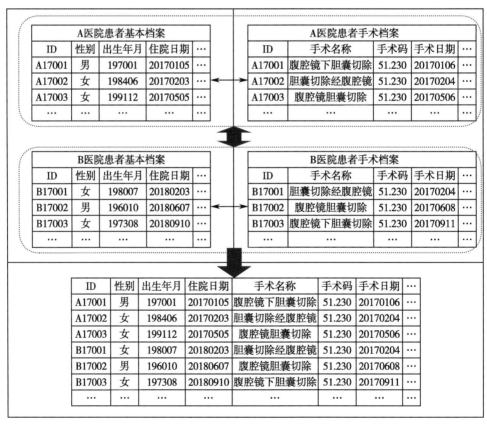

图 9-2-5　数据集的横向与纵向整并

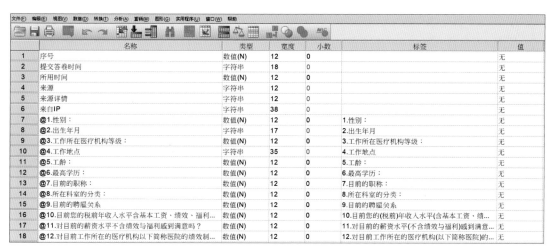

图 9-3-1 【案例 1】原始数据的 SPSS 变量视图内容（编码前）

| | @1.性别： | @2.出生年月 | @3.工作所在医疗机构等级： | @4.工作地点 | @5.工龄： | @6.最高学历： | @7.目前的职称： | @8.所在科室的分类： | @9.目前的聘雇关系 |
|---|---|---|---|---|---|---|---|---|---|
| 1 | 1 | 198401. | 1 | 广东-广州市-白云区 | 3 | 3 | 4 | 3 | 1 |
| 2 | 1 | 196808. | 1 | 湖北-随州市-曾都区 | 5 | 2 | 5 | 4 | 1 |
| 3 | 2 | 19670o06 | 1 | 广东-广州市-白云区 | 5 | 3 | 5 | 5 | 1 |
| 4 | 1 | 198308. | 1 | 福建-龙岩市-新罗区 | 3 | 2 | 4 | 22 | 1 |
| 5 | 2 | 197602. | 1 | 福建-泉州市-石狮市 | 4 | 3 | 5 | 22 | 1 |
| 6 | 1 | 199005. | 1 | 福建-泉州市-惠安县 | 2 | 2 | 2 | 17 | 1 |
| 7 | 1 | 1965年3月 | 1 | 福建-泉州市-鲤城区 | 5 | 2 | 5 | 17 | 1 |
| 8 | 1 | 1900. | 1 | 福建-泉州市-惠安县 | 1 | 2 | 2 | 17 | 1 |
| 9 | 1 | 197507. | 1 | 福建-泉州市-惠安县 | 4 | 2 | 4 | 17 | 1 |
| 10 | 1 | 198611. | 1 | 福建-泉州市-鲤城区 | 3 | 2 | 2 | 17 | 1 |
| 11 | 2 | 199001. | 1 | 福建-泉州市-惠安县 | 2 | 2 | 2 | 17 | 1 |
| 12 | 1 | 199002. | 1 | 福建-泉州市-鲤城区 | 2 | 2 | 2 | 17 | 1 |
| 13 | 1 | 196910. | 2 | 福建-泉州市-鲤城区 | 4 | 2 | 4 | 17 | 1 |
| 14 | 1 | 199007. | 1 | 福建-泉州市-鲤城区 | 2 | 2 | 2 | 17 | 1 |
| 15 | 2 | 199106. | 1 | 广东-深圳市-福田区 | 1 | 3 | 2 | 13 | 2 |
| 16 | 2 | 199411. | 1 | 广东-深圳市-福田区 | 1 | 1 | 2 | 3 | 3 |
| 17 | 2 | 199408. | 1 | 广东-深圳市-福田区 | 1 | 3 | 2 | 1 | 1 |
| 18 | 1 | 198209. | 4 | 福建-泉州市-石狮市 | 3 | 2 | 1 | 1 | 1 |

图 9-3-2 【案例 1】原始数据的 SPSS 数据视图内容

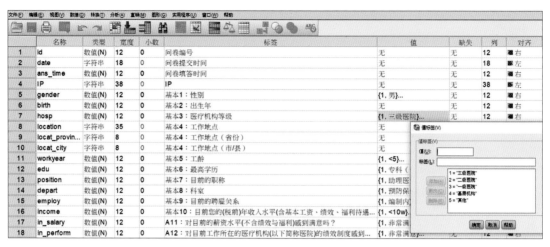

图 9-3-3 【案例 1】原始数据的 SPSS 变量视图内容（编码后）

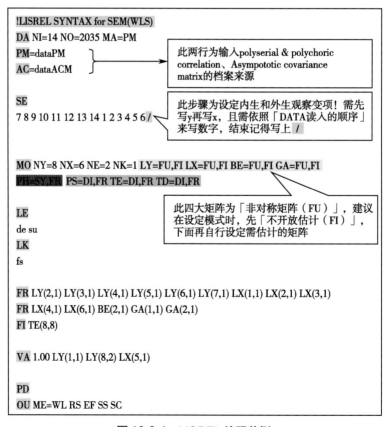

图 10-3-4　LISREL 编程范例

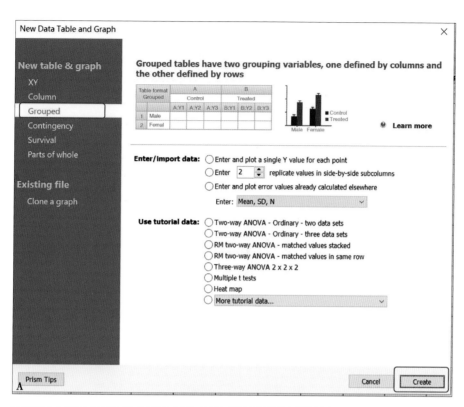

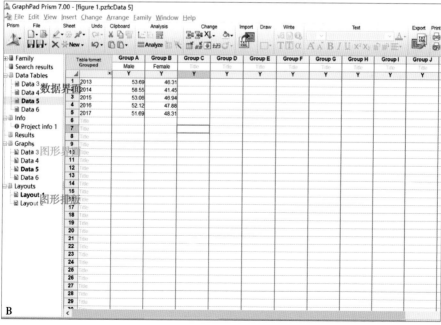

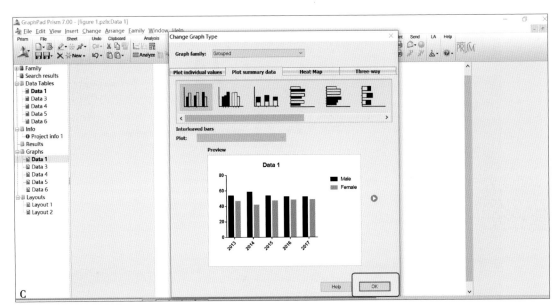

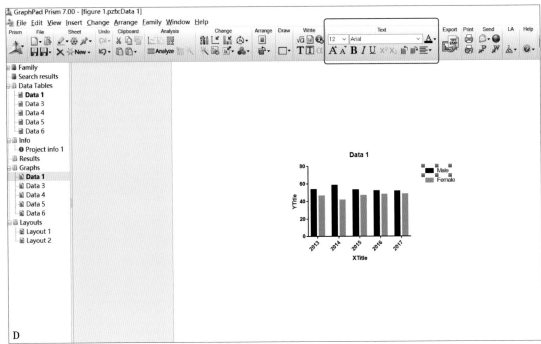

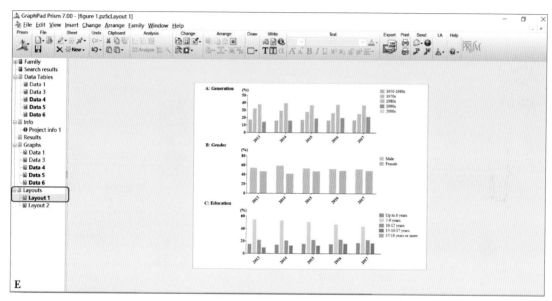

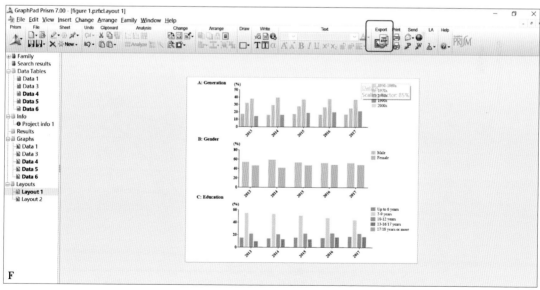

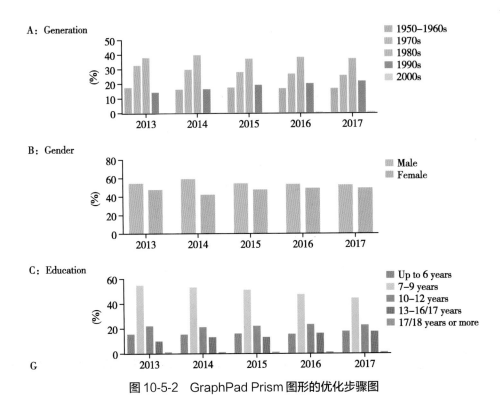

图 10-5-2　GraphPad Prism 图形的优化步骤图

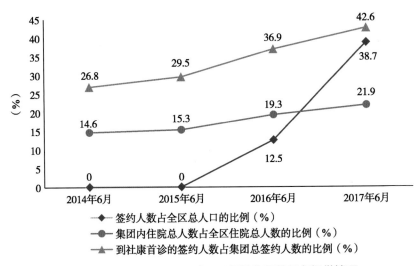

图 11-3-3　2014—2017 年 LH 医院集团的服务提供情况